Holistic Integrative Hepato-Gastroenterology

整合消化病学

整合食管病学

总主编 樊代明
副总主编 吴开春 赵青川
主　编 洪　流　丰　帆

科学出版社
北　京

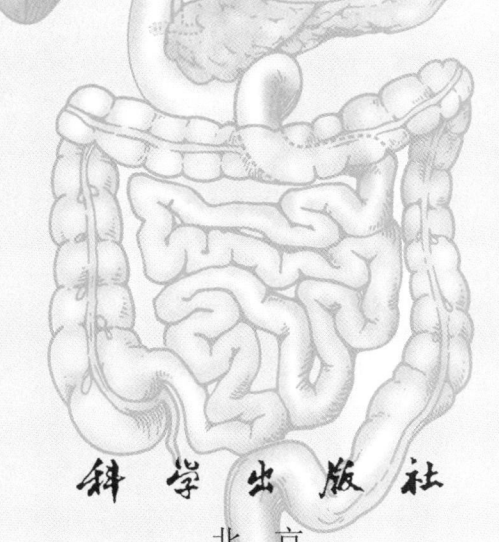

内 容 简 介

整合医学是从人的整体出发，将医学相关领域最先进的理论知识和临床各专科最有效的实践经验加以有机整合形成的更加符合人体健康和疾病预防与诊疗的新的医学知识体系。《整合消化病学》在整合医学理念指导下编写，共分五卷，即《整合食管病学》《整合胃病学》《整合胆胰病学》《整合肠道病学》和《整合肝病学》。《整合食管病学》用全新的医学认识论讨论了食管病学相关的科学知识，力求完成三大任务，即研究食管病学知识的本质特征、形成方法和价值取向；探索消化科医师合理应用消化病学知识正确诊治（防）食管病的方法和路径；通过整合融汇已知的一系列学科，以形成更高层次的食管病学认识论。

本书将相关医学知识做了有机融合，涵盖许多新见解、新方法、新认识，不仅体量大，且思路新颖，内容深广。可供临床医务工作者，特别是消化专科临床医师、全科医师和护理人员参考阅读。

图书在版编目（CIP）数据

整合消化病学. 整合食管病学 / 樊代明总主编；洪流，丰帆本册主编. —北京：科学出版社，2022.8
ISBN 978-7-03-072514-1

Ⅰ. ①整… Ⅱ. ①樊… ②洪… ③丰… Ⅲ. ①食管疾病—诊疗 Ⅳ. ① R57

中国版本图书馆 CIP 数据核字（2022）第 101741 号

责任编辑：王海燕 / 责任校对：张 娟
责任印制：赵 博 / 封面设计：吴朝洪

版权所有，违者必究，未经本社许可，数字图书馆不得使用

科 学 出 版 社 出版
北京东黄城根北街16号
邮政编码：100717
http://www.sciencep.com

北京画中画印刷有限公司 印刷
科学出版社发行 各地新华书店经销

*

2022年8月第 一 版　开本：889×1194　1/16
2022年8月第一次印刷　印张：17 1/4
字数：475 000

定价：210.00元
（如有印装质量问题，我社负责调换）

编者名单

总 主 编 樊代明
副总主编 吴开春　赵青川
主　　编 洪　流　丰　帆
副 主 编 焦　凯　牛丽娜　武圣君　黄　鹏
编　　者（以姓氏笔画为序）

卫江鹏	丰　帆	王　乔	王士博	王伟东
王晓明	王璐璐	牛丽娜	卢伟诚	田苗苗
代玉洁	宁晓暄	刘　坤	刘　浩	刘书尚
闫志强	闫舰飞	孙　豪	纪洪辰	杜昆利
李一丁	李云龙	李世森	李孟彬	杨万里
杨静悦	来要良	肖海娟	时艳婷	吴　琼
余鹏飞	沃龙飞	宋婧涵	张　冰	张　瑞
张文尧	张华楠	张静隆	陈俊峰	武圣君
苗　妍	范阿强	范晓通	易　蔚	周　威
周　磊	郑吉阳	郑高赞	郑朝晖	封　斌
赵　玉	赵丽娜	赵俊龙	柳金强	姜文瑞
洪　流	贺文芳	秦鸿雁	贾　新	贾旭钊
夏羽菲	徐　杨	徐光辉	徐春盛	卿素珠
高　洁	高小亮	郭　钒	郭英豪	唐海龙
黄　鹏	曹田宇	韩　宇	韩渭丽	覃文聘
焦　凯	储　屹	鲁阿信	谢奇斌	雷　晨
樊　蕊	魏　娇			

前 言

医学发展至今,为人类的生存、繁衍乃至健康做出了巨大贡献。但随着社会进步,工业化进程加快,居住地城镇化发展,老龄化时代提前到来,特别是自然环境恶化及生活方式改变,医学面临着严峻的挑战:一方面,人类疾病谱正在发生根本性的变化,特别是人类对健康的需求日益提高,人们对医学发展的方向产生了质疑。另一方面,医学发展中呈现的专业过度分化、专科过度细化、医学知识碎片化,对医学理论和技术本身的发展形成了障碍。世界医学界曾先后提出转化医学、循证医学、精准医学等理念,试图解决上述难题,但最终均遭遇到了难以克服的困难。特别是这次新型冠状病毒肺炎(简称新冠肺炎)疫情大范围地损害了人类健康。传染病一次又一次像潮水般不断袭来,慢性病一个又一个呈爆炸式增长,对人类健康已形成了双重威胁。目前的状况提醒人类,克服这些困难单靠某个国家或某些地区的力量是不够的,单靠某个专业或某些专家的力量是不够的,单靠某项技术或某些方法、药品的简单使用也是不够的,甚至单靠医学界和医师的努力也是不够的。人类只有创建整合型的医学研究体系、医学教育体系、医疗服务体系、医学预防体系、医学管理体系等,然后将之有机融合,形成整合型的健康服务体系,才能在未来世界里"任凭风浪起,稳坐钓鱼船"。要创建整合型的健康服务体系,就必须有先进、科学且适时的医学理念引导,因此整合医学理念应运而生。

整体整合医学(holistic integrative medicine,HIM)简称整合医学,是从人的整体出发,将医学相关领域最先进的理论知识和临床各专科最有效的实践经验分别加以有机整合,并根据社会、环境、心理等的现实进行修正、调整,使之成为更加符合人体健康和疾病预防与诊疗的新的医学知识体系。从根本上讲,整合医学不是一门具体的医学专业,也不是一个局限的医学专科。但它适用于所有医学专业,也适用于所有医学专科。近期编者写过一篇3万多字的论文并已发表,题目是《整合医学——从医学知识到医学知识论》,再次阐明整合医学是知识论和方法学。关于医学知识,从事医学的人员都懂很多,不从医者也懂不少,但整合医学作为医学知识论则不然,它是研究医学知识的本质特征、形成方法和价值取向的认识论和方法学;是指导医师合理应用医学知识、正确诊治(防)疾病的认识论和方法学;也是利用现有普通医学知识凝聚、创造更高层次医学知识的认识论和方法学。

《整合消化病学》的撰写和出版是在整合医学理念指导下的又一次具体实践。全书共分《整合食管病学》《整合胃病学》《整合胆胰病学》《整合肠道病学》和《整合肝病学》五卷,共计300余万字,是目前中国乃至世界该领域大型的新版消化病学巨著。本书不仅体量大,且书中内容具有深而广的显著创新性。参加编写的200余位学者以整合医学作为医学知识论的理念,力求完成医学知识论要求的三大任务,即研究消化病学知识的本质特征、形成方法和价值取向;指导消化科医师合理应用消化病学知识来正确诊治(防)

消化系统疾病；在写作实践中学习整合消化病学相关内容，以形成更高层次的消化病学知识。由此提出了许多新见解、新方法、新认识，凸显出本书众多的新特点。以《整合胆胰病学》为例，至少可以总结出如下10个特点。

1. **胆胰与进化发育的整合思考**　以人为最高级动物，以倒叙方法，追溯并整合生物界从单细胞生物到不同代表性物种，再到人类，在数亿年进化过程中胆胰的结构和功能的形成与变迁，从而认识人类胚胎在母体子宫内仅用10个月便从一个受精卵发育成一个胆胰结构和功能完整的个体的过程。在此过程中对整体基因调控、发育分化基因的开放与关闭做出整合思考，为出生后整个生命周期中胆胰病的发生发展机制提供分子水平的理论基础。

2. **胆胰与生命周期的整合思考**　将胎儿、儿童、成年、老年四个阶段中胆胰的结构和功能变化与疾病的发生相联系、比较，整合思考其与健康维护和疾病诊治（防）关系的理论、策略及方法。

3. **胆胰与生化过程的整合思考**　将胆胰的结构和功能与人体重要生化过程，即甲基化、乙酰化、泛素化、糖基化、磷酸化五大生化过程相联系，整合思考胆胰病发生发展的分子机制，为胆胰病的诊断和治疗寻找生物学靶标奠定基础。

4. **胆胰与其他器官的整合思考**　本书整合分析了胆胰与皮肤、神经、肺、胃、肝、肠之间的关系，还整合分析了胆胰两者间的关系，为消化病今后在多学科整合诊治即MDT（多学科会诊）to HIM方面提供理论基础。用整合思维组建多学科整合诊治团队；制订个体化整合诊治方案；实现最优（大）化整合诊治效果。

5. **胆胰结构功能与胆胰病发生机制的整合思考**　本书在介绍胆胰的正常结构及功能的同时，对比介绍各种胆胰病所致胆胰结构及功能的改变，整合思考各种胆胰病的发生机制，以利于临床医师对胆胰病发生发展全程全貌的理解。

6. **胆胰病诊断与治疗方法的整合思考**　本书强调诊治（防）结合，诊治（防）并举。整合思考其相互关系，以便相得益彰。如对某一个胆胰病的外科治疗，既要考虑切除（resection）、修复（repairment）、移植（replacement），又要考虑该病的再生（regeneration）、康复（rehabilitation）和"返老还童"（rejuvenation）。

7. **胆胰病的中西医整合思考**　对每种胆胰病，充分展示中医和西医对其的不同认识和相同认识，且在诊断、治疗和预防上分别叙述，互为补充，整合思考实现中西医并重。

8. **不同胆胰病发生机制及治疗原则的整合**　胆胰病性质虽有不同，但可能有相互联系，都是从正常胆胰结构和功能出现变化开始，循序渐进，从量变到质变的过程。如从良性→恶性，功能→结构，急性→慢性，儿童→成人，成人→老年人，诊断→治疗，治疗→预防等，这些都应整合思考，做到同病异治、异病同治和防患于未然。

9. **首章设整合思考高度**　首章作为《整合胆胰病学》的概论，不仅从胆胰器官，而且从消化系统乃至全身整体角度，对近十年全球对胆胰病的研究成果进行整合分析，提倡观察问题要"连横"，横向扩展，即从观察→兴趣→分析→整合。首章不仅为读者提供前瞻性指引，而且为读者展现一个消化病学学术发展的新视野和新境界，实现整合医学知识论中的第一条和第二条功能，即研究医学知识的本质特征、形成方法和价值取向，从而指导医师合理应用医学知识，正确诊治（防）胆胰病。

10. **末章设整合思考前瞻**　末章作为《整合胆胰病学》的展望部分对书中各章提出的挑战性问题进行整合思考，对比分析，并根据医学未来发展的方向，提出可能的解决办法，提倡展望未来要"合纵"，即纵深到底，要从思考→思路→思维→思想，为读者未来开展整合胆胰病学的研究提供宝贵建议。实现整合医学知识论中的第一条和第三条功能，即研究医学知识的本质特征、形成方法和价值取向；从而利用普通医学知识创造更高层次的医学知识。

总之，整合是时代发展的特征，是解决划时代难题的法宝，医学同然。

最近国际医学界提出，疾病的整合诊治是未来医学发展的方向，不是之一，而是唯一。我曾在几年前说过，整合医学是未来医学发展的必然方向、必由之路和必定选择。但整合医学发展不会一蹴而就，这是一个需要不断总结，循序渐进，追求高度但又永远达不到最高点的永恒过程。作为主编，2020年我曾组织全国近1000名学者撰写出版了中国及至世界肿瘤领域大型的《整合肿瘤学》专著，共6册近600万字，受到广泛好评。《整合消化病学》是又一次对整合医学理念的具体实践。由我主编的《整合医学——理论与实践》已陆续出版至9卷。近期又有第10卷写成付梓，总计10卷，共1083万余字。尽管做出上述努力，但整合医学无论是理论研究还是实践探索只是开头，仍需要国内外医学同道群策群力，心往一处想，劲往一处使，这是世界、历史、人类赋予当代医务工作者的艰巨任务。当然在上述过程中尚有很多不完全、不完善，甚至不正确的地方，这也是本书不完美的地方，祈望广大读者给予批评指正，使整合医学沿着正确、健康的方向发展前行。

中国工程院院士
美国医学科学院外籍院士
法国医学科学院外籍院士

2021年11月11日

目 录

第 1 章　整合食管病学概论 ··· 1

第 2 章　生物进化过程中食管的形成和变迁 ··· 3
　　第一节　食管的胚胎起源 ··· 3
　　第二节　经典保守基因对食管组织发育的调控 ·· 4
　　第三节　人类食管和其他生物食管的异同 ··· 8

第 3 章　食管的解剖学 ·· 18
　　第一节　食管的大体形态 ··· 18
　　第二节　食管的组织结构 ··· 19
　　第三节　食管的血管分布和淋巴引流 ··· 20
　　第四节　食管的神经支配 ··· 21

第 4 章　食管的生理学 ·· 23
　　第一节　食管的生理功能 ··· 23
　　第二节　食管正常的神经体液调节 ··· 25
　　第三节　食管的神经体液调节异常与食管疾病 ·· 26

第 5 章　基因异常与食管疾病 ·· 30
　　第一节　基因异常与食管癌 ··· 30
　　第二节　基因异常与食管间质瘤 ·· 32
　　第三节　基因异常与食管黑色素瘤 ··· 32
　　第四节　基因异常与食管淋巴瘤 ·· 34
　　第五节　基因异常与嗜酸性食管炎 ··· 34
　　第六节　基因异常与胃食管反流病 ··· 35

第 6 章　人体主要生化过程与食管疾病 ··· 38
　　第一节　甲基化与食管疾病 ··· 38
　　第二节　乙酰化与食管疾病 ··· 45
　　第三节　泛素化与食管疾病 ··· 47
　　第四节　糖基化与食管疾病 ··· 49
　　第五节　磷酸化与食管疾病 ··· 54

第 7 章　食管微生态与食管疾病 ··· 61
第一节　食管的微生态特征 ··· 61
第二节　食管微生态的功能 ··· 63
第三节　饮食和药物对食管微生态的影响 ··· 64
第四节　食管微生态特征和口腔微生态疾病的关系 ··· 64
第五节　食管微生态特征和食管疾病的关系 ··· 67
第六节　食管微生态和胃微生态及疾病的关系 ··· 71

第 8 章　人乳头瘤病毒与食管疾病 ··· 73
第一节　HPV 的生物学特性 ··· 73
第二节　HPV 与食管鳞癌 ··· 74
第三节　HPV 与食管乳头状瘤 ··· 75

第 9 章　食管干细胞与食管疾病 ··· 78
第一节　干细胞的研究现状 ··· 78
第二节　肿瘤干细胞 ··· 79
第三节　食管干细胞与食管疾病的研究现状 ··· 80

第 10 章　营养与食管疾病 ··· 82
第一节　营养过剩与食管疾病的发生 ··· 82
第二节　饮食与食管疾病的发生 ··· 84
第三节　营养与食管疾病患者的预后 ··· 93

第 11 章　心理与食管疾病 ··· 97
第一节　精神心理因素对食管疾病的作用机制 ··· 97
第二节　心理因素与常见食管疾病 ··· 99

第 12 章　儿童和老年人的食管疾病的特征 ··· 103
第一节　儿童食管疾病特征 ··· 103
第二节　老年人食管及其疾病的特征 ··· 108

第 13 章　中医对食管疾病的认识 ··· 116
第一节　中医对食管解剖结构和疾病病因的认识 ··· 116
第二节　中医对食管疾病病机的认识 ··· 118

第 14 章　食管疾病与其他疾病的关系 ··· 119
第一节　食管疾病和口腔器官的关系 ··· 119
第二节　食管疾病与纵隔器官疾病的关系 ··· 133
第三节　食管疾病与消化系统其他器官疾病的关系 ··· 136
第四节　食管疾病与呼吸系统疾病的关系 ··· 140
第五节　食管疾病与循环系统疾病的关系 ··· 145

第六节　食管疾病与神经系统疾病的关系···147
　　第七节　食管疾病与血液系统疾病的关系···149
　　第八节　食管疾病与自身免疫系统疾病的关系··150

第 15 章　食管疾病的检查方法···156
　　第一节　内镜检查···156
　　第二节　影像学检查··163
　　第三节　实验室检测··172
　　第四节　基因检测···177
　　第五节　食管测压···181
　　第六节　24 小时 pH 测定··183

第 16 章　食管疾病的临床诊断···187
　　第一节　食管良性非肿瘤性疾病···187
　　第二节　食管肿瘤···198
　　第三节　食管胃结合部肿瘤···208

第 17 章　食管疾病的临床治疗···213
　　第一节　药物治疗···213
　　第二节　内镜治疗···219
　　第三节　介入治疗···222
　　第四节　手术治疗···225
　　第五节　放射治疗···231
　　第六节　营养治疗···237
　　第七节　心理治疗···240
　　第八节　中医诊疗···242

第 18 章　从整合医学看食管病的基础与临床研究···260

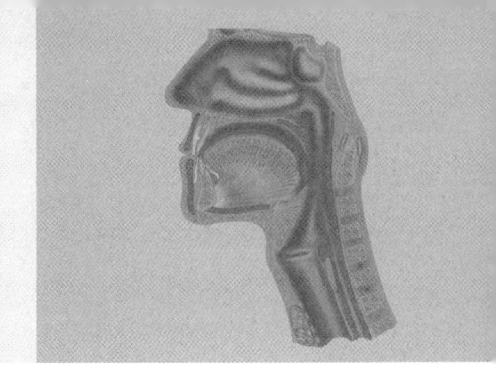

第1章 整合食管病学概论

食管是人体的重要消化器官，上承咽喉，下接胃肠，不但承担多种重要生理功能，还与口腔器官、纵隔器官等相互关联，相互影响。因而食管发病，病因可能源于别处，症状可能牵连别处，治疗可能影响别处，正所谓牵一管而动全身。

自从17世纪列文虎克发明显微镜后，医学从宏观向微观迅猛发展。医学分为基础医学、临床医学、预防医学等。临床医学先分成内科、外科、专科，继而再细分成消化科、血液科、心脏科、骨科、普外科、泌尿外科……也就是现在的三级学科。以分为主的发展方式促使我们对人体的认识更加细致，诊疗的手段更加有的放矢；但现代医学过于强调学科细化，使人体被"器官化、碎片化"，也给医学带来了很多负面影响。第一，患者成了器官；第二，疾病成了症状；第三，临床成了检验；第四，医师成了药师；第五，心理与躯体的分离；第六，医疗护理配合不佳；第七，西医与中医相互抵触；第八，重治疗轻预防；第九，城乡医疗水平差距拉大。

食管不是一个孤立的器官，食管疾病不仅影响食管本身，其作为病因，同时还会影响其他的器官，有时以其他器官的表现为主。然而受当前临床医学学科划分越来越细的影响，专科医师对其他专科疾病的诊治知之甚少，乃至陌生。如何处理好食管疾病与其他受累脏器间的相互影响？如何从整体上对食管疾病患者进行把握和处理？这些都需要用整合医学的知识全面分析和统筹解决。

整合医学（holistic integrated medicine，HIM）是传统医学观念的创新和革命，是医学发展历程中从专科化向整体化发展的新阶段。整合医学将医学各领域最先进的知识理论和临床各专科最有效的实践经验分别加以有机整合，并根据社会、环境、心理的现实，以人体全身状况为根本，进行修整、调整，使之成为更加适合人体健康和疾病治疗的新医学体系。狭义来说，整合医学是将医学各领域的知识理论和实践经验加以整合，使之成为更适合人体健康和疾病治疗的医学体系；广义来说，是将医学与其他学科、基础研究、预防、人文等加以整合，使之全方位地促进人类健康和提高患者的治疗效果。整，即整理的整，是方法、是手段、是过程；合，即适合的合，是要求、是标准、是结果。整合医学的出现顺应历史潮流，顺乎科学规律，顺合社会民意，有其历史和哲学的根据。

面对食管疾病患者，医师必须以整合医学的知识武装自己，不仅要掌握食管疾病的临床知识，还要明确食管疾病的基础医学知识；不仅要熟知食管疾病本身的知识，还要懂得食管以外各种器官疾病的知识；不仅要懂得食管疾病相关的中西医知识，还要研究食管疾病相关的工学等多学科知识；只有这样才会成为一名优秀的食管疾病医师。即使这样，医师也不能妄自尊大，要心中明确目前对食管疾病本身的理解还比较肤浅，很多食管疾病的发病机制还远未阐明。

"生物-心理-社会"医学模式认为环境、社会、心理等因素在疾病发生、发展及转归中至关重要。随着人类老龄化的到来，在短短的50年中，中国人的平均寿命增加了30岁。身体不仅与自然界的接触增多会发生变化，而且身体本身也会发生多系统、多器官的变化，包括食管生理性的或病理性的变化。随着医学技术的发展，许多以前难以想象的诊断技术和治疗方法不断问世,并在临床上得到成功应用,解决了许多过去解决不了的医学难题。将凡是有利于食管疾病预防、诊断、治疗的物理的、化学的、生物的好方法都运用起来,只要是能提高食管疾病患者诊疗效果的方法都去有意识地借鉴,最终实现食管疾病的整合医学治疗,就是整合食管病学(holistic integrative esophagology)。

(洪 流 丰 帆)

参考文献

樊代明, 2016. 整合医学:理论与实践. 北京:世界图书出版公司.
樊代明, 2021. 整合医学:理论与实践 7. 北京:世界图书出版公司.
樊代明, 2021. 整合肿瘤学·基础卷. 北京:世界图书出版公司.
樊代明, 2021. 整合肿瘤学·临床卷. 北京:科学出版社.
Ajani JA, D'Amico TA, Bentrem DJ, et al, 2019. Esophageal and Esophagogastric Junction Cancers, Version 2.2019, NCCN Clinical Practice Guidelines in Oncology. J Natl Compr Canc Netw, 17(7): 855-883.
Arnold M, Rutherford MJ, Bardot A, et al, 2019. Progress in cancer survival, mortality, and incidence in seven high-income countries 1995-2014 (ICBP SURVMARK-2): a population-based study. Lancet Oncol, 20(11): 1493-1505.
Cummings D, Wong J, Palm R, et al, 2021. Epidemiology, diagnosis, staging and multimodal therapy of esophageal and gastric tumors. Cancers (Basel), 13(3): 582.
Fava GA, Cosci F, Sonino N, 2017. Current psychosomatic practice. Psychother Psychosom, 86(1): 13-30.
Feng RM, Zong YN, Cao SM, et al, 2019. Current cancer situation in China: good or bad news from the 2018 Global Cancer Statistics?. Cancer Commun (Lond), 39(1): 22.
Glazer A, Walters P, 2008. Esophagitis and esophageal strictures. Compend Contin Educ Vet, 30(5): 281-292.
Lagergren J, Smyth E, Cunningham D, et al, 2017. Oesophageal cancer. Lancet, 390(10110): 2383-2396.
Laine L, Bonacini M, 1994. Esophageal disease in human immunodeficiency virus infection. Arch Intern Med, 154(14): 1577-1582.
Lin S, Gao K, Gu S, et al, 2021. Worldwide trends in cervical cancer incidence and mortality, with predictions for the next 15 years. Cancer, 127(21): 4030-4039.
Malik S, Sharma G, Sanaka MR, et al, 2018. Role of endoscopic therapy in early esophageal cancer. World J Gastroenterol, 24(35): 3965-3973.
Ntoumazios SK, Voulgari PV, Potsis K, et al, 2006. Esophageal involvement in scleroderma: gastroesophageal reflux, the common problem. Semin Arthritis Rheum, 36(3): 173-181.
Pregun I, Hritz I, Tulassay Z, et al, 2009. Peptic esophageal stricture: medical treatment. Dig Dis, 27(1): 31-37.
Qiu H, Cao S, Xu R, 2021. Cancer incidence, mortality, and burden in China: a time-trend analysis and comparison with the United States and United Kingdom based on the global epidemiological data released in 2020. Cancer Commun (Lond), 41(10): 1037-1048.
Ronellenfitsch U, Klose J, Kleeff J, 2021. Multimodal therapy of upper gastrointestinal malignancies. Cancers (Basel), 13(4): 793.
Sellon RK, Willard MD, 2003. Esophagitis and esophageal strictures. Vet Clin North Am Small Anim Pract, 33(5): 945-967.
Surdea-Blaga T, Popovici E, Fadgyas Stănculete M, et al, 2020. Eosinophilic esophagitis: diagnosis and current management. J Gastrointestin Liver Dis, 29(1): 85-97.
Ventegodt S, Andersen NJ, Merrick J, 2003. Holistic medicine: scientific challenges. Scientific World Journal, 3: 1108-1116.
Ventegodt S, Clausen B, Nielsen ML, et al, 2006. Clinical holistic health: advanced tools for holistic medicine. Scientific World Journal, 6: 2048-2065.
Ventegodt S, Morad M, Merrick J, 2004. Clinical holistic medicine: the "new medicine", the multiparadigmatic physician, and the medical record. Scientific World Journal, 4: 273-285.
Watanabe M, Otake R, Kozuki R, et al, 2020. Correction to: recent progress in multidisciplinary treatment for patients with esophageal cancer. Surg Today, 50(4): 425.
Yin CS, Ko SG, 2014. Introduction to the history and current status of evidence-based korean medicine: a unique integrated system of allopathic and holistic medicine. Evid Based Complement Alternat Med, 2014: 740515.

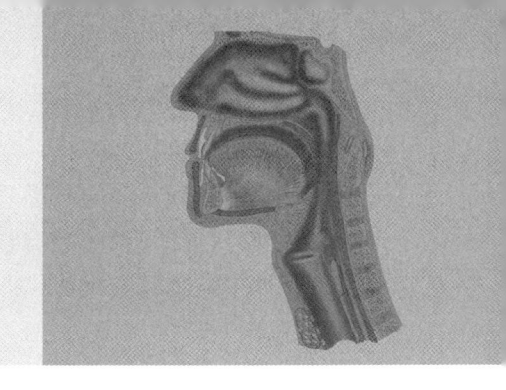

第 2 章　生物进化过程中食管的形成和变迁

第一节　食管的胚胎起源

原肠运动和体节发育是哺乳动物胚胎发育的重要事件。各个脏器的发育、形成和功能细胞的分化均可用这两个发育过程阶段进行划分。人类的原肠胚为三胚层原肠胚，由囊胚细胞迁移、转变形成，在囊胚不断向内凹陷的过程中形成外、中、内三个胚层。消化系统的胚胎发育过程中，前、中、后肠的黏膜上皮和消化管壁的小消化腺及肝、胰等大消化腺的上皮来自内胚层；消化管壁固有膜至外膜各层中的结缔组织、平滑肌、浆膜来自中胚层；神经纤维及神经元则来自外胚层。而体节发育阶段被定义为胚胎中第一对和最后一对体节形成之间的任何发育阶段，所有脊椎动物在发育过程中都会经历体节阶段。用于人类胚胎的发育分期系统是卡耐基分期系统（Carnegie stage system，CS system），体节阶段对应于 CS9～CS13，约发生在受精后第 3 和第 4 周。

消化系统由消化管和消化腺组成。消化管和消化腺由卵黄囊顶部卷折成的原始肠管演化而来，胚胎发育到第 20 天时胚胎头尾向和侧向折叠，使扁平的胚盘卷成圆筒形，内胚层卷入筒状的胚体内成一盲管，形成原始的消化管。原始的消化管头、中、尾端分别为前、中、后肠，前肠演化为咽、食管、胃和十二指肠的前 2/3，中肠演化为十二指肠的后 1/3 及空肠、回肠、盲肠、阑尾、升结肠和横结肠的前 2/3，后肠演化为横结肠的后 1/3 及降结肠、乙状结肠、直肠和肛管的齿状线以上部分。

食管起源于前肠，自胚胎第 4 周起，随着颈的出现和伸长而迅速增长，管腔面黏膜上皮细胞由起初的单层增殖为复层。胚胎第 6 周起，上皮细胞的迅速增殖使管腔一度变窄致暂时性堵塞，但不久之后会经空化穿通，重新畅通，形成空管。

在前肠内胚层结构域胚胎起源的早期，随着前定形内胚层（anterior definitive endoderm，ADE）细胞进一步向前迁移，前肠腹侧内胚层（ventral foregut endoderm，vFGE）前体先于前肠背侧内胚层（dorsal foregut endoderm，dFGE）前体。vFGE 的中线来自前角板，其本身形成肠管的头端。dFGE 的中线被认为主要来自结节和前角板之间细胞的内侧嵴，又称中线细胞，也被认为可能来自更多后部区域的结节。成为前肠管外侧部分的内胚层来自中线外侧的 ADE，同样，更多的腹侧组织来自更多的前点。目前，伴随的前肠间充质的起源机制尚未研究明确，但通常其前体位于内脏中胚层祖细胞内，这些祖细胞在这些阶段也向前迁移。在体节早期，前肠前体已经就位，位于前肠门的头侧和发育中的心脏导管的背侧。前肠管的形成将心脏前体带到内胚层口袋上方的腹侧中线，是胚胎头侧折叠和轴向生长的结果。内胚层管将被分隔成气管和食管的区域是邻近心脏的部分。紧接着，这些器官的尾部分别出现了肺和胃，它们也是前肠的衍生物。再往后，中肠管是在形态发生过程中通过胚胎的腹侧闭合形成的，使腹侧内胚层的边缘在中线融合。

发育过程的异常会导致疾病的发生，无法完成正常生理活动。如若在胚胎发育过程中，食管未能完全、成功通畅，则会形成食管闭锁或狭窄；

若与气管分隔不全,则会形成食管气管瘘等。目前,从普通的原始管形成气管和食管有3种不同的模型:①长出,在长出模型中,气管简单地从前肠长出,气管芽伸长形成从喉到肺的呼吸管。在这种情况下,普通的前肠管会发展到食管,腹侧长出形成气管。考虑到许多其他肠源性器官从肠管中萌芽,这种机制似乎是合理的。然而,许多实验发现这种可能性不一致。例如,如果气管从前肠管中生长出来,与食管相比,新出现的气管内胚层中的增殖会显著增加,但该机制尚不清晰。相反,早期FGE腹侧半部呼吸基因的早期表达表明,头侧前肠管的整个腹侧半部将产生气管和肺。②间充质"分水岭",在间充质"分水岭"模型中,最初位于新生肺芽和前肠管交界处的间充质充当固定的楔形物或"分水岭",随着新组织被添加到新生气管或食管,生长中的前肠管被转移到其两侧。该模型允许在整个生长中的前肠管中有相似水平的增殖。重要的是,无论是生长模型还是"分水岭"模型都不涉及前肠管嘴缩短到肺芽出现的点。③分隔,分隔模型尽管已被广泛接受多年,但科学家尚未找到"隔膜"存在的证据。

尽管科学家已经逐渐知晓了食管发育的要点事件及时间节点,在胚胎发育阶段观察到发育初期的食管仍然不是一件简单的事情。为了分析消化道和衍生原基在体内的形态与位置,用3D检查可发现在CS11的16体胚中消化道未分化成任何衍生的原基,在CS12和后期可检测到消化道分化为主要的原基,包括咽部、作为单个突起的呼吸原基、肝脏、卵黄囊、尿囊导管和泄殖腔。在CS13期间可检测到胃、胰腺和胆囊。

食管和胃区域的消化道在腹背方向较厚,但在CS12胚胎的3D图像中不能识别为明确的食管和胃原基。在组织学切片中,在包含≤23体节的胚胎中,消化道周围区域在中矢状面上对称。在连续切片中,腹侧的上皮比背侧的上皮更呈柱状。在后期胚胎中,呼吸原基从腹侧出现。该区域轻微旋转,在所有包含≥24体节的胚胎中都能观察到网膜囊。三个32体节胚胎中的一个、两个33体节胚胎中的一个及所有≥34体节的胚胎都形成了纺锤形的胃。

发育的异常往往会导致组织器官病变。食管癌作为一种恶性程度极高的肿瘤,严重威胁人类生命健康。而我国河南省林州市及其比邻的安阳市、辉县市等是世界上食管癌发病率和死亡率最高的地区。胎儿食管上皮发育由幼稚单层柱状上皮逐渐发育为成熟复层鳞状上皮,分化由不成熟逐渐成熟,上皮细胞由分裂增殖活跃的上皮干细胞逐渐成熟分化为复层鳞状上皮。而成人食管上皮癌变是成熟分化的上皮组织在致癌因素作用下出现过度增生和异常分化,最终发展成为癌。可见,两者具有相反的分化过程。从而,通过比较胎儿食管上皮发育和成人食管上皮癌变这两个相反过程中的上皮细胞形态和分子变化特征及其与细胞增殖和分化的关系,可进一步阐明食管癌变的分子机制,为寻找用于筛查和早期发现的分子指标提供重要的理论基础。

(秦鸿雁 赵俊龙 夏羽菲)

第二节 经典保守基因对食管组织发育的调控

一、气管-食管分离、上皮细胞分化

前肠的基因表达具有明显背-腹差异,正因如此,食管、气管组织得以正常发育。目前食管腺体形成的机制尚不清楚,但气管-食管分离、食管上皮细胞的分化已被证明涉及多种转录因子和信号分子。转录因子性别决定相关基因簇2(sry-related HMG box 2,SOX2)在背侧前肠(未来食管)上皮中大量表达,而NKX2.1(又称TTF1)在腹侧前肠(未来气管和肺)上皮中大量表达;气管-食管分离后,食管内仍维持高水平的SOX2,气管内也存在SOX2,而NKX2.1则只存在于气管。音猬因子(sonic hedgehog,Shh)-GLI2/3和维A酸(retinoic acid,RA)是食管与

肺生长所必需的。Bmp 和 Wnt 信号通路在抑制食管发育的同时促进肺谱系分化。相关转录因子的异常表达或信号通路的异常活动与食管闭锁伴或不伴气管食管瘘（esophageal atresia with or without tracheoesophageal fistula, EA/TEF）、嗜酸性食管炎、Barrett 食管，甚至癌症等食管疾病有关。

利用单细胞 RNA 测序追踪人类胎儿食管的时空转录组发现 4 种细胞：高表达 NME5 和 DNAI1 的纤毛上皮细胞，高表达基底细胞标记（KRT6A 和 KRT6B）和分泌细胞标记（MUC1 和 MUC16）的 KRT6B$^+$ 分泌祖细胞，FGFR1^{Low}NME5$^-$ 的上皮细胞和 FGFR1^{High}NME5$^-$ 的上皮细胞。后两种比前两种表现出更高的主动循环细胞百分比。这些细胞类型在胎龄第 6～25 周的发育过程中出现并保持相对恒定。值得注意的是，研究发现 ANXA1（Annexin A1）在几乎所有的食管和小肠上皮细胞中都有特异性表达，这表明 ANXA1 可能在胎儿食管和小肠中发挥不同的作用。细胞周期相关基因的表达谱显示，在人胎儿发育过程中，小肠细胞的增殖活性先降低后略有升高，而食管细胞的增殖活性逐渐下降。免疫细胞（如巨噬细胞、T 细胞和单核细胞/树突状细胞）和内皮细胞往往出现在晚期，前者大多位于小肠和大肠，后者则大多出现在食管和胃。

（一）SOX2

SOX2 是 Y 染色体性别决定基因（sex-determining region on the Y chromosome, SRY）相关转录因子的关键家族成员，对器官发育、干细胞增殖分化有重要意义。在食管发育过程中，SOX2 对气管-食管分离和复层鳞状上皮组织的生成有重要作用，其异常水平与多种疾病有关。SOX2 的下调将导致 EA/TEF 和异常肺分支形态，相关机制可能与上皮细胞的紊乱（促进 NKX2.1+ 呼吸道细胞向背侧区域扩张）和大量黏蛋白（阿尔新蓝阳性）的产生有关。例如，眼睑-食管-先天性（anophthalmia-esophageal-genital, AEG）综合征、恶性肿瘤等。在其他器官组织中，皮肤间充质真皮乳头中也表达有 SOX2，抑制 SOX2 功能还可改变神经祖细胞在脊神经管中的迁移。

（二）NKX2.1 和 Shh

NKX2.1 是调控下游靶序列的转录因子，影响早期肺形态发生，受气管中呈腹侧限制表达的胰岛素增强子结合蛋白-1（insulin gene enhancer binding protein-1, ISL1）转录因子调控。NKX2.1 一方面直接与 Shh 和 WNT7b 结合并调节其表达，控制间充质发育为软骨和平滑肌；另一方面，通过转录调节肌球蛋白结合蛋白 H（myosin binding protein H, MYBPH）与 Rho 激酶 1（Rho kinase 1, ROCK1）的相互作用，抑制 MYBPH 的表达，从而参与细胞运动。NKX2.1 缺失后导致 Shh 的上调，引起严重的肺发育不良。TEF 中发现有表达 NKX2.1 和 Scgb1a1 的呼吸道上皮细胞。

Shh 作为调控间充质形态发生的信号分子，在早期前肠内胚层的发育过程中呈动态变化。以小鼠为研究对象，E11.5 前 Shh 蛋白表达于肺、气管和食管腹侧；食管气管分离后，则主要表达于食管背侧，气管和食管腹侧的表达减弱。该信号通路的下游靶点有间充质特异表达的叉头盒转录基因 F1（forkhead box-F1, FOXF1）、GLI2 和 GLI3 等。FOXF1 杂合缺失导致前肠发育受抑制和 EA/TEF，并伴有 CD1 基因背景下右肺叶融合。GLI2、GLI3 一方面调节腹侧前肠 NKX2.1 的表达，另一方面也是 WNT2 和 2b 的转录所必需的。故而，Shh 或 GLI2、GLI3 缺失导致 NKX2.1、WNT2/2b 和 BMP4 的表达显著降低，表现为严重的肺发育不良和 EA/TEF。WNT2 和 WNT2b 是 Wnt 重要配体，在腹侧前肠周围的中间层特异表达，与 Wnt 信号激活有关，对气管-食管分离至关重要。WNT2/2b 双敲除（double knockout, DKO）和 Shh-Cre、β-catenin$^{loxp/loxp}$ 突变体均表现为肺和气管发育不良。

Shh 除接受 NKX2.1 调控外，另有组织特异性的 RA/Shh 调控轴。RA 信号通路在肺芽成熟前调节 Shh 在前肠内胚层表达，促进肺发育和气管-食管分离。用 RA 抑制剂 DEAB 或 BMS493 处理 E7.5 全胚培养 2 天，发现前肠上皮细胞不表达 Shh 和印度刺猬因子（Indian hedgehog, Ihh）并伴有 NKX2.1 缺失，但 NKX2.1 在脑和甲状腺中的表达没有改变，这证实 RA/Shh 调控轴具有组织特异性。饮食中缺乏维生素 A（RA 前体）的大鼠或缺乏 RA 合成酶视网膜醛脱氢酶 2（RA-synthesizing enzyme retinaldehyde dehydrogenase 2，Raldh2）的突变体小鼠均表现出肺发育不全和 EA/TEF。在器官培养中阻断 TGF-β 信号能够挽救 RA 抑制诱导的肺损伤，提示 RA 可能通过抑制 TGF-β 信号促进肺芽诱导（图 2-1）。

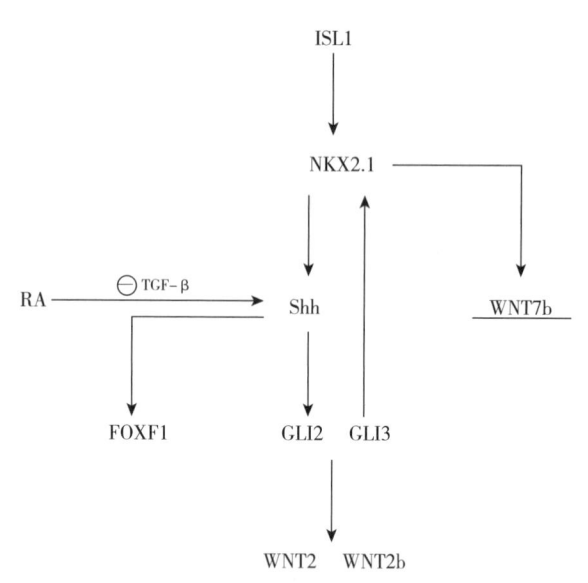

图 2-1 NKX2.1 和 Shh 对食管组织发育的调控

（三）Bmp 和 Wnt/β-catenin

Bmp 和 Wnt/β-catenin 信号通路活跃于前肠腹侧，平行作用于呼吸道细胞和食管细胞的命运，通路中信号分子的缺失导致气管发育不全或 EA/TEF。例如，缺失 Bmp 拮抗剂 Noggin（Noggin[-/-]）或 Bmp 受体（Shh-Cre、Bmpr1a[loxp/-]、Bmpr1b[-/-]）将导致 TEF 中出现异位软骨结，肺分支形态发生也受到影响。但若丢失一个 Bmp4 等位基因拷贝或缺失 Bmp7 可挽救 Noggin 缺失背景下的分离缺陷。Bmp 信号抑制 *Sox2* 基因的转录，故而 E9.75Shh-Cre、Bmpr1a[loxp/-]、Bmpr1b[-/-] 突变体前肠背侧标记 SOX2 和 P63 表达增加，NKX2.1 被破坏；但若 *Sox2* 失活则可恢复 NKX2.1 表达和正常气管-食管分离。研究还发现，成人食管基底细胞的自我更新需要抑制 Bmp 信号，当 Bmp 信号失活时，上皮不能分化。用 Bmp 配体 Bmp4 处理可减少基底祖细胞的增殖并促进鳞状分化，表达分化标志物兜甲蛋白（loricrin）和外皮蛋白（involucrin）。

（四）BARX1

与 Wnt 信号通路相反，转录因子 BARX1 在前肠背侧和未成熟的食管-气管之间的间充质富集。BARX1 通过调节分泌型卷曲蛋白相关蛋白（secreted frizzled-related protein，sFRP）的表达，拮抗 Wnt 通路的活性。*Barx1* 基因缺失后导致 Wnt 信号向背侧前肠扩展及异位 NKX2.1 表达，突变体表现为 EA/TEF。

（五）P63

单层柱状上皮向复层鳞状上皮转化过程中涉及细胞角蛋白表达的动态变化。角蛋白（keratin，KRT）8 及其结合蛋白 KRT18 在新生食管的柱状上皮中富集。随着分层开始，基底层启动 KRT5 及其伴侣 KRT14 的表达，而 KRT8/18 的水平降低。在小鼠产后 3 天，基底上细胞层保持低水平的 KRT8/18，同时开始表达 KRT1/10、KRT4/13，并逐渐丧失增殖能力。随着细胞进一步分化并向上迁移至顶层，表达兜甲蛋白和外皮蛋白。P63 是迄今为止发现的这一过程最有力的调节因子，*p63*[-/-] 突变体的食管上皮细胞保持单层柱状形态，高表达 KRT8/18，食管中相当一部分 *p63*[-/-] 上皮细胞为肺内主要细胞谱系的纤毛细胞，也有检测到一些标记肠细胞基因（如 *Villin*）的转录。这些都提示 p63 缺失突变体阻止了上皮分化，或可能发生转分化。对皮肤的研究表明，p63 通过 Notch 信号控制上皮分层和分化，在鼠中，敲低 *Notch3* 可阻断食管上皮鳞状分化。

二、食管平滑肌和横纹肌

成人食管上 1/3 段为横纹肌，下 1/3 段为平滑肌，中段由骨骼肌和平滑肌混合组成，肌纤维的排列为内环形和外纵形两层。在末端有一环形肌束称为食管下括约肌（lower esophageal sphincter，LES），LES 的功能异常与胃食管反流病和贲门失弛缓症密切相关。在发育过程中，最初整个食管被外纵行和内环行的两层平滑肌包裹形成支架，起源于颅咽中胚层的横纹肌（esophageal striated muscle，ESM）祖细胞最早出现在食管近端，从颅弓向下迁移，逐渐将平滑肌替换为横纹肌，直至达到成人模式。ESM祖细胞在外肌层的近端区域时表达中胚层后螺旋转录因子1（mesoderm posterior BHLH transcription factor 1，Mesp1），其次是TBX1（T-box 1）和ISL1。随后迁移至"过渡带"（transition zone，TZ），此时依次表达Pax7（paired box 7）、肌源性因子5（myogenic factor 5，Myf5）/生肌决定因子（myogenic differentiation，MyoD）及肌细胞生成素（myogenin，MyoG），继续以近端到远端的方向在外肌层内迁移。Pax7$^+$和Myf5$^+$/MyoD$^+$细胞增殖，一部分用以保持适当数量的祖细胞，另一部分细胞则会分化为横纹肌纤维。Myf5是碱性螺旋-环螺旋（basic helix-loop helix，bHLH）转录因子家族成员之一，和MyoD同属于肌源性调节因子（myogenic regulatory factor，MRF），Myf5、MyoD或TBX1缺失均会导致食管内横纹肌丢失，而平滑肌则保留在整个食管。也有其他基因被证明可以调节食管肌层发育。例如，细胞表面受体Cdo（也称为Cdon）是建立横纹肌-平滑肌边界所必需的，Cdo缺失导致边界的异常位置、贲门失弛缓症和巨大食管。Wnt信号受体卷曲蛋白4（frizzled 4，Fz4）的缺失也会影响横纹肌的形成，导致食管扩张。在小鼠中，也有证据表明叉头框转录蛋白1（forkhead frame transcription protein 1，Foxp1）、Foxp2缺失使得食管肌层发育异常。

三、干细胞

成人食管复层鳞状上皮的快速更新需要基底细胞不断增殖和分化。在食管上皮基底层细胞中，可能同时含有处于不同细胞周期的多种类型干细胞，根据多种分子的表达水平不同（包括Bmi-1、CD71、Integrin α6等），可分为活动期干细胞、静止期干细胞、转化期干细胞。B细胞特异性白血病病毒插入位点-1（B cell-specific moloney murine leukemia virus insertion site-1，Bmi-1）是PcG（polycomb group）家族核心成员之一，在各种生物组织的生长发育过程中广泛表达，调节胚胎发育和细胞增殖，被视为干细胞的标志物之一。Bmi-1的表达在食管上皮组织的发育和自我更新过程中具有重要作用。可能机制如下：①基因特征分析表明，Bmi-1通过调控生存基因和干细胞相关基因而调节干细胞的自我更新。普遍认为Ink4a-ARF位点是一个重要的细胞周期调节点，Bmi-1作为核转录抑制因子可在染色体水平抑制该位点的表达，使$p53$的降解增加，进而阻止$p53$介导的细胞凋亡过程。②端粒酶反转录酶（human telomerase reverse transcriptase，hTERT）作为Bmi-1下游的重要位点之一，Bmi-1可通过诱导hTERT活化，继而激活端粒酶，间接使细胞获得无限增殖能力以实现自我更新。

四、食管壁神经系统

食管壁各层组织细胞的生长发育离不开食管壁神经系统的调节。通过对第2～4月龄段人胚胎食管进行免疫组织化学染色分析，证明在人胚胎食管发育阶段，微管相关蛋白2（microtubule-associated protein 2，MAP-2）、巢蛋白（nestin）、神经元特异性烯醇化酶（neuron specific enolase，NSE）和突触素（synaptophysin，SYN）共同参与调控食管壁神经丛内神经细胞的增殖分化。

MAP-2是一种高度保守的蛋白，大量存在于神经元的胞体和树突中，是微管组装的启动子，能促进微管形成、诱导微管成束、防止微管解聚，在神经元的生长发育及传递信号等方面起到重要作用，是神经元特异性标志物之一。染色结果显示，在第2～4月胎龄段，MAP-2在肌间神经丛内神经细胞及神经纤维处呈阳性或强阳性表达，其阳性表达强度随胎龄增大而增强。

巢蛋白是一种细胞骨架中间丝蛋白，广泛表达于多种组织器官，是神经前体细胞中特异性标志物，在干细胞中的表达通常为一过性，随着神经元分化而停止表达，与细胞骨架、细胞信号、细胞代谢、器官发生有关。染色结果显示，巢蛋白在第2～3月胎龄段的人胚胎食管肌层细胞内呈阳性表达，在第4月胎龄大部分肌细胞中呈阴性表达；这表明食管肌层发育主要在2～4月胎龄段。巢蛋白在第2～4月胎龄食管肌间神经丛内部分神经细胞呈阳性表达，随着胎龄的增长，阳性表达无明显变化；敲除巢蛋白的小鼠胚胎神经管神经上皮细胞则出现大量凋亡，再生能力明显下降。这提示在早期胚胎食管发育阶段食管肌间神经丛内存在部分神经前体细胞并在不断增殖分化，巢蛋白与这一过程密切相关。

NSE特异存在于神经元和神经内分泌细胞胞质内，对维持神经系统生理功能具有重要作用，通过合成和分泌神经营养因子以营养和保护神经元，其含量是成熟神经细胞代谢活性和突触化的标志。染色结果显示，在2～4月胎龄段，NSE在人胚胎食管肌间神经丛和黏膜下神经丛内阳性表达的数量和强度随胎龄的增长而增高。

SYN是一种糖蛋白，存在于突触囊泡膜的胞质面，参与突触囊泡的导入、转运和神经递质释放等过程，其数量和分布密度可间接反映突触的密度，是发育过程中表明突触发生的重要标志之一。染色结果显示，SYN在食管各层组织内均呈广泛阳性或强阳性表达，尤其在肌间神经丛和黏膜下神经丛更为明显。

五、基因与食管发育异常（EA/TEF）的遗传咨询

40%～70%的食管闭锁会伴有其他异常，依次为胃肠道系统、心血管系统、泌尿生殖系统、骨骼系统及颜面部异常等。染色体异常风险较高，20%～44%食管闭锁的胎儿出现染色体异常，其中以18-三体综合征和21-三体综合征最多见，Ⅰ型食管闭锁（食管近端闭锁，并且与气管不相通）风险最高，常见于21-三体综合征。因此建议产前诊断进行染色体微阵列检查，必要时进一步行外显子组检查。与食管闭锁相关的遗传综合征见表2-1。除上述遗传因素外，母亲服用甲硫咪唑也可能导致胎儿患食管闭锁和气管食管瘘。

表2-1 与食管闭锁相关的遗传综合征

综合征	基因定位	相关基因	遗传方式	其他临床表型
综合征性小眼畸形3型	3q26.33	SOX2	AD	身材矮小，小头畸形，小眼，无眼，视神经发育不全等
Feingold综合征1型	2p24.3	MYCN	AD	特殊面容，面部不对称，多指/趾，并指/趾，环状胰，先天性无脾等
交界性大疱性表皮松解合并幽门闭锁	2q31.1/17q25.1	ITGA6/ITGB4	AR/AR	大疱性表皮松解，牙釉质发育不良，食管闭锁，尿道膀胱梗阻，萎缩瘢痕等
CHARGE综合征	7q21.11/8q12.2	SEMA3E/CHD7	AD	生长迟缓，耳朵异常，脑神经缺损等
颌面部肌萎缩症	17q21.31	EFTUD2	AD	小头畸形，三角头畸形，中脸发育不全，小下颌等

AD.常染色体显性遗传（autosomal dominant）；AR.常染色体隐性遗传（autosomal recessiveinheritance）.引自：廖灿.胎儿结构发育异常的遗传咨询.北京：人民卫生出版社，2019.

（秦鸿雁　赵俊龙　张华楠）

第三节　人类食管和其他生物食管的异同

一、动物食管的发生

（一）小鼠食管的胚胎发生

在小白鼠，原肠（原始消化道）是由近侧（脏层）内胚层构成的上皮性管道，它除了分化为整个消化道各部外，还演化成肝脏和胰腺等消化腺。随着胚胎的发育，原肠（archenteron）周围的脏壁中胚层分化形成消化道管壁的结缔组织和肌组织成分。

在小鼠胚胎发育的卵柱期，尚处在胚层反转的第7天胚，在头褶下方的近侧内胚层发生一凹陷，即为前肠的起始。第8天胚，在后端也发生相同的凹陷而形成后肠。前后两端原来都是盲管，

管端的内胚层紧贴于其外方的外胚层，分别构成口膜和泄殖腔膜，以后膜破裂消失而与外界相通。前、后肠之间的部分最初与卵黄囊腔相通，随着胚层的翻正和胚体的翻身转位及胚体两侧体壁向腹面包裹形成了圆柱体，开口于卵黄囊腔的近侧内胚层就构成了与前、后肠相连续的管状中肠。至此，原肠可分为前、中、后肠三部分，它通过一狭窄的卵黄囊管与卵黄囊相通。以后，前肠分化成咽、食管、胃、十二指肠和消化腺（肝、胰）等。中肠以卵黄囊管为界分化为两部分，前段演变为小肠，后段演变为大肠前半部分；而后肠分化为大肠的后部分。原始消化道的头端较为膨大，形成两侧略扁、漏斗形的咽部。早期胚胎咽的两旁，在第8～10天先后出现了四对鳃弓和咽囊，它们相继演化成一些结构。

食管起初很短，以后随着心脏发育的下降而伸长。至胚胎第9天时，前肠已出现喉气管沟（或气管食管沟），该区域即为消化管的食管段。第10天末，该段与气管分开而变得更为明显。在初期发育过程中，由于食管上皮一度增生旺盛而闭塞，形成无腔隙的实心管；以后随着发育进程再逐渐出现空腔，管壁上皮最初是单层柱状，至胚胎发育后期才演变为复层扁平上皮细胞。在第11天时，食管上皮的周围分布有密集的间充质细胞，它们是前成肌细胞，第12天时分化为梭形成肌细胞，第13天时已见其形成的肌层组织，且全长均为骨骼肌。在小白鼠，食管管壁没有黏膜肌和腺体分布。

（二）猪的食管发生

在胚胎发育早期，体节开始形成阶段，随着头褶、尾褶和侧褶形成，原肠腔的背侧部被包入胚体内，形成原肠。之后，这些体褶更向胚体腹侧方褶卷，使原肠更趋于管状。在原肠形成的基础上，进一步分化为前肠、中肠和后肠。

前肠是头区形成的一个衬有内胚层的囊，在胚头向前生长，同时在头下褶卷入的进程中形成，其前端为盲端。后肠以同样方式形成，也呈囊状，位于胚体尾部腹侧面。在前肠与后肠之间的原肠区是中肠，此时尚未有底壁。中肠前界以前肠门与前肠相通，其后界以后肠门与后肠相通。当头下褶和尾下褶继续向胚体下方折入时，前肠和后肠增长，中肠逐渐缩短。猪25体节阶段，中肠的腹侧面以一个极小的孔道与卵黄囊相通，相连处称为卵黄柄或卵黄蒂。

当原肠最初与卵黄囊分界时，胚胎的头、尾部都是盲端。随后，近盲端腹侧面出现两个凹陷，即口凹或原口和肛凹或原肛。口凹位于头部未来口区的腹面，其凹陷逐渐加深，内陷的外胚层随之与前肠内胚层相接而形成薄膜状的口板（oral plate）。口板破裂，形成肠的前端开口。口凹进一步加深，伴随着周围结缔组织的生长，形成口腔。胚胎的口板区将形成成体口腔和咽的移行部。肛凹位于尾部未来的肛门区。在口板破裂后不久，肛凹与后肠相接的肛板或泄殖腔膜破裂，形成肠的后端开口，即泄殖腔的开口。起初，在口凹的前端和肛凹的后端各有一小段肠区，前者称口前肠，后者称肛后肠，它们在发育中不久即消失。

早期胚胎进一步发育，如猪胚在17～18天胚龄时可见原肠的早期区域分化。前肠在口凹开口的尾侧部左右增宽、背腹部稍变扁，形成原始咽。总咽腔向左右伸出5对咽囊。在原始咽最尾端腹侧正中处出现原始气管和原始肺。紧接原始咽后端为细长的原始食管，其后为原始胃。胃后方的肠管出现几个突出的细胞团，它们是肝、胰和胆囊原基。这些原基后方的中肠和后肠肠管此时尚未发生明显的局部分化。

前肠的衍生器官包括咽及其衍生物、下呼吸道、食管、胃、胆总管开口前方的十二指肠、肝、胰等。

食管的分化较胃稍晚。起初很短，随后增长迅速。它主要是纵向生长，与颈、胸部生长相适应。起初，由于食管上皮增殖迅速而使食管管腔暂时闭塞，直至胚胎发育末期，管腔才又重新出现。这时上皮细胞有次序地重行排列铺展，形成特有的食管黏膜上皮结构。食管腺由上皮下陷至间充质内演变而来，受神经嵴细胞演化来的内脏神经丛支配。横纹肌在食管肌层中的分布因不同动物而异，主要是由鳃弓间充质迁移至食管壁内的情况不同导致。

（三）动物食管的先天性畸形

1. **食管闭锁或狭窄** 见于牛，可单独或常伴有气管食管瘘。在食管闭锁处偶尔有羊水积聚。其形成原因可能有2个方面：①前肠分隔为呼吸道和消化道时不均等；②食管管腔重建过程中受阻。

2. **先天性巨食管** 是一种原发性的食管扩张，见于牛、猪、犬和猫等。它由食管丧失蠕动所引起，吞食后，食团会向上反流而使食管扩张。该畸形的发生可能与神经肌肉发育不良有关。已发现某些病例中肌间神经丛的数量减少，但并不普遍存在。

此外，还存在一种短食管，主要是食管在发育过程中，其纵向生长与颈胸部生长不相适应，引起胃的错位和膈疝发生。

二、不同动物的食管形态学

食管（esophagus）呈长管状，为食物通过的肌膜性管道。腔面往往形成数条纵行的黏膜皱襞。不同动物的食管在解剖学和组织结构特点上有一定差异。

（一）啮齿类动物（家兔、豚鼠、大白鼠、小白鼠）的食管

啮齿类动物的食管起源于喉背侧，穿过胸部，在中线偏左侧穿过膈肌的食管裂孔进入胃。食管管壁由内向外依次为黏膜层（tunica mucosa）、黏膜下层（tunica submucosa）、肌层（tunica muscularis）和外膜（tunica adventitia）（图2-2）。黏膜及黏膜下层向管腔内突出形成若干条皱襞，其数目：家兔为4～6条，豚鼠为2～4条，大白鼠为5～7条，小白鼠为3～7条。

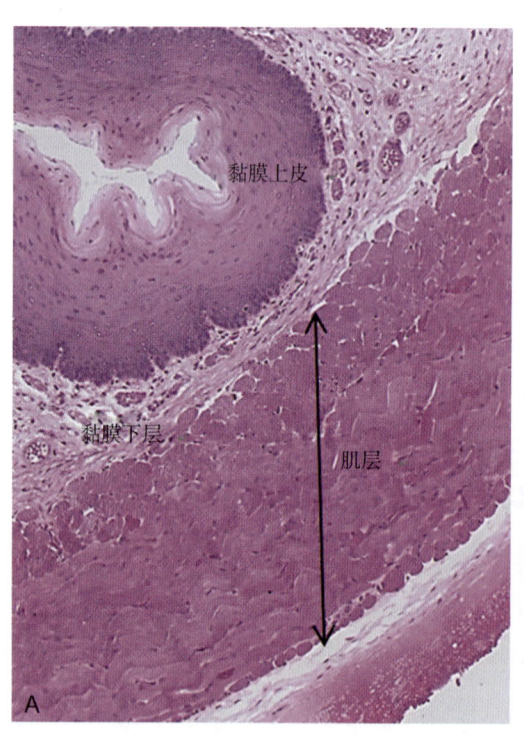

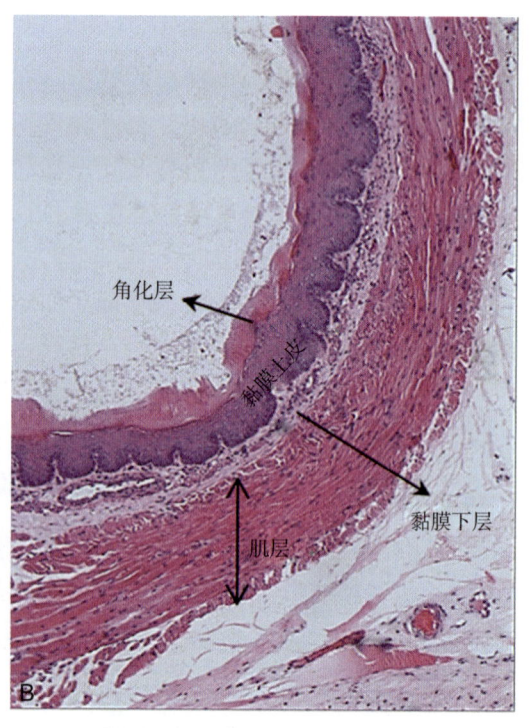

图2-2 家兔（A）和豚鼠（B）食管壁组织结构图（HE×100）

1. **黏膜层** 又分为腔面被覆的黏膜上皮（复层扁平上皮）、固有层和黏膜肌三层。最内层的复层扁平上皮可分为角化和未角化两种情况，食管上皮的角化程度又与动物食性有关，摄取的食物越粗糙，其食管上皮的角化程度就越高。大鼠、小鼠和豚鼠的食管上皮发生完全的角化，角化程度随进食状态而变化；进食时角化程度增加，并可见黏附的菌团。而在兔，表层细胞始终保留浓缩的核，形成不完全角化。复层扁平上皮由深至浅又可分为基底层、中间层和表层。基底层为紧

贴基膜分布的一层立方形或矮柱状细胞；胞核呈长椭圆形，与基膜垂直，胞质呈强嗜碱性。中间层由数层多角形细胞构成，胞核呈圆形或卵圆形；胞质呈嗜碱性、染色深浅不一。表层由几层扁平梭形细胞构成，细胞核呈扁椭圆形，染色深。

四种啮齿类动物黏膜层微细结构上的差异如下：

（1）黏膜上皮（epithelium mucosa）：家兔为未角化的复层扁平上皮，表层细胞呈单个或成群脱落，食管和胃贲门连接处上皮骤变为胃上皮，食管上皮层数在进入胸腔之前为30～40层，胸腔中段为30～40层，靠近贲门时可达50～65层；在食管末端进入胃前黏膜上皮的厚度达到高峰，然后突然变薄，薄的复层扁平上皮在食管末端与胃起始部的交界处附着在矮柱状上皮表面，然后消失。豚鼠为角化的复层扁平上皮，表层细胞成层角化，食管和贲门连接处上皮也骤变为胃上皮；食管上皮层数在进入胸腔之前为6～10层，进入胸腔中段以后为6～13层，直至靠近胃时可达40层左右。大白鼠为角化复层扁平上皮，角化层呈松散的分离层，食管和胃腺区连接处的食管上皮骤变为胃上皮。食管上皮细胞的层数，颈段为5～7层，胸腔中段以后为5～10层。小白鼠为角化复层扁平上皮，表层细胞呈松散的角化分离层，食管和胃腺区连接处可见胃上皮和食管上皮有不同程度的交错。食管上皮细胞的层数，颈段3～7层，胸腔中段以后为5～9层。

（2）固有层（lamina propria）：黏膜固有层形成许多结缔组织乳头突入上皮。4种动物食管的固有膜均含丰富的胶原纤维束及散在的弹性纤维，且在数量上前段食管较后段食管丰富而致密，细胞成分在靠近胃时增多。家兔和豚鼠的固有膜乳头在胸腔中段以前少而低，自胸腔中段以后逐渐增多、增高。

（3）黏膜肌（muscularis mucosa）：家兔和豚鼠在食管的起始部均为散在的平滑肌束，靠近胸腔入口处时，才变为连续成层的黏膜肌层。大白鼠和小白鼠在食管起始部缺乏黏膜肌，自颈中段开始有平滑肌束，靠近胸腔入口处时变为连续的平滑肌层。4种动物的黏膜肌层均随着食管向胃移行而逐渐增厚。

2. 黏膜下层　4种动物的黏膜下层均富含胶原纤维束及散在的弹性纤维，可见丰富的小血管、淋巴管和神经纤维。仅在豚鼠的食管起始部可见小群的以黏液性腺泡为主的混合腺。其余各段食管的黏膜下层中均无食管腺的分布。

3. 肌层　4种动物的食管，除靠近胃的部分混杂有少量的平滑肌外，其余段的食管肌层均由横纹肌构成。迷走神经与颈、胸交感干的分支及肌层间的神经元共同构成网状分布的肌间神经丛。肌层的排列情况，除少量的附加肌层外，在家兔分为内斜、中环和外纵3层；而豚鼠在胸腔段以前为内纵、中环、外纵3层，胸腔段以后为内环和外纵2层，但在食管起始部的气管一侧缺乏内纵肌层；大白鼠的整个食管肌层均为内纵、中环、外纵3层；小白鼠在食管胸腔段以前为内纵、外环，而胸腔中段后为内环、外纵。4种动物的环肌层在接近胃贲门时均增厚为贲门括约肌。

在小鼠和大鼠，尽管其食管管壁肌层的主要类型是横纹肌，但仍然不能进行呕吐活动。这主要是由于一条有限的褶皱将胃的无腺部与有腺部和膈脚分隔开，以至于不能彼此独立收缩来完成食物的推送。

4. 外膜　均为纤维膜，由疏松结缔组织构成，内含血管、淋巴管和神经。

（二）牛羊的食管

牛羊的食管起于喉咽部，连接咽和胃。环咽肌和环杓背肌的肌纤维伸展入食管管壁，与食管纵肌一起将食管固定于咽和喉。食管可分为颈、胸、腹3段。颈段于颈前1/3处，位于气管背侧与颈长肌之间，至颈中部渐移至气管的左侧，直至胸腔前口。胸部位于纵隔内，又转至气管的背侧与颈长肌的胸部之间继续向后伸延，越过主动脉右侧，然后在相当于第8～9肋间处穿过膈的食管裂孔进入腹腔。腹段很短，开口于瘤胃的贲门。食管的管径依部位不同而异，在颈中部和颈后部1/3交界处较为狭窄，向后增大，在心基之后显著扩大呈纵卵圆形，便于逆呕和嗳气。食管管壁也由黏膜层、黏膜下层、肌层和外膜4层构成。

1. 黏膜层　平时收缩集拢形成若干纵褶，几乎将管腔闭塞，当食物通过时，管腔扩大，纵褶展平。黏膜上皮为复层扁平上皮，且角化明显。固有膜为一般的疏松结缔组织。其下方的黏膜肌层为纵行平滑肌束，在靠近咽部为散在的平滑肌束，至食管后段平滑肌增多成层，近胃的地方厚度明显增加。

2. 黏膜下层　很发达，在食管的起始端即咽和食管连接处含有丰富的食管腺，能分泌黏液，润滑食管，有利于食团通过；其他段则缺乏腺体。

3. 肌层　均由横纹肌构成，呈螺旋形互相交错，向后逐渐移行至胃端则变为内环肌和外纵肌两层，横纹肌甚至延伸入网胃沟。颈段肌层厚，胸段肌层薄。

4. 外膜　在颈段为疏松结缔组织的纤维膜，在胸段、腹段均为浆膜。

（三）马的食管

颈段较长，起始部位于喉与气管的背侧，至颈中部渐偏至气管的左侧。胸段位于纵隔内，在平第3胸椎处由气管的左侧移至背侧，经主动脉弓的右侧向后，约在第13肋骨处穿过食管裂孔。腹段很短。

1. 黏膜层　食管的黏膜上皮在食草性的马类动物中也属于明显的角化复层扁平上皮。固有膜由疏松结缔组织构成，其下方的黏膜肌层在靠近咽部为散在的平滑肌束，至食管后段平滑肌增多成层。

2. 黏膜下层　主要由疏松结缔组织构成，咽和食管连接处的管壁内可见食管腺分布。

3. 肌层　食管肌层的肌组织类型因动物种类和吞咽特点而异。马食管管壁前2/3为骨骼肌，后1/3（即远端1/3）逐渐变为平滑肌，因此马不能进行呕吐活动。在胃的贲门口内环肌层变厚，形成心脏括约肌。

4. 外膜　颈部食管的最外层围以结缔组织外膜即所谓纤维膜，胸部食管则覆以纵隔膜，腹部食管表面是浆膜。

（四）猪的食管

猪的食管短而直，于咽后缩肌后缘起始于咽的食管前庭，颈段食管沿气管背侧向后行，中途不偏向左侧。食管的始部和末端管径较粗（约7cm），中部较细（约4.2cm）。膈的食管裂孔位于膈右脚，与第12肋骨中点相对。

1. 黏膜层　猪食管的黏膜上皮为发生轻微角质化的复层扁平上皮，在食管末端进入胃前，黏膜上皮（复层扁平上皮）的厚度达到高峰。固有膜为一般的疏松结缔组织。猪的食管前段缺乏黏膜肌层，后段变得较发达，呈片层状。

2. 黏膜下层　除了疏松结缔组织外，猪的食管还分布有食管腺。猪的食管腺为黏液性和浆-黏液性（浆半月）腺体，且在食管前半段腺体丰富，后半段缺如。在黏膜和黏膜下层内还分布有较多淋巴小结和淋巴组织。

3. 肌层　猪食管的前1/3属于骨骼肌，中1/3由平滑肌和骨骼肌混合分布，后1/3为平滑肌。

4. 外膜　颈段食管外表面为纤维膜，胸段和腹段则为浆膜。

（五）犬和猫的食管

犬的咽腔较窄，咽壁黏膜向咽腔凸出。食管除起始部较狭窄外，一般较宽。其行程与牛的相似。猫的食管位于气管的背侧，经心脏背侧，穿过膈与胃相通。

1. 黏膜层　食管的黏膜上皮属于复层扁平上皮，肉食动物一般不发生角质化。犬的食管末端在进入胃前，部分黏膜上皮的厚度达到高峰，然后逐渐变薄，有些地方在复层扁平上皮之间可见到食管腺的开口。在食管末段与胃起始端交界处，在矮柱状上皮的表面附着了很薄的复层扁平上皮，随后这些复层扁平上皮逐渐消失。固有膜为一般的疏松结缔组织。黏膜肌层为散在的纵行平滑肌束，可作为黏膜层与黏膜下层之间的分界线，犬的食管前段缺乏黏膜肌层，后段变得逐渐发达；猫的黏膜肌较犬的发达，食管前部平滑肌独立成束，后部连接成片，在近胃的部位厚度增加。

2. 黏膜下层　为疏松结缔组织，黏膜下层有食管腺分布。犬的食管腺以黏液性为主，也有混合的浆-黏液性腺体，且全段食管的黏膜下层内均有分布（图2-3），甚至延伸入胃的贲门区。猫的食管腺则仅见于食管与咽的连接处。

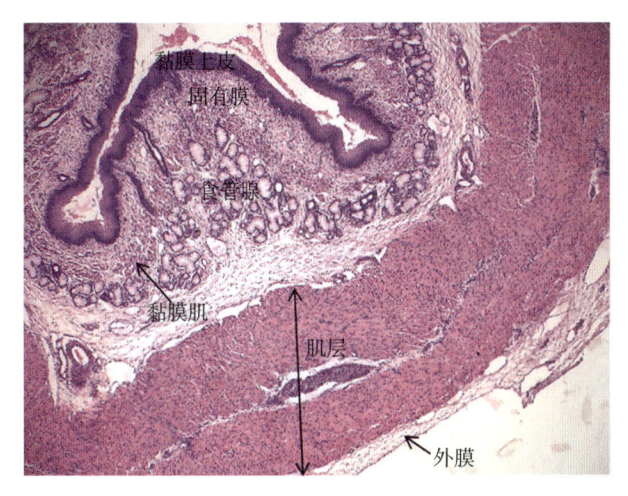

图 2-3 犬的食管（HE ×40）

3. 肌层　食管肌层的肌组织类型因动物种类和吞咽特点而异，犬除贲门附近为平滑肌外，其余部分的食管肌层全部是骨骼肌。猫的食管肌层几乎均由骨骼肌构成，仅于食管后 1/5 处到 1/3 处逐渐过渡成平滑肌。

4. 外膜　颈段食管为纤维膜，胸段和腹段则为浆膜。

（六）禽类的食管

禽类的食管位于咽后与腺胃之间，为壁薄、易于扩张的肌性管道。与哺乳动物相比，禽类的食管管腔较大，便于吞咽较大的食团，如填喂的北京鸭食管直径可达 2～3cm。食管长度随禽类颈部长短而异。

1. 形态位置　成年鸡的食管长 20～30cm，以嗉囊（crop）为界，可分为颈、胸两段，颈段较长。鸡食管的颈段较未伸直的 S 状颈柱短，其起始部位于喉和气管的背侧，彼此间有疏松结缔组织紧密相连。在颈部上 1/3、约第 5 颈椎后方，食管与气管一起转向颈部右侧。位于食管背侧的是颈静脉、迷走神经和胸腺，腹侧是气管。靠近胸腔入口前方，食管又回到中线，并在腹外侧扩张形成嗉囊。食管和气管在颈椎腹侧与右锁骨之间进入胸腔，形成食管胸段，它比颈段短，位于左、右两肺之间，以及气管和心脏基部背侧。食管胸段的背侧和腹外侧分别被颈气囊和锁骨间气囊所覆盖。食管到第 5 肋后方则伸延于前胸气囊之间，到达肝左叶脏面，最后略为变细。无明显界限地与腺胃相接。

成年北京鸭的食管全长约 31.1cm，约为体长的 0.60 倍，亦可分为颈段和胸段两部。颈段食管（pars cervicalis）很长，位于颈部皮下，沿整个颈椎的全长延伸。胸段食管（pars thoracica）较短，位于锁骨（叉骨）结合部和第 1～6 胸椎。食管起自咽后部咽乳头后方，始终与气管一起延伸，并位于气管的背侧。延伸途中，在第 1～4 颈椎，食管位于颈腹侧偏右方；而在第 7～10 胸椎，食管位于颈椎的右侧，伴随右颈静脉向后伸延；在第 11 颈椎，食管又转向颈椎腹侧。食管在两锁骨"U"字形结合部之间进入体腔，在胸椎腹侧及鸣管和肺的腹侧面之间向后延伸。起初位于鸣囊和气管的背右侧，进而在第 2 胸椎下方转向正中，在左、右肺之间，心基的背侧，穿行于左、右肺静脉末段之间并转向左侧，延接前胃（腺胃）。在相当于肝的背前缘处为食管和腺胃的交界。

2. 组织结构　食管腔大，壁薄，也具有哺乳动物食管管壁的 4 层结构（图 2-4）。

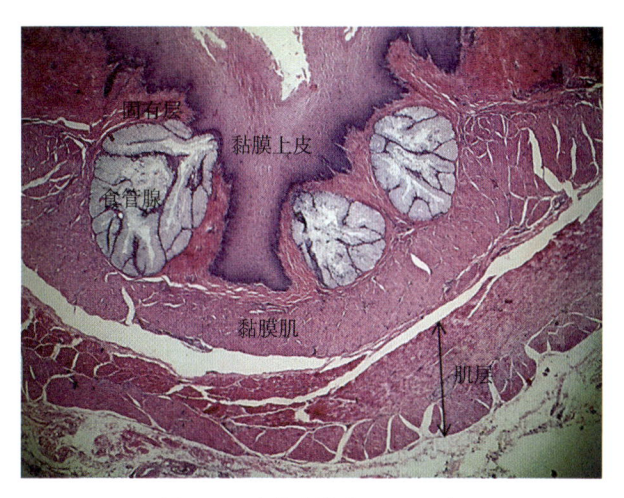

图 2-4 鸡的食管（HE×40）

（1）黏膜层：较厚，表面形成许多纵行皱襞，鸭和鹅尤为显著。皱襞易于扩张，利于吞咽大块食团；黏膜上皮为复层扁平上皮。鸡的是较厚的非角化上皮，鸭、鹅为不同程度角化的复层扁平上皮；黏膜固有层由疏松结缔组织构成，内有许多较大的管泡状食管腺。腺的外观呈囊状，腺泡衬以单层柱状上皮。腺细胞胞质丰富、弱嗜碱性、色浅，呈泡沫状，胞核扁平，被挤至细胞基部。腺体有短的导管开口于黏膜表面，导管的末端移行为复层上皮。食管腺可分泌黏液，内含少量消化酶，具有润滑食物、保护黏膜和对食物进行初步消化的作用。在食管腺之间的结缔组织内，有散在的平滑肌束和一些弥散的淋巴组织及淋巴小结。在接近腺胃处，淋巴组织发达，可形成食管淋巴集结；黏膜肌较发达，由纵行平滑肌构成，并可分出肌纤维束伸至食管腺之间。

（2）黏膜下层：较薄，由疏松结缔组织构成。

（3）肌层：均为平滑肌，分内环、外纵两层。内环肌发达，其厚度约是外纵肌的3倍。

（4）外膜：颈段为纤维膜，胸段为浆膜。

禽类的食管与嗉囊关系密切。鸡的食管颈段在进入胸腔之前，其腹外侧形成一囊状膨大的薄壁憩室，称嗉囊。它位于胸腔入口右前方和锁骨及胸肌的前方。嗉囊外膜与皮肤紧贴，有皮肌或邻近肌肉来源的横纹肌纤维附着，起固定作用。食管与嗉囊连接处有食管嗉囊缝。鸭和鹅没有真正的嗉囊，只是在食管颈段后部形成一个纺锤形的膨大部。

嗉囊的组织结构与食管相似，但固有层内富含弹性纤维和淋巴组织。鸡的黏膜皱襞在大弯处特别高，其他部位较低。嗉囊大弯黏膜上皮厚，浅层角质化，仅在其与食管衔接处分布有囊状黏液腺。肌层明显分为内环肌和外纵肌，也可见到肌纤维排列成3层的情况。鸭、鹅食管膨大部的黏膜固有层内有黏液腺分布。鸽的嗉囊是两个对称的囊状结构，其黏膜内分布有混合腺，分泌物中含淀粉酶、蛋白酶和无机盐等，对食物具有初步消化作用。在鸽抱卵后期及育雏早期，雌鸽和雄鸽嗉囊的黏膜上皮迅速增生，浅层细胞聚集大量脂肪后脱落，与腺体的分泌物共同形成鸽乳，通过逆吐，用于哺育幼鸽。

三、动物食管的生理功能及相关疾病

（一）生理功能

摄食是动物消化吸收过程中的第一个环节。哺乳动物主要依靠嗅觉和视觉觅食。食物进入口腔后，又依靠味觉、嗅觉和口腔触觉的综合活动来评定食物，并把其中不适合的物质吐出。积极摄食是动物健康状况的重要表现，食欲缺乏常是疾病的症状之一。

不同动物的摄食方式不同，唇、舌、齿是动物主要的摄食器官，有些动物还依靠前肢进行辅助。如猫和犬通常用前肢按住食物，用门齿和犬齿咬断食物，依靠头、颈的运动把食物送入口中。牛的主要摄食器官是舌。由于缺乏上门齿，牛在放牧时不能啃食短草，但舌很长，舌面粗糙，灵活而有力，能伸出口外卷草入口，送至下颌齿和上颌齿龈间挫断，或借头部的运动扯断饲草，用舌舔取散落的饲料。绵羊和山羊则靠舌和切齿摄食。绵羊的上颌有裂隙，便于啃很短的牧草。猪用鼻突掘地寻找食物，并靠尖形的上唇和舌将食物送入口内，饲喂时则靠齿、舌和头部运动来摄食。马的唇灵活、敏感，是摄食的主要器官。放牧时，马依靠上唇将草送至门齿间切断，并依靠头部的牵引动作把不能咬断的草茎扯断。禽类一般采取啄食。

摄食之后，动物通过咀嚼运动、配合舌的搅拌，利用牙齿将食物磨碎，并混合唾液以形成食团。咀嚼是消化过程的第一步，不同种类的动物各有不同的特点。草食动物的咀嚼很仔细，马在饲料咽下前咀嚼充分；反刍动物摄食时咀嚼不充分，待反刍时，胃内食物重新返回口腔，再仔细咀嚼。肉食动物咀嚼不完全，一般随采随咽。杂食动物，如猪咀嚼时两侧口角闭合不全，下颌上下运动时常有空气出入口角，发出特殊的咀嚼声音。食物对口腔的刺激是引发咀嚼反射的主要原因。咀嚼反射的基本中枢在延髓，并直接受大脑皮质的控制。因此，咀嚼的开始和终止，以及咀嚼次数、速度和强度等都能随意控制。

饲料经过咀嚼、混合唾液、形成食团后，由口腔经过咽、食管进入胃，该过程即为吞咽。吞咽是一种复杂的反射活动，包括随意时期和不随意时期。开始吞咽时，舌将食物卷成团状，并将食团推送到咽部，该时期为随意时期，而当食团由咽到达食管上端时，引起急速的吞咽反射，这个时期为不随意时期。吞咽反射由以下一系列高度协调的活动组成：呼吸暂停，软腭上提，咽后壁向前突出，关闭咽腔与鼻腔的通路，舌顶硬腭并关闭喉部的口腔开口，会厌软骨翻转挡住喉口，同时勺状软骨收缩，进一步关闭喉口，防止食物进入呼吸系统。当通向喉头的所有开口都关闭后，肌肉收缩波推动食团向食管开口处移动。当食物到达食管时，食管括约肌松弛，进入食管的食团被食管肌肉的蠕动推向胃。这种蠕动是一种向前推进的波形运动，在食团的下端为一舒张波，上端为一收缩波，这样食团就很自然地被推送前进。

由此可见，在动物，食管作为消化管的前端，借助吞咽动作完成输送食物入胃的作用，而食管内的食团则依赖食管管壁肌组织舒缩活动引发的蠕动推送其入胃。

在家禽，嗉囊是食物的暂时储存处。嗉囊内的食物，由于唾液和食管黏液的渗入，可使混有细菌的饲料保持适当的温度和湿度，有利于进一步发酵和软化。食团从口腔有规律地进入肌胃，是由于食管颈段、嗉囊、食管胸段、腺胃和肌胃有顺序地连接成一整体性运动的结果。当肌胃空虚一段时间后，口腔摄取的食团可直接进入肌胃；当肌胃充满食物时，食团则转而进入并储存于嗉囊内；当肌胃内食物排至十二指肠时，嗉囊就发生间歇性收缩，把食物排入肌胃，保持肌胃消化的连续性。食物进入嗉囊取决于食管近段和胸段的紧张性，特别是食管嗉囊缝（嗉囊区）的紧张性和肌胃功能状态。当肌胃空虚时，食管和嗉囊的纵肌收缩，使食管嗉囊缝绝大部分消失。食物绕过嗉囊，直接经腺胃进入肌胃；肌胃被充满食物时，食管嗉囊缝形成，使食团进入嗉囊。在正常情况下，食物在嗉囊内停留 3～4 小时，最久可达 16～18 小时。多种疾病会引起嗉囊积物充气而膨大，切除嗉囊使鸡食欲缺乏，饲料消化率下降，致使未经成分消化的饲料随粪便排出。

（二）与食管相关的临床疾病

食管相关疾病在临床上多表现为吞咽障碍（dysphagia）。吞咽动作是动物的一种复杂生理性反射活动，涉及咽、食管和贲门等一系列的协调运动。因此，其中的某一器官功能或结构发生异常时，均可引起吞咽障碍。主要通过视诊、触诊和胃管探诊进行检查。吞咽障碍根据疾病的性质和部位不同，其程度有轻重差异。

1. 轻度的吞咽障碍　主要表现为随吞咽动作，动物出现明显的疼痛反应，头颈伸直，前肢刨地，摇头，多次试图吞咽而终止，见于咽炎、食管炎、食管狭窄及咽部的其他疾病。

2. 严重的吞咽障碍　主要表现为饲料及饮水经鼻口反流，大量流涎，鼻液中混有饲料，并随吞咽伴发剧烈的咳嗽，见于严重的咽炎、咽部异物阻塞、食管狭窄、马腺疫等。另外，在脑炎、咽神经麻痹及狂犬病等时，动物食用饲料及饮水完全不能吞咽。

3. 咽下障碍　见于各种食管疾病，如食管炎症、食管狭窄、食管阻塞、食管麻痹、食管痉挛、食管憩室等。

4. 几种食管疾病的具体情况

（1）食管炎（esophagitis）：是指食管黏膜及其深层组织的炎症。各种家畜均可发生，而以马、牛、猪最为常见。

1）病因：原发性食管炎一般见于物理性损伤，如粗硬的饲草、尖锐的异物、粗暴地应用食管探诊和投药等，损伤食管黏膜；或因饲喂的饲料和饮水过热及在治疗中口服过热的药液所致的灼伤而引起；化学性损伤主要由于氨水、盐酸、酒石酸锑钾等腐蚀性物质直接损伤食管黏膜，引起炎症，并常伴有口腔和咽的炎症过程。继发性食管炎常见于食管阻塞、食管狭窄或扩张，以及口炎、咽炎、胃肠炎。马胃蝇蛆病、鸽毛滴虫重度感染、犬食管虫病及食管肿瘤等疾病，还继发于口蹄疫、牛瘟、痘疮、恶性卡他热、牛黏膜病、传染性鼻气管炎及坏死杆菌病等。此外，饲料中维生素缺乏也可促进食管炎的发生。

食管黏膜表面被覆着复层扁平上皮，具有很强的抗刺激功能，通常不引起炎性反应。但当食管黏膜受到物理因素和化学因素的强烈刺激，或在某些传染性和侵袭性因素的侵害与影响下，往往导致一段或全部食管黏膜及其深层组织的炎性变化。急性食管炎时，食管黏膜发生弥漫性或斑点状充血、肿胀，分泌大量黏液。重性炎症，黏膜表面形成假膜，甚至黏膜下组织发生脓性浸润，或者形成局限性脓肿及蜂窝织炎。继发性食管炎主要是食管局部黏膜发生溃疡，乃至显著肥厚、乳头状增生。

2）诊断：依据食管疼痛和咽下困难的临床表现，可做出初步诊断。应用内镜检查或X线透视检查可见食管发炎部位黏膜充血肿胀，甚至发生溃疡，可确诊。

3）治疗原则：治疗上主要是去除病因、加强护理、消除炎症。

（2）食管阻塞（esophageal obstruction）：常见于牛、马、猪和犬，羊偶尔发生。

1）病因：牛的原发性食管阻塞通常发生于采食未切碎的萝卜、甘蓝、马铃薯、甜菜、苹果、梨、玉米穗、大块儿豆饼、花生饼等，因咀嚼不充分、吞咽过急而导致。此外，还由于误咽毛巾、破布、塑料薄膜、毛线球、木片或胎衣而发病。马的原发性食管阻塞多因车船运输、长途赶运或行军，陷于饥饿状态，当饲喂时，采食过急，摄取大口饲料（如谷物和糠麸），咀嚼不全，唾液混合不充分，匆忙吞咽而阻塞于食管中。在采食草料、小块豆饼、胡萝卜等时，由突然受到惊吓、吞咽过急而引起。亦有因全身麻醉，食管神经功能尚未完全恢复，采食时导致食管阻塞。猪和羊的原发性食管阻塞多由抢食甘薯、萝卜、马铃薯块、未拌湿均匀的粉料，咀嚼不充分就忙于吞咽而引起。猪采食混有骨头、鱼刺的饲料，亦常发生食管阻塞。继发性食管阻塞常继发于异食癖、脑部肿瘤及食管的炎症、狭窄、扩张、痉挛、麻痹、憩室等疾病。

2）诊断：根据病史和大量流涎、呈现吞咽动作等症状，结合食管外部触诊、胃管探诊或X线检查等可以获得正确诊断，但须注意与相似疾病进行鉴别诊断：①食管狭窄（esophageal stenosis），呈慢性经过，饮水及液体状食物可以通过食管；食管探诊时，细导管可顺利通过而粗管受阻。通过X线检查，可发现食管狭窄部位而确诊。但由于食管狭窄时常继发狭窄部前方的食管扩张或食管阻塞，还应通过病情经过快慢加以鉴别。②食管炎，呈疼痛性咽下障碍，触诊或探诊食管时，病畜敏感疼痛而有明显抵触。流涎量不大，其中通常含有黏液、血液和坏死组织等炎性产物。③食管痉挛（esophageal spasm），病情呈阵发性和一过性，缓解期吞咽正常。病情发作时，触诊食管如硬索状，探诊时胃管不能通过，用解痉药治疗效果确实。④食管麻痹（esophageal paralysis），探诊时胃导管插入无阻力，无呕逆动作，伴有咽麻痹和舌麻痹。食管探诊时肌肉松弛、畅通无阻。⑤食管憩室（esophageal diverticulum），是食管壁的一侧扩张，病情呈缓慢经过，常继发食管阻塞。胃导管探诊时，如胃导管插抵憩室壁则不能前进，胃导管未抵憩室壁则可顺利通过。

3）治疗原则：解除阻塞，疏通食管，消除炎症，加强护理和预防并发症的发生。

要注意的是，家畜食管颈段的外膜主要是结缔组织构成的纤维膜，其对支撑管壁结构是非常关键的。因此，兽医临床上针对大动物很少运用食管切除术，即便用也鲜有成功的。颈段食管的强烈肌层收缩、不发达的血液供应和缺乏浆膜的特点，意味着对食管的腐蚀或贯通伤的治疗往往是预后不良的。

（卿素珠）

参考文献

董常生，2015. 家畜解剖学. 5版. 北京：中国农业出版社.
樊代明，2016. 整合医学：理论与实践. 北京：世界图书出版公司.
樊代明，2021. 整合医学：理论与实践 7. 北京：世界图书出版公司.
廖灿，2019. 胎儿结构发育异常的遗传咨询. 北京：人民卫生出版社.
龙政，刘威，林琳，等，2021. 1990-2017年中国分省食管癌疾病负担分析. 中国慢性病预防与控制，29(8): 571-575,581.
欧阳五庆，2021. 动物生理学. 2版. 北京：科学出版社.
秦川，2017. 实验动物比较组织学彩色图谱. 北京：科学出版社.
沈霞芬，卿素珠，2019. 动物组织学与胚胎学. 5版. 北京：中国农业出版社.
王建华，2014. 兽医内科学. 4版. 北京：中国农业出版社.
王俊东，刘宗平，2015. 兽医临床诊断学. 2版. 北京：中国农业出版社.
Aughey E, Frye FL, 2001. Comparative Veterinary histology with clinical correlates. Ames: Iowa State University Press.
Bancha WJ, Bacha LM, 2007. 兽医组织学彩色图谱. 2版. 陈耀星，译. 北京：中国农业大学出版社.
Billmyre KK, Hutson M, Klingensmith J, 2015. One shall become two: separation of the esophagus and trachea from the common foregut tube. Dev Dyn, 244(3): 277-288.
Bremner CG, Bremner RM, 1997. Barrett's esophagus. Surg Clin North Am, 77(5): 1115-1137.
Comai G, Heude E, Mella S, et al, 2019. A distinct cardiopharyngeal mesoderm genetic hierarchy establishes antero-posterior patterning of esophagus striated muscle. Elife, 8: e47460.
DeWard AD, Cramer J, Lagasse E, 2014. Cellular heterogeneity in the

mouse esophagus implicates the presence of a nonquiescent epithelial stem cell population. Cell Rep, 9(2): 701-711.

Eurell JA, Brian LF, 2006. Dellmann's Textbook of Veterinary Histology. 6th ed. London: Blackwell Publishing.

Fausett SR, Klingensmith J, 2012. Compartmentalization of the foregut tube: developmental origins of the trachea and esophagus. Wiley Interdiscip Rev Dev Biol, 1(2): 184-202.

Gelberg HB, 2014. Normal digestive tract functional anatomy and physiology: comparative anatomy, physiology, and mechanisms of disease production of the esophagus, stomach, and small Intestine. Toxicol Pathol, 42(1): 54-66.

Gopalakrishnan S, Comai G, Sambasivan R, et al, 2015. A cranial mesoderm origin for esophagus striated muscles. Dev Cell, 34(6): 694-704.

Inoue SI, Takahara S, Yoshikawa T, et al, 2017. Activated Braf induces esophageal dilation and gastric epithelial hyperplasia in mice. Hum Mol Genet, 26(23): 4715-4727.

Jiang M, Ku WY, Zhou ZR, et al, 2015. BMP-driven NRF2 activation in esophageal basal cell differentiation and eosinophilic esophagitis. J Clin Invest, 125(4): 1557-1568.

Kim E, Jiang M, Huang H, et al, 2019. Isl1 regulation of Nkx2.1 in the early foregut epithelium is required for trachea-esophageal separation and lung lobation. Dev Cell, 51(6): 675-683.e4.

Krauss RS, Chihara D, Romer AI, 2016. Embracing change: striated-for-smooth muscle replacement in esophagus development. Skelet Muscle, 6: 27.

Kuwahara A, Lewis AE, Coombes C, et al, 2020. Delineating the early transcriptional specification of the mammalian trachea and esophagus. Elife, 9: e55526.

Lawson KA, Meneses JJ, Pedersen RA, 1986. Cell fate and cell lineage in the endoderm of the presomite mouse embryo, studied with an intracellular tracer. Dev Biol, 115(2): 325-339.

Lawson KA, Pedersen RA, 1987. Cell fate, morphogenetic movement and population kinetics of embryonic endoderm at the time of germ layer formation in the mouse. Development, 101(3): 627-652.

Müller F, O'Rahilly R, 2003. Segmentation in staged human embryos: the occipitocervical region revisited. J Anat, 203(3): 297-315.

Nasr T, Mancini P, Rankin SA, et al, 2019. Endosome-mediated epithelial remodeling downstream of Hedgehog-Gli is required for tracheoesophageal separation. Dev Cell, 51(6): 665-674.e6.

Noden DM, de Lahunta A, 1985. The embryology of Domestic Animals. Baltimore: Williams & Wilkins.

O'Rahilly R, 1978. The timing and sequence of events in the development of the human digestive system and associated structures during the embryonic period proper. Anat Embryol (Berl), 153(2): 123-136.

O'Rahilly R, Müller F, 1984. Chevalier Jackson lecture. Respiratory and alimentary relations in staged human embryos. New embryological data and congenital anomalies. Ann Otol Rhinol Laryngol, 93(5 Pt 1): 421-429.

O'Rahilly R, Müller F, 2010. Developmental stages in human embryos: revised and new measurements. Cells Tissues Organs, 192(2): 73-84.

Que J, 2015. The initial establishment and epithelial morphogenesis of the esophagus: a new model of tracheal-esophageal separation and transition of simple columnar into stratified squamous epithelium in the developing esophagus. Wiley Interdiscip Rev Dev Biol, 4(4): 419-430.

Que J, Choi M, Ziel JW, et al, 2006. Morphogenesis of the trachea and esophagus: current players and new roles for noggin and Bmps. Differentiation, 74(7): 422-437.

Raad S, David A, Que J, et al, 2020. Genetic mouse models and induced pluripotent stem cells for studying tracheal-esophageal separation and esophageal development. Stem Cells Dev, 29(15): 953-966.

Rosekrans SL, Baan B, Muncan V, et al, 2015. Esophageal development and epithelial homeostasis. Am J Physiol Gastrointest Liver Physiol, 309(4): G216-G228.

Rubarth LB, Van Woudenberg CD, 2016. Development of the gastrointestinal system: an embryonic and fetal review. Neonatal Netw, 35(3): 156-158.

Samuelson DA, 1007. Textbook of veterinary histology. Amsterdam: Elsevier.

Sutliff KS, Hutchins GM, 1994. Septation of the respiratory and digestive tracts in human embryos: crucial role of the tracheoesophageal sulcus. Anat Rec, 238(2): 237-247.

Tam PPL, Khoo PL, Lewis SL, et al, 2007. Sequential allocation and global pattern of movement of the definitive endoderm in the mouse embryo during gastrulation. Development, 134(2): 251-260.

Tremblay KD, Zaret KS, 2005. Distinct populations of endoderm cells converge to generate the embryonic liver bud and ventral foregut tissues. Dev Biol, 280(1): 87-99.

Treuting PM, Valasek MA, Dintzis SM, 2011. Upper gastrointestinal tract// Treuting PM, Dintzis SM. Comparative Anatomy and Histology: A Mouse and Human Atlas. Waltham, Academic Press.

Trisno SL, Philo KED, McCracken KW, et al, 2018. Esophageal organoids from human pluripotent stem cells delineate Sox2 functions during esophageal specification. Cell Stem Cell, 23(4): 501-515.e7.

Ueno S, Yamada S, Uwabe C, et al, 2016. The digestive tract and derived primordia differentiate by following a precise timeline in human embryos between carnegie stages 11 and 13. Anat Rec (Hoboken), 299(4): 439-449.

Zaw-Tun HA, 1982. The tracheo-esophageal septum--fact or fantasy? Origin and development of the respiratory primordium and esophagus. Acta Anat (Basel), 114(1): 1-21.

Zhang Y, Bailey D, Yang P, et al, 2021. The development and stem cells of the esophagus. Development, 148(6): dev193839.

Zhang Y, Jiang M, Kim E, et al, 2017. Development and stem cells of the esophagus. Semin Cell Dev Biol, 66: 25-35.

Zhang Y, Que J, 2020. BMP signaling in development, stem cells, and diseases of the gastrointestinal tract. Annu Rev Physiol, 82: 251-273.

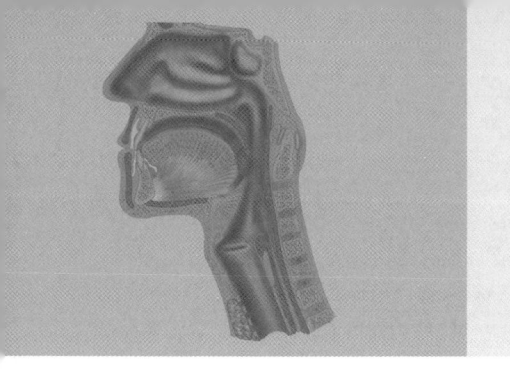

第3章 食管的解剖学

第一节 食管的大体形态

一、食管的长度

食管是一肌性的管道，连接咽与胃之间，它起始于环状软骨下缘水平（相当于第6颈椎水平）。下行经颈部、上胸部、后纵隔，再经横膈的食管裂孔进入腹部，于第11胸椎水平的左侧与胃贲门相连。食管的行程基本上是垂直的，但有两个弯曲，其起始端位于正中面，向下偏左达颈根部，此后至第5胸椎附近又逐渐恢复于正中面，在第7胸椎高度再次偏左，然后穿膈肌。另外，食管还随脊柱的颈、胸弯曲做前后的弯曲。

食管的长度因人而异，它受到高度（尤其是胸腔纵径长度）、年龄、性别等因素影响。我国成年人的食管长度为25～30cm，男性为21～30cm（平均25cm），女性为20～27cm（平均23cm）。成人自门齿至食管的起始部平均15cm，至左主支气管越过食管处的长度为24～26cm，至食管下端胃黏膜移行部的长度为40cm。

测量食管长度的方法较以往增多，有以下5种方法：①通过纤维食管镜（或胃镜）测量；②通过钡剂放射线透视测量；③通过食管胃连接的黏膜电位差测量；④根据躯干、身长简易公式计算，一般为身长的15%，躯干长的26%；⑤尸体解剖测量。

食管长度在临床上对诊治食管癌病变有重要参考价值，因为有些疾病可导致食管长度改变，如食管炎形成瘢痕、食管癌放疗后，均可使食管缩短，严重贲门失弛缓症可使食管延长。食管管径为1.5～2.5cm，下半部较上半部为大。

食管在正常情况下有3个解剖学狭窄。第1个狭窄为食管入口处，它位于环状软骨下缘，在第6颈椎水平，是3个狭窄中最窄的部位，管径为1.3cm，距门齿14～16cm，在行食管镜检时，因前有环状软骨，后有颈椎体，因此较难通过。第2个狭窄为食管在左主支气管交叉处，管径为1.5～1.7cm，距门齿24～26cm。第3个狭窄为食管通过膈食管裂孔处，在第10～11胸椎水平，管径为1.6～1.9cm，距门齿37～42cm。

狭窄在临床有重要意义，对人体的生理具有保护作用。第1个狭窄可防止空气由咽吸入食管。第3个狭窄可防止胃内容物反流入食管，同时第3个狭窄为食管异物滞留的好发部位，也是损伤、穿孔、溃疡等好发部位，同时也是肿瘤的好发部位。这些狭窄也是食管镜检查时易损伤的部位，尤其是第1个狭窄。

在狭窄之间有两处膨大，第1膨大位于第1个和第2个狭窄之间，约长10cm，管径为1.9cm；第2个和第3个狭窄之间的膨大长15～17cm，管径为2.2cm。

二、食管各部的解剖特点

解剖学上的食管分为颈段、胸段和腹段。从

临床应用的角度又将胸段分为胸上段、胸中段和胸下段。胸上段由胸骨柄的上缘平面至主气管分叉水平，胸中段和胸下段由主气管分叉水平至膈裂孔之间，其中上 1/2 为胸中段，下 1/2 为胸下段。由生理角度划分则为食管上括约肌、食管体部和食管下括约肌 3 个部分。

三、食管各部的相邻关系

（一）颈段食管

此段食管较短，由环咽肌水平（相当第 6 颈椎水平）的食管起始，此处咽部为横行肌，食管为纵行肌，后者比较薄弱。两种肌肉的交界处存在好发食管憩室的薄弱区。食管后面贴附于脊柱与颈长肌，与脊柱之间有椎前筋膜，前为疏松脂肪组织，与纵隔相通，如果出现颈食管吻合口瘘，食管的内容物可通过此间隙进入后纵隔。

颈段食管的前方为主气管，在颈食管与气管两侧形成气管食管沟，分别有左右喉返神经与食管动脉。食管的两侧近上端与甲状腺两侧叶及甲状旁腺相邻，颈段食管的下端与甲状腺下动脉及颈动脉鞘相邻，鞘内含颈总动脉、颈内静脉和迷走神经。

（二）胸段食管

此段为颈段食管末端至膈肌食管裂孔的一段。胸段食管与纵隔胸膜和肺、心脏、大血管、气管、支气管、胸导管、奇静脉、肋间动静脉及胸段脊柱等相毗邻。

食管下行至第 4 胸椎水平，主动脉弓的末端跨越食管的左侧，食管由此偏右进入后纵隔，食管先位于胸主动脉之后方，在第 7 颈椎水平的食管向左越过胸主动脉前方，在第 8 胸椎水平食管处于心包与脊柱之间，并由纵隔的胸膜所覆盖。在降主动脉的左前方，食管穿过膈肌的食管裂孔进入腹部，与胃连接；在气管分叉以上，食管前壁与气管相近，中间疏松，在气管分叉以下食管左前壁，左主支气管横过食管，此外，气管分叉以下的食管前壁与心包相邻（相当于左心房部位）。

（三）腹段食管

此段食管最短，长约 3cm，从右膈脚开始，位于正中线稍左侧，在第 10 胸椎水平，经肝左叶后面的食管沟，形成截头圆锥体。食管腹段右侧与胃小弯相连，左侧与胃底相连，此处两者形成一夹角，称为 His 角。腹段食管的前面和右面的一部分与肝左叶相接触，食管的后段包于小网膜内，前面和左侧被腹膜覆盖，并且腹膜从食管后面反折到膈形成胃膈韧带的一部分。胃左动脉的食管支经胃膈韧带到达食管。食管后方为左膈脚及左膈下动脉。在食管穿膈肌时，左、右迷走神经与食管的毗邻关系有变异。通常左迷走神经包括 2~3 支固定分布于食管前面，右迷走神经为一较粗的单干，距食管后面有一定距离。

（徐春盛）

第二节　食管的组织结构

食管与其他消化道一样，具有 4 层组织结构，即黏膜层、黏膜下层、肌层及外膜。

（一）黏膜层

食管黏膜位于食管壁的最内层，黏膜表面光滑湿润，上界与咽部鳞状上皮相移行，下方在贲门处与胃黏膜的单层柱状上皮明显分界。食管、胃连接部黏膜的纵行皱襞可以越过鳞状、柱状上皮，移行部的纵行皱襞可被两种上皮覆盖。

1. 上皮基底层　在上皮的最深层，其增殖细胞向浅层迁移，分化出各层细胞，因此该层又称为生发层。

2. 固有层　由纤维结缔组织构成，存在众多有血管的乳头，突向上皮基底面，食管及贲门的腺体位于此层内。

3. 黏膜肌层　此层位于固有膜层与黏膜下

层间，由薄层纵行平滑肌纤维和疏松弹力纤维网组成，厚度为200~400μm，并与胃黏膜肌延续。

（二）黏膜下层

此层较厚，达300~700μm，有胶原纤维、纵行弹力纤维及少量脂肪，有较大血管、淋巴管及神经丛，并有食管腺。

（三）肌层

由内环、外纵肌纤维组织组成，厚0.5~2.2mm。

上1/4为横纹肌，其下为横纹肌与平滑肌混合，食管下1/3为平滑肌。

（四）外膜

由疏松结缔组织构成，又称纤维层，与周围组织相连。此层不像其他消化道器官有浆膜层，不具有消化道浆膜层的防御功能。

（徐春盛）

第三节 食管的血管分布和淋巴引流

一、食管的血管分布

（一）食管的动脉

食管的动脉供应丰富，其特点为多段性、多分支性、多源性。颈、胸、腹段有不同来源的动脉，在食管壁内外互相吻合。

1. 食管颈段动脉 主要来自左右甲状腺下动脉，该动脉来自锁骨下动脉的甲状颈干的一个分支。甲状腺下动脉的食管支通常为一个分支向下沿食管前侧向下延伸。成对的气管支的分支至气管，沿气管和食管外侧行走，从左右两侧分支供应颈部食管。

2. 食管胸段动脉 胸段食管动脉主要来自主动脉弓、胸主动脉、支气管动脉，其次为肋间动脉。食管上胸段的动脉供应变异大，左侧由主动脉弓的支气管动脉食管支或来自胸主动脉的3~5支分布到食管。右侧源自肋间动脉的右支气管动脉供应胸廓入口至主动脉弓以下5~8cm，弓上食管血供差。

3. 食管胸中下段动脉 主要为胸主动脉食管固有支，一般为3~4支，其次为右肋间动脉（第2~6肋间食管支），此血管向上与甲状腺下动脉食管支吻合，向下经食管裂孔与腹部食管的动脉吻合。

4. 食管腹段动脉 来自胃左动脉食管支，还有左膈下动脉分支。

5. 食管壁内动脉 颈部供应的食管动脉直接穿入食管壁内，而胸部供应的食管动脉在食管壁外走行一段进入食管壁内。

（二）食管的静脉

食管静脉可分为壁内静脉、壁外静脉及迷走神经并行静脉。

1. 壁内静脉 又分为3个部分。

（1）上皮下静脉丛：食管壁内的毛细小静脉集合成丛，在固有膜内形成上皮下静脉丛，分布于食管全长。此丛由短小静脉穿过黏膜肌层，汇入黏膜下静脉丛较大的静脉。在食管上、下两端呈纵长方向，分别与咽上皮静脉丛和胃腺体下静脉丛互相连续，故在贲门形成体循环系统与门静脉系统的微小静脉交通。

（2）黏膜下静脉丛：此丛由无数小静脉从黏膜肌层穿出，纵行于黏膜肌层与环形肌层之间，形成较大静脉。这些静脉连接食管与胃黏膜下层静脉丛，形成门、腔两静脉系统的交通吻合。

（3）穿行静脉较大的静脉下丛穿过肌层，到达食管表面。

2. 壁外静脉

（1）食管颈部的食管周围静脉起自食管外侧，其终末1~3支越过气管前注入甲状腺下静脉。

（2）食管胸静脉大部分引流到奇静脉、半奇静脉和副半奇静脉，最后入上腔静脉。

（3）食管腹部及食管胸下部静脉，一部分入奇静脉，另一部分在胃左静脉向右达后腹壁，另3～4支入胃左静脉、门静脉系统。

3. 迷走神经并行静脉　是两支纵行静脉紧靠迷走神经行走，直接或经由支气管后静脉把胃左静脉与奇静脉沟通，两侧下行彼此吻合。此静脉汇入奇静脉处有静脉瓣，而此静脉在下端则无静脉瓣，迷走神经并行静脉是门、腔两静脉系统在食管壁外的一个吻合交通支。

二、食管的淋巴引流

食管黏膜及黏膜下层淋巴管密切交通，其贯穿食管全长，黏膜下淋巴管以纵行为主，其数量大大超过横行淋巴管，并断续穿过肌层，回到淋巴结。食管上2/3主要引流向背侧，下1/3引流向腹侧。

胸导管为全身最大的淋巴管，管径为2～5mm，起源于第2腰椎前方的乳糜池，在腹主动脉右侧穿过膈主动脉裂孔进入胸腔，然后在后纵隔及食管后方，在主动脉处胸导管位于食管左后方，然后向上位于食管左侧，渐向前上，进入左侧静脉角。胸、腹段淋巴管注入胸腹淋巴结，各段分别注入不同的局部淋巴结。

（徐春盛）

第四节　食管的神经支配

食管神经由躯体运动神经的喉返神经支配食管的横纹肌，内脏运动神经（交感与副交感神经）支配食管平滑肌。

一、交感神经

交感神经经过颈、胸交感神经链分布到食管。食管丛尚有胸主动脉丛的分支，食管末端还接受来自腹腔神经节的交感纤维，这些纤维由胃左动脉和左膈下动脉的动脉周围神经丛到达食管。

二、副交感神经

副交感神经纤维随迷走神经分布到食管，迷走神经由颈静脉孔出颅，在咽中缩肌处形成咽丛，分支支配咽与咽食管连接部。

在颈部，双侧迷走神经在颈总动脉、颈内静脉之间后方，并被颈血管鞘包围。右侧迷走神经穿出颈血管鞘进入胸部前发出右喉返神经，沿右锁骨下动脉返向右气管食管沟内，并发出食管支，支配食管中、上段横纹肌。此神经干在后纵隔下行，在肺内后方下行，发出分支支配食管中段平滑肌及腺体，继续下行形成食管丛，支配胸食管下段平滑肌及腺体。左侧迷走神经穿出血管鞘入上纵隔，在主动脉弓前再向左至主动脉弓下缘发出左喉返神经，此神经绕过主动脉弓后，沿左气管食管沟上行。左迷走神经在胸主动脉和左肺动脉间，至食管壁形成食管丛，其分支分布与右侧同。食管丛的迷走神经在管下段合并成前后干，经由膈食管裂孔进入腹腔。

三、壁内神经丛

食管黏膜下层有黏膜下丛（支配食管腺分泌活动），内环外纵肌之间有肠肌丛（支配食管肌肉活动），迷走神经节前纤维（混以交感神经节后纤维）经喉返神经、食管支、食管丛分支，穿过食管壁到达黏膜下丛及肠肌丛。食管感觉由迷走神经传导，颈部食管上部感觉神经有喉上神经，向下由喉返神经及迷走神经的食管支进入迷走神经。

（徐春盛）

参考文献

樊代明，2016. 整合医学：理论与实践. 北京：世界图书出版公司.
樊代明，2021. 整合医学：理论与实践7. 北京：世界图书出版公司.

王德元, 2018. 胸部肿瘤学. 沈阳: 辽宁科学技术出版社.

王国清, 郝长青, 2018. 早期食管癌和食管胃交界部腺癌诊断与治疗. 北京: 科学出版社.

吴肇汉, 秦新裕, 丁强, 2017. 实用外科学. 4版. 北京: 人民卫生出版社.

赵珩, 高文, 2017. 胸外科手术学. 北京: 人民卫生出版社.

Luketich J, 2014. Master techniques in surgery: esophageal surgery. New York: Lippincott Williams & Wilkins.

Marco Fisichella P, et al, 2015. Atlas of esophageal surgery. Health Science Asia. Springer.

Moore KL, 2019. The developing human: clinically oriented embryology. 11th ed. Philadelphia: Saunders.

Richter JE, Castell DO, 2021. The esophagus. 6th ed: Wiley-Blackwell.

Sato T, Lizuba T, 2012. Color atlas of surgical anatomy for esophageal cancer. Switzerland: Springer.

Sellke FW, del Nido PJ, Swanson SJ, 2021. 心胸外科学. 董念国, 李单青, 胡行健, 译. 北京: 中国科学技术出版社.

Standring S, 2015. Gray's anatomy. 41th ed. Amsterdam: Elsevier.

Sugarbaker DJ, Groth S, 2021. 食管外科. 李印, 秦建军, 译. 长沙: 中南大学出版社.

Zundel N, 2021. Benign esophageal disease: modern surgical approaches and techniques. Switzerland: Springer.

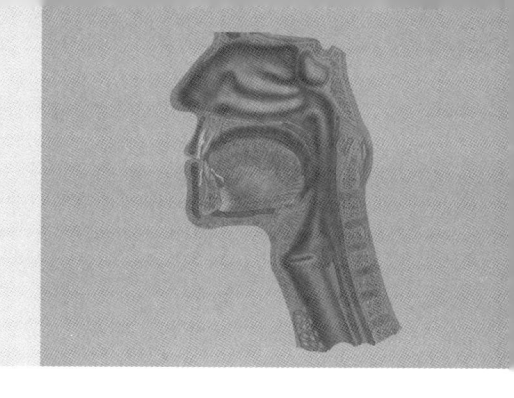

第 4 章 食管的生理学

第一节 食管的生理功能

食管是消化道最上部一富有弹性的肌性管腔，其两端有括约肌：食管上括约肌（upper eaophageal sphincter，UES）和食管下括约肌（lower esophageal sphincter，LES）。UES 与 LES 在解剖学上并非括约肌样结构，即为功能性括约肌。UES 由环咽肌、下咽缩肌和食管上部环状纤维组合成的一个特殊括约肌群，其中后者的作用最小。食管上括约肌在防止食管内容物反流至口腔和喉中起非常重要的作用，从而防止哽噎和误吸。LES 下端经食管门连于胃，在食管贲门处 LES 与膈肌脚及胃悬吊共同构成。

食管上连咽部，下接贲门，其主要生理功能是传输作用，主要是由其蠕动功能来完成的。食物由口腔进入食管后，食管舒张、收缩交替进行，呈现波形状蠕动将食团送入胃中。食物在咽部被吞咽后，进入食管，食管肌肉开始有顺序地收缩和舒张，即在食团上端的食管收缩，食团下端的食管舒张，食团很自然地、一段一段地被向下推送着，最后贲门开放，食物进入胃中。食管出现炎症、狭窄、肿瘤时，食管蠕动不规律，食物可停留在食管中间，产生吞咽困难和疼痛。

食管平时入口呈闭合状态，使呼吸时空气不进入胃内。吞咽开始是一种随意性动作，食物经咀嚼后，由舌送入咽部接触到触发区，从而引起一系列复杂的不随意反射，传入神经通过舌咽神经，传出神经为迷走神经。当舌向上向后对着硬腭，腭帆肌及腭咽肌联合关闭鼻咽部，会厌下降及喉前庭部的闭合阻止食物进入气道。在咽肌收缩的一刹那间，内压突然升高，环咽肌即时松弛开放，将食团由会厌两侧推入食管。

吞咽开始后 0.2～0.3 秒即有环咽肌开放，食团达贲门仅 1.5～2.5 秒，即等于食团每秒前进 10～20cm。吞咽时喉部同时上升也有助于食物团块下降。食物团块经过较慢的食管蠕动被推至食管下端壶腹后，有短时间停留。停留部位比较一致，都在食管下端离胃贲门开口 2～3cm 处。胃贲门部表面上似有括约作用，实际上无真性括约肌，食管下端平滑肌的括约样张力及少数横纹肌纤维使贲门部有关闭功能的作用。贲门部突然弛缓使食物进入胃内。

吞咽运动分三期，即口咽部期、食管期及贲门胃期，这些复杂的咽下运动均受各种神经反射来完成，不随意动作，神经反射始于某些感受区，这些感受区分布于舌根、软腭与咽后壁黏膜上，当感受体受到食物刺激即传入冲动，经由舌咽神经、第 V 对脑神经第二支及喉上神经下传至咽下运动中枢所在的第四脑室底。这些感受体存在极为重要。如口咽与咽部黏膜被麻醉后，则咽下运动受到影响；若神经被各种疾病所损害，也将发生咽下功能障碍。

口咽部期由口腔到咽。由来自大脑皮质冲动的影响下随意开始的。开始时舌尖上举及硬腭，然后主要由下颌舌骨肌的收缩，把食团推向软腭后方而至向前推进的波形运动。在食团的下端为一舒张波，上端为一收缩波，这样食团就很自然地被推送前进。食管蠕动是一种反射动作，是由于食团刺激了软腭、咽部和食管等处感受器，发出传入冲动，抵达延髓中枢，再向食管发出传出冲动而引起的。食管和胃之间，虽在解剖上并不存在括约肌，但用测压法可观察到，食管和胃贲门连接处以上，有一段长4～6cm的高压区，其内压力一般比胃高0.67～1.33kPa（5～10mmHg），因此正常情况下可阻止胃内容物逆流入食管屏障，起到类似生理性括约肌作用，通常将其称为食管-胃括约肌。当食物经过食管时，刺激食管壁上机械感受器，可反射性引起食管-胃括约肌舒张，食物便能进入胃内。食物入胃后引起胃泌素释放，则可加强该括约肌收缩，对于防止胃内容物逆流入食管可能具有一定作用。经食管测压实验证实，在食管上端约3cm处，食管腔内的静止压力较高，故把此处称为食管上括约肌，此括约肌由环咽肌和3～4cm的上食管组成。吞咽食物时，食管上括约肌松弛，压力下降，食物通过后立即收缩，恢复到原来静止压力状态。括约肌收缩引起的蠕动，上自咽部，下传至上面的食管，蠕动波向下传导，蠕动压力有规律地掠过并达全食管，有利于食物传送。食管上括约肌功能不全时，上述特点消失，进食困难，多见于脑血管意外、脊髓炎、周围神经炎、肌炎和肌萎缩等患者。在食管下端3～5cm处（食管裂孔区），食管腔内压力也显著增高，即所谓高压带区，在吞咽时压力降低，食物通过后即恢复原来的压力，这就是食管下括约肌。此括约肌有重要的内关闭机制，可阻止胃内容物从相对高压的胃内反流到相对低压的食管，当功能不全时，可发生反流性食管炎。

吞咽是一种典型、复杂的反射动作，具有一连串按序发生的环节，每一环节由一系列活动过程组成，前一环节活动又可引起后一环节的活动。吞咽反射传入神经包括来自软腭（第V、IX对脑神经）、咽后壁（第IX对脑神经）、会厌（第X对脑神经）和食管（第X对脑神经）等处的脑神经传入纤维。吞咽基本中枢位于延髓内，支配舌、喉、咽部肌肉动作的传出神经在第V、IX、XII对脑神经中，支配食管传出神经是迷走神经。吞咽开始至食物到达贲门所需时间与食物性状及体位有关。液体食物需3～4秒，糊状食物约5秒，固体食物较慢，需6～8秒，一般不超过15秒。

食管蠕动是食管内平滑肌受迷走神经支配所产生的动作，发动于咽部而由食管内部反射所完成，此种反射在与中枢神经联系被切断后仍能继续活动，实验中若切断迷走神经，食管在24小时内呈完全弛缓状态，最初数日内其共济和反射可能不正常，但以后即逐渐恢复活动。

食管蠕动波有原发性及继发性两种，原发性蠕动不间断地向食管下端进行，是推动食物团块的主要力量，收缩波之前常有一个松弛波出现。继发性蠕动波与口咽期咽下反射无关，主要是在食管上端，相当于从主动脉的部位开始，此与食管内膨胀有关。犬实验中也发现咽下或继发性蠕动可促使贲门松弛，且蠕动波如尚未达到贲门即已消失，也能使贲门开放。

口腔与咽部感觉末梢神经若受到刺激，能暂时抑制贲门肌肉张力，刺激胃黏膜也有同样情况，但胃突然膨胀则产生反射性贲门肌张力增加。贲门黏膜受机械性或化学性刺激，也能增加局部张力。逆蠕动极少在正常食管内发现，但若有堵塞情况，则可见逆蠕动由阻塞处向上进行，使食物由食管退出至口内。

除蠕动之外，食管尚有局部性动力，即局部痉挛，此种现象有可能是正常情况，也可能是一种病理状态，多发生于局部炎症、异物、外伤和局部或中枢神经病变等情况之下。深呼吸虽然能使食物暂时缓慢地进入胃内，但横膈继续收缩也不能阻止食物进入胃内，因此横膈对食管功能并没有多大影响。

正常状态下，经常有少量空气与食物同时咽下，积留于胃底部，饭后部分空气常被排出，这是正常现象，由于食管内经常有蠕动，所以空气很少在食管内停留。分析饭后短时期中胃内空气，其中二氧化碳占4.2%，氧气占17.1%及氮气占78.7%，其中二氧化碳较空气内含量略有增加，可能系由胃黏膜所产生。

胸部食管内负压正常为-3.0～-0.5cmH$_2$O，因吸气时胸腔内呈负压所致。咽下食物时可发生声音，将听诊器放在胸部能听到，其声音有2种：第一种音是在食物极快地进入食管时所发生，继吞咽的口咽期后即刻出现。第二种音是在食管原发性蠕动完毕后，相当于口咽期后7秒的时间。

胃肠、心脏血管和呼吸系统相互之间，在生理上有相当复杂的关系，目前还有很多尚未了解。如食管内的反射通过自主神经系统的联系，可在其他器官内发生不正常的现象，这称为迷走神经各分支之间的异常反射。

食管有时可呈松弛状态，是多数不规则的局部收缩和扩张的表现，Sheinmel 等认为是各段肌肉痉挛与失调所致。这种情况多发于中年以后的男性，在收缩时可能有疼痛感，一般都认为是生理情况。

食管也具有分泌和排泄功能。迷走神经不仅与正常的咽下和食管其他反射作用有关，同时也调控食管的分泌。迷走神经有分泌纤维达食管黏液腺，犬实验中，刺激迷走神经则分泌增加，分泌物最初呈黏稠状，以后渐变为水样，均证明食管分泌受迷走神经控制与刺激而产生。食管在生理上也是一个排泄引流管，口腔、鼻腔、喉和气管的分泌经过食管而至胃，在胃内被胃液所消化，细菌则被消灭。

（苗　妍）

第二节　食管正常的神经体液调节

食管拥有丰富的内在神经元网络，分布在食管黏膜下和食管肌之间。食管受到各级神经的调节。肠神经系统的神经元中有许多种神经递质共同作用调节了食管的功能。食管壁厚 3～4mm，主要有 4 层结构，这 4 层由内向外分别是黏膜层、黏膜下层、肌层和外膜。食管内层黏膜由鳞状上皮细胞组成，黏膜上有 7～10 条纵行皱襞，凸向内腔，有助于液体下流；黏膜下层则由胶原纤维和弹性纤维组成，含有黏液腺并分泌黏液，对食管起保护膜及润滑作用；食管肌层分为两层：内环肌层和外纵肌层，这种肌纤维的排列方式有利于食管的蠕动收缩及食管管腔内容物向胃传送。食管壁内有 Meissner 黏膜下神经丛与 Auerbach 肌间神经丛。这些神经丛彼此保持联系，并与自延髓的迷走神经纤维及来自脊髓的交感神经纤维有广泛的突触连接，从而行使一定的调节功能。

食管的神经调节是一个非常复杂的过程，其中涉及外源性和内源性神经系统等诸多神经成分的调节，前者包括中枢神经系统和自主神经系统，而后者主要是指肠道自主神经系统调节。中枢神经系统调节时，中枢神经系统将传入的体内、外环境变化的信息整合后，经由自主神经系统和神经内分泌系统下传，直接作用于食管平滑肌或横纹肌，或者通过食管肌间神经丛，对其产生调节作用。大部分学者认为这段横纹肌由经典的"骨骼肌"组成，研究发现食管横纹肌的收缩持续时间与骨骼肌相似，但收缩波幅与心肌类似，并且不被任何缝隙连接抑制剂所抑制，提示食管肌存在的这些特殊性质可能服务于食管的蠕动功能。

以往认为食管横纹肌的中枢调节机制为唯一的神经调节机制，但随着免疫细胞化学及超微结构等实验手段的发展，最近研究表明食管横纹肌的神经支配为协同神经支配，即迷走神经和肠神经元共同支配。吞咽反射中迷走传出神经纤维将神经冲动传至食管横纹肌运动终板上引起一系列电化学变化而蠕动性收缩。而离体实验中刺激迷走神经却只能引起全横纹肌同时的强直性收缩，提示食管的蠕动性取决于迷走传出神经以上的中枢机制。研究表明，横纹肌蠕动性收缩源于中枢核团顺序兴奋。同时，通过检测 C-fos 表达表示神经元兴奋的研究发现，吞咽引起咽部及食管横纹肌收缩时孤束核和疑核部分神经元 C-fos 表达增加，证实横纹肌的蠕动性取决于疑核运动神经元的顺序激活。简言之，迷走神经是通过疑核神经元神经输出引起胆碱能迷走运动神经元顺次兴奋，激活了位于横纹肌纤维运动终板上的烟碱受体而完成的。

另外，肠神经系统可表达神经元型一氧化氮合酶（neuronal nitric oxide synthase，nNOS）、血管活性肠多肽（vasoactive intestinal peptide，VIP）、降钙素基因相关肽（calcitonin gene related peptide，CGRP）、神经肽 Y（neuropeptide Y，

NPY）和促生长激素神经肽（galanin，GAL），研究证实这些神经递质存在于食管横纹肌肌间神经纤维末梢中，从而调整了神经肌肉的信息传递。同时胆碱能对肠神经元也可通过疑核运动终板作用而增强影响，作为对背部运动神经核输出的补充。研究表明，肠源性神经纤维与食管横纹肌接触于专门的位点，且食管的收缩呈"从头到尾"的顺序，发生于胆碱能运动终板对于神经控制食管肌肉起明确功能之后，这点不同于食管平滑肌部分的非特异性的"延续效应"（hangover）。

源于胸髓 T_5、T_6 中侧柱细胞体的交感神经与来自延髓迷走神经背核的迷走神经纤维在食管周围形成神经丛并进入食管壁，与肠间丛神经元形成突触联合，其后再发出节后纤维支配平滑肌。交感神经或迷走神经兴奋及其递质去甲肾上腺素或乙酰胆碱（ACh）都会引起食管黏膜肌层的收缩。在食管存在兴奋性神经元和抑制性神经元两种，两者处于一个平衡状态，它们通过多种神经递质相互作用而决定食管的紧张度、蠕动与收缩。食管平滑肌两层肌肉间存在肌间神经丛，免疫组化方法显示肌间神经丛神经节和神经纤维存在 NOS、VIP、CGRP、GAL、NPY、ACh、P 物质（substance P，SP）等物质，这些物质可能是肠神经系统信息传递的神经递质。这些神经递质共同作用参与食管平滑肌的反应。应用选择性拮抗剂可以分离出食管的兴奋因子和抑制因子，这一点可以支持上述假说。最初的抑制作用可能部分由包含 VIP 的神经元参与，这种神经元是存在于食管体的。神经元（尤其是对河豚毒素敏感的神经元）介导的松弛可以部分由 VIP 抗血清阻滞，一氧化氮（NO）与神经肽如 VIP、CGRP 和 GAL 共存；但很少与 NPY 和 SP 共存，提示神经元对食管蠕动的控制可能是通过释放 NO 及其他抑制性神经肽如 CGRP、GAL、VIP，而不是通过兴奋性物质的作用，如 NPY 和 SP，NO 拮抗剂减少离体食管环形肌收缩的潜伏期和振幅，并且减少离体食管对吞咽产生收缩的潜伏期和振幅，另有研究表明，ACh 或 NO 拮抗剂可使食管平滑肌传播速度增强。此外，内源性 NO 或相关化合物参与协调吞咽与收缩之前的潜伏期，从而调节整个食管的蠕动。

食管下括约肌位于胃食管交界处，邻胃小弯处为半环肌纤维，而胃大弯处为纵向纤维，其解剖学上的特征决定了神经支配及神经递质的分布不对称，并由此产生了不对称的压力分布。食管下括约肌紧张度主要源于并依靠于平滑肌特性，其通过 L 型钙离子通道完成，而食管下括约肌压力可以被肠运动神经元、交感神经和副交感神经及神经递质调控。食管下括约肌的兴奋主要是由 ACh 介导的。ACh 无论是对活体或离体的食管下括约肌都具有兴奋作用，并且这种兴奋可以被阿托品所阻断。NPY 和 SP 同样参与了食管下括约肌的兴奋。食管下括约肌的松弛是由多种神经递质相互影响而产生的。食管下段由肠肌间神经丛支配，松弛平滑肌神经递质主要为 NOS、VIP、CGRP 等，这也支持了多种神经递质共同支配食管下括约肌松弛这一机制。

（苗 妍）

第三节　食管的神经体液调节异常与食管疾病

一、食管憩室

食管壁上的囊状外突。由食管壁的一层或多层组成，主要发生在 3 个部位：①食管上括约肌的上方，又称岑克尔憩室。②食管下括约肌的上方，又称膈上憩室。此两种憩室可能由于食管运动失调造成。③食管中点附近，称为牵引憩室。原因尚不肯定，可能为食管壁外的炎症引起食管壁的反应，造成瘢痕牵引而成。岑克尔憩室可滞留大量液体，于夜间平卧时可有大量反流。牵引憩室常无症状。偶尔因食物滞留产生吞咽困难。诊断依靠 X 线钡剂造影，对症状明显的病例可考虑手术治疗。另一种称为壁内憩室，X 线钡剂造影可见食管壁有很多小憩室，病理检查为扩张的黏膜下腺管，所以又称为假憩室病。症状为吞咽困难，可用食管扩张术进行治疗。

二、食管运动失调

食管肌肉的收缩运动不正常或不协调致使食物不能顺利经咽部输送入胃内的病理状态。临床表现为吞咽困难，可伴有胸骨后痛。因不能正常进食而影响健康。需靠 X 线钡剂造影和食管压力测定进行诊断。针对原发病治疗，有的需手术治疗。此病不多见。食管由食管上括约肌、食管体及食管下括约肌构成。传统认为环咽肌代表食管上括约肌，它和食管体上 1/3 部分由横纹肌构成，随人的意志而动作。食管下 2/3 部分由平滑肌构成，包括食管下括约肌，为自主神经所支配，不依人的意志而动作。食管运动是协调一致的，吞咽时食管上括约肌弛缓，食管上口张开，食物进入食管腔。蠕动波随吞咽动作而开始，呈环形收缩，由上至下推移，将食物向下推动，至食管下括约肌时，括约肌弛缓，食管下口（即贲门）开放，食物进入胃内。食管下括约肌通常处于紧张状态，贲门关闭，将胃腔与食管腔分隔开，防止胃内容物反流入食管。

（一）食管上 1/3 部分的横纹肌和食管上括约肌运动失调

影响全身横纹肌的疾病皆可能影响食管横纹肌。具体包括以下疾病。

1. 重症肌无力为全身横纹肌病变，但常以吞咽困难为最早表现。

2. 眼咽肌病为少见的家族遗传性疾病，表现为上睑下垂和吞咽困难。

3. 肌强直性营养不良表现为肌病性面容、雁颈、秃顶、睾丸萎缩和白内障，常伴有吞咽困难。

4. 皮肌炎（多发性肌炎）为一种结缔组织病，可影响食管横纹肌，引起吞咽困难。

5. 甲状腺功能亢进或低下可发生肌病或黏液水肿，少数病例可发生吞咽困难。

6. 咽喉部手术损伤上食管的横纹肌，引起吞咽困难。

7. 原发于中枢神经系统和周围神经系统的病变可影响上食管横纹肌的调节，从而引起食管运动失调。常见的有脑血管意外引起脑干病变，造成吞咽困难。可引起吞咽困难的神经系统疾病包括多发性脊髓炎、脑干病变、遗传性慢性舞蹈症、多发性硬化、帕金森病、白喉及破伤风等。环咽肌痉挛或称环咽肌失弛缓，表现为吞咽困难。X 线钡剂检查发现吞咽时钡剂不能通过食管括约肌，但各项其他检查皆正常。原因未明。以上疾病的共同表现为吞咽困难，常不能产生吞咽作用。反复企图吞咽而不能下咽，液体食物可进入气管或鼻腔，严重者不能下咽唾液，因而常流涎，有时食物进入喉头引起窒息。X 线电影摄影或录像可发现钡剂滞留于食管上段，此为诊断的可靠依据。需针对原发病治疗。食管扩张术对个别患者有效。对于病情严重、体重下降和因食物进入气管反复发生肺炎的病例，可考虑环咽肌切开术。

（二）食管下 2/3 部分的平滑肌运动失调

1. 贲门失弛缓　又称贲门痉挛。食管下 2/3 部分的平滑肌失去正常蠕动，虽发生蠕动，但无推进作用。食管下括约肌（即贲门）处于紧张状态，不能弛缓。因而贲门处于长时间关闭状态，食物不能通过。食物滞留于食管内，久之，食管发生扩张。病因尚不明。病理表现为食管肌肉增厚，特别是食管下段的环肌增厚最明显。患者的奥尔巴赫神经节细胞数目较正常人少或变性，且有慢性炎症包围，但食管下括约肌区的奥尔巴赫神经节细胞并不少。发病机制尚有争论。多在中年发病，也有幼年发病者。未发现遗传性。主要表现为固体或液体都不能顺利通过食管下括约肌。吞咽困难症状可因情绪变化或企图快咽而加重，有的采取特殊姿势如挺胸、抬颈或做憋气动作，能帮助食物下咽，改变体位时可使滞留在食管中的食物发生反流，反流液可进入气管引发支气管肺炎。诊断主要依靠 X 线钡剂造影，可见钡剂滞留于扩张的食管内。食管压力测定发现食管下括约肌压力明显增高，可高于胃腔压力 40mmHg，两倍于正常人，正常人吞咽时压力下降，患者则压力仍高。鉴别诊断需与食管癌引起的梗阻相区别。合并症主要是食管癌，多发生于未经治疗或未得到适当治疗的患者。据资料表明西方国家的发生率为2%～7%。中国高发区资料认为似无明显关系。治疗可用硝酸甘油舌下含化，偶尔有效。钙通道阻滞剂能阻断平滑肌摄取钙，使食管下括约肌压力降低，可试用。食管扩张术有暂时效果。必要时可做食管下括约肌切开术。

2. 食管弥漫性痉挛　主要表现为胸痛，也可同时有吞咽困难。病因不明。因死于本病者少见，故缺乏病理材料。已有资料表明食管肌肉弥漫性增厚主要位于食管下2/3部分，厚达2cm，但也有的不增厚。与贲门失弛缓不同，未发现奥尔巴赫神经节细胞数目减少。多发生于青年人，临床表现为胸骨后剧痛，向肩、背放射，夜间痛醒、苍白、出汗，易与心绞痛相混淆。疼痛不一定与吞咽困难有关，但进食过冷或过热饮料可诱发。吞咽困难是另一个常见的表现，吃过冷或过热食物时更明显。下咽时液体可向鼻咽部反流。不一定伴有胸痛。预后良好，可长期处于间断发作状态而不加重。诊断依靠X线钡剂造影，可见食管蠕动呈孤立和不协调运动，食管呈螺旋状。当食管腔充分扩张后，食管下2/3全部发生收缩，将钡剂挤向食管上部和胃内。压力测定发现食管下2/3出现同时收缩，食管下括约肌压力正常或提高，吞咽时发生正常弛缓。用长效硝酸甘油或吸入亚硝酸异戊酯治疗可能有效。食管扩张术有疗效，必要时可考虑肌肉切开术。

（苗　妍）

参考文献

樊代明, 2016. 整合医学: 理论与实践. 北京: 世界图书出版公司.

樊代明, 2021. 整合医学: 理论与实践7. 北京: 世界图书出版公司.

Bernardot L, Roman S, Barret M, et al, 2020. Efficacy of per-oral endoscopic myotomy for the treatment of non-achalasia esophageal motor disorders. Surg Endosc, 34(12): 5508-5515.

Chen JH, Wen SH, Hsu CS, et al, 2017. Clinical characteristics and psychosocial impact of different reflux time in gastroesophageal reflux disease patients. J Formos Med Assoc, 116(2): 123-128.

Choi JM, Yang JI, Kang SJ, et al, 2018. Association between anxiety and depression and gastroesophageal reflux disease: results from a large cross-sectional study. J Neurogastroenterol Motil, 24(4): 593-602.

Ciocirlan M, Lapalus MG, Hervieu V, et al, 2007. Endoscopic mucosal resection for squamous premalignant and early malignant lesions of the esophagus. Endoscopy, 39(1): 24-29.

Dent J, El-Serag HB, Wallander MA, et al, 2005. Epidemiology of gastro-oesophageal reflux disease: a systematic review. Gut, 54(5): 710.

Deshpande NP, Riordan SM, Gorman CJ, et al, 2021. Multi-omics of the esophageal microenvironment identifies signatures associated with progression of Barrett's esophagus. Genome Med, 13(1): 133.

Fan NJ, Gao CF, Wang CS, et al, 2012. Identification of the up-regulation of TP-alpha, collagen alpha-1(VI) chain, and S100A9 in esophageal squamous cell carcinoma by a proteomic method. J Proteomics, 75(13): 3977-3986.

Fock KM, Talley N, Goh KL, et al, 2016. Asia-Pacific consensus on the management of gastro-oesophageal reflux disease: an update focusing on refractory reflux disease and Barrett's oesophagus. Gut, 65(9): 1402.

Ghisa M, Laserra G, Marabotto E, et al, 2021. Achalasia and obstructive motor disorders are not uncommon in patients with eosinophilic esophagitis. Clin Gastroenterol Hepatol, 19(8): 1554-1563.

Gyawali CP, Kahrilas PJ, Savarino E, et al, 2018. Modern diagnosis of GERD: the Lyon consensus. Gut, 67(7): 1351-1362.

Haj Ali SN, Nguyen NQ, Abu Sneineh AT, 2021. Pseudoachalasia: a diagnostic challenge. When to consider and how to manage?. Scand J Gastroenterol, 56(7): 747-752.

Huang Z, Cui Y, Li Y, et al, 2021. Peroral endoscopic myotomy for patients with achalasia with previous Heller myotomy: a systematic review and meta-analysis. Gastrointest Endosc, 93(1): 47-56.e5.

Hungin APS, Molloy-Bland M, Scarpignato C, 2019. Revisiting Montreal: new insights into symptoms and their causes, and implications for the future of GERD. Am J Gastroenterol, 114(3): 414-421.

Hunt R, Armstrong D, Katelaris P, et al, 2017. World Gastroenterology Organisation Global Guidelines: GERD global perspective on gastroesophageal reflux disease. J Clin Gastroenterol, 51(6): 467-478.

Jonica ER, Wagh MS, 2021. Length of esophageal myotomy during peroral endoscopic myotomy for achalasia: it's okay to take the shortcut. Gastrointest Endosc, 93(6): 1313-1315.

Kahrilas PJ, Bredenoord AJ, Fox M, et al, 2015. The Chicago Classification of esophageal motility disorders, v3.0. Neurogastroenterol Motil, 27(2): 160-174.

Lee KJ, 2015. Underlying mechanisms and management of refractory gastroesophageal reflux disease. Korean J Gastroenterol, 66(2): 70-74.

Lim CH, Choi MG, Baeg MK, et al, 2014. Symptom characteristics and psychosomatic profiles in different spectrum of gastroesophageal reflux disease. Gut Liver, 8(2): 165-169.

Lundell LR, Dent J, Bennett JR, et al, 1999. Endoscopic assessment of oesophagitis: clinical and functional correlates and further validation of the Los Angeles classification. Gut, 45(2): 172-180.

Osaga S, Nakada K, Iwakiri K, et al, 2021. Sex differences in risk factors for future onset of reflux esophagitis. J Clin Biochem Nutr, 69(1): 91-97.

O'Neill JR, Pak H-S, Pairo-Castineira E, et al, 2017. Quantitative shotgun proteomics unveils candidate novel esophageal adenocarcinoma (EAC)-specific proteins. MCP, 16(6): 1138-1150.

Pandolfino JE, Gawron AJ, 2015. Achalasia: a systematic review. JAMA, 313(18): 1841-1852.

Sato H, Terai S, Shimamura Y, et al, 2021. Achalasia and esophageal cancer: a large database analysis in Japan. J Gastroenterol, 56(4): 360-370.

Triggs JR, Krause AJ, Carlson DA, et al, 2021. Blown-out myotomy: an adverse event of laparoscopic Heller myotomy and peroral endoscopic myotomy for achalasia. Gastrointest Endosc, 93(4): 861-868.e1.

Vakil N, van Zanten SV, Kahrilas P, et al, 2007. The Montreal definition and-classifikation of gastroösophageal reflux disease: a global, evidence based konsensus—paper. Z Gastroenterol, 45(11): 1125-1140.

Wang R, Wang J, Hu S, 2021. Study on the relationship of depression, anxiety, lifestyle and eating habits with the severity of reflux esophagitis. BMC Gastroenterol, 21(1): 127.

Wang X, Peng Y, Xie M, et al, 2017. Identification of extracellular matrix protein 1 as a potential plasma biomarker of ESCC by proteomic analysis using iTRAQ and 2D-LC-MS/MS. Pro Clin App, 11(9-10): 1600163.

Wei W, Zeng H, Zheng R, et al, 2020. Cancer registration in China and its role in cancer prevention and control. Lancet Oncol, 21(7): e342-e349.

Zaidi AH, Gopalakrishnan V, Kasi PM, et al, 2014. Evaluation of a 4-protein serum biomarker panel-biglycan, annexin-A6, myeloperoxidase, and protein S100-A9 (B-AMP)-for the detection of esophageal adenocarcinoma. Cancer, 120(24): 3902-3913.

Zhang L, Sun B, Zhou X, et al, 2021. Barrett's esophagus and intestinal metaplasia. Front Oncol, 11: 630837.

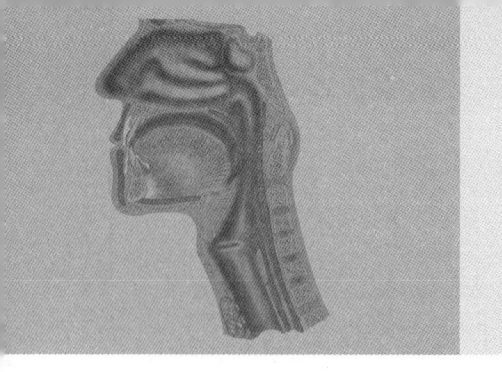

第 5 章 基因异常与食管疾病

第一节 基因异常与食管癌

食管癌（esophageal cancer，EC）是全球第 8 位最常见的癌症和第 6 位最常见的癌症死亡原因，因具有较强的侵袭性，本病的 5 年生存率仅为 13%～18%。食管癌根据病理类型不同可以分为食管腺癌（esophageal adenocarcinoma，EAC）和食管鳞状细胞癌（esophageal squamous cell carcinoma，ESCC）两种，根据国际癌症研究机构（International Agency for Research on Cancer，IARC）估计，2012 年约有 45 万例食管癌病例，其中 ESCC 病例和 EAC 病例分别占 88% 与 12%。EAC 的发病率在不断增加，而 ESCC 在包括中国在内的东亚地区发病率更高。尽管手术、化疗和放疗等多模式技术的发展使疾病预后有所改善，但由于局部侵袭和远处转移的高发生率，食管癌患者的生存率仍然很低。因此，确定调控肿瘤发生和进展的基因与分子机制对于开发肿瘤检测标志物和治疗靶点至关重要。

鉴于 ESCC 和 EAC 之间存在显著的流行病学差异，有研究者研究了这两种组织学亚型之间的基因组差异。研究者利用单核苷酸多态性矩阵分析研究了 259 例食管癌（70 例 ESCC 和 189 例 EAC）的 DNA 拷贝数异常，结果发现二者中存在相似和不同的拷贝数异常。ESCC 和 EAC 之间表现出相似的拷贝数异常，如 CDKN2A、EGFR、KRAS、MYC、CDK6、MET、MCL1、SMURF1、ERBB2、CCNE1、VEGFA 和 IGF1R，其中 EGFR、ERBB2、VEGFA 和 MET 是目前可用的治疗药物的靶点。ESCC 和 EAC 之间具有不同扩增频率的基因，包括 SOX2、PIK3CA、MYC、CCND1、FGFR1、GATA4 和 GATA6，其中 SOX2 和 PIK3CA 在两者之间的差异最为显著，SOX2 被认为是鳞状细胞癌的一个谱系特异性癌基因，而 PIK3CA 和 FGFR1 具有治疗的潜在价值。这项研究将有助于食管癌组织学特异性靶向治疗的发展。

一、调节细胞周期或分化的基因

利用高通量测序技术对全面的突变目录进行分析发现，ESCC 中存在广泛的基因组改变。首次采用全基因组测序、全外显子组测序和阵列比较基因组杂交进行大规模综合分析发现，83% 以上的胚胎干细胞含有 TP53 的体细胞突变。控制细胞周期（CDKN2A、RB1、NFE2L2、CHEK1 和 CHEK2）或经历分化（NOTCH1 和 NOTCH3）的基因突变在 2%～10% 的 ESCC 中被发现。此外，许多控制细胞周期的基因在 ESCC 中也过表达（46.4% 的病例中有 CCND1，23.6% 的病例中有 CDK4/CDK6，5.7% 的病例中有 MDM2），这表明它们参与了 ESCC 的发生发展。

在细胞周期进程中，P16/INK4A 蛋白抑制 cyclind-CDK4/6 复合物使 Rb-E2F 复合物过度磷酸化。由于 Rb 基因被高度磷酸化，E2F 转录因子被释放并导致 DNA 复制。研究了 S795、S780 和 T356 的 Rb 磷酸化位点。在组织裂解物中，食管腺癌的三个部位 Rb 磷酸化率均高于正常食管鳞状组织。此外，还报道了由B细胞易位基因3（*BTG3*）编码的蛋白，它可以调节多种细胞类型的细胞周期进程。食管腺癌组织中*BTG3*的表达明显低于癌旁正常组织，其表达水平与淋巴结转移及肿瘤分期有关。

二、表皮生长因子受体和受体酪氨酸激酶或RAS信号

表皮生长因子受体（EGFR）在59.6%~76%的ESCC患者中过度表达，与预后不良有关。此外，78.6%的ESCC患者的EGFR下游因子（包括受体酪氨酸激酶、RAS和Akt通路）发生突变和（或）扩增。另一项临床试验招募了193例ESCC患者，对他们的EGFR表达和基因扩增状况进行了评估。结果显示，49.2%的患者EGFR过度表达，与临床分期及淋巴结转移密切相关。

三、血管内皮生长因子信号通路中的遗传因素

血管生成是肿瘤发生的先决条件，可增加肿瘤生长的营养供给，增加肿瘤侵袭和转移的可能性。应用免疫组化方法检测128例胃食管交界处腺癌组织中血管内皮生长因子（VEGF）-C的表达水平，探讨其与病理特征及生存率的关系。75%的肿瘤样本显示出VEGF-C的强表达。肿瘤组织中VEGF-C的水平与肿瘤分期、淋巴结转移状况相关，较高水平的VEGF-C无事件生存期较短。在食管腺癌中，*FLT1*基因（rs3794405）在食管癌中的表达与肿瘤的分期、淋巴结转移状况相关。在食管腺癌患者中，每个变异等位基因的死亡率增加45%~60%。VEGF936C>T多态性也被报道与食管腺癌相关。对102例腺癌患者进行了检测，结果发现72例患者有野生型*CC*等位基因，30例患者中发现了突变型*CT/TT*等位基因。*CC*和*CT/TT*的中位无事件生存期分别为29.3个月和11.7个月。

四、表观遗传因素

表观遗传学改变如DNA甲基化、组蛋白修饰和基因组印记丢失与ESCC及其他肿瘤的发生有关。据报道，在ESCC中可以检测到APC、RB1和CDKN2A启动子区域的甲基化。转录p16并调节RB1的CDKN2A甲基化与p53过度表达有关。这些细胞周期调控途径可以促进ESCC的进展。据报道，*TP53*、*MDM21*、*CASP8*和*COX2*等基因的多态性与发生ESCC的风险相关。最近基于全基因组关联研究的食管鳞癌患者分析发现了几种单核苷酸多态性，其中有5个候选基因（*TDG*、*MBL2*、*CASP8*、*PLCE1*和*UCP3*）与食管鳞癌的发病风险密切相关。谷胱甘肽过氧化物酶7（GPX7）被证实具有保护正常食管上皮细胞免受酸性胆盐诱导的氧化应激、氧化性DNA损伤和双链断裂的能力。在HET1A细胞研究中，敲低GPX7表达后，p73、p27、p21和p16表达降低，*Rb*基因过度磷酸化。对食管腺癌GPX7启动子区（从-162到+138）的焦磷酸测序分析显示CpG位点+13和+64之间存在位置特异性高甲基化。在食管腺癌早期，由*cycline1*基因编码的cycline在肿瘤的发生发展中起着重要作用。应用单核苷酸多态性基因芯片对116例食管腺癌患者的肿瘤组织进行分析。结果显示，19%的食管腺癌患者出现*CCNE1*基因扩增。在cycline蛋白表达中，Barrett食管中cycline高表达率为5.8%，低度不典型增生中cycline高表达率为19.0%，高度不典型增生中cycline高表达率为35.7%，食管腺癌中cycline高表达率为16.7%。

（周 威）

第二节 基因异常与食管间质瘤

胃肠道间质瘤（gastrointestinal stromal tumor，GIST）是消化道常见的软组织肉瘤，最常起因于 KIT 及 PDGFRA（platelet-derived growth factor receptor alpha）突变。GIST 可以起源于胃肠道的任何部位，胃（60%）及小肠（30%）是最常见的原发部位，其他见于十二指肠（4%～5%）和直肠（4%）。很少的一部分起源于食管（＜1%）和阑尾（1%～2%）。

大多数 GIST（85%）具有 KIT 或 PDGFRA 致癌突变，组成性激活下游 RAS/RAF/MEK 和 PI3K/Akt/mTOR 通路，导致细胞增殖和存活。小部分 GIST 来自神经纤维瘤病 1（NF1）蛋白的突变失活，或 RAS 或 BRAF 的突变激活，这些交替的突变机制导致 RAS/RAF/MEK 通路的组成性激活。替代分子机制取代了上游 KIT/PDGFRA 通路激活的需要，因此在生物学上类似于 KIT 和 PDGFRA 突变型 GIST。一些研究发现，需要 RAS/RAF/MEK 通路与 PI3K/Akt/mTOR 通路的双重突变才更有可能引起上游 KIT/PDGFRA 通路的激活。尽管大多数 GIST 是由 KIT、PDGFRA 或 NF1 突变引起的，但需要额外的染色体畸变来促进 GIST 的进展。大多数微基因已经含有 KIT、PDGFRA 或 NF1 突变，但恶性进展的可能性极低。

ETV1 是 ETS 转录因子家族的成员。Chi 等已经证明，ETV1 是 Cajal 亚型间质细胞高度表达和发育所必需的，依赖于 KIT 信号。这些研究表明，ETV1 是 Cajal 间质细胞和 GIST 谱系特异性转录网络的主要调节因子，对 GIST 生长至关重要。在 GIST 生长中，ETV1 直接负责转录激活许多已知的 GIST 生物标志物。GIST 中的 KIT 癌蛋白通过 RAS/RAF/MEK 途径发出信号，将 ETV1 稳定在蛋白水平，从而促进 GIST 肿瘤的发生。相反，用 KIT 抑制剂或 MEK/MAPK 抑制剂治疗 GIST 细胞可通过蛋白酶体降解引起 ETV1 立即下调，导致 GIST 生长停滞。这些发现强调了 RAS/RAF/MEK 通路抑制剂在 GIST 中的治疗机会。

GIST 的细胞遗传学进展已被广泛研究，似乎大多数 GIST 是通过染色体突变的逐步积累发展起来的。在 60%～70% 的病例中，14q 缺失是最常见的突变，其次是 22q 缺失（50%），1p（中高危肿瘤为 50%），15q（40%）。位于这些特定染色体上的假定肿瘤抑制基因的逐步基因组失活可能是在起始酪氨酸激酶或 NF1 途径突变后基因组进展的原因。关于食管 GIST 的突变状况，Kang 等报道 KIT 突变多在第 11 外显子中检测到，食管 GIST 的突变谱与胃 GIST 的突变谱相似，所有复发性疾病的病例均显示 KIT 第 11 外显子缺失影响密码子 557 和（或）558。据报道，70%～80% 的 GIST 发生 KIT 基因突变。其中，外显子 11 突变最多，其次是外显子 9、13 和 17 突变，而 B 型 Raf 激酶的突变则很少发生。Feng F 等对 25 例食管 GIST 患者进行了突变分析，其中 15 例（60%）在第 11 外显子存在 KIT 突变，其余 10 例（40%）为 KIT 野生型。其研究发现大多数外显子 11 突变的食管 GIST 有丝分裂指数超过 5/50HPF，但只有少数 KIT 野生型食管 GIST 有丝分裂指数超过 5/50HPF，该结果提示外显子 11 突变与有丝分裂指数相关。此外，约 85% 的 GIST 存在 PDGFRA 基因的激活突变。

（周 威）

第三节 基因异常与食管黑色素瘤

原发性食管恶性黑色素瘤（以下简称食管黑色素瘤）是一种极为罕见的肿瘤，在美国的发病率估计为 0.03/100 万。食管黑色素瘤被认为是由固定在食管黏膜的黑素细胞发展而来。在黑色素细胞从神经嵴向表皮和其他部位的早期迁移过程中，黑素细胞可发生向食管的异常迁移。原发性食管黑色素瘤不应与转移性黑色素瘤相混淆，转移性黑色素瘤可出现在胃肠道的任何部位。虽然食管受累并不常见，但转移性黑色素瘤与原发性黑色素瘤的鉴别诊断仍具有挑战性。转移性黑色素瘤细胞可以模拟原发性连接改变浸润黏膜。因此，原发性黏膜黑色素瘤的定义应该是在上皮 - 间质连接处和（或）邻近的黑色素瘤原位识别黑色素细胞，并且没有原发性皮肤黑色素瘤。

在包括恶性黑色素瘤在内的不同类型的癌症中，形成丝裂原活化蛋白激酶（mitogen activated protein kinase，MAPK）通路的蛋白质发生了改变，MAPK 通路将信号从细胞表面传递到细胞核。*NRAS*［神经母细胞瘤 RAS 病毒（v-RAS）癌基因同源物］是人类 *RAS* 原癌基因家族的成员，编码细胞膜相关蛋白，参与细胞外生长和分化信号的转导。典型的是，致癌 *NRAS* 突变聚集在外显子 1（G12/13）和外显子 2（Q61）中，是黑色素瘤中仅次于 *BRAF* 突变的第二常见驱动因素。根据肿瘤部位的不同，5%～20% 的黏膜黑色素瘤存在 *NRAS* 突变。在 Lasota J 等的研究中，在 15 个食管黑色素瘤中鉴定出包括 *NRAS p.A146T* 在内的 5 个 *NRAS* 突变体。

KIT 是一种跨膜受体酪氨酸激酶，在黑色素细胞的生长调节、分化、迁移和增殖中起着重要作用。体细胞 *KIT* 突变引起致癌信号，影响 MAPK 和 PI3K（磷脂酰肌醇 3 激酶）通路。*KIT* 突变主要见于黏膜、肢端和慢性日光损伤皮肤肿瘤。在黑色素瘤中，70% 的 *KIT* 突变发生在膜旁结构域（外显子 11），其中 *p.L576P* 替换是最常见的。这种突变最初在胃肠道间质瘤中报道，导致 KIT 酪氨酸激酶活性的病理激活。既往在一项 17 例食管黑色素瘤的联合队列研究中报道了 *KIT* 突变，包括膜旁区的 *p.L576P*、*p.H580_G592dup*，以及细胞外区的 *p.F504L* 和 *p.A502_Y503insFA*。然而，免疫组化检测到更多病例中存在可变的 KIT 表达。在 Lasota J 等的研究中，50% 食管黑色素瘤显示 KIT 阳性，三个食管黑色素瘤中有两个显示编码剪接因子 3B 亚单位 1（*SF3B1*）的基因突变，这与既往在葡萄膜黑色素瘤、结直肠黑色素瘤和其他黏膜黑色素瘤中曾报道过的 *SF3B1 p.R625C* 和 *p.K666T* 突变相一致。在多个食管黑色素瘤中，没有发现 *SF3B1* 和 *GNAQ* 或 *GNA11* 突变的共同发生，不过其中一个 *SF3B1* 突变体含有 *KIT p.L576P* 和 *NRAS p.Q61K* 突变，另一个 *SF3B1* 突变型食管黑色素瘤含有 mTOR 脂肪结构域 *p.Gln1684** 突变，而错义 mTOR 突变在黏膜黑色素瘤中与不良预后有关。在 2 例食管黑色素瘤中存在影响 *FBXW7* 基因的突变。*FBXW7*（包含 7 的 F-Box 和 WD 重复域）是编码 F-Box 蛋白家族的一个成员，而 F-Box 蛋白是泛素蛋白连接酶复合物 SCF（SKP1-cullin-F-box）的 4 个亚基之一，在磷酸化依赖的泛素化中起作用。最近的一项黑色素瘤研究表明，*FBXW7* 的存在与 *BRAF* 或 *RAS* 突变之间没有关联，并将 *FBXW7* 指定为肿瘤抑制基因，这是黑色素瘤亚群的新驱动因素。与这一观察结果一致，Lasota J 等报道的 *FBXW7* 突变型食管黑色素瘤之一为 *BRAF* 和 *RAS* 野生型。然而，另一个肿瘤含有 *p.G13C-KRAS* 突变亚克隆。一般来说，*KRAS* 突变体是罕见的（<1%），食管黑色素瘤未见报道，但在晚期结直肠癌中发现了 *FBXW7* 和 *KRAS* 突变的伴随物。在食管黑色素瘤（*p.R465C* 和 *p.R479G*）中发现的两个 *FBXW7* 突变被认为是失活 *FBXW7* 的突变，以前在卵巢和头颈部鳞状细胞癌中有报道。在一例食管黑色素瘤中，*TSC1* 结节蛋白结合区的 p.H371Q 突变是唯一的改变，并没有与 NRAS、KIT 或 BRAF 突变同时发生，这一突变情况与近期报道的黏膜黑色素瘤 *TCS1* 突变相同。在该研究中，并未发现 *BRAF* 突变，而以往的研究报道了少量 *BRAF* 突变型食管黑色素瘤。上述研究可知，通过 *NRAS* 突变激活 RAS/u-RAF/u-MEK 通路是食管黑色素瘤的重要诱发因素，而 *BRAF* 突变如果发生则是罕见的。此外，在其他黑色素瘤中发现的 *FBX7*、*KIT*、*SF3B1* 和 *TSC1* 突变可能同样在食管黑色素瘤中发挥重要作用。

（周　威）

第四节 基因异常与食管淋巴瘤

食管淋巴瘤是一种罕见的疾病，不足所有胃肠道淋巴瘤的1%，原发性结外食管淋巴瘤占食管淋巴瘤总数的0.2%以下。该病的病因尚不清楚，Epstein-Barr病毒（EB病毒）的作用是有争议的。

c-myc基因的易位及其随后的调控解除是Burkitt淋巴瘤发生过程中的一个关键致癌事件，它通过改变细胞周期调控、细胞分化、凋亡、细胞黏附和代谢来促进淋巴瘤的发生。因此，c-myc靶基因的特征将Burkitt淋巴瘤与弥漫性大B细胞淋巴瘤区分开来。然而，c-myc易位也发生在5%~10%的弥漫性大B细胞淋巴瘤中。Burkitt淋巴瘤和弥漫性大B细胞淋巴瘤在c-myc靶基因与其他3种基因（如BL-high、MHC和NF-κB）表达特征上存在差异。最常见的易位变异是t（8；14）（q24；q32）占病例总数的85%。另外两个不常见的易位t（2；8）（p12；q24）和t（8；22）（q24；q11），占剩余15%的病例。

（周　威）

第五节 基因异常与嗜酸性食管炎

嗜酸性食管炎（eosinophilic esophagitis，EoE）是一种富含嗜酸粒细胞的TH2抗原介导的疾病，其典型特征是食管中嗜酸性粒细胞的异常存在，这种情况与其他过敏性疾病有关，如哮喘、湿疹和食物过敏。EoE是由多种环境因素引起的，如暴露于特定食物或通过空气传播的过敏原，以及受遗传影响。近年来，本病的发病率不断增加，儿童和成人均可患有EoE，在男性个体中更为常见。与该疾病相关的炎症可导致食管结构改变，导致狭窄（食管狭窄）。EoE的症状包括呕吐、食物嵌塞、腹痛、疼痛或吞咽困难。儿童可能因为疼痛而不想吃东西，也可能会呕吐，进而引起发育不良。成年人更容易出现吞咽疼痛和食物嵌塞。上述症状可能是慢性或间歇性的，某些症状的发生频率随年龄的增长而变化。

越来越多的证据表明，食管丝氨酸肽酶抑制剂kazal 7型（SPINK7）的表达缺失是EoE发病机制中的上游事件。对此Azouz NP等通过相关实验证明了SPINK7的缺失通过激肽释放酶5（KLK5）及其底物蛋白酶激活受体2（PAR2）介导其促EoE效应。其研究发现，分化的食管上皮细胞中KLK5的过度表达再现了SPINK7基因沉默的效应，包括屏障损伤和桥粒凝集素-1表达的缺失；而在小鼠EoE模型中，KLK5缺乏减弱了过敏原诱导的食管蛋白酶活性，改变了共生微生物的组成，并减弱了嗜酸性粒细胞增殖。PAR2的抑制减弱了上皮细胞中与SPINK7缺失相关的细胞因子的产生，并减轻了体内过敏原诱导的食管嗜酸性粒细胞增多。研究者进一步利用临床样本证实EoE患者食管中存在PAR2表达失调。这些发现证明了KLK5和蛋白酶抑制剂在食管中的平衡作用，并强调EoE是一种蛋白酶介导的疾病。

多项研究表明EoE具有强烈的家族性成分，EoE的存在增加了其他EoE家庭成员的风险。流行病学研究支持环境风险因素作为遗传风险调节剂的重要作用。在一小部分病例中，包括同时发生EoE的孟德尔病患者，具有较大影响的罕见遗传变异可能介导EoE的发生并造成家族中多代发病。常见的遗传风险变体介导了大多数EoE患者的遗传风险。在31个已报道的独立EoE风险位点（$P<10^{-5}$）中，大多数EoE风险变体位于基因间（36.7%）或基因内含子内（42.4%）。虽然有些变异确实改变了基因的氨基酸序列（2.2%），但在31个EoE风险位点中，只有3个含有氨基酸变化变异。因此，大多数EoE风险位点位于基因编码区之外，这表明基因调控在EoE患者中起着关键作用，这与大多数其他复杂疾病一致。

自噬（大自噬）是一种细胞对生理应激源（如饥饿和炎症）的适应性反应，以功能失调的细胞内物质为目标，通过自噬小泡降解。自噬小泡的形成涉及自噬相关基因（ATG）产物。ATG 失调与克罗恩病等免疫疾病有关，ATG 可作为疾病生物标志物。Merves 等发现，活跃 EoE 受试者（n=5）的 ATG6、ATG7 和 ATG8 表达更高；进一步分析了一个较大的儿科患者队列，与非 EoE（即 GERD 和正常）相比，活动性 EoE 患者的 ATG7 表达上调。因此，ATG7 可作为区分活动性 EoE 与缓解期和非 EoE 状态的有价值的组织生物标志物。线性回归分析显示 ATG7 与嗜酸性粒细胞浸润之间仅存在适度的正相关，表明 ATG7 升高可能是活动性 EoE 的一个特异和独立的标志物。因此，研究确定 ATG7 是区分活动性 EoE 与正常、EoE 缓解和 GERD 的潜在组织生物标志物。

（周 威）

第六节　基因异常与胃食管反流病

胃食管反流病（gastroesophageal reflux disease，GERD）是一种多因素疾病，是胃肠病门诊最常见的疾病之一。胃食管反流病的定义是每周至少出现 1～2 次胃灼热和反流。胃食管反流病需要增加食管对胃内容物的暴露。GERD 的病理生理学是复杂的，涉及机械因素，如食管裂孔疝的存在和食管下括约肌的短暂松弛。GERD 损伤和症状的严重程度不能完全根据食管暴露情况来预测。患者表现出独特的临床表现。有些可能有糜烂，而另一些则表现为非糜烂性反流病，这表明可能涉及其他因素。

不同的研究评估了 GERD 症状患者食管黏膜中细胞因子（炎症和抗炎）的表达及其内镜表型。先前对人类 GERD 活检的研究表明，IL-1β、TNF-α、IL-8 和 IL-10 的表达增加。一些研究没有涵盖该疾病的所有表型，而那些包括非糜烂表型的研究也没有在其方法中包括 pH 监测研究以区分食管酸暴露正常的患者和无酸暴露的患者。在胃食管反流小鼠模型中进行的研究显示炎症相关基因，尤其是 NF-κB 靶基因（基质金属蛋白酶 3 和基质金属蛋白酶 9、IL-1β、IL-6 和 IL-8）上调，这些基质金属蛋白酶尚未在人类 GERD 中进行研究。

最近，Bonfiglio 等提供了 30 个独立位点的证据，这些位点参与了与 GERD 病理生理学相关的分子途径。本研究证实了不同内镜表型患者食管黏膜炎症介质的差异表达。IL-1β 和 TNF-α 有助于通过内镜活检鉴别诊断非糜烂型 AAE 和 NAE。黏膜损伤途径可能由基质金属蛋白酶 3 介导，因为黏膜破裂是由 Barrett 食管中的金属蛋白家族诱导的。需要进一步的研究来证实 GERD 的内科或外科治疗缓解了这些症状。

Zavala-Solares 等对 GERD 的遗传背景提出了初步见解，并得到了全基因组关联研究（GWAS）分析的进一步支持，该分析表明 GERD、Barrett 食管和食管腺癌在遗传病因学方面表现出大量重叠。尽管是胃肠病学中最常见的病理学之一，但在解释患者为何表现出某种表型方面，在病理生理学知识方面仍然存在差距。遗传学可以在解释某些表型中存在的病变方面发挥作用。

（周 威）

参考文献

樊代明, 2016. 整合医学：理论与实践. 北京：世界图书出版公司.
樊代明, 2021. 整合医学：理论与实践 7. 北京：世界图书出版公司.
樊代明, 2021. 整合肿瘤学·基础卷. 北京：世界图书出版公司.
樊代明, 2021. 整合肿瘤学·临床卷. 北京：科学出版社.
Al-Share B, Alloghbi A, Al Hallak MN, et al, 2021. Gastrointestinal stromal tumor: a review of current and emerging therapies. Cancer Metastasis Rev, 40(2): 625-641.
Arnold M, Ferlay J, Henegouwen M, et al, 2020. Global burden of oesophageal and gastric cancer by histology and subsite in 2018. Gut, 69(9): 1564-1571.
Arshad J, Costa PA, Barreto-Coelho P, et al, 2021. Immunotherapy strategies for gastrointestinal stromal tumor. Cancers, 13(14): 3525.
Azad TD, Chaudhuri AA, Fang P, et al, 2020. Circulating Tumor DNA analysis for detection of minimal residual disease after chemoradiotherapy for localized esophageal cancer. Gastroenterology,

158(3): 494-505.eb.

Azouz NP, Klingler AM, Pathre P, et al, 2020. Functional role of kallikrein 5 and proteinase-activated receptor 2 in eosinophilic esophagitis. Sci Transl Med, 12(545): eaaz7773.

Camilleri AE, Nag S, Russo AR, et al, 2021. Gene therapy for a murine model of eosinophilic esophagitis. Allergy, 16(9): 2740-2752.

Chen Y, Wang D, Peng H, et al, 2019. Epigenetically upregulated oncoprotein PLCE1 drives esophageal carcinoma angiogenesis and proliferation via activating the PI-PLC ε -NF-kB signaling pathway and VEGF-C/Bcl-2 expression. Mol Cancer, 18(1): 1.

Chen Y, Xin H, Peng H, et al, 2020. Hypomethylation-linked activation of PLCE1 impedes autophagy and promotes tumorigenesis through MDM2-mediated ubiquitination and destabilization of p53. Cancer Res, 80(11): 2175-2189.

Dilollo J, Rodríguez-López EM, Wilkey L, et al, 2021. Peripheral markers of allergen-specific immune activation predict clinical allergy in eosinophilic esophagitis. Allergy, 76(11): 3470-3478.

Dong J, Buas MF, Gharakhani P, et al, 2018. Determining risk of Barrett's esophagus and esophageal adenocarcinoma based on epidemiologic factors and genetic variants. Gastroenterology, 54(5): 1273-1281.e3.

Duensing A, 2015. Targeting ETV1 in gastrointestinal stromal tumors: tripping the circuit breaker in GIST?. Cancer Discov, 5(3): 231-233.

Im WR, Lee HS, Lee YS, et al, 2020. A regulatory noncoding RNA, nc886, suppresses esophageal cancer by inhibiting the AKT pathway and cell cycle progression. Cells, 9(4): 801.

Ishida T, Takahashi T, Saito T, et al, 2020. New response evaluation criteria using early morphological change in imatinib treatment for patients with gastrointestinal stromal tumor. J Clin Oncol, 38(4_suppl): 838.

Kasagi Y, Chandramouleeswaran PM, Whelan KA, et al, 2018. The esophageal organoid system reveals functional interplay between notch and cytokines in reactive epithelial changes. Cell Mol Gastroenterol Hepatol, 5(3): 333-352.

Kashyap MK, Abdel-Rahman O, 2018. Expression, regulation and targeting of receptor tyrosine kinases in esophageal squamous cell carcinoma. Mol Cancer, 17(1): 54.

Kato K, Ito Y, Nozaki I, et al, 2021. Parallel-group controlled trial of surgery versus chemoradiotherapy in patients with stage I esophageal squamous cell carcinoma. Gastroenterology, 161(6): 1878-1886.e2.

Killcoyne S, Gregson E, Wedge DC, et al, 2020. Genomic copy number predicts esophageal cancer years before transformation. Nat Med, 26(11): 1726-1732.

Kleuskens MTA, Haasnoot ML, Herpers BM, et al, 2021. Butyrate and propionate restore interleukin 13-compromised esophageal epithelial barrier function. Allergy.

Korbut E, Janmaat VT, Wierdak M, et al, 2020. Molecular profile of barrett's esophagus and gastroesophageal reflux disease in the development of translational physiological and pharmacological studies. Int J Mol Sci, 21(17): 6436.

Kottyan LC, Trimarchi MP, Lu X, et al, 2020. Replication and meta-analyses nominate numerous eosinophilic esophagitis risk genes. J Allergy Clin Immunol, 147(1): 255-266.

Lasota J, Kowalik A, Felisiak-Golabek A, et al, 2019. Primary malignant melanoma of esophagus: clinicopathologic characterization of 20 cases including molecular genetic profiling of 15 tumors. Mod Pathol, 32(7): 957-966.

Li F, Xu Y, Liu B, et al, 2019. YAP1-mediated CDK6 activation confers radiation resistance in esophageal cancer - rationale for the combination of YAP1 and CDK4/6 inhibitors in esophageal cancer. Clin Cancer Res, 25(7): 2264-2277.

Li W, Zhang L, Guo B, et al, 2019. Exosomal FMR1-AS1 facilitates maintaining cancer stem-like cell dynamic equilibrium via TLR7/NF-κB/c-Myc signaling in female esophageal carcinoma. Mol Cancer, 18(1): 22.

Liu X, Song M, Wang P, et al, 2019. Targeted therapy of the AKT kinase inhibits esophageal squamous cell carcinoma growth in vitro and in vivo. Int J Cancer, 145(4): 1007-1019.

Madabhavi I, Patel A, Revannasiddaiah S, et al, 2014. Primary esophageal Burkitt's lymphoma: a rare case report and review of literature. Gastroenterol Hepatol Bed Bench, 7(4): 230-237.

Maroy B, Baylac F, 2013. Primary malignant esophageal melanoma arising from localized benign melanocytosis. Clin Res Hepatol Gastroenterol, 37(2): e65-e67.

Matsuura N, Tanaka K, Yamasaki M, et al. 2021. NOTCH3 limits the epithelial–mesenchymal transition and predicts a favorable clinical outcome in esophageal cancer. Cancer Med, 10(12): 3986-3996.

Mei LL, Wang WJ, Qiu YT, et al, 2017. miR-145-5p suppresses tumor cell migration, invasion and epithelial to mesenchymal transition by regulating the Sp1/NF-κB signaling pathway in esophageal squamous cell carcinoma. Int J Mol Sci, 18(9): 1833.

Muro K, Lordick F, Tsushima T, et al, 2019. Pan-asian adapted ESMO clinical practice guidelines for the management of patients with metastatic oesophageal cancer; a JSMO-ESMO initiative endorsed by CSCO, KSMO, MOS, SSO and TOS. Ann Oncol, 30(1): 34-43.

Neshatian L, Katzka DA, 2015. A hidden cause of dysphagia. Primary esophageal lymphoma. Gastroenterology, 149(3): 549.

Nishida T, Yoshinaga S, Takahashi T, et al, 2021. Recent progress and challenges in the diagnosis and treatment of gastrointestinal stromal tumors. Cancers, 13(13): 3158.

Odiase E, Zhang X, Chang Y, et al, 2021. In esophageal squamous cells from eosinophilic esophagitis patients, Th2 cytokines increase eotaxin-3 secretion through effects on intracellular calcium and a non-gastric proton pump. Gastroenterology, 160(6): 2072-2088.e6.

Petty RD, Dahle-Smith A, Stevenson DAJ, et al, 2017. Gefitinib and EGFR gene copy number aberrations in esophageal cancer. J Clin Oncol, 35(20): 2279-2287.

Qin Y, Zhou J, Fan Z, et al, 2021. Evaluation of the impact of intratumoral heterogeneity of esophageal cancer on pathological diagnosis and P16 methylation and the representativity of endoscopic biopsy citation. Fron Oncol, 11: 683876.

Ran L, Sirota I, Cao Z, et al, 2015. Combined inhibition of MAP kinase and KIT signaling synergistically destabilizes ETV1 and suppresses GIST tumor growth. Cancer Discov, 5(3): 304-315.

Schizas D, Mylonas KS, Bagias G, et al, 2019. Esophageal melanoma: a systematic review and exploratory recurrence and survival analysis. Dis

Esophagus, 32(40).

Shah MA, Kennedy EB, Catenacci DV, et al, 2020. Treatment of locally advanced esophageal carcinoma: ASCO guideline. J Clin Oncol, 38(23): 2677-2694.

Shi H, Ju Q, Mao Y, et al, 2021. TAK1 phosphorylates RASSF9 and inhibits esophageal squamous tumor cell proliferation by targeting the RAS/MEK/ERK Axis. Adv Sci, 8(5): 2001575.

Steeghs EMP, Gelderblom H, Ho VKY, et al, 2021. Nationwide evaluation of mutation-tailored treatment of gastrointestinal stromal tumors in daily clinical practice. Gastric cancer, 24(5): 990-1002.

Takase N, Koma YI, Urakawa N, et al, 2016. NCAM- and FGF-2-mediated FGFR1 signaling in the tumor microenvironment of esophageal cancer regulates the survival and migration of tumor-associated macrophages and cancer cells. Cancer Lett, 380(1): 47-58.

Wang D, Plukker JTM, Coppes RP, 2017. Cancer stem cells with increased metastatic potential as a therapeutic target for esophageal cancer. Semin Cancer Biol, 44: 60-66.

Wang LH, Zhang ZY, Yu XD, et al, 2020. SOX9/miR-203a axis drives PI3K/AKT signaling to promote esophageal cancer progression. Cancer Lett, 468: 14-26.

Whelan KA, Merves JF, Giroux V, et al, 2016. Autophagy mediates epithelial cytoprotection in eosinophilic oesophagitis. Gut, 66(7): 1197-1207.

Yin X, Yin Y, Dai L, et al, 2021. Integrated analysis of long non-coding RNAs and mRNAs associated with malignant transformation of gastrointestinal stromal tumors. Cell Death Dis, 12(7): 669.

Zhang CYK, Ahmed M, Huszti E, et al, 2020. Bronchoalveolar bile acid and inflammatory markers to identify high-risk lung transplant recipients with reflux and microaspiration. J Heart Lung Transplant, 39(9): 934-944.

Zhang N, Shi J, Shi X, et al, 2020. Mutational characterization and potential prognostic biomarkers of chinese patients with esophageal squamous cell carcinoma. OncoTargets Ther, 13: 12797-12809.

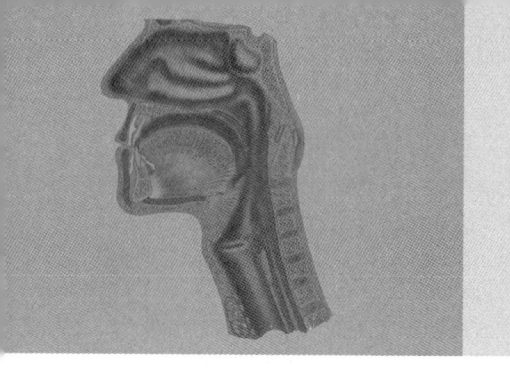

第6章 人体主要生化过程与食管疾病

第一节 甲基化与食管疾病

中国社会经济正在迅猛发展，迅速而无序的城市化、不健康的生活方式普遍化及人口老龄化等因素不仅改变了民众的日常生活，也使疾病谱发生了巨大的变化。疾病给人体带来的改变是多方面的，涉及不同的生理病理过程，其中重要的就有表观遗传学的改变。表观遗传学已成为近年医学研究热点，为多种疾病的发病机制提供了新的研究方向和突破口。表观遗传学是 DNA 在序列不改变的前提下，基因表达和功能发生可逆改变，并产生相应的可遗传表型。在生命的过程中，膳食习惯、环境或致病等因素都可改变正常的表观遗传机制，多数通过甲基化实现。甲基化是烷基化反应的重要类型，是指在底物上增加甲基或利用甲基取代一个氢原子或基团的过程。生物系统中的甲基化是经酶催化的一种反应，参与基因表达调控、蛋白质功能调节、RNA 加工过程和重金属修饰等重要环节。生物体内的甲基化主要有3种类型，即 DNA 甲基化、RNA 甲基化和蛋白质甲基化。

DNA 甲基化（DNA methylation）常指 DNA 序列上特定碱基在 DNA 甲基转移酶（DNA methyltransferase，DNMT）作用下，通过共价键结合方式，获得一个甲基基团的化学修饰过程，最常见的是把 S-腺苷甲硫氨酸（S-adenosylmethionine，SAM）上一个甲基（—CH$_3$）基团转移到胞嘧啶的第5个碳原子上，形成5-甲基胞嘧啶（5-methylcytosine，5mC），是在不改变基因序列前提下调控组织特异性表达的可逆过程，由此保护 DNA 位点不被特定限制酶降解。此外，DNA 甲基化修饰还可发生在腺嘌呤的 N6 位及鸟嘌呤的 N7 位等碱基位点上。

DNA 甲基化主要见于基因启动子区和第一外显子区富含 GC 的 DNA 序列即 CpG 岛中。在全基因组范围内的 CG 位点都是甲基化程度高，且为最早发现、最为常见的表观遗传修饰方式；DNA 甲基化能够在不改变 DNA 序列的前提下调节基因的表达和关闭，是一种重要的非永久性且相对长期可遗传的基因修饰，进而改变遗传表现。DNA 甲基化能引起染色质结构、DNA 构象、DNA 稳定性及 DNA 与蛋白质交互作用方式的改变，从而控制基因表达，在维持细胞正常的转录活性、DNA 损伤修复能力及在遗传印记、胚胎发育和肿瘤的发生发展中都有不可替代的作用。

DNA 甲基化还是一种与早期生活逆境相关的表观遗传学机制，如主动吸烟与甲基化水平降低有关，这种甲基化是可逆的，可能需要长达20年才会实现全面的"甲基化恢复"。还有长期暴露于污染的空气中，特异性 DNA 甲基化位点也会发生改变。如今，肥胖人群不断增多，Wahl 等的大样本研究发现，较高的体重指数（BMI）会导致人基因组中将近200个位点发生表观遗传变化，从而影响基因表达。除此之外，营养摄入对 DNA 甲基化有决定作用，包括甲基代谢中的必需营养素（甲硫氨酸、胆碱、叶酸和维生素 B$_{12}$ 等）是延缓 DNA 甲基化模式进行性恶化的关键因素。已证实姜黄素和大豆异黄酮可以竞争抑制 DNMT 活性，从而影响胞嘧啶进入活性位点，重新激活 P16 或 MGMT 等抑癌基因。

RNA 甲基化与 DNA 甲基化相似，RNA 甲基化受甲基转移酶和去甲基酶调控，也在不改变碱基序列的情况下调控基因的转录后表达水平，但其调控机制远比DNA甲基化复杂。RNA通常只有4种碱基（A、U、G、C），为实现结构和功能的多样性，RNA甲基化修饰作为转录后水平的主要调控方式，在许多生物学过程中必不可少。研究表明，mRNA（messenger RNA）、tRNA（transfer RNA）、rRNA（ribosomal RNA）、长链非编码RNA（long non-coding RNA，lncRNA）和非编码小RNA[包括miRNA（microRNA）、siRNA（small interfering RNA）、piRNA（piwi-interacting RNA）]等各类RNA上均存在不同的化学修饰，分别由甲基转移酶和去甲基转移酶在特定位点上通过酶促反应来增置或移除，甲基化结合蛋白可以读取修饰信息并可成为下游功能的执行传递信号。不同的化学修饰通过对应的酶催化形成，这些酶具有脱氨基（deamination）、甲基化（methylation）、糖基化（glycosylation）、硫醇化（thiolation）、转糖基化（transglcosylation）和异构化（isomerization）等多种功能。化学修饰的多样性及在不同位点上的修饰可影响RNA可变剪接、运输、折叠、稳定性等不同层面的功能。RNA修饰可直接影响RNA的化学性质，包括所带电荷、碱基配对、二级结构和蛋白质-RNA相互作用等，这些变化又通过控制RNA加工、定位、翻译和最终的衰变来调控基因表达。目前，在RNA中已发现了170多种修饰，主要有N6-甲基腺嘌呤（N6-methyladenosine，m6A）、5-甲基胞嘧啶和1-甲基腺嘌呤等，其中m6A是真核生物RNA中最丰富的表观转录组学修饰，占RNA腺苷总和的0.1%～0.4%。

m6A甲基化修饰主要由相关的催化酶催化形成，METTL3（methyltransferase-like 3）和METTL14（methyltransferase-like 14）结合形成的异二聚体METTL3/METTL14是典型的m6A甲基转移酶复合物，负责大部分哺乳动物细胞内mRNA的m6A甲基化修饰。该复合物能与WTAP（Wilms tumor 1-associated protein）形成相互作用，在甲基供体S-腺苷甲硫氨酸（S-adenosylmethionine，SAM）或者S-腺苷高半胱氨酸（S-adenosylhomocysteine）存在下，使腺嘌呤第6位N原子上的氢发生甲基化。METTL3和METTL14两者具有协同作用，其中METTL14通过变构和识别RNA底物激活METTL3，从而大大提高METTL3的催化活性。此外，WTAP本身没有甲基转移酶活性，但其可作为一个亚基与METTL3-METTL14复合物结合并相互作用，从而将甲基转移酶复合物定位于核小点处。除了上述成员，还有VIRMA（vir-like m6A methyltransferase associated）、RBM15（RNA binding motif protein 15）、ZC3H13（zinc finger CCCH domain-containing protein 13）及METTL3同源物METTL16（methyltransferase-like 16）等甲基转移酶复合物亚基，它们通过选择性识别甲基化位点来实现精确的转录后调控。不同种类的RNA m6A甲基化修饰由不同的催化酶催化形成，不同物种之间同类RNA m6A甲基化转移酶在序列上存在较高的保守性。

作为表观遗传学的一个重要组成部分，RNA甲基化与机体多种生理病理过程相关。目前大多数研究集中在RNA发生甲基化后对生理病理调控机制的正向通路，但也有研究发现，当机体发生特定的生理病理情况后，机体会相应发生RNA甲基化改变。由于RNA甲基化在体内是以动态可逆形式存在，因此机体在发生特定生理病理情况时会反向影响RNA甲基化的改变，这主要通过改变RNA甲基化酶、去甲基化酶及结合蛋白的表达水平或拮抗RNA甲基化相关修饰酶的作用来实现，但其具体分子机制目前研究很少。人RNA螺旋酶DDX3在多种肿瘤细胞增殖、侵袭、转移和耐药中发挥重要作用，其中一个重要作用就是增加m6A去甲基化酶的表达，使癌细胞FOXM1中m6A修饰水平升高，从而促进癌细胞耐药。目前研究集中在RNA甲基化修饰酶对其下游通路的影响，从而影响生理病理功能，但对生理病理作用反馈调节甲基化修饰酶的上游通路研究极少，所以对甲基化修饰的上游调控的分子机制尚不明确。

蛋白质甲基化（protein methylation）是指将甲基酶转移到蛋白质的某个残基上，通常是赖氨酸或精氨酸，也包括组氨酸、半胱氨酸和天冬酰胺等。蛋白质甲基化是一种普遍修饰，是常见的表观遗传修饰，多发生在组蛋白上。蛋白质的甲基化供体是 S- 腺苷甲硫氨酸（SAM），受体通常是赖氨酸的 ε- 氨基和精氨酸的胍基。另外，在组氨酸的咪唑基、谷氨酰胺和天冬酰胺的酰胺基、半胱氨酸的巯基、半胱氨酸的羧基、谷氨酸和天冬氨酸的侧链羧基都可发生甲基化反应。

在真核生物体内，染色体主要由 DNA 和蛋白质构成，蛋白质包括组蛋白和非组蛋白。染色体的基本单位是核小体（nucleosome），其中包含一个组蛋白八聚体，由两组 H3-H4 和 H2A-H2B 二聚体组成，该八聚体是与 DNA 结合的部分。组蛋白的功能最初被视为 DNA 包装的静态支架，最近显示组蛋白是一种动态蛋白，参与多种类型的翻译后修饰并影响众多胞核功能。赖氨酸甲基化是其中一种修饰，并且是基因组结构和基因组活化及沉默区域形成的主要决定因素。赖氨酸有 3 种不同的甲基化状态（单甲基化、二甲基化和三甲基化），与不同的核特征及转录状态有关。为形成上述甲基化状态，细胞利用相应的酶在组蛋白的特定赖氨酸中添加（赖氨酸甲基转移酶 -KMT）和去除（赖氨酸去甲基化酶 -KDM）不同程度的甲基化。到目前为止，所有组蛋白赖氨酸甲基转移酶中除 DOT1L/KMT4 外都有一个保守的 SET 催化结构域，这一催化结构域最早是在果蝇 Su[var]3-9、zeste 增强子和 Trithorax 蛋白中被发现的。而组蛋白赖氨酸去甲基酶则有两种不同的类型：黄素腺嘌呤二核苷酸（FAD）依赖型单胺氧化酶和含 JmjC 酶。KMT 和 KDM 各自对特定的赖氨酸残基及赖氨酸尾部的甲基化程度都有特异性。因此，所有 KMT 和 KDM 在转录效应方面的生物学功能或作用都不尽相同。

在转录激活（H3K4、K36、K79）和沉默（H3K9、K27、H4K20）中都涉及赖氨酸甲基化。甲基化程度与不同的转录效应相关。例如，在激活基因的主体上能观察到 H4K20 单甲基化（H4K20me1），而 H4K20 三甲基化（H4K20me3）则属于基因抑制和压缩的基因组区域。就 DNA 序列而言，基因调控也受到甲基化赖氨酸残基位置的影响。例如，位于启动子的 H3K9me3 与基因抑制相关，而某些诱导基因在基因主体含有 H3K9me3。因为这一修饰是不带电且具有化学惰性的，所以这些修饰是通过其他带有结合基序的蛋白识别产生的影响。赖氨酸甲基化协调了染色质修饰酶的聚集。染色质域（如在 HP1、PRC1 中找到）、PHD 指结构域（如在 BPTF、ING2、SMCX/KDM5C 中找到）、Tudor 域（如在 53BP1 和 JMJD2A/KDM4A 中找到）、PWWP 域（如在 ZMYND11 中找到）和 WD-40 域（如在 WDR5 中找到）都属于不断增多的甲基赖氨酸结合模块，这些模块主要是在组蛋白甲基转移酶、去乙酰酶、甲基化酶、去甲基酶及 ATP 依赖型染色质重塑酶中发现的。赖氨酸甲基化为这些酶提供了结合表位，因而可调控染色质凝聚、核小体迁移、转录激活及抑制，以及 DNA 修复和复制。此外，对于可与未甲基化组蛋白发生相互作用的蛋白质，赖氨酸甲基化可阻止与此种蛋白质的结合，甲基化也可直接抑制对邻近残基其他调控修饰的催化作用。

近年来还有越来越多的研究发现，这些酶的作用底物不仅仅局限于组蛋白，还有一些非组蛋白，如核转录因子 -κB（nuclear factor kappa B，NF-κB）、p53（tumor protein p53）、成视网膜母细胞瘤蛋白（retinoblastoma protein，Rb）等重要的癌基因与抑癌基因也可被这些酶修饰，且功能受到相应的调节。非组蛋白的甲基化还在诸多信号通路转导过程中起重要调控作用，如 MAPK、WNT、BMP、Hippo 和 JAK-STAT 等，甲基化修饰与其他翻译后修饰之间，以及组蛋白与非组蛋白之间的通路对话，影响并调控大部分细胞功能，如染色体重组装、基因转录翻译、蛋白合成、信号转导及 DNA 损伤修复等。

甲基化修饰除通过结合或招募不同的蛋白质来发挥功能外，还可通过"接收或发送"信号给其他修饰位点来协同调控生物功能。这种不同修饰之间的相互调控称为交互作用（crosstalk）。与磷酸化、乙酰化等修饰方式不同，甲基化修饰不改变蛋白质的电荷性质，往往是作为一个标记，通过招募不同的蛋白质识别该位点，达到产生不同生物学效应的目的。甲基化修饰的交互作用主要发生在相同位点的不同修饰形式之间，或者相互邻近的位点之间。以 p53 蛋白为例，其上的 370、372、373、382 位均可发生一甲基或二甲基修饰。SMYD2 催化的 K370me1 抑制靶基因转录，但 K370me2 则可招募 53BP1 蛋白促进 p53 靶基因转录，并且这两种修饰都可被邻近的 K372me2 所抑制。在非组蛋白交互作用中，报道最多的一种通信方式是甲基化与磷酸化修饰之间的交互。这两种修饰的联系多发生于相近的丝氨酸/苏氨酸与赖氨酸/精氨酸之间，且磷酸化与甲基化功能相互排斥。例如，转录因子 FOXO1 可在 S253 位被激酶 Akt 磷酸化，其由细胞核向细胞质转移，进而泛素化后被蛋白酶体降解。在氧压力作用下，PRMT1 可以甲基化修饰 FOXO1 的 R248/R250 位点，抑制 S253 位的磷酸化发生，从而增强 FOXO1 的蛋白稳定性和转录活性，导致细胞凋亡。而 SETD7 可以催化 JAK 信号通路因子 STAT3 的 K140me2，影响 Y705 的磷酸化，负调控 STAT3 活性。

在蛋白甲基化发育过程中对基因组进行适当的编程很重要，而甲基化机制的异常调节可导致如癌症等疾病状态。事实上，恶性肿瘤基因组分析揭示了在 H3K27 和 H3K36 中的赖氨酸突变。这些位点富含于恶性肿瘤的子集中。因此，随着这些酶、修饰对基因组的影响及与疾病相关突变的了解，一个崭新的治疗和生物标志物发展空间开始浮现。目前已有显示，生物系统中的甲基化水平和许多重大疾病（如肿瘤、心脑血管疾病、糖尿病等）的发生发展存在密切联系。基于此，诸多学者及专家将甲基化过程的认识和研究，广泛应用于生命科学和疾病研究的诸领域，其中包括癌症、产前诊断、感染性疾病及临床免疫、先天性疾病及获得性疾病等的发生发展。但目前对这些疾病形成过程中的甲基化等表观遗传现象的认识不足，是导致在预防、诊断和治疗等方面还存在许多疑点和难点的原因之一。因此，对于甲基化的进一步研究很可能推动许多重大疾病的预防、诊断和治疗。

食管疾病，特别是食管恶性肿瘤表现出显著的流行病学特征。这些特征在很大程度上反映出人体内重要生化过程发生了改变，特别是基因，包括蛋白分子的甲基化，与很多食管疾病，特别是食管癌的发生和发展密切相关。探索食管疾病，特别是食管癌的流行病学特征与生物分子甲基化间的关系，对于探索食管病的发生发展机制、诊断治疗及预后判断具有重要意义。

（一）食管癌的流行病学特征

食管恶性肿瘤是全球特别是中国发病率及死亡率较高的消化道恶性肿瘤，食管癌的死亡率在全球居第 6 位。各个国家及同一国家不同地区食管癌的发病率及死亡率存在较明显的差别，据不完全统计，仅在 2012 年，所有国家发现的食管癌初诊患者就有 45 万例之多，有 40 万例左右的食管癌患者死亡。在我国，食管癌的发病率逐年增加，农村食管癌死亡人数平均高于城市，男性平均高于女性，食管癌的发病率和死亡率在男性及女性患者都明显高于其他国家，位居第一。食管癌在所有肿瘤致死原因中居第 4 位，男性多于女性，两者比例约为 2∶1，其发病率在男女均有高发年龄阶段，随着年龄增长而增加，就诊时患者平均年龄约为 67 岁。我国食管癌患者的发病部位和最常见病理类型有别于西方国家的食管癌患者，食管胸中段癌在我国比较常见，鳞状细胞癌所占比例为 90%～95%，腺癌较少，此外还有小细胞癌、未分化癌等其他病理类型，西方国家以 Barrett 食管引起的腺癌为主。食管癌具有很强的地域性分布特点，以亚洲、非洲及拉美洲地区为主，这些地区中，中国、日本、印度及智利、巴西等地的居民，以及非洲地区的黑种人，有相对较高的发病率；在我国，河南、河北及山西三省交界的沿太行山地区为食管癌的高发地区。此外，潮汕、苏北地区及川北地区也是我国食管癌的高发地区。由此可见，高发病和高病死率的食管癌逐渐转变成为影响国民身体健康和卫生问题的主要疾病，特别是在高发区域。长期以来，尽管对食管癌的研究投入大量人力和财力，但到目前为止食管癌的发病机制尚不清楚。食管癌的发生可能与以下因素有关，如年龄、职业、性别、种族、地理情况、生活的环境条件、特殊的进食习惯或者所进食水存在致癌物或缺乏某些抗癌的微量元素，或者与家族的基因遗传易感性有关，这些因素相互影响共同作用，可能会导致人体食管癌。因此，食管癌是由多种因素长时间作用并相互影响所致的一种恶性肿瘤。其中，能够得到大部分人认可的致癌原因是食管癌高发区人的食物及饮水中含有较高的亚硝胺类化合物,可在体内及体外形成,在高发区居民的唾液中亚硝酸盐含量也明显升高,致癌性较强。另外,在食管癌术后的鳞癌组织中,可以检测出多种真菌,其中少数真菌有直接的致癌效应,还有的通过间接的各种反应导致亚硝酸盐产生过量,能更加促进食管癌的发生。此外,胃食管反流所带来的酸性、过烫或者过于粗糙食物的长期刺激损伤,饮酒、吸烟,以及锌的缺乏、食管癌家族易感基因等多方面、复杂的过程,可促进食管癌的发生。在目前的条件下,食管癌的治疗大都以手术、放疗、化疗及中医治疗为主,早期食管癌患者以手术或放疗为主,生存率明显高于中晚期患者,中晚期患者常需要以手术、放疗、化疗为主的综合治疗,且预后较差。手术是食管癌的主要治疗手段之一,但对中晚期食管癌患者单纯手术治疗后,5 年生存率一直徘徊在 30%～50%,食管癌治疗失败最常见的原因为局部的复发和淋巴转移,其次是远处器官转移。因此,如何解决早期发现并同时解决早期治疗的问题,是改善食管癌预后的关键问题。

(二)甲基化与食管癌

研究食管癌发生与发展的外在环境及内在因素,以及食管癌发病的分子机制,对食管癌早期预防、早期发现及合理治疗十分重要。到目前为止,食管癌发病机制的研究尚无突破性进展,许多的发病机制还不明确,有学者认为,食管癌的发生是由多基因遗传及环境因素共同作用所致。近年来,越来越多的学者认为,我国食管鳞癌的发生和发展及肿瘤细胞凋亡经受了外在环境、自身遗传物质及表观遗传修饰的异常突变,表观遗传修饰的可逆性则暗指食管鳞癌有效预防的可能性,以及有效治疗的现实性。腾丽娟等在 2007 年发表的《营养与肿瘤表观遗传学关系》一文中提出,组蛋白甲基化参与人体正常异染色质形成及正常的基因转录调控作用,但在病理状态下,异常的组蛋白甲基化修饰状态也会参与细胞的病理形成过程,如可能会促发人体不同部位的恶性肿瘤;组蛋白 H3 包括 K4、K9、K27、K36 及 K79 共 5 个 Lys,5 个残基都可被甲基化修饰,不同的残基被修饰后会形成不同的功能,其中 H3K4 甲基化修饰,已报道在人体多个组织有激活下游 DNA 的功能。以前,人们普遍认为,组蛋白甲基化修饰是一种稳定的且可进行遗传的表观遗传修饰的方式,直到组蛋白去甲基化酶被大家发现,并逐渐了解该酶的特定功能时,对组蛋白的这种观点才逐渐被改变,也为研究蛋白甲基化的过程和功能提供了很大帮助,并开辟了新的方向。甲基化酶特异性地催化组蛋白甲基化修饰,并由活性蛋氨酸提供所需的甲基,当叶酸和蛋氨酸供给不足时,甲基化酶的催化作用受到抑制,可以通过增加食物中叶酸及维生素 B_6 等来增强其催化能力。

表观遗传学是专门研究 DNA 不存在序列变化,但可进行遗传并有基因表达活性改变的方法。到目前为止,可以往下遗传的表观信息改变方式有 DNA 和染色质上的印记。具体包括:①核小体构型的变化、基因组印记、X 染色体失活;② DNA 甲基化;③修饰或改变染色体的蛋白,具体有组蛋白的不同修饰方式、组蛋白的相互置换和一些非组蛋白的修饰;④非编码 RNA 调控转录。长期以来,一直认为先发生基因的突变才会导致各种肿瘤的生成。近几年对表观修饰研究的深入,越来越多的结果表明,多种组织中恶性肿瘤的形成与表观遗传修饰异常有关,同时不同的表观遗传修饰在不同组织肿瘤的发生发展中发挥不同的作用。由于被异常修饰,蛋白活性会发生根本变化,导致异常细胞产生,并有可能发展为恶性肿瘤。表观遗传修饰中的组蛋白修饰是一种常见的表观遗传修饰方式,组蛋白修饰具备特有的生理生化性能。目前认为许多种组蛋白的修饰方式包括甲基化、乙酰化、磷酸化及泛素化等,都可能随时灵活地影响染色质的结构并出现相似或相反的功能表现,既可促进基因的转录或复制,也可阻止基因的继续表达,从而产生不同的生理功能甚至产生异常的病理活动。有些组蛋白修饰酶,如组蛋白的甲基转移酶、乙酰转移酶、激酶和泛素化酶等都可参与组蛋白的不同修饰方式,催化酶不同,其功能也不同,但多数是催化相对应的组蛋白残基部位,促进相应的结构结合到组蛋白氨基残基上,从而完成正常或病理功能。人体细胞在正常结构及功能状态下，每一个细胞核中的 DNA 都以染色质形式存在。作为构成染色质的最基本单位，核小体是由以组蛋白八聚体为核心，辅以呈螺旋形式缠绕在组蛋白八聚体周围的 DNA 碱基对而形成，组蛋白八聚体则是由 H2A、H2B、H3 和 H4，各自 2 单位，共 8 个单位组成，故称组蛋白八聚体。核小体间由 DNA 碱基链相互连接，在多数情况下碱基链由约 60 对碱基对组成，由 DNA 结合组蛋白形成核小体串组成染色质。因此，组蛋白是染色质结构中最基本的结构蛋白。由于组蛋白参与分子间相互协作，并有 DNA 缠绕，组蛋白的折叠基序基本都位于 C 端，即头端；组蛋白的另一重要结构域称为组蛋白尾，约占组蛋白全长的 25%，常位于 N 端，但组蛋白 H2A 则处于 C 端，C 端可与 DNA、调节蛋白、其他各种酶及其他染色质蛋白相互结合并相互作用。组蛋白不同的修饰方式中大部分发生在组蛋白尾结构域第 15～38 个氨基酸残基上。另外，组蛋白的 N 端相应结构域对构成高度有序的染色质结构起重要作用，相同组蛋白残基修饰方式不同，或修饰状态不同，以及不同组蛋白残基相同组蛋白的修饰不同，修饰后所产生的效应常大不相同，它们之间会形成一种既相互协同又互相制约的、复杂的调节机体平衡的网络。染色质不同的构成差别将会直接影响 DNA 的正常复制、重组和转录等功能。

（三）H3K4me1 及 H3K4me2 的表达及意义

例如，H3K4me1 是组蛋白 H3 第 4 位赖氨酸发生一甲基化，即组蛋白 H3 第 4 位赖氨酸（即 H3K4）的甲基化，H3K4 能够发生一甲基化、二甲基化及三甲基化。甲基化程度不同，会极大增加组蛋白 H3 第 4 位赖氨酸修饰，以及调节基因表达的复杂性。H3K4 残基甲基化，在多数情况下可能与基因的激活有关。甲基化程度不同，可能还与基因激活的程度有关。组蛋白的甲基化是表观遗传众多修饰方式中常见的方式之一。表观遗传正常及异常的调控会引起不同的生理病理变化。正常情况下是生命细胞进行正常生理活动的必需条件之一；异常的调控或异常修饰将会引起机体组织细胞异常的生长及凋亡，导致出现机体不同组织的异常增生。随时间的推移，会形成不同的恶性肿瘤及内分泌疾病等情况。食管癌就是一种常见的、与组蛋白异常调节有关的恶性肿瘤之一。寻找新的、能够早期发现食管癌前的检测指标，在正常人体能提前进行有效干预，纠正已经出现异常的修饰位点，逆转异常修饰并可抑制癌细胞的失控性生长。寻找出现异常修饰的位点及研究逆转异常修饰的相应药物，已经逐渐成为食管癌治疗的新方向。

董尚文应用免疫组化方法，在 15 例人食管鳞癌组织，以及同一患者癌旁正常食管组织中检测了 SMYD3 蛋白表达，发现 SMYD3 表达呈浆染，在食管鳞癌组织中的表达水平明显高于癌旁组织，并发现 SMYD3 对抑癌基因 *RIZ1* 有调控作用。降低 SMYD3 表达水平后，*RIZ1* 表达会升高，肿瘤生长受到抑制。对大样本病例分析发现，SMYD3 在食管癌组织的表达水平随临床分期的升高而逐渐升高，SMYD3 的表达情况与患者的生存情况相关，与中位无进展生存期及中位总生存期有关，均为独立相关联因素，差异有统计学意义，是食管鳞癌患者独立预后因素；在食管鳞癌组织中使 SMYD3 表达下降后，SMYD3 下游抑癌基因 *RIZ1* 表达将会升高，抑癌活性会逐渐恢复，处于细胞周期 S 期细胞比例明显增加，肿瘤细胞生长速度和侵袭能力均降低，细胞自然凋亡增加；但是，当 SMYD3 表达增加时，*RIZ1* 的表达并没有明显降低，抗肿瘤能力无明显变化，未发现肿瘤细胞侵袭能力增强。因此，考虑到 SMYD3 作为组蛋白甲基化酶，可使 H3K4 甲基化修饰状态不同，且在多项研究中，已证明组蛋白甲基化状态的改变与多种肿瘤及多种血管、神经、免疫类疾病的发生、进展不同；为揭示 SMYD3 及 *RIZ1* 在食管鳞癌组织中的相互作用机制，他们应用 ELISA 方法对食管鳞癌组织中 H3K4me1、H3K4me2 及 H3K4me3 表达水平进行测定，发现三者在食管鳞癌组织中的表达强度比例均明显高于食管癌旁组织，差异有统计学意义；使 SMYD3 表达下降，检查 H3K4 甲基化状态发现 H3K4me2 及 H3K4me3 表达水平降低，H3K4me1 无明显变化，当 SMYD3 过表达时，H3K4me1、H3K4me2 及

H3K4me3 均无明显变化；因此，可以得出结论，SMYD3 升高或降低时通过介导 H3K4me2 及 H3K4me3 水平的变化来调控食管鳞癌中 RIZ1 的表达高低，从而影响食管肿瘤的生长加快或生长受抑制；H3K4me2 及 H3K4me3 水平呈动态变化，两者都受到组蛋白甲基化酶 SMYD3、组蛋白赖氨酸特异性去甲基化酶 LSD1 的相互影响，且随时变化，表现为一种动态平衡，从而导致食管肿瘤的发生或凋亡；SMYD3 的表达情况与临床分期有关，从早期到晚期，H3K4me2 及 H3K4me3 表达水平有逐渐增加倾向。

LSD1 是一种组蛋白去甲基化酶，是最早发现的组蛋白去甲基化酶，在 2004 年 Cell 杂志中由 Shi Y 等描述，是属于黄素腺嘌呤二核苷酸依赖性单胺氧化酶种的一种，可以特异性催化 H3K4me1、H3K4me2、H3K9me1 及 H3K9me2 的去甲基化，从而调节下游基因的转录活性。H3K4me1 及 H3K4me2 在多种肿瘤组织中表达明显高于癌旁正常组织，LSD1 的表达也明显升高，有统计学意义。食管鳞癌中 LSD1 的表达高低与肿瘤细胞分化、临床分期、年龄及性别无关，但与淋巴结转移有统计学意义，有淋巴结转移的食管鳞癌组织中 LSD1 阳性率高于无淋巴结转移的食管鳞癌组织；LSD1 的表达越高，患者生存预后越差。张耀文等选取 85 例食管鳞癌术后患者，检测食管鳞癌组织、癌旁组织及鳞癌转移淋巴结中 LSD1 的表达量，发现在食管鳞癌组织及转移淋巴结中的表达明显高于癌旁组织，有统计学意义，且 LSD1 高表达患者较低表达的预后差。此结果与董尚文及于妍妍的部分研究结果相吻合，肿瘤组织中 LSD1 食管鳞癌组织中表达较癌旁组织高，且可能影响 H3K4me1、H3K4me2 及 H3K4me3 的表达水平。Chen 等研究指出，食管鳞癌组织中存在 H3K4 甲基化，并与肿瘤的分化有关，异常的组蛋白修饰在促发食管鳞癌的发生发展中起着重要作用。郑伟慧等也指出，组蛋白的甲基化及乙酰化对食管癌有不同的影响，可用于食管癌的发病机制及治疗。

Hoseok 等对 237 例食管鳞癌患者术后肿瘤组织标本中 5 种不同组蛋白修饰类型进行检测，分别为 H3K9ac、H3K18ac、H4K12ac、H3K9dime 和 H4R3dime。通过术后随访了解不同组蛋白修饰对患者复发和生存率的影响，中位随访 5.1 年，有 109 例患者出现复发，5 种组蛋白修饰方式的复发率分别为 81.5%、65.1%、80.3%、45.9% 和 27.4%。这项研究提示，组蛋白修饰是食管鳞癌预后的独立因素之一，是探索食管鳞癌复发和预后的一个研究方向。食管鳞癌组织中不同形式组蛋白的修饰方式与食管癌复发的概率差别较大，选择食管鳞癌术后复发概率最高的组蛋白修饰方式，并通过特定途径降低这种组蛋白修饰方式，对提高食管癌术后生存期可能会提供较大帮助。对内镜活检组织通过免疫组化检查食管鳞癌组织中的不同组蛋白修饰方式，并研发新的能够逆转异常组蛋白修饰的药物或特定的酶，有望成为治疗食管癌的新途径或方法，为无法进行手术或放化疗的食管癌或合并疾病较多的食管癌患者带来新希望。

王蛟发现，H3K4me2 在良性及交界性卵巢浆液性囊腺瘤及恶性囊腺瘤中的表达水平从良性、交界性到恶性转变，其表达量逐渐下降，即 H3K4me2 在良性组织中的表达明显高于恶性肿瘤组织中，有统计学意义。覃岳香选取喉鳞癌术后患者，取肿瘤组织及肿瘤旁组织，发现喉鳞癌肿瘤组织中 H3K4me3 表达显著升高，肿瘤旁组织也有表达，但比较低，有统计学意义。姚芳选取 14 例食管鳞癌患者的肿瘤及癌旁组织，应用 ELISA 法检测 H3K4me3 的表达，结果发现在食管鳞癌组织和相应食管正常组织中，H3K4me3 表达不同，H3K4me3 作为人体正常结构在行使其功能，但在食管鳞癌组织中 H3K4me3 的表达量明显高于食管正常组织，提示 H3K4me3 异常增高，其可能参与食管恶性肿瘤的发生。H3K4 甲基化在不同组织中存在的修饰方式不同，表达水平也存在差别。其不仅对食管癌的发病机制有重要作用，还对诊断治疗包括预后监测可能有重要意义。

（鲁阿信　刘　浩）

第二节 乙酰化与食管疾病

蛋白质的酰化修饰是指在酶或非酶的作用下，将酰基-CoA类化合物共价结合到蛋白特定氨基酸位点上的过程，一般为赖氨酸（K）位点。酰化修饰对于基因表达调控、代谢调控、表观遗传、癌症都有重要作用，是蛋白翻译后修饰研究的一大热点。目前已知的酰化修饰种类包括甲酰化、乙酰化、丙酰化、丁酰化、巴豆酰化、2-羟基异丁酰化、β-羟基丁酰化、琥珀酰化、丙二酰化、戊二酰化和苯甲酰化等，其中关于乙酰化修饰的研究起步最早，文献最多，了解最透彻。

蛋白质乙酰化（acetylation）是指在乙酰基转移酶（HAT/KAT）的催化下把乙酰基团共价结合到底物蛋白质的赖氨酸（K）残基上的过程，主要发生在蛋白质赖氨酸残基的 ε-NH$_2$ 位上。去乙酰化酶（HDAC/KDAC）可以逆转这一过程。1964年，乙酰化先驱 Vincent Allfrey 率先确定了组蛋白的乙酰化，并提出了这种蛋白修饰在转录调控中可能有作用。随后，与染色质结合的非组蛋白高迁移率家族蛋白和微管蛋白也被证实可以发生乙酰化。20世纪90年代，哺乳动物组蛋白乙酰转移酶和去乙酰化酶相继被发现，溴结构域被确定为乙酰赖氨酸阅读区域，这些发现极大地推进了蛋白乙酰化的研究进程。值得一提的是，中国科学家顾伟团队率先发现 *p53* 的C端结构域可被CREB结合蛋白乙酰化修饰，从而促进蛋白的稳定和功能。这是学界在蛋白乙酰化修饰发现后最早报道非组蛋白也能发生乙酰化修饰的研究之一。

2006年，抗体富集和质谱技术被引入乙酰化相关研究，检测到的修饰蛋白数得到极大提升，乙酰化正式成为蛋白翻译后修饰研究的重点之一。2010年，管坤良、熊跃团队在《科学》期刊上连续发表文章。该团队通过通量化的蛋白质研究和不同物种的代谢通路研究发现了大量非细胞核的乙酰化蛋白质。在此之前，在人体肝脏细胞中仅发现了76个乙酰化蛋白质，他们发现的乙酰化蛋白质超过1000个，从而开辟了生命代谢研究的新领域，为研究和开发调控代谢的药物提供了新思路，为包括肿瘤在内的新治疗手段的发展提供了可能。而且，细胞蛋白、代谢酶等大量非细胞核蛋白的乙酰化修饰都在研究中被首次确认。

酰化可影响生命活动的各个过程，包括基因转录调控，DNA复制、损伤修复，RNA稳定性，蛋白合成、折叠和聚集，细胞周期、分裂、凋亡、自噬，细胞骨架重排，新陈代谢，脂质储存和分解，线粒体裂变，信号转导，离子转运，氧化还原调节等。在动植物的免疫应答、抗逆抗胁迫、生长发育、代谢和衰老过程、肿瘤发生发展、神经退行性疾病等方面都有酰化过程参与。

在代谢和衰老过程调控方面，乙酰化对代谢过程调控的发现具有里程碑意义。研究发现，对 *Sir* 基因的敲除可有效延长酵母寿命，说明 *Sir* 很可能是衰老相关的调节酶。而 *Sir* 家族的酶亦被发现是 NAD$^+$ 依赖性的去乙酰化酶，因此靶向 KDAC 可治疗代谢和衰老相关的疾病，也已成为近年的研究热点。例如，抑制去乙酰化酶 HDAC11 能增加机体对能量的消耗，可能治疗肥胖和代谢性疾病。

在肿瘤发生发展方面，乙酰化修饰可以通过增强或抑制基因转录、促进DNA复制、抑制损伤修复、干扰细胞周期等方式促进肿瘤发生发展。例如，*p53* 的C端结构域（C-terminal domain，CTD）有6个赖氨酸残基的乙酰化修饰，能通过与其他蛋白质的相互作用调节 *p53* 转录活性。这些能特异性识别蛋白质赖氨酸乙酰化修饰的蛋白质被称为乙酰化修饰的"reader"。与这个概念一致的还有乙酰转移酶如 p300、CBP 等被称为"writer"，去乙酰化酶如 HDAC 和 Sirtuins 则被称为"eraser"。PBRM1 是 SWI/SNF 染色质重构复合物的一部分，在约40%的肾透明细胞癌中发生突变，PBRM1 可以识别 *p53* CTD 上的赖氨酸残基乙酰化修饰，PBRM1 突变可以减弱 *p53* 转录活性，从而促进肾癌发生。

此外，乙酰化还可与其他酰化发生相互作用，不同酰化修饰之间会发生交互作用，一方面不同酰化修饰可能竞争蛋白上相同的赖氨酸位点，另一方面不同酰化修饰的作用酶可能是一致的，当然，酰化修饰与其他修饰也会发生交互作用。例如，P65蛋白上丝氨酸位点受MAPK和IKK通路上激酶的激活，发生磷酸化，这种磷酸化可促进其被p300进一步乙酰化修饰，进而激活转录。

食管癌是世界上最致命的癌症之一，中国食管癌的发病率和死亡率均居世界前10位。目前，手术切除、放疗和化疗是食管癌的主要临床治疗方法。但由于常规治疗的疗效有限，不良反应严重，结果仍令人不满意。肿瘤的发病原因比较复杂，如基因突变、缺失、重排和染色体异常等都能使肿瘤抑制基因及癌基因异常表达，导致肿瘤的发生。表观遗传修饰作为一种重要的翻译后修饰，其在肿瘤的发生和发展中发挥着重要的作用。蛋白修饰是其中重要的一种修饰方式，包括乙酰化、磷酸化、泛素化、糖基化等，可在翻译后对组蛋白的末端进行修饰。其中，乙酰化修饰主要是通过组蛋白乙酰转移酶及组蛋白脱乙酰基酶（histone deacetylase，HDAC）催化组蛋白氨基端的特定赖氨酸乙酰化和脱乙酰化，以调控基因的表达，进而调节机体的生命活动。HDAC在包括肿瘤在内的多种疾病中表达失调，影响基因转录和正常细胞行为。

乙酰化修饰在食管疾病尤其是食管癌的发生中起重要作用。研究表明N-乙酰化多态性可能是影响个体食管鳞癌易感性和生物学行为的遗传特征。谷胱甘肽S-转移酶和N-乙酰转移酶2的等位基因频率可能与食管癌的发病率密切相关。Toh Yasushi等的研究表明，食管癌中HAT和HDAC活性之间的动态平衡是紊乱的，提示乙酰化动态平衡对食管癌的发生有重要影响。此外，他们还发现食管鳞癌转移相关MTA1蛋白的表达及其与组蛋白H4去乙酰化水平呈正相关，提示乙酰化修饰在食管癌转移中也发挥作用。Chen等发现食管鳞癌组织中存在H3和H4低乙酰化、H3K4和H3K27高甲基化的证据。H3低乙酰化和H3K27高甲基化均与肿瘤的严重程度及组织学分化程度有关，H3K4高甲基化也与肿瘤分化程度有关。研究发现，HDAC1和MTA1的表达可能参与了十二指肠食管反流诱导食管黏膜向鳞状和腺状分化的肿瘤细胞转化。Jiang等发现CYP2C9可以通过下调HDAC来抑制食管鳞癌的侵袭和迁移。Wu等报道HBXIP可以通过激活Akt-PCAF通路对HMGA2的乙酰化及稳定性进行调控，进而促进其在食管鳞癌生长中的作用。Huang等研究发现，曲古菌素A（TSA）通过增加NF-κB/RelA在赖氨酸310（K310）上的乙酰化而增强ESCC细胞的迁移。抑制组蛋白脱乙酰酶6（HDAC6）可以抑制食管鳞癌的增殖和转移。Zhang等报道H3K27乙酰化激活的长链非编码RNA CCAT1通过调节SPRY4和HOXB13在食管鳞癌中的表达而影响细胞增殖和迁移。MAGE-A11通过TFCP2/ZEB1结合位点去甲基化和组蛋白修饰被激活，促进ESCC肿瘤生长。Sonoda Itaru等发现组蛋白乙酰化状态与LRP1B表达直接相关，与其CpG岛甲基化状态呈负相关，而在原发的食管肿瘤中也检测到LRP1B的甲基化，因此乙酰化也可能通过影响其他蛋白翻译后修饰而影响肿瘤发生。

在肿瘤化疗耐药性的研究中，研究者发现组蛋白乙酰化与去乙酰化的动态平衡在癌变过程中被改变，从而导致肿瘤细胞染色质结构的变化及细胞周期、分化和凋亡相关基因的表达改变。基于这一认识，组蛋白乙酰化被认为是一种潜在的抑制癌细胞增殖的新型化疗药物靶点。近年来，基于乙酰化修饰开发的药物及小分子抑制剂在肿瘤治疗中初露头角。例如，CI-994这种新型口服组蛋白去乙酰化酶抑制剂可以联合卡铂和紫杉醇对包括食管癌在内的多种实体肿瘤具有很好的治疗反应性。二烯丙基二硫（DADS）可以通过抑制食管癌ce81t/VGH细胞中NAT1 mRNA的表达和降低NAT蛋白水平来影响NAT活性，进而抑制食管癌。组蛋白去乙酰化酶抑制剂FK228则可激活肿瘤抑制因子Prdx1，进而诱导食管癌细胞凋亡。Shi等报道组蛋白去乙酰化酶抑制剂LMK-235可以靶向tensin-3（TNS3），进而抑制食管鳞癌。Kim等发现通过HDAC抑制剂靶向食管鳞癌中致癌的IL-7R可能是一种有价值的治疗方法。Ahrens Theresa D等发现HDAC抑制剂联合氮杂胞苷可以选择性抑制食管癌细胞。此外，Hoshino Isamu等发现组蛋白去甲基化酶1（LSD1）抑制剂可以通过调节食管鳞癌细胞的基因表达而阻止细胞生长。

此外，乙酰化水平也与食管癌患者的预后密

切相关。例如，Hoseok 等报道发现食管癌中组蛋白修饰的整体水平可能是无复发生存期的独立预后因素。Zhang 等发现 H4K79me2 水平异常可能与 ESCC 患者生存不良有关。Tzao 等发现 H3K27triMe 的表达可能被认为是食管鳞癌患者生存的重要预测因子。

目前临床上使用的抗肿瘤药物疗法主要有细胞毒性化学疗法、靶向疗法和免疫疗法，但肿瘤最终会对大多数全身疗法产生耐药；此外，除瘤细胞外，抗肿瘤药物还以正常的细胞为靶点，造成细胞损伤或在免疫治疗的情况下，导致自身免疫性疾病的不适当激活，产生较大的不良反应。HDAC 抑制剂是一种新型的小分子治疗药物。伏立诺他、罗米地辛、贝利司他和帕比司他这 4 种 HDAC 抑制剂已被美国 FDA 批准为抗肿瘤药物。虽然 HDAC 抑制剂有很好的发展前景，但作为单一的抗肿瘤药物，亦表现出肿瘤的耐药性及其他不良反应，使在肿瘤治疗中有很大局限性。将抗肿瘤药物与其他化学治疗剂联合使用可以降低药物的毒性及耐药性，最大限度地提高药物疗效。因此，将 HDAC 抑制剂与其他化学治疗剂联合使用以提高抗肿瘤的疗效及减少不良反应。HDAC6 选择性抑制剂 ACY241 与免疫调节药物和蛋白酶体抑制剂联合使用，显示出抗多发性骨髓瘤细胞活性的作用。DNA 甲基化酶抑制剂和 HDAC 抑制剂联合使用，可以通过同时靶向多种途径将经过上皮间质转化的高侵袭性三阴性乳腺癌细胞重新编程，降低其侵袭性。HDAC 抑制剂伏立诺他与组织型转谷氨酰胺酶转运抑制剂共同作用于肿瘤细胞，增强了其抗肿瘤作用。

组蛋白修饰抑制剂包括组蛋白去乙酰化酶抑制剂（histone deacetylase inhibitor, HDACi）、组蛋白甲基转移酶抑制剂（histone methyltransferase inhibitor, HMTi）、组蛋白去甲基化酶抑制剂（histone demethylase inhibitor, HDMi）和组蛋白乙酰转移酶抑制剂（histone acetyltransferase inhibitor, HATi）。一些 HDACi 包括伏立诺他、罗米地辛、贝利司他和帕比司他，已经被美国 FDA 批准，主要用于淋巴瘤和骨髓瘤的治疗。目前，关于组蛋白修饰抑制剂对食管癌影响的研究较少。此外，目前还没有关于这一主题的临床研究，尽管一些工作已经在体外进行。HDACi 和 5- 氮杂胞苷联合使用可选择性抑制 ESCC 和 EAC 细胞，提示这些抑制剂在靶向治疗 ESCC 和 EAC 中具有可行性。LPE-1 通过靶向 LSD1 抑制 ESCC 细胞的生长和迁移，说明 LSD1 可能是治疗 ESCC 的潜在靶点。组蛋白修饰在食管癌的发生发展中起关键作用，对其靶点的相关研究具有广阔前景。

（高小亮　杨万里　周　威
王璐璐　范晓通）

第三节　泛素化与食管疾病

蛋白翻译后修饰（post-translational modification, PTM）是机体应对内部及外部环境做出的一种极其敏感、迅速并可逆转的调节方式。小分子修饰如磷酸化、甲基化及乙酰化修饰的机制与功能在细胞生物学的多个方面都已得到广泛而深入的研究。而泛素化（ubiquitination），作为一类作用方式更加复杂且作用结果更加多样的蛋白质修饰，在细胞生物学功能中扮演着同样重要的角色。

与磷酸化、甲基化及乙酰化修饰所添加的单一基团不同，泛素（ubiquitin，Ub）是一种由 76 个氨基酸组成的小分子蛋白质，广泛存在于所有真核细胞中，且序列高度保守，如酵母与人的泛素化序列仅相差 3 个氨基酸。通过对蛋白质稳定性、定位、活性及相互作用的调控，泛素化广泛参与了如转录调节、DNA 损伤修复、细胞周期、细胞凋亡、囊泡运输等生理过程。

自 20 世纪 70 年代泛素被发现并冠以 "Ubi-" 词缀（意为无处不在），到 2004 年瑞典皇家学会将该年度诺贝尔化学奖授予以色列科学家阿龙·切哈诺沃（Aaron Ciechanover）、阿夫拉姆·赫什科（Avram Hershko）和美国科学家欧文·罗斯

(Irwin Rose），以表彰他们在泛素调节的蛋白质降解机制研究中的贡献。半个多世纪以来，作为生物化学研究的一个重大成果，泛素已然成为研究、开发新药物的重要靶点。

泛素化是指泛素分子在一系列酶的作用下，将细胞内的蛋白质分类，从中选出靶蛋白分子，并对靶蛋白进行特异性修饰的过程。泛素分子全长包含7个赖氨酸位点（K6、K11、K27、K29、K33、K48和K63）和1个位于C端的甘氨酸（Gly）位点，以及位于N端的甲硫氨酸（Met1）位点。根据现有研究结果，无论在细胞内环境还是胞外反应体系，泛素自身的每个赖氨酸位点及N端的甲硫氨酸（Met1）位点都可以发生泛素化，从而延伸泛素链。其中对K48和K63位点多聚泛素化的研究最为广泛，而其他类型的泛素化链研究较少且被认为是非典型泛素化。

泛素酶包括E1泛素激活酶（ubiquitin-activating enzyme）、E2泛素偶联酶（ubiquitin-conjugating enzyme）和E3泛素连接酶（ubiquitin-ligase enzyme）。首先，E1利用ATP提供的能量在泛素C端赖氨酸（Lys）残基上的羧基基团与自身的半胱氨酸（Cys）残基上的巯基基团间形成高能硫酯键，从而活化泛素分子。然后，激活的泛素通过硫酯键再被连接到E2的Cys残基上。最终，激活的泛素或者通过E2直接连到蛋白底物上，或是在E3作用下通过泛素的羧基端与靶蛋白Lys残基的ε-氨基之间形成氨基异肽键而将泛素转移到靶蛋白上。如果靶蛋白结合单个泛素分子，则称为单泛素化；如果靶蛋白的多个Lys残基同时被单个泛素分子标记称为多泛素化；而靶蛋白的单个Lys残基被多个泛素分子标记则称为多聚泛素化。

由于泛素化的多样性与多价性，泛素化广泛参与各种生理过程，包括细胞增殖、凋亡、自噬、内吞、DNA损伤修复及免疫应答。此外，泛素化失调在疾病中也发挥重要作用，如癌症、神经退行性病变、肌肉营养不良、免疫疾病及代谢综合征。尤其对于肿瘤及神经退行性病变，针对泛素化通路的调控已被认为是肿瘤及神经退行性病变的一种有前景的治疗策略。

由于泛素化修饰对底物的巨大影响，因此与其他PTM如磷酸化、乙酰化相似，泛素化也是一个被严格调控的可逆过程，尤其是去泛素化酶使泛素化修饰具有良好的平衡性。研究表明，细胞内广泛存在许多去泛素化酶（deubiquitinatingenzyme, DUB），主要分为以泛素羧基端水解酶家族和泛素特异性加工酶家族为主的5种类型。去泛素化酶对泛素化过程不仅起着抑制作用，而且可以通过分解泛素化抑制因子、再循环泛素分子、校对泛素化进程等方式促进泛素化过程，从而与泛素化系统共同组成一个覆盖几乎所有细胞功能的复杂网络。

尽管许多泛素化修饰的原则得到了阐明，但泛素化修饰的生化机制与生理功能远未得到充分理解。与此同时，对于泛素化修饰的进一步理解必将推动一系列相关疾病的研究与治疗，泛素化通路（ubiquitination pathway）与炎症、肿瘤与自身免疫性疾病的相互关系取得了巨大突破，并有望为上述疾病的治疗提供新思路。因此，随着对泛素化修饰的深入研究与治疗技术的不断发展，对泛素化通路进行操作将成为一种富有前景的高度特异性的治疗方法。

食管癌是第8位最常见的癌症类型，在全球癌症相关死亡率中居第6位。食管癌的发病率在国际上各不相同，东亚及非洲东部和南部的发病率最高。

几种E2酶，包括泛素结合酶H10（UBCH10，也称为UBE2C）、泛素结合酶E2L3（UBE2L3，也称为UBCH7）、E2-EPF泛素载体蛋白（UCP）和泛素结合酶E2D3（UBE2D3）已被证明参与了食管癌的发展。UBCH10在癌性和发育不良的食管病变中表达，但不在正常组织中表达。其表达与淋巴结转移、TNM分期和临床分期呈正相关，与无复发生存期呈负相关。UBCH10的下调可抑制细胞增殖并诱导对MG-262治疗的敏感度。敲低UBE2L3表达可降低食管癌细胞的失巢凋亡抗性。此外，UCP下调可能通过VHL/HIF-1α-TGF-β1通路抑制食管癌细胞的增殖、迁移和侵袭。

许多E3酶也参与了食管癌的发生，其中一些酶促进了肿瘤的发展。C端Hsp相互作用蛋白（CHIP）在转移性淋巴结中表现出较高的表达水平，并且与Ⅲ期食管癌患者的不良生存率呈正相关。F-Box蛋白31（FBXO31）是一种泛素连接酶，其细胞质表达与细胞周期蛋白 D1 的核表达一致。在食管癌组织中，较高的 FBXO31 表达水平与肿瘤浸润深度、临床分期和较差的预后显著相关。p53 相关细胞蛋白睾丸衍生（PACT）在食管癌中高度上调。实验研究表明，敲低 PACT 可显著减弱 p53-Hdm2 相互作用，减少 p53 多泛素化，并增强 p53 积累，导致细胞凋亡和细胞生长迟缓。SMAD 特异性 E3 泛素蛋白连接酶 2（Smurf2）靶向 TGF 通路受限的 Smad2。在食管癌中，Smurf2 的高表达与浸润深度、淋巴结转移和较差的存活率相关。Smurf2 的高表达可下调 Smad2，进而调节 TGF 信号通路。

MARCH8 是一种 E3 连接酶，主要参与免疫调节。近来有报道其在人 ESCC 中发生了异常表达。MARCH8 介导 CDH1 和 β2M 的泛素化使肿瘤逃避免疫反应，从而促进食管鳞癌的恶性表型。

Hippo 信号转导异常是 ESCC 进展的关键因素。研究发现 RACO-1 是 YAP/TEAD 轴的抑制蛋白。RACO-1 的减少会增加 YAP 的蛋白质水平和 YAP/TEAD 靶基因的表达。此外，RACO-1 沉默可以促进食管癌细胞系 ESCC 的侵袭和迁移，而 YAP 的耗竭可以挽救该细胞系的凋亡。免疫沉淀显示 RACO-1 与 YAP 结合并促进 K48 位点的多泛素化，从而导致 YAP 的降解。类似，PARK2 可以与细胞质中的 YAP 相互作用，并在 K90 位点促进 YAPK48 连接的泛素化降解，从而调节 Hippo 信号转导而影响 ESCC 的成瘤进程。

食管癌中 EIF3H 表达明显上调，并且 ESCC 细胞系中 EIF3H 的异位表达促进细胞增殖、集落形成、迁移和侵袭。相反，对 EIF3H 的遗传抑制作用可在体外和体内抑制 ESCC 的生长和转移。通过 EIF3H 对 Snail 的去泛素化作用，促进了食管癌中 Snail 介导的 EMT 过程。

lncRNA（AGPG）可以增加 ESCC 的糖酵解活性和细胞增殖。AGPG 结合并稳定 6-磷酸果糖-2-激酶 / 果糖 -2，6- 双磷酸酶 3（PFKFB3）。通过防止 APC/C 介导的泛素化，AGPG 保护 PFKFB3 免受蛋白酶体降解，导致 PFKFB3 在癌细胞中积聚，随后激活糖酵解通量并促进细胞周期进程。

放疗抵抗是降低 ESCC 的肿瘤复发和改善预后的主要障碍。TRIB3 作为 ESCC 中抗辐射性的关键调节剂，通过与 TAZ 相互作用阻碍 β-TrCP 介导的 TAZ 泛素化和降解，在体外和体内赋予了食管鳞癌的抗放射性。种种证据都表明，泛素 - 蛋白酶体系统在食管癌的进展中起非常重要的作用，靶向泛素化过程可能在针对食管癌的治疗中引发新方向。

（曹田宇　沃龙飞　张文尧　赵　玉）

第四节　糖基化与食管疾病

一、糖基化概论

糖基化是所有真核细胞所共有的蛋白质翻译后修饰的最为丰富和多样的形式。蛋白质的酶促糖基化涉及一个复杂的代谢网络和不同类型的糖基化途径，由此调控蛋白质组的大量扩增，从而产生多样的蛋白质形态及其生物学功能。

糖基化是蛋白质翻译中或翻译后的一个重要的加工过程，在肽链合成的同时或其后，在酶的催化下糖链被连接到肽链上的特定糖基化位点，称为蛋白质糖基化。连接到肽链上的糖链又称为聚糖。蛋白质糖基化的种类主要有 N- 聚糖（N-glycan）、O- 聚糖（O-glycan）、糖基磷脂酰肌醇（GPI）等。人体 90% 的蛋白质为具有 N- 聚糖的 N- 糖蛋白。N- 聚糖合成是在内质网中，新合成的核心多糖单位 $Glc_3Man_9GlcNAc_2$ 连接到新生的多肽链的氨基酸序列为 X-Ser/Thr 中 Asn 的氮原子上，随后经一系列糖蛋白加工酶最终产生三种 N- 聚糖：典型的高甘露糖型、杂合型和复杂型 N- 聚糖。O- 连接聚糖主要是聚糖中的 GalNAc 糖基连接到 Ser/Thr 的氧原子上。糖基化的生物合成过程受糖基转移酶 / 糖苷酶的表达和定位，以及底物聚糖的有效性调节。

人类有很多癌症，如乳腺癌、前列腺癌、黑色素瘤、胰腺癌、卵巢癌等，都曾报道过异常的糖基化变化。这些变化包括O-聚糖的截短形式，N-聚糖分支程度的增加，以及唾液酸化、硫酸化、岩藻糖基化和一系列其他可能的变异。不同的糖基化可以改变蛋白质的相互作用、稳定性、运输、免疫原性和功能。肿瘤特异性糖基化变化与肿瘤进展，即转移密切相关，因为糖蛋白大量存在于细胞表面和细胞外基质上，因此在细胞相互作用中起重要作用。

蛋白质糖基化的类型及意义

60多年前，人们首次描述了与致癌转化相关的糖基化变化。单克隆抗体技术的出现进一步证实了这些观察结果，表明肿瘤特异性抗体针对碳水化合物表位，在多数情况下，肿瘤糖蛋白和鞘糖脂上存在癌胚抗原。与未转化的对应物相比，肿瘤细胞显示出广泛的糖基化改变。蛋白质糖基化增加了分子异质性及细胞群体内的功能多样性。出现这种异质性是因为异常的聚糖修饰具有蛋白质特异性、位点特异性（特定蛋白质上的不同位点可以被不同糖基化）和细胞特异性。糖基化的特异性取决于特定细胞或组织类型内糖基化过程的各种内在因素。研究者假设了肿瘤相关碳水化合物结构改变的两个主要机制，即所谓的不完全合成和新合成过程。不完全合成过程通常发生在合成的早期阶段，癌是正常上皮细胞表达复合多糖的正常合成受损的结果，导致倾向于肿瘤结构的生物合成，如唾液酸Tn（STn）表达于胃肠道和乳腺。相反，新合成通常在晚期且发生于癌症，是指与癌症相关的诱导某些基因参与碳水化合物的表达决定因素，如某些抗原（如唾液酸lewisa（SLea和SLex）的从头表达多见于癌症。

1. 唾液酸糖基化　唾液酸化是细胞糖基化的一个重要修饰方式，唾液酸化的碳水化合物在细胞识别、细胞黏附和细胞信号转导中具有重要作用。唾液酸化增加，特别是α2、6-和α-糖基转移酶表达改变导致的2，3-连锁唾液酸化已被证明与癌症密切相关。乳糖胺链经常以唾液酸终止。例如，α2，6-唾液酸化乳糖胺（Sia6LacNAc）是β-半乳糖苷α2，6-唾液酸转移酶Ⅰ（ST6Gal-Ⅰ），一种在结肠癌、胃癌和卵巢癌等多种恶性肿瘤中表达改变的酶，据报道是结肠癌预后不良的预测标志物。与癌症相关的其他主要唾液酸化抗原是SLea还有SLex。SLea和SLex已被证实在许多恶性肿瘤中高表达，且表达水平与癌症患者的低生存率相关。

2. 岩藻糖基化　岩藻糖基化也与癌症有关。岩藻糖基化聚糖由一系列岩藻糖基转移酶（Fuc-T）合成，即Fuc-TⅠ～Fuc-TⅪ型（由FUT1～FUT11编码，其中FUT3也被称为Lewis基因），岩藻糖基化作为一种不可扩展的修饰存在，通常被细分为末端岩藻糖基化（产生特定的Lewis血型抗原，如Lex和Ley及Lea和Leb）和核心岩藻糖基化。SLe抗原生物合成的末端步骤包括α1，3-或α适当的1，4-岩藻糖基化α2，3-唾液酸化1型（SLea）或2型（SLex）。成人T细胞白血病细胞中SLex的表达增强依赖于Fuc-TⅦ活性。这种白血病的病因是人类嗜T淋巴细胞病毒1（HTLV-1）编码一种转录激活蛋白TAX，该蛋白调控编码FucTⅦ的FUT7基因，FucTⅦ是控制白细胞SLex合成的限制性酶。

核心岩藻糖基化包括添加α1，6-岩藻糖通过Fuc-TⅧ（FUT8编码）的作用转化为N-聚糖最内侧的GlcNAc残基。FUT8和核心岩藻糖基化的过度表达是肺癌和乳腺癌等癌症的一个重要特征。这种核心岩藻糖基化增加可反映在肝癌发生过程中的血清水平。有趣的是α-甲胎蛋白是公认的肝细胞癌（HCC）早期检测的生物标志物，可与慢性肝炎和肝硬化相鉴别。在乳腺癌中，表皮生长因子受体（EGFR）核心岩藻糖基化的增加与二聚化和磷酸化的增加有关，可导致EGFR介导的信号转导增加与乳腺癌相关肿瘤细胞生长。

3. N-聚糖　在恶性转化过程中，一种常见的疾病糖基化改变是癌细胞中复合物表达的增加，即β1，6-支链N-连接聚糖。GlcNAc分支N-聚糖表达增加是由于GnT-Ⅴ活性增加，GnT-Ⅴ由甘露糖苷乙酰氨基葡萄糖转移酶5（MGAT5）基因编码。MGAT5的表达受RAS-RAF-MAPK信号通路调节，该通路在癌症中被激活。这种聚-N-乙酰乳糖胺结构是半乳糖凝集素的配体。半乳糖凝集素是一个保守的碳水化合物结合蛋白家族，形成称为"晶格"的半乳糖凝集素-聚糖结构。半乳糖凝集素在肿瘤中起重要作用，可促进肿瘤转化、肿瘤细胞存活、血管生成和肿瘤转移。在永生化肺上皮细胞系中 MGAT5 的过度表达导致接触抑制丧失，肿瘤形成增强，且增强小鼠乳腺癌细胞的侵袭和转移。此外，在 Her2 转基因小鼠乳腺肿瘤模型中发现乳腺癌形成的早期事件受 GnT-Ⅴ 调控。此外，下调小鼠乳腺癌细胞系中的 GnT-Ⅴ 可显著抑制肿瘤生长和转移。在 Mgat5 缺乏的背景下，一种病毒癌基因在转基因小鼠中诱导的乳腺癌进展和转移受到明显抑制。此外，GnT-Ⅴ 介导的糖基化通过 WNT 信号调节结肠癌干细胞和肿瘤进展。与 GnT-Ⅴ 的功能不同，GnT-Ⅲ（由 MGAT3 编码）催化将 GlcNAc N-聚糖二分法添加到细胞中 β1，4-键，抑制 N-聚糖的额外加工和延伸，如 β1，6 分支结构。GnT-Ⅲ 抵消 GnT-Ⅴ 在癌症中的作用，参与抑制癌症转移。MGAT3 转染具有高转移潜能的小鼠黑色素瘤 B16 细胞后，细胞凋亡率显著降低，β1，6GlcNAc 分支（由于 GnT-Ⅲ 和 GnT-Ⅴ 酶竞争）导致小鼠肺转移的显著抑制。GnT-Ⅲ 通过调节关键糖蛋白，如 EGFR、整合素和钙黏蛋白，抑制肿瘤转移。

4.O-聚糖截短　肿瘤的另一个共同特征是截短的 O-聚糖的过度表达。GalNAc 型 O-聚糖也称为黏液型 O-聚糖，常见于大多数跨膜和分泌型糖蛋白中。在恶性肿瘤发生期间，糖蛋白中也会出现异常糖基化，这些糖蛋白表现出短缩或截短的聚糖的异常表达，如双糖 Thomsen-Friedenreich 抗原（T 抗原，也称为 core 1）和单糖 GalNAc（也称为 Tn）及其可溶性形式 [ST 和 STn（Neu5Ac）]。多肽 GalNAc 转移酶（ppGalNAcTs）是启动黏蛋白型 O-糖基化的酶，其表达改变在癌症中十分常见。ppGalNAcTs 控制 O-聚糖占据的位置和密度，其表达的变化可导致 O-糖基化的改变。此外，竞争同一底物的酶也可诱导截短聚糖的表达和蛋白质表位的暴露，这些表位本来隐藏在正常的糖基化蛋白质中。C2GnT 和 C2GnT 的相对酶活性 α2，3-唾液酸转移酶Ⅰ（ST3Gal-Ⅰ）已被证明可确定癌细胞中的 O-聚糖结构。其相对活性是糖蛋白（如乳腺癌和胃癌中的黏蛋白）上肿瘤相关

表位异常表达的基础。STn 在正常健康组织中很少表达，但在大多数癌中都能检测到，如胰腺、胃、结肠、乳腺、膀胱和卵巢癌，与癌细胞黏附力降低、肿瘤生长增加、肿瘤细胞迁移增强、侵袭和预后不良有关。ST6GalNAc-Ⅰ 的过度表达导致肿瘤中 STn 的异常合成。T-合成酶 C1GalT1-特异性伴侣 1（C1GALT1C1）的突变也可通过 ST6GalNAc-Ⅰ 的作用导致 STn 的表达，该突变可阻止 O-聚糖的进一步延伸并改变产生 Tn 的途径。因此，STn 被认为是一个重要的预后标志物和抗癌疫苗设计的靶点。

二、糖基化与食管癌

食管癌是世界上最常见的恶性肿瘤之一，发生率高、死亡率高，具有显著的地域性分布差异（高、低发病区的发病率相差 500 倍），以及与食管-胃交界部腺癌高发病区并存是其突出的流行病学特征。导致食管发病率和死亡率无明显改变的主要原因：①确切的发病因素不清楚（缺乏有效的Ⅰ级预防措施）；②多阶段演进的发病机制不清楚（缺乏高危人群筛查和早期诊断的生物指标和方法）。特别值得指出的是，中晚期食管癌预后很差，5 年生存率仅 10% 左右。而早期食管癌 5 年生存率可提高到 90% 左右。但是，目前临床上首次就诊的患者中，80% 以上均为中晚期。早期食管癌患者无明显特异症状，加上缺乏适宜大范围高危人群筛查的经济、高效和敏感的生物指标与方法是导致这一现象的主要原因，也是其死亡率无明显改善的主要原因之一。尽管目前的技术很难在临床上用于筛查高危的早期食管肿瘤病变患者，然而，与基因组和细胞周期异常相关的诊断性组织生物标志物已显示出有希望的结果。其中，已报道组织样本中 miRNA 的差异表达和异常蛋白糖基化可提高现有组织诊断生物标志物的性能。

（一）糖基化与食管鳞癌

糖基化是蛋白质翻译后最重要的修饰之一，包含了大量的生物信息。糖基化改变与某些疾病密切相关；ESCC 是发展中国家食管癌的主要病

理组织学类型，严重威胁人类健康。关于蛋白糖基化修饰在食管鳞癌发生发展中的作用主要表现在以下方面：N-糖苷类化合物能够降低食管鳞癌细胞系TE-1诱发巨噬细胞系THP-1的识别作用，从而降低免疫应答。巨噬细胞与肿瘤细胞之间的细胞接触是宿主抵抗肿瘤细胞的重要初始反应。在一项巨噬细胞识别的人食管癌细胞的细胞表面成分的研究中，分析了人巨噬细胞系THP-1细胞与食管癌患者鳞状细胞癌细胞系（TE）的相互作用。经胰蛋白酶或N-糖苷糖基化抑制剂衣霉素处理后，高刺激性TE-1细胞系的巨噬细胞触发能力降低。单糖的加入有效地抑制了这些细胞间的相互作用。此外，发现TE-1细胞的抗con-A突变可降低其巨噬细胞的触发能力，与L-PHA结合能力的增加相关，表明N-糖苷类碳水化合物替代了GlcNAc B（I-6）连接的乳糖胺。因此，某些食管癌细胞上N-糖苷类碳水化合物的末端残基可能参与巨噬细胞的识别位点，介导免疫逃逸，从而促进食管鳞癌的进展。

多项研究表明，在食管鳞癌上皮恶性演变的过程中发生了多糖基谱的改变，包括唾液酸糖谱的改变和以黏蛋白（MUC）家族糖基化修饰改变为主的糖型改变。

1.唾液酸糖谱的改变与食管鳞癌　通过结合凝集素微阵列和凝集素印迹法的糖组学研究食管鳞癌患者唾液糖谱的改变发现，13种凝集素（如ECA、RCA120和DSA）识别的糖型在食管鳞癌患者的唾液中有显著改变，ESCC患者的GalNAc和Gal、唾液酸和GlcNAc表达谱水平较高，甘露糖和岩藻糖表达谱水平较低。MALDI-TOF/TOF-MS结果显示，食管鳞癌患者中含GlcNAc或Galβ1-4GlcNAc的N-聚糖的比例（79.04%）高于正常对照人群（63.20%），这与凝集素微阵列的结果一致。因此，DSA检测唾液中GlcNAc、Galβ1-4GlcNAc等含N-聚糖的糖型改变，可作为ESCC诊断的潜在生物标志物，这一发现为了解食管鳞癌患者复杂的生理变化提供了更全面的信息。

2.MUC糖基化修饰与食管鳞癌　MUC是一类主要由黏多糖组成的糖蛋白家族，目前有包括MUC1、MUC2在内的至少20种人黏蛋白基因已被克隆，黏蛋白的过度表达主要发生在腺癌中，包括胰腺癌、肺癌、乳腺癌、卵巢癌、结肠癌等。研究发现在食管鳞状上皮恶性演变过程中，MUC1和MUC21的糖基化修饰具有重要作用。

前期研究发现MUC1在食管鳞癌中有高表达，但很少有基因突变，此外，MUC1与食管鳞癌的转移和不良预后有关。对食管鳞癌标本的进一步研究表明，14对食管鳞癌标本中有10对肿瘤组织中MUC1 O-糖基化水平高于癌旁组织。此外，进一步验证了MUC1 O-糖基化与C1GALT1之间的潜在联系：38例食管鳞癌标本和19例癌旁标本的免疫组织化学染色结果显示，MUC1 O-糖基化和C1GALT1在大部分食管鳞癌组织呈阳性表达，在癌旁组织呈阴性或弱阳性表达；并且，MUC1 O-糖基化和C1GALT1的共同表达与ESCC患者的淋巴结转移和生存时间呈正相关。综上结果表明，在食管鳞癌中，C1GALT1与O-糖基化MUC1表达相关，C1GALT1和MUC1 O-糖基化在食管鳞癌的诊断中具有重要意义，而且为靶向C1GALT1和MUC1 O-糖基化抑制食管鳞癌患者癌细胞转移找到了新的思路。

3.MUC21糖型改变与食管鳞癌　用糖型特异性抗体研究MUC21在食管鳞状上皮中的表达发现，MUC21 O-糖基化改变可用于区分食管鳞状上皮分化和食管鳞癌，具有重要的诊断价值。糖型特异性抗体制备如下：以转染MUC21的人胚肾293细胞为免疫原，制备了抗鼠表甘氨酸/MUC21的人源性黏蛋白21（MUC21）单克隆抗体。用流式细胞术、免疫沉淀法和蛋白免疫印迹法检测单克隆抗体的特异性MUC21基因的差异糖基化中国仓鼠卵巢（CHO）细胞（ldlD细胞和Lec2细胞）和CHO-K1细胞。其中一种单克隆抗体，即heM21D，与未修饰的MUC21核心多肽结合且与N-乙酰半乳糖胺（TnMUC21）连接的MUC21。6种抗体，包括单抗heM21C，结合对含有Tn、T或唾液酸-T表位的MUC21，但不含未修饰的MUC21核心多肽。

利用上述抗体，用免疫组织化学方法检测食管鳞癌及癌旁鳞状上皮中单抗的结合情况，发现MUC21在食管鳞状上皮细胞中表达，在鳞状上皮管腔部分可见其O-聚糖延伸形式。通过与单抗heM21D结合并且与单抗heM21C无反应表明，食管鳞癌细胞产生 MUC21 而不附着 O- 聚糖。这是首次研究发现 MUC21 的糖型发生变化，可用于区分食管鳞状上皮和鳞状癌。因此，这些抗体是提示鳞状上皮分化和癌变的有用工具。

（二）糖基化与食管腺癌

在食管腺癌发病过程中，循环 N- 连接聚糖发生变化。Mann 等利用凝集素富集岩藻糖基化血清糖蛋白，然后利用蛋白质组学鉴定不同生理状态的蛋白质，包括正常组织样本、Barrett 食管样本和食管腺癌样本。虽然这项研究在一定程度上发现食管腺癌发生过程中 N- 糖基化改变，但由于样本数量非常少，因此没有达到统计学意义。研究者进一步用高通量平台——凝集素磁珠阵列质谱（LeMBA-MS），用其中一组单独固定在磁珠上的凝集素来捕获糖蛋白，然后对磁珠上胰蛋白酶消化和液相色谱 - 串联质谱进行食管腺癌发生过程中的糖蛋白质鉴定。平行筛选一组凝集素可能有助于鉴别食管腺癌发病过程中不同的糖基化循环蛋白。

同上，研究者对对照组人群、无发育不良的 Barrett 食管患者、高度发育不良的 Barrett 食管患者和食管腺癌患者的血清进行了糖组学分析，发现各组之间糖基化有明显差异。收集 Barrett 化生、高度不典型增生和食管腺癌患者的血清样本，以 18 例正常志愿者为对照。质谱分析发现，3 组间 98 个糖链强度有显著性差异；其中 26 个对应于已知的聚糖结构。两两比较显示，在所有 3 个两两比较中，有 8 个聚糖显著不同。此研究证明食管腺癌的比较糖组学分析揭示了可被选为候选生物标志物的聚糖亚群。这些标志物可区分正常与高度发育不良、正常与食管腺癌、高度发育不良与食管腺癌。但需进一步验证结果，以确定这些聚糖生物标志物的临床效用。

此外，同样对未确诊疾病（$N=18$）、高级别发育不良（HGD，$N=11$）、Barrett 食管（$N=5$）患者和食管腺癌（EAC，$N=50$）患者血清进行糖基化分析，血清糖学谱分析显示，癌细胞蛋白或其糖基化模式改变的片段脱落，可以显示糖基化的改变。比较组间糖基化的差异，98 个特征的相对强度在发病组间有显著差异；其中 26 个与已知的甘氨酸结构相对应。用 3 种已知糖基结构的相对强度变化以预测食管腺癌的敏感度为 94%，特异度优于 60%。根据受体操作特性（ROC）分析证明，食管腺癌的比较糖基谱显示了一个可以作为候选生物标志物的甘氨酸子集。这些标志物可区分无病与 HGD、无病与 EAC 和 HGD 与 EAC。当然，这些甘氨酸生物标志物的临床应用还需要进一步验证。

（三）基于聚糖的食管癌治疗

基于聚糖的食管癌治疗主要包括基于聚糖的免疫治疗、抗体疗法、糖基化抑制剂和模拟物治疗，以及聚糖靶向纳米载体治疗。其中，基于聚糖的免疫治疗，聚糖和糖缀合物（糖蛋白和糖脂）的细胞表面性质在开发靶向治疗方面具有巨大潜力，包括选择性给药、精确抑制关键致癌途径和免疫治疗，基于短链癌相关多糖疫苗接种的免疫治疗，即使不适用于胃食管癌和结直肠癌，但也是一个已经在临床试验中探索过的吸引人的概念。

抗体疗法，目前存在的几种针对 STn 和 SLeA 抗原的单克隆抗体可用于诱导抗体依赖性细胞毒性（ADCC），这是许多临床可用的治疗性抗体，可促进抗瘤作用或阻断相关致癌受体，是生物医学研究的关键工具。然而，在治疗（癌症检测和治疗）方面显示出局限性，包括指导药物、抗肿瘤药物和免疫治疗剂；同样，糖免疫原的改良是实现这一目标的关键问题；此外，鉴定与免疫系统相互作用的糖表位可能导致开发新的免疫检查点抑制抗体。然而，这仍然是一个相对未开发的研究领域。因此，针对糖缀合物的抗体靶向治疗仍然依赖于针对功能相关蛋白质中糖域的双特异性抗体的发展。

糖基化抑制剂和模拟物治疗，包括选择性地抑制聚糖 - 受体相互作用或消除聚糖生物合成途径、岩藻糖基化抑制剂及唾液酸模拟物消除唾液酸化，干扰介导免疫抑制的唾液酸化细胞受体，这些研究支持目前糖模拟物在癌症治疗中的相关性；然而，问题是它们的非靶向性可能会显著干扰聚糖介导的细胞内稳态，这需要更深入的研究。而且，分子与单克隆抗体的结合可能提供其能靶向癌细胞的必要手段。

聚糖靶向纳米载体治疗，目前已研究具有生物相容性的靶向纳米颗粒可选择性地将化疗药物（氟尿嘧啶和紫杉醇）输送至表达 SLeA 的肿瘤细胞，对健康组织具有最小的脱靶亲和力，预计纳米分子结构在肿瘤部位的优先积累，是由于与靶向效应相关的血管系统和淋巴引流不良可显著改善肿瘤部位不同药物的控制释放，对其他器官的毒性最小。这些解决方案在体内的改进和采用双特异性单克隆抗体作为靶点，可能为减少化疗相关的不良全身效应铺平道路，同时有利于生物有效药物剂量的管理。

基于聚糖的疫苗，利用与 KLH 蛋白载体相连的 STn 抗原，通过抗体介导的杀伤和细胞毒性 T 细胞效应，可诱导针对表达 STn 的癌细胞的免疫应答。其他新兴的免疫疗法是基于 CAR-T 细胞的基因工程来靶向表达异常糖基化的癌细胞。此外，还有一些单克隆抗体能够针对异常糖基化细胞抗体依赖性细胞毒性（ADCC）或阻断细胞表面的相关致癌受体，干扰聚糖生物合成或阻断与癌症相关的多糖-受体相互作用。最后，以聚糖为靶点的抗体还可被用于引导纳米颗粒到达肿瘤部位，从而提高治疗效果。

（韩渭丽　田苗苗　储　屹　刘　坤）

第五节　磷酸化与食管疾病

一、磷酸化概论

细胞内的蛋白质合成，即蛋白质的生物合成（protein biosynthesis），首先要以 mRNA 为信息模板来合成多肽链。在此过程中，核苷酸序列"语言"要被解读转换为与之截然不同的氨基酸序列"语言"，因此又被形象地称为翻译（translation）。多肽链合成后，还要经过复杂的翻译后加工修饰才能成为成熟且有功能的蛋白质，并能正确地靶向输送至特定的亚细胞区域或分泌至细胞外才能发挥其特定功能。

蛋白质的翻译后加工修饰有多种形式，氨基酸残基的共价化学修饰是最常见的一种。这种翻译后的化学修饰是对蛋白质进行共价加工过程，由专一的酶催化，特异性地在蛋白质的某个或多个氨基酸残基上以共价键方式加上相应的化学基团或分子。修饰的位置包括蛋白质的 N 端、C 端和氨基酸残基的侧链基团。这种翻译后修饰并不仅仅是一种简单而表面上的装饰，它对于调节蛋白质的溶解度、活性、稳定性、亚细胞定位及介导蛋白质之间的相互作用均具有重要作用。蛋白质翻译后化学修饰种类繁多，机制清楚的仅是其中的一小部分。常见的修饰有磷酸化、糖基化、乙酰化、甲基化、脂基化、泛素化和 SUMO 化等。

（一）磷酸化的发现过程

19 世纪，人类首先发现磷酸盐可和蛋白质相互结合。1930 年，克里夫妇（Carl 和 Gerty Cori）在糖代谢研究中发现两种不同的磷酸化。厄尔·维尔伯·萨瑟兰（Earl Wilbur Sutherland）发现环磷酸腺苷（cAMP）——生命信息传递的"第二信使"并于 1971 年获诺贝尔生理学或医学奖。1954 年，Fischer E 和 Krebs E 深入研究了蛋白的磷酸化，并发现了蛋白的可逆磷酸化调控糖代谢，两人因其在蛋白质磷酸化调节机制研究方面做出的巨大贡献而共同获得 1992 年诺贝尔生理学或医学奖。蛋白质磷酸化指由蛋白激酶（protein kinase，PK）催化下把 ATP 或 GTP γ 位的磷酸基转移到底物蛋白质中氨基酸残基上的过程。其逆转过程由蛋白磷酸酶（protein phosphatase，PPase）催化，称为蛋白质的脱磷酸化（去磷酸化）。

（二）磷酸化与蛋白激酶

在蛋白质磷酸化反应中，由于蛋白质氨基酸侧链加入了一个带有强负电的磷酸基团，由此发生酯化作用，从而改变蛋白质的构象、活性及其与其他分子相互作用的性能。大部分细胞中至少有 30% 的蛋白质被可逆的磷酸化和去磷酸化修饰所调控。生物体内磷酸化位点主要发生在 Ser（丝氨酸）、Thr（苏氨酸）、Tyr（酪氨酸）残基上，其中 Ser 磷酸化最多，Thr 磷酸化次之，Tyr 磷酸化最少。另外，His（组氨酸）、Asp（天冬氨酸）和 Lys（赖氨酸）残基也可被磷酸化。蛋白磷酸化要靠蛋白激酶催化，根据底物的磷酸化位点可将蛋白激酶分为 3 大类。

1. 蛋白质丝氨酸/苏氨酸激酶（protein serine/threonine kinase） 是一大类特异性催化蛋白质丝氨酸和（或）苏氨酸残基磷酸化的激酶家族。

2. 蛋白质酪氨酸激酶（protein throsine kinase，PTK） 是一类特异性催化蛋白质酪氨酸残基磷酸化的激酶家族，分为受体型 PTK 和非受体型 PTK。

3. 双重底物特异性蛋白激酶（double specific protein kinase，DSPK） 这类激酶可以使底物蛋白的酪氨酸和丝氨酸或苏氨酸残基磷酸化。每个蛋白激酶都有自己的调节机制，主要的调控机制包括：①磷酸化；②与内源性肽链或外源性亚基交互作用，这些肽链或亚基本身可能就是第二信使或调节蛋白的靶点；③靶向特定的细胞内位置，如细胞核、原生质膜或细胞骨架，以增强其与特殊底物的相互作用。

（三）去磷酸化与磷酸酶

蛋白质逆磷酸化的过程称为去磷酸化，由蛋白质磷酸酶（protein phosphatase，PP）催化，即将磷酸基从蛋白质上除去，故又称为蛋白质去磷酸化（protein dephosphorylation）。蛋白磷酸酶的数量远远少于蛋白激酶，与蛋白激酶相比，其底物特异性低。根据磷酸化的氨基酸残基不同可将蛋白磷酸酶分为两类：①蛋白质丝氨酸/苏氨酸磷酸酶。将磷酸化的丝氨酸和（或）苏氨酸残基去磷酸化的蛋白酶有 PP1、PP2A、PP2B、PP2C、PPX 等，其亚细胞定位各有侧重，均有亚型。PP1 主要存在于细胞质（其中 PP1A 位于糖原产生的区域，PP1G 位于肌质网，PP1M 位于肌丝，PP1N 位于细胞核）；PP2A 主要存在于细胞质，少数在线粒体和细胞核；PP2C 主要存在于细胞质；PPX 存在于细胞核和中心体。②蛋白质酪氨酸磷酸酶。人类基因组中存在 90 个以上有活性的酪氨酸磷酸酶基因，目前已发现 30 多种蛋白质酪氨酸磷酸酶，其中约 1/3 是跨膜的蛋白质酪氨酸磷酸酶，类似受体分子；约 2/3 位于胞质，为非受体型蛋白质酪氨酸磷酸酶。这两类酶除高度保守的催化亚单位外，非催化区氨基酸序列有很大区别。激酶和磷酸酶之间存在协同作用，一些蛋白磷酸酶可稳定性地和它们的底物蛋白相结合。例如，双特异性 MAP 激酶磷酸酶 -3（MKP-3）与 MAP 激酶结合。

（四）磷酸化修饰的生物学作用

蛋白质的磷酸化修饰是生物体内普遍存在的一种调节方式，几乎涉及所有生命活动过程。它能直接增强或减弱被修饰蛋白质的酶活性或其他活性，改变其亚细胞定位及其与其他蛋白质或生物分子的相互作用。在细胞信号转导过程中起重要作用是最为常见的形式，主要发生在真核细胞，是调节和控制蛋白质活力和功能的最基本、最普遍，也是最重要的机制。作为一种基础修饰类型，蛋白质磷酸化和去磷酸化几乎在每个生物的各个方面都扮演着重要角色，如基因转录、表达、神经活动、肌肉收缩、物质代谢调节、DNA 损伤修复及细胞增殖、分化、凋亡、信号转导、免疫调控、肿瘤发生等生理和病理过程中均起重要作用。

二、磷酸化与食管癌

2020 年中国食管癌新发病例 32 万，居癌症新发病例数第 6 位；死亡人数 30 万，居 2020 年中国癌症死亡人数第 4 位。食管癌有 2 种主要的组织学亚型，即 EAC 和 ESCC，其流行病学发生了巨大变化。在过去的 40 年中，尽管 EAC 及其前体病变 Barrett 食管的发病率在西方人群中有增加，但同期世界大部分地区的 ESCC 发病率却有下降。在每年全球诊断出的所有食管癌病例中，ESCC 仍占绝大多数。食管癌患者的预后与诊断阶段密切相关。由于大多数患者被诊断时已是疾病晚期，因此 5 年总生存率仍低于 20%。这种癌症与广泛的治疗要求、健康相关生活质量（HRQoL）的显著下降和不良预后有关。根治性治疗通常包括化疗或放化疗后进行广泛手术，通常导致发病率和 HRQoL 持续下降。

磷酸化修饰与食管疾病之间的相关性研究主要集中于食管癌的靶向治疗,涉及数条磷酸化调控通路,并已有相关小分子抑制剂进入临床试验阶段。了解磷酸化在食管癌发生发展中的作用,可对食管癌的诊治提供新思路。

(一) JAK-STAT 通路与食管癌

JAK-STAT 通路在主要的细胞命运决定中起核心作用,它可调控固有免疫、适应性免疫、细胞增殖、分化和凋亡的过程。JAK-STAT 通路的解除经常在原发肿瘤中被观察到,并导致免疫抑制、肿瘤生存增强和血管生成增加。You 等发现激活 STAT3 的细胞因子可影响 STAT3 靶基因的表达,促进 ESCC 细胞的生长,这一现象可被 STAT3 抑制剂和特异性 siRNA 阻断。同时,抑制 STAT3 也可抑制含有构成性激活 STAT3 的食管鳞癌细胞的生长和集落形成,诱导细胞凋亡。此外,STAT3 抑制剂可有效抑制含有磷酸化 STAT3 患者的源性肿瘤异种移植物的生长,但对含有低水平活化 STAT3 的原发肿瘤异种移植物的作用较弱。这些结果表明,激活的 STAT3 在食管鳞癌的一个亚群生存和生长中起至关重要的作用,可以作为精准治疗干预的靶点。近年来,癌症相关炎症(CRI)被认为是癌症的第 7 标志。几种炎症标志物环氧化酶 2(COX2)和核因子-κB(NF-κB)也在 ESCC 中过表达,具有预测预后的价值,提示 ESCC 发展中有炎症机制参与。越来越多的证据表明,多种分子和细胞途径参与了炎症与癌症之间的联系。JAK-STAT3 通路是连接癌症相关炎症与肿瘤生长的重要通路。FANG 等发现 STAT3 通过 IL-6 参与 ESCC 的癌症相关炎症过程,并与 NF-κB p65 亚基和 COX2 等重要的加速肿瘤生长的炎症因子相互作用。而 JAK2 抑制剂 AG490 可能是 ESCC 治疗和预防的一个选择。

(二) TGF-β/Smad 通路与食管癌

TGF-β 家族配体可与 TGF-β 受体胞外域结合,触发经典 Smad 蛋白信号下游效应分子激活,导致与组织稳态、肿瘤生长和进展相关的重要基因的转录。重要的是,TGF-β 信号在调节肿瘤发生中似有双重作用:在早期阶段它是一种生长抑制因子,但在晚期阶段可促进肿瘤的恶化和转移。这种双重作用在 ESCC 和 EAC 中均已被证实。食管癌早期阶段,TGF-β 信号通路似乎对肿瘤的生长有抑制作用,EAC 和 ESCC 细胞系均通过下调 Smad4 或 c-Myc 表达而降低 TGF-β 反应性。与此一致的是,Smad4 在 EAC 化生—增生—腺癌病变过程中的表达逐渐减少,Smad4 表达恢复后,对增殖的抑制能力恢复。有趣的是,在 ESCC 中关于 TGF-β 的研究结果却不一致。DACH1 甲基化导致 TGF-β 下调或 Smad4 表达降低,与浸润深度增加、肿瘤分期晚和分化差有关。蛋白酶体降解引起 TGF-β 下调实际上抑制了体内肿瘤的生长和侵袭。尽管如此,针对 ESCC 患者的研究结果仍支持 TGF-β 的肿瘤抑制作用,信号转导减少与更具侵袭性的肿瘤特征和更差的预后相关。

在 EAC 肿瘤细胞中,β2SP 的缺失导致 SOX9 和 c-Myc 的表达增加,而其他 TGF-β 靶标,如 E-cadherin 和细胞周期调节剂 p21 与 p27 的表达降低。TGF-β 还能激活成纤维细胞,这也有助于肿瘤浸润、血管生成和 EMT。与正常对照组相比,食管癌患者的血清及肿瘤组织中 TGF-β 表达增高与肿瘤分期及预后有关。TGF-β 水平较高者,放疗后血清 TGF-β 水平可降低。癌症相关的成纤维细胞(cancer associated fibroblasts,CAF)在癌症发生发展的多阶段过程中发挥非常重要的作用,CAF 表达成纤维细胞活化蛋白-α 和 α-平滑肌肌动蛋白,由癌细胞分泌的 TGF-β 等因子诱导。

另外,TGF-β 的过表达和 TGF-β R 的低表达与 ESCC 的浸润深度和病理分期有关。Smad4 在 ESCC 中的表达与浸润呈负相关。Smad2 的降解也可导致 ESCC 的发生和预后不良。最后,TGF-β/Smad 信号还能通过 PTEN/PI3K 促进 ESCC 的 EMT 发生。总之,这些变异使 TGF-β 通过 EMT 促进肿瘤进展和最终转移。实际上,在 EAC 和 ESCC 中,TGF-β 信号通路激活增加可用于晚期肿瘤分期,并与转移、治疗耐药有关。

(三) PI3K-Akt-mTOR 通路与食管癌

PI3K 诱发三磷酸(3,4,5)磷脂酰肌醇(PIP3)产生的刺激可以激活 Akt 信号级联放大,Akt 可通过作用于 mTORC1/mTORC2 等调节细胞的生长,抑制转录因子 FoxO、凋亡蛋白 Bim 等调节细胞的凋亡，靶向 palladin、Cyclin 蛋白等调节细胞的增殖、侵袭。PI3K-Akt 作为重要的信号通路，与肿瘤发生发展密切相关，是近年的研究热点。PI3K-Akt 对食管癌的发展进程有重要作用。Tasioudi 等研究发现在食管癌中存在异常激活的 PI3K-Akt-mTOR 通路，其中 mTOR 是一种丝氨酸/苏氨酸激酶，可以控制细胞多种生命活动。Li 等通过实验发现食管癌细胞中 p-Akt 表达上调时，PI3K/Akt 上游负调控因子 PTEN 表达水平显著降低。p-Akt 表达水平与食管癌转移呈正相关。上调 PTEN 的表达可显著抑制肿瘤细胞的侵袭，说明 PI3K/Akt 与食管癌进程密切相关，PTEN 对 PI3K-Akt 通路有负调控作用。Sheng 等通过实验发现激活 PI3K-Akt 通路可促进食管癌细胞系 EC109 的侵袭和迁移。Wang 等发现下调 PI3K 的表达和 Akt、mTOR 的磷酸化水平可负调控食管癌细胞的增殖和迁移，说明 PI3K-Akt 通路与食管癌的发展紧密相关。Xia 等发现异常表达的 miRNA 可参与 PI3K-Akt 在食管癌中的调节作用。

（四）Wnt-β-catenin 通路与食管癌

Wnt-β-catenin 通路是 Wnt 通路中最为经典的信号通路。当 Wnt-β-catenin 通路异常激活时，多种因子可与 β-catenin 相互作用，使 β-catenin 由胞质转移至核内，竞争性结合 TCF4，抑制 TCF4 的转录激活，从而诱导细胞癌变。Zhang 等研究表明，*DCLK1* 基因的敲除可能通过抑制 β-catenin-c-Myc-Wnt 通路来调节食管鳞癌的增殖、迁移、侵袭和化疗敏感度，从而抑制食管鳞癌的发展。He 等发现，PLCD-1 对食管癌 TE1 和 EC18 细胞增殖、侵袭和迁移的抑制作用可能与抑制 Wnt-β-catenin 通路有关，表明 PLCD-1 在抑制食管鳞癌的发生、发展中起关键作用。Feng 等研究表明，PRDX2 在 ESCC 组织中的表达显著增加，并且与 ESCC 患者的预后不良有关。此外，PRDX2 的表达与 ESCC 的病理分级、浸润程度及 5 年生存时间显著相关。体外增殖分析表明，*PRDX2* 基因敲除抑制了 ESCC 细胞的生长和克隆形成。Scratc 和 Transwell 实验表明，敲除 *PRDX2* 基因可显著抑制细胞的迁移和侵袭。机制研究表明，*PRDX2* 基因敲除导致 Wnt-β-catenin 和 Akt 通路失活。环状 RNA（circRNA）是一类特殊的非编码 RNA 分子，是 RNA 领域研究的热点之一。Hu 等应用基因芯片技术鉴定食管鳞癌及其配对的正常组织中差异表达的 circRNA，探讨特异性差异表达的 circGSK3β 在体外和体内对肿瘤进展的影响，应用液滴数字聚合酶链反应（ddPCR）检测食管鳞癌患者、良性病变患者和正常对照者血浆中 circGSK3β 的检出率，结果显示在食管癌患者中，circGSK3β 的表达上调与临床分期和预后不良呈正相关，并发现血浆 circGSK3β 的表达是食管鳞癌和早期食管鳞癌的生物标志物。

（五）NF-κB 通路与食管癌

在典型的 NF-κB 活化通路中，促炎配体如肿瘤坏死因子 α（TNF-α）、白细胞介素 1β（IL-1β）或脂多糖（LPS）通过 Toll 样受体导致 IKK 的招募和激活，IKK 通过磷酸化灭活 IκB。IκB 磷酸化触发 IκB 从 NF-κB 亚基分离，随后蛋白酶体降解，继之诱使激活的 NF-κB 二聚体转位到细胞核中，从而导致靶基因的转录激活。

胡俊等研究食管鳞癌组织中核转录因子 NF-κB 和抑癌基因 PTEN 的表达情况，结果表明 NF-κB 的表达与食管鳞癌的分化程度、TNM 分期、淋巴结转移相关。同时在鳞癌组织中，NF-κB 的表达与抑癌基因 PTEN 表达呈负相关，说明两者可能在同一路径以不同机制参与食管鳞癌发生、发展和转移。杜等研究食管鳞癌中 NF-κBp65 与早期生长反应基因 1（EGR1）蛋白表达水平及食管癌近期放疗疗效的关系，进一步发现 NF-κBp65 的表达与放疗疗效也有一定关系，NF-κBp65 高表达的鳞癌患者近期放疗效果较差，而 EGR1 阳性患者疗效则较好，说明两者可作为食管癌近期放疗疗效的评估指标。Chen 等研究了二酰基甘油激酶 α（DGKα）在食管鳞癌中的表达。DGKα 一直被认为是致癌基因，该研究发现 DGKα 被炎症刺激后上调，并在食管鳞癌细胞中与 Akt/NF-κB 信号形成前馈环，说明 DGKα 参与了炎症介导的食管鳞癌并且与 NF-κB 介导的炎症通路相关。Munemoto 制作了大鼠十二指肠内容物反流模型，并借此造模出患有食管鳞癌及腺癌的小鼠。这项实验用来探究胆汁酸刺激引起癌症的作用机制，并得到结论：虽然胆汁酸不能直接导致突变，但长期暴露似乎会触发 NF-κBp65 活化，从而潜在地诱导基因突变及促进癌变和癌症进展。这也在一定程度上说明慢性炎症刺激在消化道肿瘤中的重要性。

（六）MAPK 通路与食管癌

MAPK 通过各种转录因子的丝氨酸/苏氨酸磷酸化而活化各种转录因子。MAPK 通路分为 3 种，分别是：①胞外信号调控激酶（extracellularsignal-regulated kinase，ERK）通路；②p38 MAPK 通路；③JNK-SAPK 通路，即 c-Jun 氨基端激酶（c-Jun N-terminal kinase，JNK）通路，又被称为应激活化蛋白激酶（stress-activated protein kinase，SAPK）通路。MAPK 通路是 Ras 下游的一个主要通路，近年研究发现，MAPK 信号转导通路在包括食管癌在内的多种人类肿瘤中表达失调。

Ras-Raf-MEK-ERK 这条信号通路是目前研究最多和最详细的一条通路，也是最经典的一条信号通路。在这条通路中，由于 Ras 的异常活化，从而激活其下游靶标 Raf，而活化的 Raf 使下游的丝裂原细胞外激酶（mitogen extracellular kinase，MEK）磷酸化而被激活，最终激活 ERK。在食管腺癌中有 11% 具有活化的变异型 B-Raf，在高级别上皮瘤变的 Barrett 食管中只有 4% 具有活化的变异型 B-Raf，说明在 B-Raf 的表达可能与食管癌的发生及恶性程度相关。食管腺癌和鳞癌中 Raf 激酶抑制蛋白（Raf kinase inhibitor protein，RKIP）的表达均明显下降，有人通过检测食管癌组织标本发现 RKIP 的表达与组织学级别、病理 T 分期、淋巴侵袭、区域淋巴结转移呈负相关，并且 RKIP 表达下降的食管癌患者，其术后生存期也明显缩短。因此，通过对 Raf 这一靶位点的干预，可能降低食管癌的发生或恶性程度。RKIP 是 Ras-MAPK 激酶信号通路的内源性抑制剂，主要调节机制是通过 RKIP 与 Raf 激酶区域相互作用而抑制 MAPK 信号通路的活性。作为 MEK 磷酸化的竞争性抑制剂，RKIP 能有效分离 RAF/MEK 复合物。而索拉非尼，是一种口服的 Raf 抑制剂，能够抑制 ERK 的活化并明显抑制癌细胞的生长。

Ras 的活化与 MEK 磷酸化相一致，当 MEK 被抑制剂抑制时，ERK 的活性也丧失。MEK 磷酸化 ERK，进而可活化下游因子。ERK 与食管癌侵袭性的表型有关，有人通过单变量及多变量统计分析发现，食管癌细胞核和胞质中磷酸化 ERK 表达增多及染色增强与肿瘤级别呈显著相关性。人食管癌肿瘤微环境可诱导未成熟树突状细胞向内皮细胞分化，成为内皮样细胞，但对成熟的树突状细胞无明显影响。在未成熟的树突状细胞向内皮样细胞分化过程中存在 ERK1/2 的持续活化，表明 ERK1/2 信号通路的活化能介导食管癌微环境中未成熟树突状细胞的内皮样分化。实验还发现，ERK 对于 c-Myc 蛋白第 62 位的丝氨酸磷酸化起重要作用，从而增加 c-Myc 蛋白的稳定性和细胞核内的积聚。而 c-Myc 是一种致瘤性转录因子，通常在恶性疾病中处于上调状态。有实验表明 ERK2 在食管癌中比 ERK1 更重要。食管癌细胞转染 shRNA-ERK2 质粒后，其生长与对照组比较明显受抑，ERK2 的表达明显下调，细胞周期停止在 G_1 期，表明 ERK2 在食管癌细胞的生长中起重要的促进作用。此外，研究表明，Ras-MAPK 通路的活化与食管癌产生抗瘤药物的耐药相关。新的 1 型胰岛素样生长因子受体抑制剂能强有力地抑制 Akt（即蛋白激酶 B，protein kinase B，PKB）和胰岛素样生长因子受体的活性，但不能抑制 MEK 和 ERK 的活性，从而导致食管癌对其不敏感，说明 Ras-MAPK 活性的维持使食管癌对该抑制剂不敏感。

（王士博　时艳婷）

参考文献

樊代明，2016. 整合医学：理论与实践. 北京：世界图书出版公司.
樊代明，2021. 整合医学：理论与实践 7. 北京：世界图书出版公司.
樊代明，2021. 整合肿瘤学·基础卷. 北京：世界图书出版公司.
樊代明，2021. 整合肿瘤学·临床卷. 北京：科学出版社.
Bagchi RA, Ferguson BS, Stratton MS, et al, 2018. HDAC11 suppresses the thermogenic program of adipose tissue via BRD2. JCI Insight, 3(15): e120159.
Busold S, Nagy NA, Tas SW, et al, 2020. Various tastes of sugar: The

potential of glycosylation in targeting and modulating human immunity via C-type lectin receptors. Front Immunol, 11: 134.

Cai W, Su L, Liao L, et al, 2019. PBRM1 acts as a p53 lysine-acetylation reader to suppress renal tumor growth. Nat Commun, 10(1): 5800.

Cai X, Wang X, Cao C, et al, 2018. HBXIP-elevated methyltransferase METTL3 promotes the progression of breast cancer via inhibiting tumor suppressor let-7g. Cancer Lett, 415: 11-19.

Caja L, Dituri F, Mancarella S, et al, 2018. TGF-b and the tissue microenvironment: relevance in fibrosis and cancer. Int J Mol Sci, 19(5): 1294.

Engbang JPN, Essaola B, Eloumou S, et al, 2019. Epidemiological and histopathological characteristics of esophageal cancers in cameroon. Cancer Res J, 7(4): 150.

Frye M, Harada BT, Behm M, et al, 2018. RNA modifications modulate gene expression during development. Science, 361(6409): 1346-1349.

Fu LN, Tan J, Chen YX, et al, 2018. Genetic variants in the histone methylation and acetylation pathway and their risks in eight types of cancers. J Dig Dis, 19(2): 102-111.

Garcia Caballero G, Kaltner H, Kutzner TJ, et al, 2020. How galectins have become multifunctional proteins. Histol Histopathol, 35(6): 509-539.

Guo X, Zhu R, Luo A, et al, 2020. EIF3H promotes aggressiveness of esophageal squamous cell carcinoma by modulating Snail stability. J Exp Clin Cancer Res, 39(1): 175.

He R, Dantas A, Riabowol K, 2021. Histone acetyltransferases and stem cell identity. Cancers (Basel), 13(10): 2407.

Hernandez AL, Young CD, Wang JH, et al, 2019. Lessons learned from SMAD4 loss in squamous cell carcinomas. Mol Carcinog, 58(9): 1648-1655.

Huang K, Liu Y, Gu C, et al, 2020. Trichostatin a augments esophageal squamous cell carcinoma cells migration by inducing acetylation of RelA at K310 leading epithelia-mesenchymal transition. Anticancer Drugs, 31(6): 567-574.

Jiang Z, Zheng X, Wang W, et al, 2021. CYP2C9 inhibits the invasion and migration of esophageal squamous cell carcinoma via downregulation of HDAC. Mol Cell Biochem, 476(5): 2011-2020.

Kim MJ, Choi SK, Hong SH, et al, 2018. Oncogenic IL7R is downregulated by histone deacetylase inhibitor in esophageal squamous cell carcinoma via modulation of acetylated FOXO1. Int J Oncol, 53(1): 395-403.

Knuckles P, Lence T, Haussmann IU, et al, 2018. Zc3h13/Flacc is required for adenosine methylation by bridging the mRNA-binding factor Rbm15/Spenito to the m(6)A machinery component Wtap/Fl(2)d. Genes Dev, 32(5-6): 415-429.

Lewis CJ, Pan T, Kalsotra A, 2017. RNA modifications and structures cooperate to guide RNA-protein interactions. Nat Rev Mol Cell Biol, 18(3): 202-210.

Liu J, Liu ZX, Wu QN, et al, 2020. Long noncoding RNA AGPG regulates PFKFB3-mediated tumor glycolytic reprogramming. Nat Commun, 11(1): 1507.

Liu S, Liu F, Huang W, et al, 2018. MAGE-A11 is activated through TFCP2/ZEB1 binding sites de-methylation as well as histone modification and facilitates ESCC tumor growth. Oncotarget, 9(3): 3365-3378.

Lubin DJ, Mick R, Shroff SG, et al, 2018. The notch pathway is activated in neoplastic progression in esophageal squamous cell carcinoma. Hum Pathol, 72: 66-70.

Luo MK, 2008. Chemical and biochemical perspectives of protein lysine methylation. Chem Rev, 118(14): 6656-6705.

Narita T, Weinert BT, Choudhary C, 2019. Functions and mechanisms of non-histone protein acetylation. Nat Rev Mol Cell Biol, 20(3): 156-174.

Ontiveros RJ, Stoute J, Liu KF, 2019. The chemical diversity of RNA modifications. Biochem J, 476(8): 1227-1245.

Pang D, Wang W, Zhou X, et al, 2020. RACO-1 modulates Hippo signalling in oesophageal squamous cell carcinoma. J Cell Mol Med, 24(20): 11912-11921.

Raposo AE, Piller SC, 2018. Protein arginine methylation: an emerging regulator of the cell cycle. Cell Div, 13: 3.

Rnjak-Kovacina J, Tang FY, Whitelock JM, et al, 2018. Glycosaminoglycan and proteoglycan-based biomaterials: current trends and future perspectives. Adv Healthc Mater, 7(6): e1701042.

Schizas D, Mastoraki A, Naar L, et al, 2018. Concept of histone deacetylases in cancer: reflections on esophageal carcinogenesis and treatment. World J Gastroenterol, 24(41): 4635-4642.

Sheng J, Deng X, Zhang Q, et al, 2019. PAR-2 promotes invasion and migration of esophageal cancer cells by activating MEK/ERK and PI3K/Akt signaling pathway. Int J Clin Exp Pathol, 12(3): 787-797.

Shi Y, Xiang Z, Yang H, et al, 2021. Pharmacological targeting of TNS3 with histone deacetylase inhibitor as a therapeutic strategy in esophageal squamous cell carcinoma. Aging (Albany NY), 13(11): 15336-15352.

Shrimal S, Gilmore R, 2019. Oligosaccharyltransferase structures provide novel insight into the mechanism of asparagine-linked glycosylation in prokaryotic and eukaryotic cells. Glycobiology, 29(4): 288-297.

Shriwas O, Priyadarshini M, Samal SK, et al, 2020. DDX3 modulates cisplatin resistance in OSCC through ALKBH5-mediated m(6)A-demethylation of FOXM1 and NANOG. Apoptosis, 25(3-4): 233-246.

Shu J, Ma J, Ren X, et al, 2021. The abnormal glycopatterns of salivary glycoproteins in esophageal squamous cell carcinoma patients. Front Chem, 9: 637730.

Singh S, Bano A, Saraya A, et al, 2021. iTRAQ-based analysis for the identification of MARCH8 targets in human esophageal squamous cell carcinoma. J Proteomics, 236: 104125.

Tamburini E, Dallatomasina A, Quartararo J, et al, 2019. Structural deciphering of the NG2/CSPG4 proteoglycan multifunctionality. FASEB J, 33(3): 3112-3128.

Tao H, Chen YY, Sun ZW, et al, 2018. Silence of HDAC6 suppressed esophageal squamous cell carcinoma proliferation and migration by disrupting chaperone function of HSP90. J Cell Biochem, 119(8): 6623-6632.

Thrift AP, 2021. Global burden and epidemiology of Barrett oesophagus and oesophageal cancer. Nat Rev Gastroenterol Hepatol, 18(6): 432-443.

Wahl S, Drong A, Lehne B, et al, 2017. Epigenome-wide association study of body mass index, and the adverse outcomes of adiposity. Nature, 541(7635): 81-86.

Wang G, Sun J, Zhao H, et al, 2018. Long non-coding RNA (lncRNA) growth arrest specific 5 (GAS5) suppresses esophageal squamous cell carcinoma cell proliferation and migration by inactivating phosphatidylinositol 3-kinase (PI3K)/AKT/mammalian target of rapamycin (mTOR) signaling pathway. Med Sci Monit, 24: 7689-7696.

Wang Y, Liao X, Ye Q, et al, 2018. Clinic implication of MUC1 O-glycosylation and C1GALT1 in esophagus squamous cell carcinoma. Sci China Life Sci, 61(11): 1389-1395.

Wojtowicz S, Lee S, Chan E, et al, 2020. SMURF2 and SMAD7 induce SARA degradation via the proteasome. Cell Signal, 72: 109627.

Wu J, Li H, Shi M, et al, 2019. TET1-mediated DNA hydroxymethylation activates inhibitors of the Wnt/b-catenin signaling pathway to suppress EMT in pancreatic tumor cells. J Exp Clin Cancer Res, 38(1): 348.

Wu Y, Wang X, Xu F, et al, 2020. The regulation of acetylation and stability of HMGA2 via the HBXIP-activated Akt-PCAF pathway in promotion of esophageal squamous cell carcinoma growth. Nucleic Acids Res, 48(9): 4858-4876.

Xia D, Tian S, Chen Z, et al, 2018. miR302a inhibits the proliferation of esophageal cancer cells through the MAPK and PI3K/Akt signaling pathways. Oncol Lett, 15(3): 3937-3943.

Zhao S, Zhang X, Li H, 2018. Beyond histone acetylation-writing and erasing histone acylations. Curr Opin Struct Biol, (53): 169-177.

Zhou S, Liu S, Lin C, et al, 2020. TRIB3 confers radiotherapy resistance in esophageal squamous cell carcinoma by stabilizing TAZ. Oncogene, 39(18): 3710-3725.

Zhou X, Li Y, Wang W, et al, 2020. Regulation of Hippo/YAP signaling and esophageal squamous carcinoma progression by an E3 ubiquitin ligase PARK2. Theranostics, 10(21): 9443-9457.

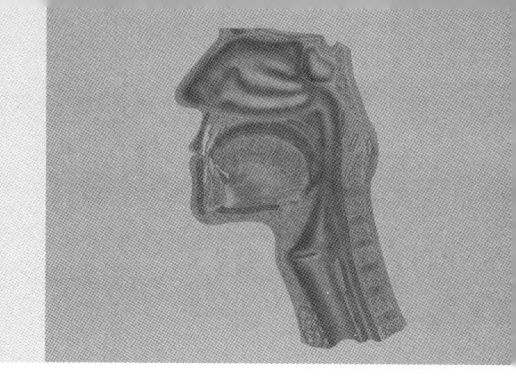

第7章 食管微生态与食管疾病

第一节 食管的微生态特征

一、概述

1977年德国沃克·鲁德首次提出"微生态学"这一概念，经过近半个世纪的发展，微生态及菌群的研究已经成为当前医学研究的热点。我国著名微生态学专家康白教授对微生态系统的定义：微生态系统是指在一定结构的空间内，正常微生物群以其宿主的组织和细胞及其代谢产物为环境，在长期的进化过程中形成的能独立进行物质、能量及信息相互交流的统一的生物系统。近年来虽然肠道微生物群已经得到了相对充分的研究，但上消化道微生物群尚未得到完全的衡量。传统意义上，食管被认为是没有明显的细菌菌群，而常规检测到的食管内的菌群被认为是由口腔或胃内转位而来的。而新一代测序技术，如16S核糖体RNA（rRNA）核糖核酸基因测序已被越来越多地应用于当今微生物研究，为食管微生态的探索打开了新的视野。该技术允许识别未培养的细菌，便于方便地识别正常和病变食管之间微生物组成的差异。目前，已经发现食管含有多种微生物群，并且发现食管的菌群受口腔和胃的影响较大，正常食管中菌群组成主要包括厚壁菌门的链球菌属、克雷伯菌属、孪生菌属；变形菌门中的柠檬酸杆菌属、嗜血菌属、螺杆菌属；拟杆菌门的普雷沃菌属，其中优势菌为厚壁菌门链球菌属的草绿色链球菌。据报道，低位食管微生物群的改变可能和食管反流病、Barrett食管、食管癌及小儿嗜酸性粒细胞性食管炎相关。

正常食管的微生态特征：1983年，Mannell等在细菌培养的基础上首次对正常食管中的微生物群组进行了研究。在他们的研究中，绿色链球菌、流感嗜血杆菌、奈瑟菌、B族链球菌、粪链球菌和肺炎克雷伯菌通常是从正常食管的吸出物中分离出来。他们还证实了食管并未进行灭菌处理。之后的研究也证明，在正常的食管中也可发现各种各样的细菌。2009年，Yang等提出食管微生物群组可分为两大类：其中正常人群中Ⅰ型菌群以厚壁菌门革兰氏阳性类群为主，而在患胃食管反流性疾病（GERD）和Barrett食管患者中Ⅱ型菌群以革兰氏阴性类群为主。他们认为胃炎和肠上皮化生与食管微生物群组的改变有关。Ⅰ型微生物群组的细菌类群主要为链球菌属，而Ⅱ型微生物类群包括韦荣球菌属、普氏菌属、嗜血杆菌属、奈瑟菌属、罗氏菌属、颗粒链菌属、弯曲杆菌属、卟啉单胞菌属、梭杆菌属和放线菌属。如前所述，正常食管也常见嗜血杆菌属、奈瑟菌属、普氏菌属和韦荣球菌属。Pei等对4例患者的食管活检样本进行了检查。他们使用16S rRNA基因PCR分析，并获得了900个PCR克隆产物，分别代表来自41个细菌属的833个单一序列。大多数克隆产物来自其中的13个细菌属。特别是其中的链球菌属（39.0%）、普氏菌属（17.0%）和韦荣球菌属（14.0%）最为常见。

综上所述，正常食管中最常见的细菌类群包

括链球菌属、嗜血杆菌属、奈瑟菌属、普氏菌属和韦荣球菌属。然而即使在正常的食管中，细菌的构成可能因各种因素而不同。年龄是与食管微生物群组最知名的相关因素，Deshpande 等对 106 例患者的食管微生物群组细菌类群进行调查，发现年龄因素与链球菌属呈正相关，与普氏菌属呈负相关。目前还不清楚为什么年龄会影响食管微生物群的构成。然而，年龄对胃微生物群组构成的影响却已成定论。随着年龄的增长，慢性胃炎和胃酸的减少可能会改变胃的微生物群组的构成。由于胃内容物会对食管黏膜产生影响，因此衰老引起的胃微生物群组的变化可能会导致食管微生物群组的改变。

二、嗜酸性粒细胞性食管炎和食管微生物组

嗜酸性粒细胞性食管炎是一种由食物或环境过敏原引发的辅助 T 细胞介导的免疫反应而引起的慢性免疫/抗原介导紊乱性疾病。随着嗜酸性食管炎发病率和患病率的增加，学界对嗜酸性粒细胞性食管炎患者食管微生物组的研究也越来越有兴趣。与非嗜酸性粒细胞性食管炎患者相比，奈瑟菌和棒状杆菌在嗜酸性食管炎患者的食管中富集。Harris 等的另一项研究表明，与健康人群相比，无论治疗状态或黏膜嗜酸性粒细胞增多程度如何，嗜酸性粒细胞性食管炎患者的细菌负荷都有所增加。未接受治疗的嗜酸性粒细胞性食管炎患者中的嗜血杆菌显著增多。

三、食管癌与食管微生物群组

因为烟草和乙醇的使用，白种人和发展中国家在过去 30 年来胃食管交界处和食管远端腺癌的发病率一直在增加，而幽门螺杆菌感染可能通过胃黏膜萎缩引起胃酸分泌过少、细胞因子分泌紊乱及菌群的改变等途径来促进食管癌的发生。与罹患胃食管反流病（GERD）和 Barrett 食管的患者相比，食管腺癌患者中微生物多样性较对照组是下降的，而与非食管疾病患者相比食管癌患者中耐酸性细菌（如发酵乳杆菌）显著增多。食管腺癌的进展过程可能会改变肿瘤周围的微环境，包括酸性环境。乳酸的产生也可能使食管内环境进一步酸化。此外，这些细菌的有害产物包括过氧化氢，可能直接抑制其他细菌的生长，使乳酸菌数量在食管下部占优势。

ESCC 患者的食管微生物群特征还不为人所知。然而，在最近一项包括 25 例食管鳞癌患者和 50 例匹配病例的对照研究中，ESCC 患者的食管中存在大量的普氏菌属，尤其是南塞普菌。Shao 等的另一项研究评价了食管鳞癌与贲门腺癌（GCA）患者食管微生物群组的差异。ESCC 患者的梭杆菌属所占的比例较高（ESCC 为 3.9%，GCA 为 1.9%）。此外，食管癌组织中的微生物群组可用于预测患者的预后。在以往的研究中，食管癌患者瘤内聚合梭杆菌与较差的无瘤生存期和肿瘤特异性生存期相关。另有研究表明，ESCC 的发生与 HPV 的感染具有相关性。研究表明，食管癌中 HPV 含量高于正常食管组织，并且以 HPV16 型和 HPV18 型为主。Rajendra 等也在研究中发现，在阳性淋巴结转移的食管癌患者组织中同样也发现 HPV DNA 的存在，进一步证实 HPV 可能参与食管癌的发生、发展。

随着新一代测序技术的发展，食管微生物群与各种疾病之间的关联得到了广泛研究。如今，食管被认为是存在细菌的，许多细菌类群根据疾病状态而存在。然而，食管微生物是否诱发食管疾病尚不清楚。

（杜昆利）

第二节 食管微生态的功能

人体内的微生物种类以肠道微生物的数量和种类最多。最初食管内被认为是没有固定的微生物种群，而检测到的微生物被认为是从口腔及胃内的细菌移位而来。近年来有研究显示，食管具有其固有的微生态系统，正常食管约有140种细菌定植，其中有95种已经被确认。随着对微生物、细胞生物及分子功能的不断深入研究，人体微生态在人体发育、生长过程中保持动态平衡，维持机体一系列生理功能。

一、物质代谢功能

近期一项前瞻性研究发现，食管的微生物可分为3组，即第一组：缓症链球菌（Streptococcus mitis）/口腔链球菌（Streptococcus oralis）/肺炎链球菌（Sreptococcus pneumonia）优势型；第二组：产黑色素普雷沃菌（Prevotella melaninogenica）/灰黄色普雷沃菌（Prevotella pallens）/韦荣球菌优势型；第三组：普雷沃菌/副流感嗜血杆菌（Haemophilus parainfluenzae）/黏滑罗斯菌（Rothia mucilaginosa）优势型。进一步行功能学分析，发现第一组富含糖酵解及短链脂肪酸代谢通路；第二组富含磷酸戊糖通路、果糖及甘露糖代谢通路；第三组富有脂多糖生物合成通路。

二、抗炎功能

正常食管有常驻的菌群，维持食管的正常微生态环境，正常食管菌群主要由革兰氏阳性菌组成，反流性食管炎和Barrett食管的主要微生物群是革兰氏阴性菌，这些细菌的脂多糖成分可以激活天然免疫细胞的Toll样受体（Toll-like receptor，TLR）4，进而激活NF-κB信号通路，产生并释放炎性细胞因子如IL-1β、IL-6、IL-8及TNF-α等，导致食管炎症的发生和发展。同时活化的NF-κB信号通路促使诱导型一氧化氮合酶（inducible nitric oxide synthase，iNOS）高表达，合成大量的NO，通过减缓胃排空和增加食管下段酸暴露时间，导致胃食管反流病和Barrett食管黏膜炎症进一步加重。上述内容提示，食管微生态同时具有抗炎和促炎作用，当这一平衡被打破，就会发生相应的炎症性疾病。

三、免疫调节功能

消化道是微生物群落最主要的栖息地，同样也是微生物与人体免疫系统发生相互作用的最主要场所。嗜酸性粒细胞性食管炎是一种慢性免疫介导的炎症性食管疾病，其发病机制尚不清楚，有研究表明食管菌群失调可能是嗜酸性粒细胞性食管炎发病机制中的一方面。Harris等在另一项研究中发现，与健康人群相比，无论治疗状态或黏膜嗜酸性粒细胞增多程度如何，嗜酸性粒细胞性食管炎患者的细菌负荷都有所增加。未接受治疗的嗜酸性粒细胞性食管炎患者中的嗜血杆菌显著增多。在活动性嗜酸性粒细胞性食管炎黏膜中菌群数量及TLR家族成员的表达显著增加，提示食管菌群和固有免疫可能与嗜酸性粒细胞性食管炎的发病有关。另有研究提示，食管菌群组成的变化、定植菌数量及种类的减少与食管炎性疾病相关，并进一步导致食管鳞状上皮异型增生，是食管癌发生的危险因素之一。以上研究均提示食管微生态可能参与人类食管疾病的免疫调节，但食管微生态的改变是如何通过免疫调控来导致或治疗疾病的具体机制尚不清楚。

（杜昆利）

第三节 饮食和药物对食管微生态的影响

一、饮食对食管微生态的影响

饮食因素与 Barrett 食管、食管腺癌及食管鳞癌的发生相关，食物中的抗原可能会直接引起嗜酸性食管炎的发生。饮食的改变可能改变食管局部微生态而引起食管疾病的发生。已有大量研究证实，饮食对结肠微生态具有较大的影响，高纤维饮食可以降低结肠和系统性炎症的发生，然而高脂饮食具有相反作用。Mehta 等研究发现，充足的高纤维饮食可以降低结肠癌的发生，这种现象仅适用于具核梭杆菌阳性的结肠癌。但饮食对于微生态的影响仅有少量文献报道。

在一项纳入了 33 例罹患嗜酸性粒细胞性食管炎患儿的前瞻性研究中，对活动期嗜酸性粒细胞性食管炎患儿喂养时去除了 6 种过敏原食物，食管的菌群无明显变化，然而再次喂养含过敏原的食物，食管中弯曲菌属和颗粒链菌属明显增加。另有研究表明，高膳食纤维饮食可使食管内厚壁菌门丰度增加，变形菌门和革兰氏阴性菌丰度相对降低，但高脂肪饮食对于食管微生态无明显影响。

二、药物对食管微生态的影响

抗生素对于消化道微生态的影响及消化道疾病的发生、发展已被广泛报道。Kilkkinen 等发现抗生素可以改变消化道微生态的多样性并与发生癌症风险增加相关。有学者发现，使用青霉素大于 5 个疗程的人群发生食管癌的风险高于单个疗程青霉素使用者，证实青霉素的使用和食管癌发生的风险存在剂量依赖性关系。这一现象可能为青霉素的使用使食管中保护性菌群（如链球菌等）丰度降低所致，然而使用青霉素改变食管微生态结构而增加食管癌风险的具体机制尚不清楚，食管微生态变化对于食管癌发生的分子机制需要进行更为深入的研究。

理论上，质子泵抑制剂可以通过抑制胃酸分泌提高胃的 pH 或直接作用于含有 P 型 ATP 酶的细菌（如肺炎链球菌和幽门螺杆菌），所以质子泵抑制剂能影响胃和食管的微生态变化。Amir 等纳入 8 例胃食管反流病患者，观察经兰索拉唑治疗 8 周前后的胃反流和食管微生态变化发现，质子泵抑制剂治疗后食管内丛毛单胞菌科含量明显下降，而梭菌科和微球菌科含量明显上升。另有研究显示，109 例使用质子泵抑制剂治疗胃食管反流病患者胃液中奈瑟菌、链球菌和棒状杆菌相对于 75 例未治疗患者丰度明显增加。上述研究表明质子泵抑制剂可以改变食管的微生态，但其致病机制尚不清楚。

（杜昆利）

第四节 食管微生态特征和口腔微生态疾病的关系

食管微生物群落结构的异常改变可能会通过某些机制体现在口腔微生物群落，引起口腔菌群失调，诱发口腔疾病。已有研究表明，在发生胃食管反流性疾病时，食管和口腔中的微生物群落结构均有改变，病理性的食管菌群可以直接（致病菌进入口腔环境）或间接（反流物造成口腔生态环境的改变）地影响口腔微生物群落，引起口腔菌群失调，最终诱发龋病、牙周炎及口腔黏膜病损等口腔感染性疾病。

一、正常口腔微生物

人类的口腔环境是一个巨大的微生物库，已鉴定出 700 多种微生物，口腔微生物通过黏膜附着和定植于颊黏膜、角化龈、硬腭、唾液、龈上和龈下菌斑等部位，不同生态位点微生物群落的物种结构和基因组成具有显著差异性，如唾液及颊黏膜的优势细菌门为厚壁菌门，龈上菌斑的优势菌门为变形菌门、厚壁菌门、拟杆菌门及梭杆菌门。口腔微生物群落中也存在许多致病菌，其在生理状态下丰度较低。如与牙周牙髓疾病密切相关的密螺旋体，在健康人群中检出率高达96%，且大多数存在于龈下菌斑中。口腔菌群失调是导致口腔多种感染性疾病的关键因素。在正常生理状态下，口腔菌群与宿主之间的关系处于动态平衡状态，作为屏障阻止外源性致病菌的入侵；一旦口腔微生物群落与宿主间的生态平衡被打破，口腔菌群失调，原本低丰度的病原菌获得生长优势，成为优势菌种，则可诱发牙龈炎及牙周炎等口腔慢性感染性疾病。

二、胃食管反流导致的口腔微生态失衡

人类口腔菌群结构显著地受到环境因素的影响，同时还受遗传、饮食及糖尿病等系统性疾病的影响。口腔位于消化道的起始部位，与消化道之间具有密切关系，口腔微生态也极有可能受到消化道微生物的影响。大量微生物组研究已经证实，许多消化系统疾病都伴有口腔菌群失调。肠道菌群在炎性肠病（inflammatory bowel disease，IBD）的发生、发展中起重要作用，而口腔微生物群落结构与炎性肠病具有相关性，这表明肠道微生物可能会通过免疫炎症反应间接影响口腔微生态。Said等的研究佐证了这一观点，他们收集了35例IBD患者和24位健康对照受试者的口腔唾液菌群样本，从而进行细菌16S rRNA基因测序以分析唾液菌群的组成，结果显示IBD患者的拟杆菌门显著增加，同时变形菌门的丰度显著下降，链球菌属、普氏菌属、奈瑟菌属、嗜血杆菌属、韦荣菌属和孪生菌属等众多口腔优势菌的丰度都发生了改变。对IBD患者的唾液中免疫标志物的分析显示，许多炎症因子和免疫球蛋白A的水平都出现上升，而溶菌酶水平降低。上述研究表明，IBD患者与健康人群的唾液菌群的结构组成存在显著差异，且IBD患者的口腔菌群失调与免疫炎症反应有密切关系。消化道疾病下微生态的异常改变可通过相关机制影响口腔微生态，造成口腔菌群失调，进而诱发口腔疾病。

在发生胃食管反流时，包括胃酸、胆汁及许多消化酶在内的胃内容物被反流入食管，到达口腔，使口腔环境发生改变，此时口腔内pH最低可至2，对口腔中的微生物群落施加额外的选择压力，改变局部微生态，导致一些耐酸、厌氧的革兰氏阴性致病菌增加。Snider等收集了32例Barrett食管患者与17例健康人的唾液样本，应用16S rRNA测序技术检测两组的口腔微生物群落，对数据进行线性判别分析，结果表明Barrett食管患者的口腔微生物结构发生了明显的改变，其口腔微生物中的厚壁菌门的相对丰度增加（P=0.005），变形菌门的相对丰度显著降低（P=0.02）。Wang等为明确反流性食管炎（reflux esophagitis，RE）患者的口腔微生物群落是否发生变化，对55例RE患者和51例正常健康人的唾液样本进行高通量测序分析，结果发现虽然RE患者的口腔微生物群落的多样性与健康人无差异（香农多样性指数：P=0.6；辛普森多样性指数：P=0.38），但是其群落结构发生了明显的变化，与对照组相比，RE患者共有71个菌属的相对丰度显著改变，其中48个菌属的相对丰度下降，23个菌属的相对丰度增加。例如，RE患者口腔的变形菌门丰度下降，拟杆菌门丰度增加；RE患者的普氏菌属、韦荣菌属、巨球形菌属、消化链球菌属、奇异菌属、优杆菌属和毛绒厌氧杆菌属的丰度更高，而奈瑟菌属、链球菌属、罗氏菌属、颗粒链菌属、孪生菌属、伴放线杆菌属、密螺旋体属、大肠弯曲杆菌属、产丝菌属、棒杆菌属和乳弧菌属等的丰度降低。在发生RE时，炎症微环境中的过氧化物酶增加，其可能通过血液循环到达口腔，启动口腔菌群失调，导致致病菌增加，增多的毒力因子损害口腔内软、硬组织并加重免疫炎症反应，造成免疫炎症损伤，促进口腔疾病的发展。

此外，胃食管反流也有可能将消化道细菌直接带入口腔，造成一些致病菌的增加，引起口腔菌群失调。发生胃食管反流病时，胃幽门螺杆菌（$Helicobacter\ pylori$，Hp）随胃内容物反流进入

口腔，使口腔幽门螺杆菌感染的风险有所增加。*Hp* 是杆状、微需氧的革兰氏阴性菌，定植于消化道黏膜。1989 年，Krajden 从口腔中培养分离出了幽门螺杆菌，并发现胃和口腔部 *Hp* 具有同源性，且可以在 *Hp* 诱导的胃病患者的龈上菌斑和胃黏膜中检测到同一株 *Hp*。口腔，尤其是龈上、龈下菌斑具有适宜 *Hp* 的生长环境，是 *Hp* 的另一个聚集地。幽门螺杆菌空泡毒素（*Helicobacter pylori* vacuolating cytotoxin，*Hp* VacA）是 *Hp* 的最重要的毒力因子之一，对人牙周膜成纤维细胞具有明显的细胞毒性作用，能抑制细胞增殖，引起细胞凋亡。*Hp* 定植增加与牙周疾病之间具有高度显著的联系，而牙周病的免疫炎症反应与牙周袋的存在又可以增加 *Hp* 在口腔的定植，从而形成恶性循环，加重牙周疾病。此外，相关研究者采集了 54 例口腔白斑患者、72 例口腔扁平苔藓患者和 40 例健康对照人群的前磨牙或磨牙的牙齿间隙或牙周袋样本，用 PCR 扩增 DNA 并检测幽门螺杆菌的 DNA，从而分析 *Hp* 的感染状况。结果显示，在 20% 的白斑患者和 23% 的扁平苔藓患者中可检测出 *Hp* 的 DNA，两实验组间无明显差异，但显著高于健康对照组（$P=0.02$），在对照组中并未检测出 *Hp* 的 DNA。该研究表明，*Hp* 感染与白斑和口腔扁平苔藓等疾病也存在一定相关性。

上述研究结果表明，在发生 GERD 时，食管微生态异常可能通过菌群失调—免疫炎症反应—菌群失调的恶性循环来打破口腔微生态平衡，随之口腔菌群中原本低丰度存在的厌氧或微嗜氧的革兰氏阴性致病菌成为优势菌种，进而在口腔疾病的发生、发展过程中起作用。

三、胃食管反流病时口腔疾病的发生

已有报道称发生 GERD 时，口腔健康往往也受到损害，如造成牙齿酸蚀、磨牙症、牙周炎及口腔黏膜病损及感觉异常等，这些内容将在下一节详细介绍。目前认为，GERD 促进口腔疾病发生的潜在机制如下：唾液的保护功能受损，如唾液缓冲能力减弱、流速减慢；酸的反流导致口腔 pH 降低，造成牙齿酸蚀脱矿；局部的炎症调节反应，增多的炎症因子及毒力因子有可能通过血液循环等全身途径作用于口腔牙周组织，诱发牙周炎。除此之外，在发生 GERD 时，食管微生态的异常改变会在口腔菌群中有所体现，通过导致口腔微生态失调而引发牙周炎等口腔疾病。

四、研究展望

随着高通量组学技术的快速发展及人类微生物组计划等项目的推动，人类对微生物组的认识不断深入。口腔微生物在口腔疾病中的作用已经得到了广泛的验证和研究。在健康状况下，食管微生物与口腔微生物具有相似性，在发生食管疾病时，食管微生态特征发生相应改变，如反流性食管炎时食管微生物群落中的革兰氏阴性厌氧菌增多，其中包含卟啉单胞菌、具核梭杆菌及肠杆菌等口腔致病菌。食管微生态改变导致的毒力因子和免疫炎症因子的增加可以直接引发口腔组织的免疫炎症损伤。由于食管与口腔之间存在紧密的联系，病理性的食管微生态特征可能会在口腔中体现。食管微生态异常影响口腔微生态平衡的机制可能有以下三点：第一，在发生 GERD 时，消化道中的内容物反流进入口腔，造成口腔环境的改变，对口腔微生物群落形成额外的选择压力，从而造成一些致病菌成为优势菌种，通常为对酸和胆盐敏感度较低的革兰氏阴性菌与厌氧菌；第二，胃及食管的致病菌反流至口腔，如幽门螺杆菌，在口腔定植，口腔菌群平衡被打破。第三，免疫炎症反应介导的口腔菌群失调。口腔微生物群落与宿主间的生态平衡被打破，进一步诱发多种口腔疾病。

虽然有大量研究表明，在食管疾病发生时伴随着口腔微生态失衡，但是目前的研究结果无法证实口腔微生态失衡到底是食管疾病的原因还是结果，也没有直接证据表明食管微生态异常改变会引起口腔微生态失衡或者诱发口腔疾病。因此，食管微生物与口腔微生物之间的相互作用机制，以及两者所组成的复杂生态系统的代谢通路、致病机制亟待深入研究。

（牛丽娜　雷　晨　宋婧涵）

第五节 食管微生态特征和食管疾病的关系

近年研究显示食管有丰富的微生物，食管微生态与嗜酸性粒细胞性食管炎、Barrett食管、食管癌、胃食管反流病等多种疾病有关。

正常成人食管远端组织中有近140种共生细菌，其中最常见的是链球菌，其次分别是普雷沃菌属和韦荣球菌属。基于食管独有的微生物群，建立了食管微生物群的分型：以链球菌为主的Ⅰ型微生物群和以革兰氏阴性厌氧菌为主的Ⅱ型微生物群。其中，Ⅰ型多见于正常食管，而Ⅱ型多见于Barrett食管和反流性食管炎等疾病。食管微环境的紊乱可能影响食管菌群的组成，进而促进疾病的发生和发展。

一、嗜酸性粒细胞性食管炎

嗜酸性粒细胞性食管炎（eosinophilic esophagitis, EoE）是一种慢性免疫/抗原介导的炎症性食管疾病，其发病机制尚未完全明确，有研究表明食管菌群失调可能涉及其中。EoE以食管功能障碍为主要症状，可能的致病机制是食物或环境过敏原触发Th2介导的免疫反应，导致食管黏膜嗜酸性粒细胞浸润。研究发现，EoE患者食管的菌群与非EoE患者相比显著不同，EoE患者的变形菌门（奈瑟菌属和棒状杆菌属）的相对丰度较高，而非EoE患者奇异菌属和链球菌属相对丰度较高。

Benitez等比较EoE儿童和正常儿童在口腔和食管微生物组的差异，并阐明饮食调节后菌群的变化。首先，口腔和食管样本存在显著差异，包括梭菌属、真杆菌属、巨球形菌属、摩里菌属和难养杆菌属在内的厚壁菌门在食管中更为常见。拟杆菌门、厚壁菌门和变形菌门在口腔和食管菌群之间存在一定的相关性。其次，EoE患者和对照组之间的食管菌群存在差异，EoE患者中变形杆菌（奈瑟菌和棒状杆菌）的相对丰度富集，而对照组中链球菌和陌生菌属富集。最后，饮食干预并未导致食管微生物组的明显变化。总之，EoE儿童存在一种特征性的食管微生物组，改变饮食并没有显著影响食管微生物组的组成。Harris等的研究发现，与胃食管反流病患者相比，正常人群的链球菌数量增加；与正常人群相比，活性期EoE患者中的嗜血杆菌数量增加。此外，与正常人群相比，所有EoE受试者的细菌负荷增加，但没有增加多样性。食管嗜酸性粒细胞增多并不影响微生物组测量。

近期一项研究表明食管菌群有其独特特征，总体上以乳杆菌目占优，且从近端到远端的菌群组成呈异质性变化，分别富集双歧杆菌目和乳杆菌目。无菌小鼠接受经口粪便移植后可重建食管菌群，菌群定植影响食管组织形态和基因表达，这些基因与上皮屏障功能相关，并与EoE中涉及的基因（包括*POSTN*、*KLK5*和*HIF1A*）重叠。使用抗生素处理后的初生仔鼠乳杆菌目丰度明显降低，加重了食管2型炎症，临床数据证实EoE患者食管中乳杆菌减少。

另有研究表明，*Hp*感染和EoE的发病率呈负相关。在EoE患者中，特异性反应及过敏性鼻炎与*Hp*感染呈负相关，哮喘及食物过敏与*Hp*感染无关。EoE患者食管黏膜中细菌总数明显增加，且与有无治疗和黏膜嗜酸性粒细胞浸润程度无关。与正常食管黏膜菌群相比，未接受治疗的EoE患者食管黏膜中嗜血杆菌明显增加。EoE患者食管菌群中存在奈瑟菌属和棒状杆菌属等变形菌门细菌富集，且此差异在活动性炎症期间时最大。在活动性EoE患者食管黏膜中菌群数量及TLR1、TLR2、TLR4和TLR9的表达显著增加，提示食管菌群和固有免疫可能与EoE的发病有关。目前的研究提示EoE患者的食管菌群发生改变，但菌群改变在EoE的发生和发展过程中如何发挥作用目前尚不明确。

二、Barrett食管

Barrett食管（Barrett esophagus, BE）是食管腺癌重要的癌前病变，因此了解其菌群构成对预防食管腺癌的发生有重要启示作用。一项研究显示，食管远端菌群数量与食管黏膜的病变程度密切相关，提示食管远端菌群可能与Barrett食管及其进展为食管上皮低级别或高级别上皮瘤变有关。正常人群的远端食管样本以链球菌属为主，而Barrett食管或反流性食管炎患者以革兰氏阴性厌氧菌或微需氧菌为主。研究者利用16S rRNA基因二代测序技术证实革兰氏阴性厌氧菌在Barrett食管黏膜中富集，其中韦荣球菌、普氏菌、奈瑟菌和梭杆菌最为常见。一项对12例Barrett食管患者的食管菌群的研究表明，链球菌属和普氏菌属占主导地位，并且二者的比值与食管腺癌的危险因素（高腰臀比和食管裂孔疝的长度）密切相关。一项临床研究显示幽门螺杆菌感染与Barrett食管的发病风险呈显著负相关，并且不受腰臀比、身高、体重指数、吸烟等其他因素的影响。

Yang对食管黏膜活检组织进行了16S rDNA基因测序发现，与正常食管样本相比，食管炎和Barrett食管患者的链球菌减少，革兰氏阴性厌氧菌和微需氧菌增加。食管炎和Barrett食管样本与"Ⅱ型微生物组"相关。使用细菌培养技术在约50%的反流性食管炎和BE患者中鉴定出弯曲杆菌，并且弯曲杆菌与增加的IL-18相关。研究提出革兰氏阴性菌可能会增加Toll样受体信号转导并引起下游炎性细胞因子的表达，然而因果关系尚不明确。

三、食管癌

食管癌主要分为起源于远端食管腺体细胞的EAC和食管上皮细胞的ESCC，其组织学来源不同，病因及流行病学特征差异也较大。研究显示，福赛类杆菌增多可提高食管腺癌的发生风险，奈瑟菌属和肺炎链球菌增多可降低其风险；而牙龈卟啉单胞菌增多可增加食管鳞癌患病风险。食管鳞癌患者唾液的细菌多样性和丰度较健康对照组降低，而变异性较其增加。食管癌患者粪便中厚壁菌门和放线菌门的部分菌种较健康人群明显减少。

（一）食管腺癌

正常食管菌群是以链球菌属为主的复杂菌群，PPI、膳食可能会影响食管菌群结构。普雷沃菌属和韦荣球菌属在健康个体中也相对丰富，表明在门水平（如厚壁菌门与拟杆菌门）具有与下肠道相似的组成，但在较低分类学水平上具有显著不同的结构。与正常食管菌群不同，GERD和Barrett食管的优势菌群由革兰氏阳性菌向革兰氏阴性菌或厌氧菌转变，菌群失调介导的炎性免疫反应通过诱导食管黏膜慢性炎症发生，促使GERD和Barrett食管向EAC发展。食管微生物群的组成随着疾病的发展而发生变化（如食管腺癌、嗜酸性食管炎和食管鳞状细胞癌）。例如，较低的微生物丰度与食管鳞状细胞癌易感状态有关。此外，与对照组相比，嗜酸性粒细胞性食管炎患者的食管微生物群具有显著差异，特别是属于变形杆菌门的分类群，如嗜血杆菌、奈瑟菌和棒状杆菌。大肠杆菌丰度的增加被确定与Toll样受体表达的上调有关。此外，发现食管腺癌级联早期阶段弯曲杆菌丰度的增加与IL-18表达的增加有关。

食管微生物群的变化与食管腺癌的级联有关，表现为革兰氏阳性菌厚壁菌门的丰度下降（如链球菌和乳杆菌），革兰氏阴性菌拟杆菌门（如普雷沃菌）、梭杆菌属（如梭状杆菌）和变形菌门（如大肠杆菌和弯曲杆菌）增加。

荟萃分析结果表明，西方国家EAC发病率上升与 *Hp* 感染率下降一致，提示 *Hp* 可能降低EAC的发病风险，然而与ESCC的发生并没有显著关联。GERD和Barrett食管患者食管菌群数量除弯曲杆菌属外均显著下降，且简明弯曲杆菌（*C.concisus*）的丰度明显增加，简明弯曲杆菌丰度与促进Barrett食管向EAC进展的炎性细胞因子IL-18表达密切相关。研究表明，简明弯曲杆菌可能以时间依赖的方式诱导Barrett食管细胞系中CDX1表达，从而促进Barrett食管向EAC发展。此外，与健康对照组和Barrett食管患者的食管菌群相比，EAC患者的菌群多样性下降，食管菌群中发酵乳杆菌属丰度增加。EAC级联过程中微生物来源的乳酸产生途径增加，过度的乳酸代谢具有致癌作用。使用青霉素可能导致链球菌等保护性细菌减少，与食管癌风险增加相关。

口腔微生物群的改变也可能与食管癌风险有关。在两个大型癌症筛查和预防队列中，对81个EAC病例和160个匹配的对照组人员进行嵌套病例对照研究发现，口腔内厌氧革兰氏阴性菌福赛斯坦纳菌与 EAC 风险小幅增加相关（OR=1.21，95% CI 为 1.0～1.46，P=0.04）。放线菌属，月形单孢菌属口腔分类群和韦荣球菌属口腔分类群也与 EAC 风险增加相关，而口腔的其他微生物群如南充普雷沃菌和肺炎链球菌与保护作用相关。

另一项荟萃分析显示，幽门螺杆菌感染对 EAC 具有保护作用（OR=0.55，95% CI 为 0.47～0.66）；基于人群的病例对照研究也支持这一发现，多个研究小组已经在食管组织中鉴定出幽门螺杆菌，但其临床意义仍然未知。幽门螺杆菌的保护作用可能与胃酸产生水平降低和与酸相关的食管损伤减少有关，而不是幽门螺杆菌在食管中的直接作用。

EAC 与特定的革兰氏阴性菌有关，包括大肠杆菌和具核梭杆菌。一项包含 28 例食管疾病患者的研究显示，仅 Barrett 食管和 EAC 中存在大肠杆菌，而正常食管中则没有。存在于革兰氏阴性菌中的脂多糖会激活 Toll 样受体并促进促炎细胞因子的分泌和激活 NF-κB 信号。在 Barrett 食管和 Barrett 食管相关 EAC 患者中，研究表明 NF-κB 会随着 Barrett 食管肿瘤发生呈现渐进性表达，EAC 中 NF-κB 表达与新辅助化疗和放疗反应之间有一定的相关性。

具核梭杆菌与 EAC 的发生也存在一定的关系。具核梭杆菌与 23% 的食管癌（EAC 和鳞状细胞癌）发病相关，而具核梭杆菌是与较晚肿瘤分期和较差的癌症特异性生存率和总体生存率相关的不良预后因素。具核梭杆菌可能通过多种机制促进食管癌发生，使肿瘤逃避免疫系统，包括激活 β-catenin 信号、诱导细胞因子分泌和通过 T 细胞抑制进行免疫抑制。具核梭杆菌主要引起口腔牙周疾病，可能通过激活食管癌组织中的 CCL20 趋化因子而导致肿瘤细胞增殖和转移。Elliott 等对 86 例食管黏膜 16S rRNA 基因扩增子进行测序，结果显示与正常食管黏膜相比，食管癌黏膜的微生物多样性明显降低，且癌组织中具核梭杆菌富集。Yamamura 等运用 qPCR 法检测 325 例食管癌黏膜组织中具核梭杆菌 DNA 含量，结果显示其丰度显著高于癌旁正常黏膜组织；且食管癌组织中具核梭杆菌 DNA 阳性与肿瘤临床分期和患者不良预后相关；KEGG 通路分析显示肿瘤细胞因子相关通路明显活化，具核梭杆菌可能通过激活趋化因子 CCL20 促进肿瘤侵袭转移。由此可见，具核梭杆菌在食管癌发生、发展过程中发挥致癌作用，但相关分子作用机制仍需进一步探究。

（二）食管鳞癌

食管菌群的多样性可能与食管鳞癌发生、发展及预后有关。食管菌群的多样性与食管鳞状上皮异型增生呈负相关。也有研究表明食管具核梭杆菌（*Fusobacterium nucleatum*，*F. nucleatum*）与 ESCC 患者肿瘤相关性生存期密切相关，具核梭杆菌可能通过激活特定的趋化因子增加肿瘤的侵袭力（如 CCL20）。研究显示，与非肿瘤组织相比，食管鳞癌组织中梭状芽孢杆菌丰度增高，但链球菌丰度降低。23% 的食管癌（腺癌及鳞癌）中具核梭杆菌阳性，且与晚期肿瘤和生存期有关，是预后不良的危险因素。ESCC 患者的肿瘤组织中含更多的梭杆菌属和更少的链球菌属。

一项来自中国 ESCC 高发区的病例对照研究表明，与非肿瘤组织相比，同一 ESCC 患者肿瘤组织中的梭杆菌丰度在门、属水平上呈一致性升高，而其厚壁菌门和链球菌属相对减低，并发现肿瘤组织中梭杆菌属的相对丰度与肿瘤分期呈正相关。研究表明，与健康对照组相比，ESCC 组食管黏膜中假单胞菌属的比例增加，而青枯菌属和伯克菌属的比例降低。

牙龈卟啉单胞菌（Pg）可以通过调控多种信号通路促进 ESCC 细胞的增殖和迁移。越来越多的研究表明，micro-RNA（miRNA）作为肿瘤癌基因或抑癌基因，在疾病的发生和发展中发挥着重要的作用。Liang 等发现 Pg 可能通过由 miR-194 介导的 miR-194-GRHL3-PTEN-Akt 负反馈信号通路促进 ESCC 细胞的增殖和迁移。除此之外，TGF-β 信号通路可促进肿瘤细胞侵袭和转移。Qi 等发现 Pg 通过协调 TGF-β 的经典和非经典信号通路，促进 TGF-β 的分泌和增加其生物活性，调控 GARP，激活 Smad-YAP-TAZ 信号通路，从而产生致癌作用。反之，干预 GARP/TGF-β 或 SMADS/YAP/TAZ 级联反应则可以消除 Pg 的促癌作用。

此外，胃微生物群的改变与食管发育不良和ESCC相关。伊朗的一项病例对照研究表明，胃底某些物种（如来自厚壁菌门梭菌目和韦荣球菌科）的丰度增加与食管鳞状细胞发育不良和ESCC相关。

迄今为止，食管微生物群的重点一直放在细菌上。然而，在超过一半的EAC样本中检测到白念珠菌和光滑念珠菌，但目前对真菌在食管肿瘤发病机制中的作用了解仍然极其有限。

四、胃食管反流病

与正常食管菌群不同，GERD和Barrett食管的优势菌群由革兰氏阳性菌向革兰氏阴性菌或厌氧菌转变，菌群失调介导的炎性免疫反应通过诱导食管黏膜慢性炎症发生，促使GERD和Barrett食管向EAC发展。EoE病程中伴有食管菌群结构的改变。

由于受胃酸、胆汁酸和其他胃内容物反流的影响，GERD和Barrett食管患者的食管优势菌群由革兰氏阳性菌向革兰氏阴性菌转变，并且伴有菌群多样性的改变，多个研究比较了GERD和Barrett食管患者与健康者的食管菌群，有报道称Barrett食管患者具有菌种丰富的食管菌群，在57%（4/7）的Barrett食管患者食管菌群中发现了高水平的与肠炎、牙周感染和肿瘤形成相关的弯曲杆菌，然而在非Barrett食管的对照组中未发现类似特征，弯曲杆菌可能在食管疾病的病程中发挥作用。远端食管炎症、肠化可能与食管菌群改变相关，也有研究指出正常食管、GERD和Barrett食管患者远端食管菌群在门和属水平上存在差异，但是在数量上不存在差异，在GERD和Barrett食管患者远端食管菌群中发现了正常食管菌群中不存在的梭杆菌门。但也有文献报道，在正常人、GERD及Barrett食管患者的食管黏膜菌群间未发现显著的差异。有一项体外研究发现，当两种不同的Barrett食管细胞系分别与双歧杆菌和乳酸杆菌培养时，TNF-α和COX2的表达降低，提示益生菌可能具有抑制Barrett食管发展的作用。

Pei等在12例反流性食管炎患者的食管活检组织中发现了17个细菌物种，主要包括拟杆菌门的真口普菌、厚壁菌门的链球菌、变形菌门的假单胞菌和幽门螺杆菌。进一步与正常食管比较显示，正常食管的菌群主要由来自厚壁菌门的革兰氏阳性链球菌构成，而反流性食管炎患者的食管则以拟杆菌门、变形菌门和梭杆菌门的革兰氏阴性厌氧菌与微量需氧菌为主。

脂多糖（lipopolysaccharide，LPS）是革兰氏阴性菌细胞壁的重要成分，LPS可直接或间接刺激食管上皮细胞或炎性细胞表面的Toll样受体4（toll-like receptors 4，TLR4），从而激活NF-κB信号通路。活化的NF-κB信号通路促使诱导型一氧化氮合酶高表达，合成大量的NO，通过减缓胃排空和增加食管下段酸暴露时间，导致GERD和Barrett食管黏膜炎症进一步加重。有研究指出，在Barrett食管细胞中，LPS可通过TLR4信号通路激活NOD样受体蛋白3（NOD-like receptor protein 3，NLRP3）炎性小体引起促炎性细胞因子释放和Barrett食管细胞凋亡，食管菌群可能通过触发炎症相关的分子事件促进Barrett食管发展过程中炎性反应介导的致癌作用。总体而言，GRED及Barrett食管患者食管菌群中增加的革兰氏阴性菌可能通过诱导食管黏膜慢性炎症的发生而引发炎症级联反应，从而促使EAC的发生。

总之，食管菌群在食管疾病的发生和发展中可能具有重要作用，但目前的研究仅局限于小样本的横断面研究，暂不明确食管菌群失调或特定菌群与食管疾病的因果关系。未来研究特定菌群在食管疾病中的作用和机制对微生态异常所致食管疾病进行干预具有重要意义。

（余鹏飞）

第六节　食管微生态和胃微生态及疾病的关系

尽管食管菌群数量庞大、复杂，但菌群组成相对保守。菌群定植于食管，与食管黏膜紧密结合，在正常人群，吞咽食物、胃酸的反流对食管管腔菌群的改变是瞬时性的。与上段食管相比，下段食管与胃紧密相连，菌群组成更容易受到胃酸、胃内微生态的影响，胃内菌群会随着胃酸反流进入食管，而长期持续存在的胃酸反流或幽门螺杆菌感染将改变食管下段的微环境，包括微生态的改变。正常小鼠下段食管优势菌群为乳杆菌和拟杆菌，感染幽门螺杆菌的小鼠，食管下段的优势菌群为金黄色葡萄球菌、不动杆菌、无芽孢杆菌属，还有一些未知菌群的定植。

胃内微生物群是多种多样的，包括厚壁菌门、拟杆菌门、梭杆菌门、放线菌门和变形菌门等，以及在属水平上，包括普雷沃菌、链球菌、韦荣球菌、罗氏菌和嗜血杆菌等。在没有幽门螺杆菌感染的情况下，胃微生物群的结构和组成与远端食管的结构和组成最相似，但由于变形菌的存在而表现出独特的差异。胃的微生态改变可以促使食管微生态发生变化，而Barrett食管、反流性食管炎、食管癌等食管疾病都已被证实与食管菌群的改变有关，食管鳞癌和食管鳞状上皮不典型增生与胃黏膜厚壁菌门的梭菌目和丹毒丝菌目菌群富集有显著相关性。

研究表明，ESCC患者的胃内微生物会受到该疾病的影响，胃内菌群的改变表现为厚壁菌门（梭菌目和韦荣球菌科）明显富集，这可能与食管鳞状细胞发育不良和ESCC相关。

口腔、食管、胃、肠道等微生物菌群的种类和数量并不相同。定植于口腔的微生物主要为细菌。有研究报道，牙菌斑生物膜主要由微生物群组成，其中龈上菌斑以革兰氏阳性链球菌为优势菌，而龈下菌斑以革兰氏阴性厌氧菌为优势菌。研究证实，口腔微生物菌群失调是口腔癌、食管癌发生的高风险因素。远端食管微生物菌群可能由口腔迁入，其菌群结构与口腔类似。但食管微生物菌群的总体多样性减少，以厚壁菌门中的链球菌属、韦荣球菌属、普氏菌属等为主。食管微生物菌群可分为两型：Ⅰ型多分布于正常食管，以革兰氏阳性需氧菌为主；Ⅱ型多分布于食管炎和Barrett食管，以革兰氏阴性厌氧菌或微需氧菌为主。人类胃微生物菌群以厚壁菌门中的链球菌属、韦荣球菌属、梭状芽孢杆菌属、乳酸杆菌属及放线菌门的双歧杆菌属为主。肠道菌群与胃部菌群相似，以厚壁菌门、拟杆菌门为主，但肠道菌群的结构相对丰度和多样性存在明显的个体差异。

（余鹏飞）

参考文献

樊代明，2016. 整合医学：理论与实践. 北京：世界图书出版公司.
樊代明，2021. 整合医学：理论与实践7. 北京：世界图书出版公司.
樊代明，2021. 整合肿瘤学·基础卷. 北京：世界图书出版公司.
樊代明，2021. 整合肿瘤学·临床卷. 北京：科学出版社.
Ajayi TA, Cantrell S, Spann A, et al, 2018. Barrett's esophagus and esophageal cancer: links to microbes and the microbiome. PLoS Pathog, 14(12): e1007384.
Baba Y, Iwatsuki M, Yoshida N, et al, 2017. Review of the gut microbiome and esophageal cancer: pathogenesis and potential clinical implications. Ann Gastroenterol Surg, 1(2): 99-104.
Benitez AJ, Hoffmann C, Muir AA, et al, 2015. Inflammation-associated microbiota in pediatric eosinophilic esophagitis. Microbiome, 3: 23.
Boursi B, Mamtani R, Haynes K, et al, 2015. Recurrent antibiotic exposure may promote cancer formation-Another step in understanding the role of the human microbiota?. Eur J Cancer, 51(17): 2655-2664.
Brusilovsky M, Bao R, Rochman M, et al, 2021. Host-microbiota interactions in the esophagus during homeostasis and allergic inflammation. Gastroenterology, 162(2): 521-534. e8.
Cheung MK, Yue GGL, Tsui KY, et al, 2020. Discovery of an interplay between the gut microbiota and esophageal squamous cell carcinoma in mice. Am J Cancer Res, 10(8): 2409-2427.
Coleman HG, Xie SH, Lagergren J, 2018. The epidemiology of esophageal adenocarcinoma. Gastroenterology, 154(2): 390-405.
Corning B, Copland AP, Frye JW, 2018. The esophageal microbiome in health and disease. Curr Gastroenterol Rep, 20(8): 39.
Dellon ES, 2016. The esophageal microbiome in eosinophilic esophagitis. Gastroenterology, 151(2): 364-365.
Deshpande N, Riordan S, Castaño-Rodríguez N, et al, 2018. Signatures within the esophageal microbiome are associated with host genetics, age, and disease. Microbiome, 6(1): 227.

Di Pilato V, Freschi G, Ringressi MN, et al, 2016. The esophageal microbiota in health and disease. Ann N Y Acad Sci, 1381(1): 21-33.

Elliott D, Walker A, O'Donovan M, et al, 2017. A non-endoscopic device to sample the oesophageal microbiota: a case-control study. Lancet Gastroenterol Hepatol, 2(1): 32-42.

Falony G, Joossens M, Vieira-Silva S, et al, 2016. Population-level analysis of gut microbiome variation. Science, 352(6285): 560-564.

Fitzgerald RC, Vaezi MF, 2018. Esophageal diseases. Gastroenterology, 154(2): 263-266.

Gomez A, Espinoza JL, Harkins DM, et al, 2017. Host genetic control of the oral microbiome in health and disease. Cell Host Microbe, 22(3): 269-278.e3.

Gyawali CP, Sonu I, Becker L, et al, 2020. The esophageal mucosal barrier in health and disease: mucosal pathophysiology and protective mechanisms. Ann N Y Acad Sci, 1482(1): 49-60.

Hasan A, Hasan LK, Schnabl B, et al, 2021. Microbiome of the aerodigestive tract in health and esophageal disease. Dig Dis Sci, 66(1): 12-18.

Hold GL, Hansen R, 2019. Impact of the gastrointestinal microbiome in health and disease: co-evolution with the host immune system. Curr Top Microbiol Immunol, 421: 303-318.

Hunt RH, Yaghoobi M, 2017. The esophageal and gastric microbiome in health and disease. Gastroenterol Clin North Am, 46(1): 121-141.

Johansson I, Esberg A, Eriksson L, et al, 2018. Self-reported bovine milk intake is associated with oral microbiota composition. PLoS One, 13(3): e0193504.

Kaakoush NO, Lecomte V, Maloney CA, et al, 2017. Cross-talk among metabolic parameters, esophageal microbiota, and host gene expression following chronic exposure to an obesogenic diet. Sci Rep, 7: 45753.

Kaakoush NO, Morris MJ, 2016. The oesophageal microbiome: an unexplored link in obesity-associated oesophageal adenocarcinoma. FEMS Microbiol Ecol, 92(10): fiw161.

Kazanowska-Dygdaa M, Du I, Radwan-Oczko M, 2016. The presence of Helicobacter pylori in oral cavities of patients with leukoplakia and oral lichen planus. J Appl Oral Sci, 24(1): 18-23.

Lv J, Guo L, Liu JJ, et al, 2019. Alteration of the esophageal microbiota in Barrett's esophagus and esophageal adenocarcinoma. World J Gastroenterol, 25(18): 2149-2161.

Martinez-Guryn K, Leone V, Chang EB, 2019. Regional diversity of the gastrointestinal microbiome. Cell Host Microbe, 26(3): 314-324.

Mehta RS, Nishihara R, Cao Y, et al, 2017. Association of dietary patterns with risk of colorectal cancer subtypes classified by fusobacterium nucleatum in tumor tissue. JAMA oncology, 3(7): 921-927.

Meng C, Bai C, Brown TD, et al, 2018. Human gut microbiota and gastrointestinal cancer. Genomics Proteomics Bioinformatics, 16(1): 33-49.

Mima K, Ogino S, Nakagawa S, et al, 2017. The role of intestinal bacteria in the development and progression of gastrointestinal tract neoplasms. Surg Oncol, 26(4): 368-376.

Molina-Infante J, Gutierrez-Junquera C, Savarino E, et al, 2018. Helicobacter pylori infection does not protect against eosinophilic esophagitis: results from a large multicenter case-control study. Am J Gastroenterol, 113(7): 972-979.

Nisha KJ, Nandakumar K, Shenoy KT, et al, 2016. Periodontal disease and Helicobacter pylori infection: a community-based study using serology and rapid urease test. J Investig Clin Dent, 7(1): 37-45.

Nobel YR, Snider EJ, Compres G, et al, 2018. Increasing dietary fiber intake is associated with a distinct esophageal microbiome. Clin Transl Gastroenterol, 9(10): 199.

O'Keefe ST, Li JV, Lahti L, et al, 2015. Fat, fibre and cancer risk in African Americans and rural Africans. Nat Commu, 6: 6342.

O'Shea KM, Aceves SS, Dellon ES, et al, 2018. Pathophysiology of eosinophilic esophagitis. Gastroenterology, 154(2): 333-345.

Park CH, Lee SK, 2020. Exploring esophageal microbiomes in esophageal diseases: a systematic review. J Neurogastroenterol Motili, 26(2): 171-179.

Peter S, Pendergraft A, VanDerPol W, et al, 2020. Mucosa-associated microbiota in Barrett's esophagus, dysplasia, and esophageal adenocarcinoma differ similarly compared with healthy controls. Clin Transl Gastroenterol, 11(8): e00199.

Peters B, Wu J, Pei Z, et al, 2017. Oral microbiome composition reflects prospective risk for esophageal cancers. Cancer Res, 77(23): 6777-6787.

Saeb ATM, Al-Rubeaan KA, Aldosary K, et al, 2019. Relative reduction of biological and phylogenetic diversity of the oral microbiota of diabetes and pre-diabetes patients. Microb Pathog, 128: 215-229.

Shao D, Vogtmann E, Liu AQ, et al, 2019. Microbial characterization of esophageal squamous cell carcinoma and gastric cardia adenocarcinoma from a high-risk region of China. Cancer, 125(22): 3993-4002.

Shaw L, Ribeiro ALR, Levine AP, et al, 2017. The human salivary microbiome is shaped by shared environment rather than genetics: evidence from a large family of closely related individuals. mBio, 8(5): e01237-e01317.

Shimazu R, Yamamoto M, Minesaki A, et al, 2018. Dental and oropharyngeal lesions in rats with chronic acid reflux esophagitis. Auris Nasus Larynx, 45(3): 522-526.

Snider EJ, Compres G, Freedberg DE, et al, 2018. Barrett's esophagus is associated with a distinct oral microbiome. Clin Transl Gastroenterol, 9(3): 135.

Snider EJ, Compres G, Freedberg DE, et al, 2019. Alterations to the esophageal microbiome associated with progression from barrett's esophagus to esophageal adenocarcinoma. Cancer epidemiol, Biomarkers Prev, 28(10): 1687-1693.

Wang BY, Zhang Y, Zhao QF, et al, 2020. Patients with reflux esophagitis possess a possible different oral microbiota compared with healthy controls. Front Pharmacol, 11: 1000.

Wang ZS, Shaheen NJ, Whiteman DC, et al, 2018. Helicobacter pylori infection is associated with reduced risk of barrett's esophagus: an analysis of the Barrett's and Esophageal Adenocarcinoma Consortium. Am J Gastroenterol, 113(8): 1148-1155.

Yamamura K, Baba Y, Nakagawa S, et al, 2016. Human microbiome fusobacterium nucleatum in esophageal cancer tissue is associated with prognosis. Clin Cancer Res, 22(22): 5574-5581.

Zheng D, Liwinski T, Elinav E, 2020. Interaction between microbiota and immunity in health and disease. Cell Res, 30(6): 492-506.

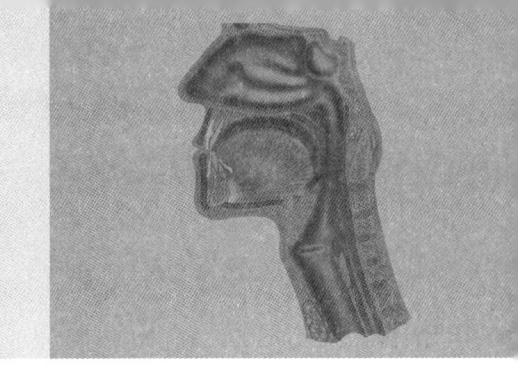

第8章 人乳头瘤病毒与食管疾病

食管癌是恶性度很高的消化道肿瘤，也是常见的食管疾病，是十大恶性肿瘤之一，全世界每年新发病例约31.04万，发病率在世界不同地理区域差别很大。食管癌在我国呈高发病率，病理以食管鳞癌为主，其发病率在世界居首位。1982年Syqanen对60例食管鳞癌进行研究，根据组织形态学的差异，发现很多食管癌病例中有人乳头瘤病毒（human papilloma virus，HPV）感染的特征性改变，约占40%。此后，HPV与食管癌之间关系的报道越来越多，也越深入。通过不同方法，很多研究表明HPV感染与食管鳞癌的发生、发展有相关性。另外也有部分研究表明两者之间无相关性。有研究表明，不同国家、不同地区或同一地区的HPV感染率差异极大，不同的HPV检测方法、不同族群HPV遗传易感性差异是造成这些差异的原因，也与食管鳞癌病因的多样性等有关。

第一节 HPV的生物学特性

HPV属于乳头状病毒科的DNA病毒，其分子量小，主要寄生于鳞状上皮层。它的外形为正二十面体，壳体包绕在外面，该病毒没有包膜，不含脂质，直径为50～60nm。HPV基因组是双链闭环DNA，长7200～8000bp，分子质量约为$5×10^6$kDa。按功能区分，HPV基因组结构分3个编码区：早期区（E区）、晚期区（L区）和上游调节区（URR）。E区有6个开放读框（ORF），长约4kb，依次编码E6、E7、E1、E2、E4和E5蛋白，E区基因编码产物生物学功能：病毒基因组复制、转录调节和诱导宿主细胞发生转化。E1蛋白与病毒DNA复制有关。E2是一种反式激活因子，与病毒DNA转录有关；E5与细胞生长因子受体有关；E6和E7是病毒的主要癌蛋白，与宿主细胞转化有关。L区，长约3kb，表达最早，在病毒基因组复制起始后开始表达，主要衣壳蛋白L1和次要衣壳蛋白L2由病毒L区的2个主要开放读框（ORF）负责编码，L1和L2基因只有在病毒增殖性感染的细胞中才能表达。URR为非编码区（NCR），也称长控制区（long control region，LCR），位于L1和E6之间，长约1kb，是基因组变异较大的一个区段，在型别之间差异大。URR含有DNA的复制起点和基因表达所必需的调控元件。重复序列在HPV上游调节区，所有型别HPV均含有，可增强基因转录，与影响病毒的致病力有关。目前HPV16型被认为致癌性最强，其URR保守序列为TTTGGCTT，与角朊细胞依赖性增强子的一部分相同，与HPV的表皮向性及HPV16 DNA以环状结构存在于癌细胞中有关。在良性和癌前病变组织中，HPV DNA以游离形式存在，而在恶性肿瘤组织中以单拷贝或多拷贝整合于宿主细胞基因中。整合部分常发生于E1、E2、E4和E5区，这些区域DNA片段可随整合而从病毒基因组中丢失。当E6和E7整合入宿主细胞时，最有可能导致癌变。

（李世森）

第二节 HPV 与食管鳞癌

根据目前研究，HPV 诱导食管发生鳞癌的机制主要包括高危型 HPV 的 E6 和 E7 蛋白的致癌及促癌作用，HPV DNA 与宿主细胞基因组的整合，HPV 感染导致的朗格汉斯细胞（Langerhans cell，LC）数量减少等。

一、高危型 HPV 的 E6 和 E7 蛋白的致癌及促癌作用

HPV 有 6 个早期编码基因区，分别为 E1、E2、FA、E5、E6 及 E7。E6 和 E7 的编码蛋白在恶性转化中起关键作用，E6 蛋白约有 150 个氨基酸，E7 蛋白约有 100 个氨基酸，两者均有锌指结构，病毒复制的调控、细胞恶性转化与锌指结构密切相关。

E6 致癌机制：①抑制 P53 的活性，E6 蛋白一方面通过泛素依赖的蛋白酶系统促进 P53 蛋白的降解；另一方面与 P53 蛋白特异性结合，抑制其进入细胞核发挥作用，使 P53 功能丧失，导致 G/S 期限制点功能丧失，染色体稳定性下降，细胞无法纠正 DNA 损伤。②激活端粒酶，使细胞逃避衰老过程中的增殖限制，最终使正常细胞永生化。③通过与干扰素调控因子结合，降低干扰素的表达，使病毒逃逸正常免疫反应。④黏附到肿瘤坏死因子上，防止细胞被其诱导凋亡。⑤与 E6 靶蛋白、p21 等相互作用，影响细胞凋亡。

E7 致癌机制：①与视网膜母细胞瘤蛋白（pRb）结合使细胞永生化。pRb 是控制细胞周期的肿瘤抑制蛋白，可与细胞内转录因子 E2F 结合，抑制其转录活性。而 E7 与 pRb 竞争性结合，使 E2F/pRb 复合体解离，E2F 得以持续保持转录活性，使细胞增殖周期失控。②与 p107 结合，使 CyclinA/CDK2 关闭 E2F 转录的功能丧失，使 DNA 无限复制。③E7 蛋白直接作用于细胞周期重要调节蛋白，即周期蛋白 A（cyclinA）、周期蛋白 E、CDK2、P21 和 P27，使细胞周期紊乱。

总之，E6 和 E7 作为原蛋白分别与肿瘤抑制物 P53 和 pRb 结合，是 HPV 致宿主细胞癌变的重要机制。HPV 各型间致瘤程度不同可能与病毒的 E6 和 E7 蛋白对 P53 和 pRb 的抑制活性不同有关。

二、HPV 与宿主基因组整合的致癌作用

HPV 在感染细胞中存在两种形式，一种是病毒 DNA 整合到宿主细胞染色体中，另一种是病毒 DNA 游离于宿主细胞染色体外。研究表明，HPV 感染宿主细胞后的致癌作用与 HPV DNA 整合入宿主细胞有关。病毒整合入宿主细胞不仅使病毒癌蛋白得到长期稳定的表达，插入的病毒 DNA 还可造成宿主基因由于 DNA 重排而紊乱，使细胞出现恶性转化。在高危型 HPV 整合过程中，常在 E1/E2 处断裂，整合入宿主染色体，因此常丢失 E2，E2 是 E6、E7 的调节蛋白，它在整合中的丧失使 E6、E7 表达增加，提高其转化能力。另外，病毒以整合方式转录的 E6 和 E7 mRNA 末端可嵌合宿主细胞的一些序列，使其稳定性增强，更强化了 E6、E7 蛋白的表达。

三、朗格汉斯细胞数量减少

朗格汉斯细胞是骨髓来源的树突状细胞（dendritic cell，DC），为主要的抗原呈递细胞（antigen presenting cell，APC），它与其他细胞协同作用，为皮肤及黏膜提供免疫监视。朗格汉斯细胞是唯一位于皮肤及鳞状上皮黏膜内的抗原呈递细胞。有研究发现，HPV 感染可导致朗格汉斯细胞明显减少，影响机体局部的免疫状态，造成宿主对病毒的耐受，再在其他致癌因素协同作用下导致食管鳞癌的发生。此外，有研究表明肿瘤的发生与患者自身的 HLA 表型或抑癌基因 p53 的多态性等个体因素有关，何保昌等研究发现 p53 基因第 72 密码子多态性可能是河南省安阳市 HPV 相关食管鳞癌的易感因素之一，携带 p53 Arg/Arg 基因型的个体更容易发生 HPV 相关的食管鳞癌。

四、HPV 与食管鳞癌的研究现状

探讨 HPV 与食管鳞癌关系的研究方法有形态学观察、免疫组化、原位杂交法、杂交捕获法、PCR 和基因芯片法等。不同的方法各有优缺点，PCR 和基因芯片法由于敏感度高，特异度较强，检测快速，是目前最常用的检测方法，但引物的设计直接影响 HPV 检出率。陆哲明等在 L1、E6、E7 区设计了不同的引物，并对食管鳞癌中的 HPV 检测结果进行对比。结果发现使用 L1 区的引物，HPV 的阳性率要比 E6、E7 区明显降低。但 2005 年 Farhadi 等的研究却得到相反的结果，他们发现使用针对 L1 区的引物比针对 E6、E7 区的引物阳性率要高。

近年来，国内外有关 HPV 与食管鳞癌关系的研究报道较多，但结果差别较大。我国对 HPV 与食管鳞癌关系的研究相对较多，并常以食管鳞癌高发区的病例作为研究对象，包括河南省安阳市、磁县市及广东的汕头市等；此外，还显示不同的病例来源、不同的检测方法和不同地区的研究结果差异较大，在食管鳞癌组织中 HPV 的感染率为 0%～88.9%。许春雷等采用免疫组化方法检测食管鳞癌中 HPV16 的阳性率最高，达 88.9%；其次是 Zhu LZ 等采用原位杂交（in situ hybridization，ISH）方法检测阳性率达 81.4%；应用 PCR 方法检测的最高阳性率是陆哲明报道的，达 63.3%；后两者的研究病例均来源于河南省安阳市。但也有两篇文献报道在食管鳞癌组织中未检测到 1 例 HPV 感染，即 HPV 的阳性率为 0。

总之，较多的研究表明 HPV 感染与食管鳞癌的发生相关，HPV 致食管鳞癌的确切机制尚未完全明了。此外，各文献报道的食管鳞癌中 HPV 的感染率差异很大，其中最主要原因在于所采用的研究方法不同。因此，选择检测类型广、灵敏度高、特异度强的检测方法是研究 HPV 与食管鳞癌关系的关键所在。

（李世森）

第三节　HPV 与食管乳头状瘤

食管乳头状瘤（esophageal papilloma，EP）为鳞状上皮的息肉样肿瘤，是位于食管的一种良性病变，于 1959 年 Adler 等首次报道并通过病理证实，可发生于食管全程的任意位置。在美国的一个大型研究中，58% 的鳞状上皮乳头状瘤位于食管下部。在亚洲人中，鳞状上皮乳头状瘤更常见于食管中段。在来自中国台湾的一系列报道中，略超过一半鳞状上皮乳头状瘤（54%）位于食管中段。在我国，其发病率为 0.05%～0.25%，男女均可发病，通常发生于中年人（中位年龄为 50 岁），儿童或老年人也可能出现鳞状上皮乳头状瘤。女性发病率要略高于男性。起病隐匿，临床表现常不典型，以上腹和胸部症状居多，如胸骨后痛、吞咽困难、胃灼热感等，还可出现便血、缺铁性贫血。其发病原因及发病机制尚不十分明确，并有少数发生恶变。根据瘤体大小选用不同的治疗方法，内镜为主要治疗方法，有小部分 EP 在食管原病变的不同位置复发。

鳞状上皮乳头状瘤的病因包括慢性黏膜刺激、HPV 感染和遗传综合征。慢性黏膜刺激或 HPV 感染会导致黏膜损伤，产生过度的再生反应刺激鳞状上皮黏膜的增生，从而导致鳞状上皮乳头状瘤。据推测，食管乳头状瘤与局灶性皮肤发育不全患者的早发性胃食管反流的高发生率有关。

一、慢性黏膜刺激

可能是由化学因素（如食管胃反流、饮酒、吸烟和腐蚀性损伤）或机械因素（如轻微创伤、静脉曲张硬化疗法、自膨胀金属支架、慢性食物影响、鼻胃管插管和辅助食管扩张术）引起。胃食管反流在鳞状上皮乳头状瘤中的病因学作用可以解释为什么这些病变常位于食管下段。

二、HPV 感染

HPV 与人类鳞状上皮有高度亲和性，鳞状上皮乳头状瘤（如 EP）的外观和组织变化与尖锐湿疣相似，表现为增生的乳头状结构，部分还检测出挖空细胞、双核细胞，因此有学者推测 HPV 的感染可能是病因。有学者在增生的食管黏膜中发现 HPV 感染的证据。在某些研究中，鳞状上皮乳头状瘤患者中 HPV 感染的概率高达 87.5%。HPV 感染主要通过直接或间接接触，引起人类皮肤和黏膜多种鳞状上皮增生性病变。与 EP 有关的 HPV 类型有 HPV6、HPV11、HPV16、HPV18、HPV42、HPV43、HPV44。高危型如 HPV16 型、HPV18 型感染细胞后，DNA 可整合到宿主细胞染色体 DNA 中，导致染色结构改变，激活细胞原癌基因和（或）使抗癌基因失活，最终诱发癌变，低危型的 HPV 如 HPV6 型和 HPV11 型，以游离的形式存在。

食管鳞状上皮乳头状瘤随着内镜检查的广泛开展，检出率及报道量逐渐增多。食管乳头状瘤容易复发。有研究指出，食管乳头状瘤与 HPV 感染有关，食管乳头状瘤患者的 HPV 广谱的阳性率为 60%，明显地高于慢性食管炎患者 23.34%，提示 HPV 感染可能是食管乳头状瘤的发病因素之一。也有研究表明，不同研究中食管乳头状瘤 HPV 感染差异较大，可能与各地区自然环境、生活习惯等的不同有关，并且食管乳头状瘤的发病并非是单因素作用的结果。食管乳头状瘤与 HPV6/11 型感染关系密切，且食管乳头状瘤伴 HPV6/11 型感染，临床表现多为良性、单发，预后良好。而食管乳头状瘤伴发 HPV16/18 型感染则有可能产生不典型增生改变。

三、遗传综合征

鳞状上皮乳头状瘤可发生于患有局灶性皮肤发育不全（也称为 Goltz-Gorlin 综合征）或匍行性血管瘤的患者；这两种遗传性疾病都是罕见的影响 X 染色体的遗传性皮肤病。

总之，EP 是位于食管的良性病变，可发生于食管全程的任意位置，临床表现常不典型，目前无针对 EP 有效的药物治疗，首选内镜下切除。EP 与 HPV 感染有倾向性，但 HPV 感染导致 EP 的发生依据不足。

（李世森）

参考文献

曹芳丽，冯桂青，郑芳霞，等，2014. 人乳头状瘤病毒感染与非生殖器恶性肿瘤的研究进展. 中华医院感染学杂志，24(18): 4677-4680.

樊代明，2016. 整合医学：理论与实践. 北京：世界图书出版公司.

樊代明，2021. 整合医学：理论与实践 7. 北京：世界图书出版公司.

樊代明，2021. 整合肿瘤学·基础卷. 北京：世界图书出版公司.

樊代明，2021. 整合肿瘤学·临床卷. 北京：科学出版社.

何保昌，段广才，张卫东，等，2005. 河南安阳地区 p53 基因第 72 密码子多态性与 HPV 相关食管癌的研究. 胃肠病学和肝病学杂志，(4): 374-376.

陆哲明，陈克能，郭梅，等，2001. 食管癌高发区 HPV 检测及与 p53 的关系. 中华肿瘤杂志，(3): 44-47.

苏丽娟，何复，2015. 人乳头瘤病毒和 EB 病毒感染与上消化道肿瘤患者的相关性分析. 国际病毒学杂志，22(Z1): 159-161.

许春雷，千新来，周小山，等，2004. HPV16 型 -E6、E7 在食管癌癌组织与非癌组织中的表达. 癌症，(2): 165-168.

杨文杰，岳秀兰，秦文斌，等，2005. 内蒙古地区食管癌癌组织中人乳头瘤病毒的检测. 包头医学院学报，21(3): 215-216.

Al-Haddad S, El-Zimaity H, Hafezi-Bakhtiari S, et al, 2014. Infection and esophageal cancer. Ann N Y Acad Sci, 1325: 187-196.

Didelot C, Mirjolet JF, Barberi-Heyob M, et al, 2003. Oncoprotein expression of E6 and E7 does not prevent 5-fluorouracil (5FU) mediated G1/S arrest and apoptosis in 5FU resistant carcinoma cell lines. Int J Oncol, 23(1): 81-87.

Dinc B, Altay-Kocak A, Aydog G, et al, 2020. Detection of HPV DNA in esophageal lesions: a cross-sectional study. Clin Lab, 66(3).

Farhadi M, Tahmasebi Z, Merat S, et al, 2005. Human papillomavirus in squamous cell carcinoma of esophagus in a high-risk population. World J Gastroenterol, 11(8): 1200-1203.

Fausch SC, Fahey LM, Da Silva DM, et al, 2005. Human papillomavirus can escape immune recognition through Langerhans cell phosphoinositide 3-kinase activation. J Immunol, 174(11): 7172-7178.

Gao GF, Roth MJ, Wei WQ, et al, 2006. No association between HPV infection and the neoplastic progression of esophageal squamous cell carcinoma: result from a cross-sectional study in a high-risk region of China. Int J Cancer, 119(6): 1354-1359.

Guo L, Liu S, Zhang S, et al, 2016. Human papillomavirus-related esophageal cancer survival: a systematic review and meta-analysis. Medicine (Baltimore), 95(46): e5318.

Kunzmann AT, Graham S, McShane CM, et al, 2017. The prevalence of viral agents in esophageal adenocarcinoma and Barrett's esophagus: a systematic review. Eur J Gastroenterol Hepatol, 29(7): 817-825.

Ludmir EB, Stephens SJ, Palta M, et al, 2015. Human papillomavirus tumor infection in esophageal squamous cell carcinoma. J Gastrointest Oncol, 6(3): 287-295.

Ojesina AI, Lichtenstein L, Freeman SS, et al, 2014. Landscape of genomic alterations in cervical carcinomas. Nature, 506(7488): 371-375.

Parkin DM, 2001. Global cancer statistics in the year 2000. Lancet Oncol, 2(9): 533-543.

Rajendra S, Pavey D, McKay O, et al, 2020. Human papillomavirus infection in esophageal squamous cell carcinoma and esophageal adenocarcinoma: a concise review. Ann N Y Acad Sci, 1482(1): 36-48.

Syrjänen KJ, 2002. HPV infections and oesophageal cancer. J Clin Pathol, 55(10): 721-728.

Syrjänen KJ, 1982. Histological changes identical to those of condylomatous lesions found in esophageal squamous cell carcinomas. Arch Geschwulstforsch, 52(4): 283-292.

Van Doornum GJJ, Korse CM, Buning-Kager JCGM, et al, 2003. Reactivity to human papillomavirus type 16 L1 virus-like particles in sera from patients with genital cancer and patients with carcinomas at five different extragenital sites. Br J Cancer, 88(7): 1095-1100.

Zhang X, Chang N, Bai S, et al, 2020. Correlation between HPV infection and prognosis of esophageal squamous cell carcinoma. Minerva Med, 111(6): 606-609.

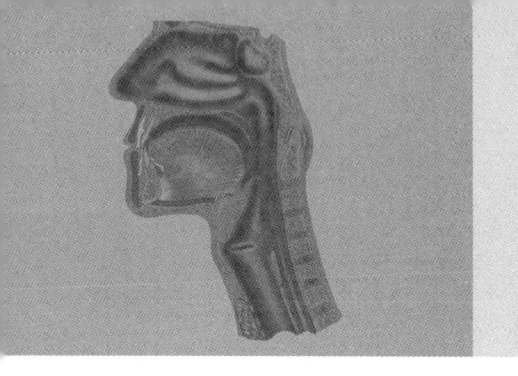

第9章 食管干细胞与食管疾病

第一节 干细胞的研究现状

干细胞研究在1999年被美国《科学》杂志评为世界十大科学成就之首,随后相关研究又在10年中多次入选世界十大科技成就,是极具先进科学前沿性和极高公众期望度的研究领域。

干细胞是一类具有自我更新能力和多向分化潜能的原始细胞。它们可以自我复制,不断地自我更新,并在特定条件下转变分化成为一种或多种构成人体组织或器官的细胞。因此,干细胞是机体的起源细胞,是形成人体各种组织器官的祖细胞。根据发育阶段不同,干细胞分为胚胎干细胞和成体干细胞。胚胎干细胞是指来源于早期胚胎,具有自我更新和多向分化潜能的一类细胞。胚胎干细胞可以产生构成机体所有组织器官的细胞,这一特性使其为胚胎发育、再生医学和药物筛选提供了理想模型和细胞来源。而存在于一种已分化组织中的未分化细胞被称为成体干细胞,这种细胞在一定条件下能够特化形成该组织类型的细胞。成体干细胞的来源很广泛,它存在于血液、骨髓、骨膜、脂肪、滑膜、骨骼肌、肝、乳牙、胎盘、人羊膜和脐带等人体组织中。

干细胞凭借其自身所具有的生物学特征及功能占据了再生生物学和再生医学研究领域的主导地位。研究涉及人体所有的组织器官,包括人类面临的大多数医学难题,如心血管疾病、糖尿病、帕金森病、阿尔茨海默病、严重烧伤、肿瘤、自身免疫性疾病等。全世界范围内越来越多的国家把干细胞研究列为重要的支持发展方向。美国、欧洲国家、日本、以色列、澳大利亚、新加坡、韩国、印度等国家政府或大型生物医药企业已纷纷斥巨资建立研究中心以参与这一领域的竞争。2001年,日本宣布将干细胞与再生医学作为"千年世纪工程";2004年,美国哈佛大学投入巨资建立干细胞研究中心。2004年6月,英国剑桥大学宣布正式成立人类胚胎干细胞研究中心。2004年7月,日本允许人工授精胚胎和克隆胚胎有条件用于研究。2004年8月,欧盟委员会宣布,来自9个国家的14个研究团队将合作实施组织工程计划。2004年9月,南非莱泽伦生物技术公司宣布将建立非洲大陆首家干细胞库。2009年11月3日,温家宝总理在向我国科技界发表的讲话中指出,干细胞研究促进了再生医学的发展,这是继药物治疗、手术治疗之后的又一场医疗革命。目前全世界主要发达国家的干细胞研究发展势头强劲。我们要力争在干细胞研究的更多领域取得领先地位,同时要高度重视、切实防范干细胞研究引发的伦理问题。

近年来,干细胞研究取得了许多重要进展,代表性成果有诱导性多能干(iPS)细胞技术突破、iPS细胞用于人类疾病治疗的探索等。2006年日本学者Yamanaka证实,将调控小鼠成纤维细胞的关键转录因子导入成体细胞,可以获得类似于小鼠成纤维细胞的多能干细胞,即iPS细胞。这项研究表明体细胞重编程可以不用进行核移植得以实现,为建立患者自己的胚胎干细胞进行个体化干细胞治疗奠定了基础。到目前为止,多种组织来源的细胞能够被重编程为iPS细胞,如皮肤成纤维细胞、肝细胞、B细胞、胰岛细胞和神经细胞等。

随着细胞生物学和分子遗传学的发展，目前已经能够分离培养出来源于多种组织的干细胞。干细胞在人体发育和衰老，以及疾病的发生与发展、组织损伤修复中起关键作用。对干细胞的研究为治疗多种疾病带来了希望。有些种类的干细胞如造血干细胞和间充质干细胞已经应用于临床，成为许多难治性疾病治疗中甚至是最后的选择。

（洪　流　丰　帆　韩　宇　范阿强）

第二节　肿瘤干细胞

肿瘤干细胞理论是目前解释肿瘤起源、发生及发展的热门理论，该理论认为肿瘤干细胞起源于正常组织干细胞的突变失控，这些极少数细胞群具有自我更新能力及分化潜能，奠定了肿瘤发生与复发转移的基础。

肿瘤在进展及转移中表现出与正常干细胞驱动的组织修复过程的多个方面的相似性暗示了肿瘤发展与干细胞的千丝万缕的联系。1994年，Lapidot等首次鉴定了急性髓细胞性白血病的肿瘤干细胞。2003年，AL-HAJJ等首次在实体肿瘤中鉴定出乳腺癌肿瘤干细胞。到2006年美国癌症研究协会定义肿瘤干细胞是存在于肿瘤中的一小群具有自我更新、多向分化潜能及高致瘤性的肿瘤细胞；后来更明确地从功能上定义了肿瘤干细胞是可以以无限制增殖恶性克隆的方式维持肿瘤或起始并生长出一个相似的新肿瘤的一小群特殊的肿瘤细胞。近年来，肿瘤干细胞在各种肿瘤中不断被发现鉴定，如前列腺癌、皮肤癌、结肠癌、肝癌、胰腺癌、头颈癌和肺癌等。它们在肿瘤的形成和生长过程中起决定性作用。而其他占绝大多数的肿瘤细胞并没有或仅有有限的增殖能力，经过短暂的分化，最终死亡。

肿瘤干细胞的理论依据主要有3点。第一，干细胞及肿瘤细胞均有连续不断增殖的能力。第二，肿瘤的生成是一个长期的过程，不可能在短寿的细胞内发生。干细胞可能是唯一可以长期存在的细胞，并积累多次突变而生成肿瘤。第三，干细胞不断分裂的特性也增加了获得增殖错误的机会。也正是这些特性决定了肿瘤干细胞可以促进肿瘤的复发、转移和治疗抵抗，造成绝大多数肿瘤难以有效根治。

肿瘤干细胞的研究，首要的工作是分离出具有肿瘤源性的细胞，因为肿瘤干细胞在肿瘤组织或细胞中的含量很少。目前，分选肿瘤干细胞的方法主要有4种：一是细胞表面膜蛋白作为标志物进行流式分选，肿瘤干细胞的细胞表面特异性地上调或下调表达一些膜蛋白，其被认为是肿瘤干细胞的生物标志物。二是侧群分选，肿瘤组织中极少部分细胞亚群的细胞膜表面高表达ATP结合盒转运蛋白，后者可将结合DNA的Hoechst33342荧光染料泵出细胞外，根据该特点可建立肿瘤干细胞的分离方法。三是无血清悬浮培养，分化细胞在无血清和无细胞贴壁两个必要条件下会逐渐死亡，但未分化细胞则可以进行分裂、扩增形成细胞球悬浮生长。四是利用细胞中乙醛脱氢酶含量进行分选，乙醛脱氢酶是细胞中的一种氧化还原酶，在肿瘤干细胞中高表达。目前在动物模型方面，有多种方法检测肿瘤干细胞，其中在免疫缺陷鼠体内移植肿瘤，能够复制肿瘤干细胞启动肿瘤发生、发展的能力，也被认为检测肿瘤干细胞干性特征存在的重要手段。

肿瘤干细胞被公认为是肿瘤发生的根源，是肿瘤耐药、复发与转移的根本，在肿瘤的发生发展过程中发挥重要作用，阐明其重要生物学功能及演变过程尤为重要。目前，从标志物筛选、细胞分选到培养技术，从基本生物学特性、启动肿瘤发生、侵袭转移机制到检测和治疗意义，都还存在诸多医学问题亟待解决。

（洪　流　丰　帆　范阿强）

第三节 食管干细胞与食管疾病的研究现状

干细胞研究的发展为人类重大疾病的治疗提供了新的途径和希望。加快干细胞的研究将对食管的发育生物学、组织器官移植、基因治疗、细胞治疗、药物研发等领域起重要的推动作用。

一、建立和完善食管干细胞研究相关技术平台，推动对食管干细胞标志物的研究

由于肿瘤干细胞在肿瘤细胞中只占极少部分，因此有待进一步研究新的分离和鉴定技术。在不同肿瘤中，不同生物分子标志物被用来检测和分离肿瘤干细胞。单一的细胞分子标志物并不能有效地分选肿瘤干细胞，多种细胞分子标志物的联合应用可以提高分选的效率。建立成体干（前体）细胞分化模型，完善食管干细胞分选及培养技术平台，并建立食管干细胞三维扩增培养新体系。发展新的高效率的鉴定和分离肿瘤干细胞的方法，筛选和鉴定多个食管干细胞标志物，应用特定的相关标志物分离出纯化的食管癌肿瘤干细胞，其中包括CD44、ABCG2、CD90、CD271等。

二、利用干细胞技术治疗食管良性疾病

干细胞因其具有在体外可无限增殖、在一定条件下又可以向某一方向诱导分化的特点，为治疗和修复人类身体的组织提供了巨大的应用前景。对于受损的组织器官，干细胞有望成为有效的修复工具。例如，通过干细胞的移植修复心肌损伤，利用干细胞带来的比各种移植材料更好的功能和组织学结果修复及替换因各种原因导致的食管缺损等。在许多情况下，修复要求有足够的细胞，因而干细胞必须不断地增殖和分化。寻找正常组织内诱导干细胞增殖分化的物质亦是待探索的领域之一。值得注意的是，肿瘤干细胞的研究结果提示，干细胞的不断更新可能积累突变，并导致肿瘤的发生。

三、利用干细胞技术诊疗食管肿瘤

依据肿瘤干细胞相关学说，大多数肿瘤细胞并无肿瘤源性，其生长依赖于数量极少的干细胞样细胞。而目前的治疗并未有效地攻击这些细胞。通过干细胞技术探寻一系列肿瘤诊断和治疗的新方法。通过筛选和鉴定出肿瘤发生、侵袭和转移相关的组织、血清和肿瘤干细胞标志物及表观遗传学标志，建立诊断新方法并验证应用价值；探索针对肿瘤干细胞的相对特异性的分子靶标，并建立相应的抑制肿瘤发生、侵袭和转移治疗的新策略、新方法。如设法改变微环境，诱导肿瘤细胞向正常细胞分化也可以达到治疗的目的；利用小分子干扰涉及食管肿瘤干细胞调控的途径或成分可能会有治疗效果；miRNA和厌氧因子也作为食管肿瘤干细胞的调控参与成分可以被针对。可以通过新的技术手段对肿瘤干细胞进行标记，发展新的高效的靶向治疗药物，从而更加有效安全地治疗肿瘤，以减少现有放化疗对肿瘤患者造成的损伤。需要注意的是，治疗既要面向肿瘤干细胞，又要保护正常的干细胞。

四、利用干细胞技术深入研究食管肿瘤的发生、发展机制

尽管到目前为止，关于食管干细胞的认识依然有限，但出现的关键信息是食管疾病的发病机制，往往与干细胞异常相关。肿瘤干细胞学说的提出，树立了用细胞水平来研究肿瘤形成机制和生物学特性的新思路。肿瘤干细胞有望部分替代肿瘤细胞系，从而成为更加理想的研究工具。用干细胞理论研究肿瘤的发生机制，能较好地解释肿瘤的某些原因尚不明确的临床表现，如常规化疗药物难以根治肿瘤，肿瘤的复发及转移等，有助于研究观念的转变及对肿瘤本质的理解。通过研究肿瘤干细胞的来源、可塑性和异质性，以及筛查特异性标志物，有利于从崭新的角度阐述肿瘤发生和侵袭转移的分子机制，且为肿瘤的治疗

靶点提供了新的方向。联合应用多种标志物或多种方法筛选食管肿瘤干细胞，可能有助于克服单个肿瘤异质性带来的局限性。此外，血管生态位对于维持肿瘤进展也很重要，因为食管肿瘤干细胞更喜欢富含血管的周围微环境，而这些血管往往有异常的结构，并且受到缺氧等恶劣条件的支持，这反过来又增强了对更具侵略性细胞的选择，能够侵袭和转移。

（洪 流 丰 帆 范阿强）

参考文献

樊代明, 2016. 整合医学: 理论与实践. 北京: 世界图书出版公司.

樊代明, 2021. 整合医学: 理论与实践 7. 北京: 世界图书出版公司.

樊代明, 2021. 整合肿瘤学·基础卷. 北京: 世界图书出版公司.

樊代明, 2021. 整合肿瘤学·临床卷. 北京: 科学出版社.

龚小林, 谢宇杰, 王茂生, 2021. 食管癌长非编码 RNA 与肿瘤干细胞的研究进展. 海南医学, 32(11): 1453-1456.

林炯臻, 2020. 食管鳞癌肿瘤干细胞与 HIPPO/YAP 信号通路的研究进展. 海南医学, 31(9): 1171-1174.

沈绪光, 师磊, 曲昌发, 2019. 与食管癌相关的癌症干细胞膜标志物的研究进展. 现代肿瘤医学, 27(1): 154-157.

杨婷, 马磊, 蔡少青, 等, 2019. 食管癌干细胞的分离、培养及鉴定. 新疆医科大学学报, 42(4): 467-471.

杨婷, 冉宇靓, 2021. 靶向肿瘤干细胞治疗肿瘤. 中国肿瘤生物治疗杂志, 28(7): 651-658.

Al-Hajj M, Becker MW, Wicha MS, et al, 2004. Therapeutic implications of cancer stem cells. Curr Opin Genet Dev, 14(1): 43-47.

Al-Hajj M, Wicha MS, Benito-Hernandez A, et al, 2003. Prospective identification of tumorigenic breast cancer cells. Proc Natl Acad Sci U S A, 100(7): 3983-3988.

Alves ALV, Gomes INF, Carloni AC, et al, 2021. Role of glioblastoma stem cells in cancer therapeutic resistance: a perspective on antineoplastic agents from natural sources and chemical derivatives. Stem Cell Res Ther, 12(1): 206.

Clevers H, Loh KM, Nusse R, 2014. Stem cell signaling. An integral program for tissue renewal and regeneration: wnt signaling and stem cell control. Science, 346(6205): 1248012.

Das PK, Islam F, Smith RA, et al, 2021. Therapeutic strategies against cancer stem cells in esophageal carcinomas. Front Oncol, 10: 598957.

Ganesh K, Massagué J, 2021. Targeting metastatic cancer. Nat Med, 27(1): 34-44.

Guzman ML, Swiderski CF, Howard DS, et al, 2002. Preferential induction of apoptosis for primary human leukemic stem cell. Proc Natl Acad Sci U S A, 99(25): 16220-16225.

Hanahan D, Weinberg RA, 2011. Hallmarks of cancer: the next generation. Cell, 144(5): 646-674.

Islam F, Gopalan V, Wahab R, et al, 2015. Cancer stem cells in oesophageal squamous cell carcinoma: identification, prognostic and treatment perspectives. Crit Rev Oncol Hematol, 96(1): 9-19.

Jin X, Jin X, Kim H, 2017. Cancer stem cells and differentiation therapy. Tumour Biol, 39(10): 1010428317729933.

Kolios G, Moodley Y, 2013. Introduction to stem cells and regenerative medicine. Respiration, 85(1): 3-10.

Lapidot T, Sirard C, Vormoor J, et al, 1994. A cell initiating human acute myeloid leukaemia after transplantation into SCID mice. Nature, 367(6464): 645-648.

Marx J, 2003. Cancer research. Mutant stem cells may seed cancer. Science, 301(5638): 1308-1310.

Model L, Wiesel O, 2021. A narrative review of esophageal tissue engineering and replacement: where are we? Ann Transl Med, 29(10): 910.

Pan G, Liu Y, Shang L, et al, 2021. EMT-associated microRNAs and their roles in cancer stemness and drug resistance. Cancer Commun, 41(3): 199-217.

Potter JD, 2001. Morphostats: a missing concept in cancer biology. Cancer Epidemiol Biomarkers Prev, 10(3): 161-170.

Sell S, Pierce GB, 1994. Maturation arrest of stem cell differentiation is a common pathway for the cellular origin of teratocarcinomas and epithelial cancers. Lab Invest, 70(1): 6-22.

Testa U, Castelli G, Pelosi E, 2017. Esophageal cancer: genomic and molecular characterization, stem cell compartment and clonal evolution. Medicines (Basel), 4(3): 67.

Trevellin E, Pirozzolo G, Fassan M, et al, 2020. Prognostic value of stem cell markers in esophageal and esophagogastric junction cancer: a meta-analysis. J Cancer, 11(14): 4240-4249.

Wang T, Shigdar S, Gantier MP, et al, 2015. Cancer stem cell targeted therapy: progress amid controversies. Oncotarget, 6(42): 44191-44206.

Wang X, 2019. Stem cells in tissues, organoids, and cancers. Cell Mol Life Sci, 76(20): 4043-4070.

Wen L, Tang F, 2016. Single-cell sequencing in stem cell biology. Genome Biol, 17: 71.

Xian W, Duleba M, Zhang Y, et al, 2019. The cellular origin of barrett's esophagus and its stem cells. Adv Exp Med Biol; 1123: 55-69.

Yamanaka S, 2020. Pluripotent stem cell-based cell therapy-promise and challenges. Cell Stem Cell, 27(4): 523-531.

Zakrzewski W, Dobrzyński M, Szymonowicz M, et al, 2019. Stem cells: past, present, and future. Stem Cell Res Ther, 10(1): 68.

Zhou CH, Fan NB, Liu FY, et al, 2020. Linking cancer stem cell plasticity to therapeutic resistance-mechanism and novel therapeutic strategies in esophageal cancer. Cells, 9(6): 1481.

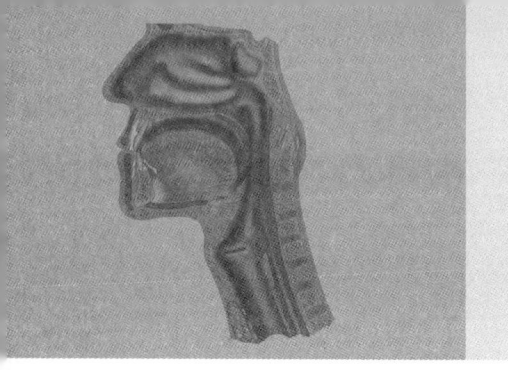

第 10 章 营养与食管疾病

第一节 营养过剩与食管疾病的发生

由"环肥燕瘦"到"一胖毁所有",这句俚语非常形象地表达出了民众对肥胖的态度转变。越来越多的证据表明,相比体重正常的人群,超重和肥胖人群罹患心脏病、脑卒中、2型糖尿病和癌症等诸多慢性疾病的风险显著增加。同时,因肥胖问题带来的医疗开支和社会负担也大大增加,这促使肥胖成了世界上最大的公共卫生难题之一。近几十年来,全球成年男性超重或肥胖的比例从28.8%上升到36.9%,女性从29.8%上升到38.0%。约在同一时期,食管癌的患病率急剧上升,尤其是食管腺癌(EAC)的比例越来越高。大多数情况下,EAC起源于化生柱状上皮组织,即Barrett食管(BE)。BE通常被认为是一种癌前病变,已知其明确的高危因素之一是胃食管反流病(GERD)。因此,有学者指出,GERD、BE和EAC可能有共同的危险因素,步步推进疾病的发生和进展,而这个相同的危险因素均指向了肥胖。本文分别对肥胖与GERD、BE和EAC之间发生的关系进行了详细阐述。

一、肥胖与GERD

目前,全球GERD的发病率呈上升趋势,其中北美的发病率高达27.8%,东亚最低为7.8%。虽然肥胖与GERD之间的关系仍存在争议,但多数研究发现GERD的发生和BMI超标之间存在正相关。一项纳入18 346例患者的荟萃分析显示,在对国家、BMI进行分层分析后,肥胖与GERD仍呈明显正相关,OR=2.15。最近一项纳入1580例受试者的横断面研究发现,与BMI < 25kg/m² 相比,BMI > 35kg/m² 者GERD患病率增加了90%(OR=1.89;95% CI为1.13~3.16)。

即使在正常范围内,BMI数值增加也与GERD症状恶化有关。Kulig指出,BMI每增加1kg/m²,GERD风险就会上升4%。Jacobson还发现两者有剂量依赖效应。而且GERD症状的严重程度和发生概率也可随着BMI数值的增加而加重。而且如果一开始检查时没有症状,但随着BMI增加,发生GERD的危险也会增加。在对有明显症状的GERD患者的随访研究中发现,BMI增加也是5年后症状持续存在的主要预测因素。一项长达20年的追踪随访研究发现,肥胖患者因GERD住院的人数是BMI正常者的2倍。

除了主诉症状之外,通过食管生理监测到的酸反流也会随着BMI的增加而加重。一项纳入223例GERD患者的横断面研究表明,食管酸暴露与BMI增加之间存在显著的非线性关系,超重者酸暴露率增长最快,而肥胖者酸暴露率趋于平稳。然而,肥胖患者平卧时反流发作的频率也更高,这表明肥胖可能会导致食管胃连接功能障碍。

也有研究观察到,体重平均减轻(13±7.7)kg,GERD发病率可以从37%下降到15%。大型HUNT研究也得到同样结果,患者体重减轻可改善反流症状,二者呈剂量依赖关系。

此外,普遍认为腹部脂肪堆积会升高腹腔内压力,加剧GERD、诱发BE及导致EAC进展。

有研究进一步发现，脂肪的分布而非仅仅体重超标，是导致GERD增加的真正原因。因为当矫正腰围这个影响因素后，BMI和GERD之间的关联强度被削弱，这说明表面上是BMI数值高低，实则可能是中心性肥胖在其中发挥着关键作用。

尽管国内的一项大型横断面研究并没有发现GERD与腰围或腰臀比之间存在关联，但多数研究表明腰围增大可能会增加糜烂性食管炎的发生风险。也有大样本队列研究表明，内脏脂肪体积与糜烂性食管炎发生呈显著正相关。内脏脂肪体积超标与GERD症状持续的时间呈正相关，而且这种关联在白种人中更为明显，这也就很好地解释了西方发达国家GERD高发的原因。

二、肥胖和BE

流行病学研究表明，BE患者的BMI平均要高于一般人群。一项随访研究表明，BE与肥胖之间存在显著关系。此外，也有研究观察到，BMI增加与长段BE的关系要比短段BE更密切。因此，有学者指出肥胖可能是BE化生的危险因素，在促进癌变发展中可能起到推波助澜的作用。目前关于BMI与BE之间关系的研究尚未得到一致的结论，有些研究并未发现二者之间存在关联，另外一些研究仅在女性患者中发现二者之间有关联，还有一部分研究指出二者存在正相关。

然而，最近的研究指出对于BE而言，相比BMI高低，中心性肥胖可能是一个更重要的危险因素。一项对华盛顿州居民进行的调查研究发现，腰臀比与BE风险密切相关（OR=2.8，95% CI为1.5～5.1），而BMI与BE之间的相关性没有那么密切（OR=1.5，95% CI为0.8～2.9）。一项纳入2502例受试者的大型病例对照研究发现，在矫正腰围后，BMI与BE之间的关联强度被削弱。但是在矫正BMI后，腰围与BE之间仍呈现出明显的关联（男性OR=2.24，95% CI为1.08～4.65；女性OR=3.75，95% CI为1.47～9.56）。这说明腰围是BE的独立危险因素。其他类似研究也支持这一结论，并且发现BE发生风险和"梨形"身材之间呈负相关，这可能与臀部脂肪组织的代谢活性较低有关，同时也进一步支持脂肪的分布位置和脂肪的数量可能会带来更高罹患BE的风险。不管是男性还是女性，腰围增加均显著提高了二者罹患BE的风险，但在矫正GERD症状后，上述关联强度仅在女性中被减弱。这说明在男性发生BE的因素中，非GERD机制可能作用更大，这也充分解释了为什么男性BE患病率较高。

然而，腰围超标既可能表明腹部皮下脂肪堆积，也可能意味着腹腔内脏脂肪堆积过多。腹部皮下脂肪过多堆积会对胃和食管产生机械性压力，而内脏脂肪则代谢较活跃，超标意味着对健康影响更大。一项纳入693例被试的病例对照研究发现，BE组内脏脂肪面积较对照组增加43cm^2。而且BE组内脏脂肪/皮下脂肪值也明显高于对照组，其中处于高位比值的患者其BE的发生风险升高2倍。这种联系在白种人和BE段长度＞3cm的男性中更为明显。另一些研究也支持上述结论，它们认为内脏脂肪超标是升高BE风险的真正因素。最近一项纳入40项研究的荟萃分析发现，中心性肥胖与BE高风险呈正相关，即使在矫正BMI后，这种关联仍持续存在（矫正OR=1.88，95% CI为1.20～2.95）。

三、肥胖和EAC

20世纪90年代，有研究首次提出肥胖与EAC之间存在关系。一项针对200万挪威人的研究表明，超重男性（BMI为25～29kg/m^2）的RR=1.8，肥胖男性（BMI≥30kg/m^2）的RR=2.58。另一项纳入120 852例受试的大型队列研究表明，与正常体重相比，肥胖患者罹患EAC的RR=4。有一项纳入480 475例参与者的研究表明，BMI＞35kg/m^2，患EAC的OR=2.27（95% CI为1.44～3.59）。

有一项纳入22篇研究的荟萃分析显示，BMI＞30kg/m^2，EAC风险增加近3倍（RR=2.73），而且BMI每增加5kg/m^2，RR=1.11。当对GERD症状进行分层分析后发现，BMI与EAC之间的关联并未被削弱。据统计，在EAC患者当中，合并超重和肥胖者占23%，有GERD者占36%。这就解释了在许多发达国家，肥胖和GERD较高的患病率可能促使EAC发病率增加。也有研究发现，在年轻受试群体中，肥胖与 EAC 之间的关系更为密切。Chak 等发现非肥胖组 EAC 的平均诊断年龄为 63.6 岁，而肥胖组的平均诊断年龄为 58.9 岁，这意味着肥胖显著拉低了 EAC 的平均诊断年龄。相比之下，Kong 等利用美国国家癌症研究所的数据库，开发出一个疾病模拟模型，并估算出自 1973 年以来增加的 EAC 病例中仅有 6%～8% 可直接归因于肥胖。

肥胖与 EAC 之间显著的正相关性进一步引起学界关注不同部位的脂肪所起的作用。一项纳入 346 554 例受试的大型前瞻性研究关注 BMI、腰围和腰臀比与 EAC 之间的相关性，结果发现，这 3 项人体学测量指标均与 EAC 呈正相关，而且 BMI 每增加 1kg/m²，EAC 风险上升 1.08 倍（95% CI 为 1.02～1.14）；腰围每增加 5cm，风险增加 1.08 倍（95% CI 为 1.04～1.29）；腰臀比每增大 0.1，风险增加 1.59 倍（95% CI 为 1.12～2.26）。在矫正 BMI 后，腰围与 EAC 的相关性并未减弱，这进一步验证中心性肥胖要比单纯体重超标影响更大。与对照组相比，EAC 组内脏脂肪体积也明显增加。一项纳入 6 项研究的荟萃分析发现，与正常体型相比，中心性肥胖者 EAC 风险更高。

但探讨肥胖对 EAC 生存影响的研究并未得到一致结论。一项纳入 796 例 EAC 患者的研究发现，肥胖使从不吸烟的 EAC 患者生存周期缩短了 2 倍。而其他研究并未发现肥胖对 EAC 患者的生存率有明显影响。

现有证据表明，超重或肥胖，特别是内脏脂肪超标，是 EAC 的一个重要危险因素。然而，肥胖促进 EAC 发生也有几个潜在的非 GERD 机制。内脏脂肪细胞可分泌瘦素和脂联素，流行病学资料表明，脂联素相对缺乏和瘦素相对增加是促进 EAC 发生及进展的危险因素。在体外实验中观察到，瘦素增强和脂联素抑制可诱导 Barrett 细胞系的恶性行为，这些结果表明脂肪细胞因子等介质可能在 EAC 发病机制中起直接作用。

（李孟彬　代玉洁）

第二节　饮食与食管疾病的发生

一、饮食因素与胃食管反流病

胃食管反流病（gastroesophageal reflux disease，GERD）是一种常见的食管疾病，其特征是由于胃内成分反流进入食管而引起诸多症状，如胃灼热、反酸、胸痛、咳嗽等，短期不仅影响患者的日常生活和睡眠，而且导致生活质量显著下降，增加社会医疗成本；长期则可能进展为 Barrett 食管、食管狭窄，甚至是食管癌。近年来，GERD 总体发病率呈上升趋势，困扰着全世界 13%～19% 的民众。目前来看，GERD 患病率存在明显的地域差异，在西方国家高发，来自北美和欧洲地区的调查数据显示，GERD 发病率高达 8.8%～27.8%；而东亚地区 GERD 患病率较低，为 2.5%～7.8%。考虑到东西方饮食文化存在显著差异，这促使学界不断探究环境因素，如膳食内容和饮食习惯，是否也是 GERD 发生、发展的潜在原因或加重因素。

（一）食物成分

由于 GERD 的症状多出现在餐后，普遍认为，某些食物成分可能会诱发或加重 GERD。Shapiro 等调查了 58 例有胃灼热症状的 GERD 患者，发现这些患者倾向于摄入富含胆固醇、饱和脂肪酸和热量的高脂饮食。高脂饮食不但会加重 GERD 的症状，也是非糜烂性反流病进展的独立危险因素及 GERD 发展为 Barrett 食管的危险因素。进一步分析高脂饮食引起或加剧 GERD 的原因，则可能与摄入富含脂肪的食物后，食管下括约肌压力降低、酸环境暴露增加等有关。但是，其他随机试验并未发现食管下括约肌压力降低或松弛、反流发作次数或食管酸暴露时长等与膳食脂肪摄入量呈剂量反应关系。因此，未来还需高质量、大规模研究去评估高脂饮食在 GERD 发生中的作用。

（二）日常饮品

酒水和饮料已成为现代人生活中不可或缺的部分。有研究发现，与对照组相比，有中、重度 GERD 症状的患者更是饮料不离手。在有关饮酒与 GERD 发生风险的研究中发现，饮酒者 GERD 症状性反流的发生风险增加，这可能与乙醇通过降低食管下括约肌压力、刺激胃泌素释放促进胃酸分泌、削弱食管动力和延缓胃排空等多方面作用有关。然而，Nilsson 等指出，饮酒与 GERD 复发风险之间没有关系，而且停止饮酒后食管内 pH 并未降低，反流症状也并未减轻。由此可以看出，乙醇在 GERD 发生及发展中的作用仍有争议。最近，一项纳入了 26 项横断面研究和 3 项病例对照研究的荟萃分析发现，饮酒者与不饮酒或偶尔饮酒者比较，合并随机效应的 OR 值为 1.48（95% CI 为 1.31～1.67；I^2=88.8%）。该研究也分析了饮酒次数和饮酒量与 GERD 发生之间的关系，结果发现，每周饮酒少于 3～5 次者，其合并 OR 值为 1.29（95% CI 为 1.14～1.46；I^2=35.5%），而每周多次饮酒者，OR 值为 2.12（95% CI 为 1.63～2.75；I^2=55.1%）。进一步做剂量反应分析显示，饮酒量与 GERD 之间呈非线性相关关系（P=0.235）。如乙醇摄入量每增加 12.5g，合并 OR 值为 1.16（95% CI 为 1.07～1.27，P=0.001）。虽然这项研究为饮酒与 GERD 发生风险之间的潜在关联提供了证据，但未来仍需大样本、高质量、前瞻性研究去进一步证实二者的关系。

在众多饮品中，碳酸饮料是无处不在且备受欢迎的一大类饮料，包括可乐、汽水、苏打水等，它们的共同特点是富含二氧化碳、高糖或代糖。在大量饮用碳酸饮料后，带来的酸负荷和大量精制糖等对机体的影响一直是学者关注的焦点。有些研究发现，喝碳酸饮料可能会加剧 GERD、消化不良和腹胀。为进一步探讨原因，多位学者从不同角度证实了碳酸饮料对食管功能的影响。有两项研究指出，喝碳酸饮料可以使食管内 pH 短暂性下降至 4 以下。Hamoui 等评估了碳酸饮料对健康受试者食管括约肌的影响，结果发现，碳酸饮料使食管下括约肌压力出现暂时性降低，这一状态持续了 20 分钟左右，并推测，食管下括约肌压力降低与碳酸饮料引发的胃内气体过多有关。但饮用碳酸饮料并不会明显改变胃排空，也不会损伤食管黏膜。也有研究评估了碳酸饮料与 GERD 症状发生的关系。Fass 等指出，睡前喝碳酸饮料会使胃灼热风险增加 24%（95% CI 为 1.07～1.45）。相反，另外一些研究并未发现饮用碳酸饮料与 GERD 症状之间存在任何关联。虽然大多数人主张，GERD 患者应改变生活方式，停止饮用碳酸饮料，但是目前并没有研究去评估停止饮用碳酸饮料对 GERD 症状的影响。出乎意料的是，一项纳入 17 项研究的荟萃分析认为，现有研究数据并不支持饮用碳酸饮料与 GERD 发生或出现严重并发症之间有关系。未来仍需高质量、前瞻性队列研究去验证碳酸饮料能否成为 GERD 发生的一个直接危险因素。

中西方饮食文化差异还体现在西方人偏爱喝咖啡，而东方人偏爱喝茶。虽然陆续有关于喝咖啡或喝茶对 GERD 发生的研究报道，但并未得到统一结论。为此，利用前人的报道数据，Kim 等进行荟萃分析并指出，咖啡摄入量和胃食管反流病症状之间无显著相关性。最近的一项关于喝茶与 GERD 之间关系的荟萃分析也指出，喝茶与患 GERD 的危险性无显著相关（OR=1.12，95% CI 为 0.98～1.27）。更有意思的是，在亚组分析中，喝茶虽可增加东亚地区人群的 GERD 风险（OR=1.27，95% CI 为 1.07～1.51），但却降低中亚地区人群的 GERD 风险（OR=0.77，95% CI 为 0.63～0.95）。

（三）饮食行为

除了饮食内容，另外一个引起 GERD 且与生活方式有关的危险因素就是从进餐到睡觉的间隔时长。Murase 等观察到，睡眠时间缩短通常伴随着不良饮食行为，这可加剧胃食管反流病症状。此外，GERD 和不良饮食行为，如睡前 2 小时内吃饭或者饭后吃零食等，二者分别与较短的睡眠时间存在独立相关。最新的研究结果也支持上述发现。

与晚餐吃得早相比，吃得晚与餐后平卧时酸暴露概率增加呈正相关。然而，与平卧位相比，餐后仰卧位并抬高床头可缩短食管酸暴露时间。因此，建议患者抬高床头，以减少患者平卧时可能出现的酸反流。也有研究发现，右侧卧位睡姿与反流增加有关，可能是因为在这种睡姿下，酸袋更靠近食管胃交界处。

二、饮食因素与 Barrett 食管和食管腺癌

EAC 是常见的食管肿瘤之一，常发生在食管下段，多起源于食管-胃交界处的腺细胞，大部分来源于 BE。已知 BE 是食管鳞状上皮向肠柱状上皮的化生转化，其与 GERD 相关，被认为是 EAC 的高危因素和常见前体。BE 患者发生 EAC 的风险可增加 30～40 倍。因此，识别 BE 的危险因素可以确定 EAC 的致癌途径中的早期事件，以减少患癌风险。许多研究表明，虽然 BE 和 EAC 在全球的流行范围越来越广，但目前来看，这两种食管疾病的发病率仍存在明显的性别和地域差异：男性 EAC 的发病率是女性的 6～8 倍，欧美国家的发病率明显高于东亚地区。基于 BE 和 EAC 的总体发病率不断攀升的事实，而不同性别和地域间发病率又存在明显差异，说明生活方式和（或）环境因素与遗传因素一起在 EAC 的发生、发展中发挥重要作用。大量研究证实，GERD、肥胖和吸烟是 BE 与 EAC 的主要危险因素。除此之外，特定的饮食内容和饮食习惯等饮食因素既可能降低 BE 发生并后续进展为 EAC 的风险，也可能使风险增加。水果蔬菜和膳食纤维与食管腺癌的风险呈负相关，而腌制食品、红肉和加工肉制品、高饱和脂肪酸等可能增加癌症风险。以下将对这些饮食因素及其支持文献进行系统回顾。

（一）水果和蔬菜

新鲜水果和蔬菜对健康的主要价值是提供多种丰富的维生素、矿物质和膳食纤维，尤其是其中富含的植物化学物，如 β-胡萝卜素、花青素、番茄红素、酚酸等，均具有强大的抗氧化作用，可通过有效清除体内自由基、阻断亚硝胺类致癌物的合成、抑制细胞突变、诱导细胞凋亡等作用机制发挥一定的防癌和抑癌作用。因此，相关主流学术观点和各国膳食指南均强调摄入适量的水果和蔬菜对维护健康的重要性。

虽然也有研究旨在探讨水果、蔬菜与 BE 和 EAC 发生之间的关系，但因证据数量有限，研究类型以病例对照研究为主，目前所得结论并不一致。大部分病例对照研究指出，水果、蔬菜摄入量与 BE 和 EAC 的发生风险存在相关性。在瑞典进行的一项调查显示，20% 的 EAC 发生可归因于日常很少摄入水果、蔬菜。一项来自爱尔兰的病例对照研究指出，每周进食水果、蔬菜超过 34 份者要比每周进食不到 20 份者发生 BE 的风险降低 40%。Kaiser 等也得到了类似的结论。但是，在矫正 GERD 因素后，并未发现充分摄入水果、蔬菜与 BE 发生有关，这表明在 GERD 患者中，摄入水果、蔬菜只是貌似但并不能降低其进展为 BE 的风险。一项纳入了 12 项研究、共计 1572 例 EAC 患者的荟萃分析评估了水果、蔬菜摄入量与 EAC 发生风险之间的关系，结果发现，蔬菜摄入最多组与最少组相比，EAC 的发生风险降低了 24%（SRR=0.76，95% CI 为 0.59～0.96）；水果摄入最多组与最少组相比，EAC 的发生风险降低了 27%（SRR=0.73，95% CI 为 0.55～0.98）；蔬果摄入最多组与最少组相比，EAC 的发生风险降低了 32%（SRR=0.68，95% CI 为 0.49～0.93）。当然，也有证据级别更高的前瞻性研究去评估短期内饮食调整对 BE 进展的影响，结果发现，高蔬果饮食组对增加蔬果摄入量和减轻体重方面有效果，但对表达 BE 细胞增殖的生物标志物并无显著影响。另外一项来自美国西雅图的体外研究发现，患者蔬果摄入的多少与体外技术检测到的 BE 细胞 DNA 含量之间并不存在关联。因此，短期增加蔬果摄入似乎对阻止 BE 进展无效。这主要考虑到 BE 进展为 EAC 的潜伏期较长，可能需要长期干预。此外，两项有较大影响力的前瞻性队列研究，即 NIH-AARP 饮食与健康研究和欧洲癌症与营养前瞻性研究，均报道未发现摄入蔬菜、水果与 EAC 发生风险之间存在关联。

由于水果和蔬菜在营养价值上仍有一定区别，如水果含糖量一般要高于非淀粉类蔬菜，而绿叶菜的微营养素及植物化学物含量在所有蔬果中可以说数一数二。因此，又有研究去比较二者对 BE 和 EAC 的保护作用，到底孰强孰弱？最近的一项荟萃分析证实，摄入蔬菜（OR=0.45，

95% CI 为 0.29～0.71）比水果（OR=0.65，95% CI 为 0.37～1.13）更能降低 BE 的发生风险。而另外一项荟萃分析却得出了相反的发现。还有研究表明，摄入特定种类的蔬菜，如绿叶菜和 BE 的发生风险呈负相关。NIH-AARP 饮食与健康研究不仅发现摄入菠菜与 EAC 风险降低之间存在显著负相关（HR =0.66，95% CI 为 0.46～0.95），还发现摄入十字花科蔬菜，如卷心菜和西蓝花等与 EAC 之间存在临界显著的负相关（HR= 0.69，95% CI 为 0.48～1.00）。欧洲癌症与营养前瞻性研究也有类似的发现，即叶类蔬菜（除外卷心菜）和 EAC 风险之间存在显著的临界负相关（OR=0.35，95% CI 为 0.12～1.04）。然而，在 EAC 的癌变过程中，具体是蔬菜、水果的哪些成分及在什么阶段摄入可能会产生影响呢？目前还尚不清楚。这主要考虑到水果、蔬菜中存在许多已知和未知的化合物，它们之间通常相互发生作用。为了评估蔬菜、水果对 BE 的益处是否受到其他营养素的干扰，一项研究在矫正了肥胖、总能量、叶酸、总脂肪、饱和脂肪、反式脂肪、胆固醇、肉类、异黄酮或膳食纤维的摄入量后，发现这些影响因素并未削弱摄入蔬菜、水果和 BE 风险之间的负相关作用。这说明蔬菜、水果在健康饮食中有着不可替代的地位。

总之，现有证据表明，新鲜水果和蔬菜，特别是深绿色叶菜和十字花科蔬菜，可能会降低 BE 和 EAC 的风险，而这种保护作用可能发生在致癌过程的早期，主要是考虑到水果和蔬菜的摄入与 BE 之间存在强烈的负相关关系，而与 BE 向 EAC 的进展缺乏关联。未来，仍需大规模、高质量的前瞻性队列研究去验证水果、蔬菜与 BE 和 EAC 发生风险之间是否存在因果关系。

（二）膳食纤维

膳食纤维是指一类人体不能消化和吸收的多糖，又称非淀粉多糖。膳食纤维主要存在于植物食物中，包括纤维素、半纤维素、果胶、树胶、木质素等。根据其理化特性，可分为可溶性膳食纤维和不溶性膳食纤维，前者主要包括果胶等亲水胶体物质和部分半纤维素，后者主要包括纤维素、木质素和部分半纤维素。一些流行病学研究表明，高纤维、低脂肪的膳食可减少冠心病，有利于控制体重和血糖。此外，膳食纤维与癌症，尤其是与肠癌的发生越来越受到重视。但无论是相关的生态学研究、回顾性研究，亦或是前瞻性研究，所得结果均相互矛盾：某些纤维或含纤维的食物是保护因素，另一些结果则是危险因素，还有些结果则无相互关系。

近几十年来，由于饮食中各种精制加工食品的比例越来越高，相应地，膳食纤维的摄入则越来越少，而同时 GERD、BE 和 EAC 的发病率又在持续增加。因此，二者是否有关联，膳食纤维摄入不足是否也是 BE 和 EAC 的危险因素？为回答这些问题，学界也在逐渐关注膳食纤维摄入与食管疾病发生的关系，如有不少医学研究想要探究膳食纤维是否在 BE 和 EAC 发生及进展中发挥作用，然而所得结论并不一致。在一项 FINBAR 的研究中发现，与少量纤维摄入组相比，大量摄入纤维组发生 BE 的风险降低了 60%（OR=0.44；95% CI 为 0.25～0.80）；即使在矫正脂肪、蛋白质、淀粉和糖摄入量后，上述负关联仍然存在。Kubo 也同样发现，膳食纤维摄入对 BE 有显著的保护作用，而且这项研究进一步发现起到保护作用的纤维素来源于水果和蔬菜，而非谷物和豆类。多数病例对照研究都报道了摄入膳食纤维可能降低食管腺癌发生的风险。最近一项荟萃分析想要找到膳食纤维摄入与食管癌及癌前病变风险之间的关系，一共纳入 10 项病例对照研究，结果发现，与纤维摄入最低组相比，最高组与 EAC 的风险呈现显著负相关（OR=0.66，95% CI 为 0.44～0.98），但各研究之间存在明显异质性。然而，也有研究称纤维摄入总量与食管腺癌之间并不存在显著关联。来自瑞典的一项研究也指出，摄入水果来源的纤维与 EAC 之间存在临界的负相关关系。也有病例对照研究想要证实来源于谷物的粗纤维提取物对 EAC 的发生是否有影响，结果并未发现来自粗纤维的保护作用，这项研究也提出可溶性和不溶性纤维对结果影响的现实问题。后来也有研究关注到这一区别。一项针对上消化道恶性肿瘤患者的大型研究指出，膳食纤维摄入可降低 EAC 的发病率，二者之间存在负相关。该研究进一步评估了不同来源的纤维对结果的影响，同样发现水果、蔬菜来源的纤维素与 EAC 低风险之间的相关性更加显著。

关于膳食纤维影响 BE 或 EAC 发生的可能机制如下：①一项体外实验发现，从高纤维食物中获取的植酸可有效抑制细胞增殖并促进细胞凋亡，从而抑制与 BE 相关腺癌细胞系的生长速率；② IL-6 等炎症指标降低也与高膳食纤维饮食有关，这也可能影响 EAC 癌变过程；③纤维素本身可能会裹挟着一部分食物中的致癌物质并排出体外；④也可能通过降低食管裂孔疝的风险来降低 BE 的发生。

早在 2007 年，世界癌症研究基金会/美国国家癌症研究所在关于营养和癌症风险的全球报告中指出，高膳食纤维食物可以预防食管癌，但证据有限。这主要是考虑到富含膳食纤维的食物，如全谷物、蔬菜和水果等，同时能够提供大量天然抗氧化物质，后者也可以部分提高抵抗发生食管癌的能力。因此，高纤维食物中这些共存的有益营养物质反而就可能混淆了纤维素与食管癌发生风险之间的关联。因此，未来的研究应考虑到这一点，通过科学合理的实验设计，排除其他干扰因素的影响，从而去探讨膳食纤维究竟是否在食管疾病，尤其是 BE 和 EAC 中发挥作用。

（三）全谷物

谷类食物作为提供能量的主要来源，又称主食，在饮食中有着不可或缺的重要地位。随着经济水平的提高和加工工艺的革新，人们食用谷物的形式也在不断变化，由一开始的仅进行脱壳处理的粗粮到现在非常普遍的经过精细加工的白米、白面。与此相应地，人类疾病谱也在悄然改变，肥胖、糖尿病、癌症等则成为威胁现代人类健康的首要因素，而这些慢性疾病的暴发式增长则与营养过剩的盛行十分相关，后者正是与大量摄入碳水化合物，尤其是精制谷物有直接关系。

所谓精制谷物也称为细粮，是经过精制处理，去除了稻米和麦粒外层的谷皮、糊粉层、胚等部分，只留下胚乳部分，颜色白、质地均匀的产品，也就是所谓的精白大米和精白面粉，其特点是富含淀粉等大量碳水化合物。有研究表明，胰岛素抵抗和胰岛素样生长因子的改变也可能影响食管黏膜损伤的愈合和食管细胞凋亡。因此，大量精制碳水化合物摄入和高血糖指数饮食被列为是影响 EAC 的可能的危险因素之一。与此相对，没有去掉籽粒外层部分，保留了胚乳外层的粮食，口感较粗，需要反复咀嚼，也就是俗称的粗粮。可以看出，全谷物相比精制谷物，除含有碳水化合物为人体供能、满足能量需求外，其本身富含多种维生素、矿物质、膳食纤维和植物化学物，而这些有益营养素被大量研究和指南列为防癌、抗癌的保护因素。而且，食管胃肠道可直接接触全谷物，理论上讲，这些器官对全谷物中的生物活性物质的作用最为敏感。

正因如此，有关谷物与食管疾病，尤其是与 BE 和 EAC 等发生风险之间的关系研究也逐渐受到关注。早在 20 世纪 90 年代，就有相关研究发现谷类食品消费量与患食管癌的风险呈正相关。相反，在 2000 年时，研究发现意大利面摄入量与食管癌患病率呈负相关。与前人有不同发现的原因可能是早期的研究并没有考虑摄入谷物的类型和微量营养素的含量。后来的研究充分借鉴前人经验，分别观察到精制谷物和全谷物对食管健康与否有着截然不同的影响。富含精制谷物的饮食与食管癌风险增加有关，而全麦食物与食管癌风险降低有关。目前来看，回顾性和前瞻性研究均报道了摄入充足全谷物与食管癌风险降低有关，尽管风险降低的程度并不一致：一项来自意大利的病例对照研究指出，全谷物摄入量多则食管癌的风险降低 60%；在由丹麦、挪威和瑞典的三个队列研究组成的 HELGA 队列研究中，Skeie 等发现与全谷物摄入量最低组相比，全谷物摄入量最高组食管癌风险降低了 35%～45%。在一项荟萃分析中，Nour 发现食用全谷物和谷类纤维对消化道癌症有保护作用，其中有 4 项研究报道对食管癌有保护作用。值得注意的是，HELGA 队列研究进一步观察到不同种类的全谷物食物还可影响到谷物摄入量高低与食管癌风险之间的关联强度，摄入全麦食品的风险更低。这一发现可以解释为不同谷物及谷物食品的成分、营养素及生物活性化合物的浓度均有所不同。正如前文提及，富含膳食纤维是全谷物食物的一大亮点，这对普遍膳食纤维摄入不足的现代人而言意义重大。因此，也有研究将全谷物食物降低食管癌风险的作用解释为膳食纤维在其中起至关重要的作用。一项长达14年的前瞻性队列研究（IOWA妇女健康研究）一共纳入了34 651例绝经后的健康女性，报道称恶性肿瘤发病率与全谷物及总纤维摄入量呈负相关。研究进一步比较了不同来源的纤维素与癌症发生风险的关系，有意思的是，虽然水果、蔬菜及所有谷物来源的纤维与癌症发生风险呈负相关，但无统计学意义；来自精制谷物的纤维不具有保护作用；全谷物来源的膳食纤维与癌症发生风险呈明显的负相关。

此外，相比精制谷物，全谷物还富含多酚类抗氧化物质，可发挥抗氧化活性、改善食管反流性炎症及对细胞增殖和凋亡进行调节，这些都可能提高对抗食管癌的能力。一项体外实验观察到没食子酸可以诱导人食管鳞癌细胞死亡，其作用机制很可能是激活鳞癌细胞的外源性和内源性凋亡途径，以及下调Akt/mTOR生存级联信号。

由于全谷物的确是一种富含生物活性物质的复杂食物，这些化合物通常发挥协同作用，很难确定具体是哪种成分在预防和控制食管癌发生中发挥保护作用。而且，许多研究也表明，进食全谷物的人群通常更倾向于拥有更健康的饮食和生活方式，很少摄入精制糖、乙醇、红肉、高脂肪的食物，而多吃水果、蔬菜和鱼；经常体育锻炼、不吸烟。当然，大多数研究也是在对所有可能的混杂因素进行校正后得到了全谷物摄入与食管癌发生风险之间的客观联系。

（四）肉类和加工肉制品

现有研究证实肉类摄入与多种癌症发生有关，包括结直肠癌、乳腺癌和前列腺癌。因此，也有研究旨在评估肉类摄入总量是否与BE和EAC的发生有关，但所得研究结果并不一致。肉类摄入总量与BE之间的关系颇有争议，一项研究称肉类摄入总量增加与BE风险降低有关，而另外一项研究则得到相反结论，只要肉类总量摄入增加都会增加BE的风险。在一项前瞻性队列研究中，一共调查了65例新诊断的EAC患者，平均随访长达5～6年，结果发现，加工肉制品与食管腺癌的风险呈正相关（HR=3.54；95% CI为1.57～7.99），而与肉类摄入总量的关系并不显著（HR=1.79；95% CI为0.86～3.75）。在一项多中心病例对照研究中却发现，肉类总摄入量与EAC风险增加相关（OR=1.43；95% CI为1.11～1.83），其中红肉与食管腺癌风险最密切相关（OR=2.49；95% CI为1.39～4.46）。为什么上述研究结论不一致呢？这可能是受到多种因素的干扰，如肉的种类、来源及其加工烹调方式等。

通常将日常食用的肉类分为红肉和白肉。红肉一般指哺乳动物的肌肉，包括猪肉、牛肉、羊肉等。白肉一般指禽类和海产品，包括鸡、鸭、鱼、虾等。越来越多的研究表明，摄入较多的红肉会增加心血管疾病和多种癌症的患病风险，还和较高的死亡率相关。另外，红肉在加工、烹饪过程中，还会在高温和油烟下产生多种致癌物。红肉已经被世界卫生组织（WHO）下属的国际癌症研究机构列为可能对人类致癌的物质。一项多中心病例对照研究发现，与摄入白肉相比，红肉与EAC发生风险最密切相关（OR=2.49；95% CI为1.39～4.46）。Castellsagu和Gallus也得到了相似的发现，EAC高风险与红肉摄入呈正相关，而与白肉摄入呈负相关。在孟买进行的一项研究表明，食用鲜鱼可将食管癌的发病率降低20%。关于禽类的摄入，一些研究报道称其与EAC呈显著负相关，而另一些研究报道呈临界显著或正相关。最近的一项荟萃分析一共纳入了8项研究，评估了红肉和加工肉制品与BE发生的关系，在对多变量混杂因素（包括年龄、性别、能量摄入、体重指数、腰臀比、体力活动、吸烟、乙醇、教育、药物使用、胃食管再灌注和幽门螺杆菌感染）进行校正后，整合分析发现，食用红肉或加工肉制品均与发生风险无关（红肉摄入OR=0.85，95% CI为0.61～1.17；加工肉制品摄入OR=1.03，95% CI为0.73～1.46）。

也有研究评估不同来源的蛋白对EAC发生风险的影响，并报道称，动物蛋白摄入与EAC风险呈正相关，而植物蛋白摄入与风险呈负相关。不同于米面、水果、蔬菜，肉类加工制作的温度通常比较高，经常进行煎炸、爆炒和烧烤等。然而，在高温条件下长期烹调的肉类通常会含有大量杂环胺和多环芳烃等致癌物。在乌拉圭进行的一项研究表明，杂环胺的总摄入量与上呼吸道癌症的风险呈正相关。然而，现有关于EAC和BE的研究表明，采用何种烹饪方法并不会影响二者的发生风险。

已知腊肉、腊肠、火腿、培根等加工肉制品是亚硝酸盐和亚硝胺的主要来源，并被国际癌症研究机构列为明确致癌物。一项系统回顾分析发现，加工肉制品与食管癌风险之间存在关联。尽管很少有研究探讨摄入亚硝酸盐或硝酸盐与EAC风险之间的关系，但一项多中心研究报道称，亚硝酸盐摄入量与EAC之间呈现临界的正相关（OR=1.17；95% CI为1.00～1.36），但另一项研究发现，动物食品来源的亚硝酸盐与EAC风险之间无显著正相关。此外，这项研究还发现维生素C和亚硝酸盐摄入量之间存在明显的相互作用：与高维生素C和低亚硝酸盐摄入量的人相比，低维生素C和高亚硝酸盐摄入量的人患EAC的风险更高（OR=2.72；95% CI为1.73～4.27）。然而，Navarro并未发现亚硝酸盐含量高的加工肉制品与EAC发生风险有关。到目前为止，尚无研究去评估亚硝酸盐或硝酸盐与BE发生或进展之间的关系。

总之，来自队列研究的证据表明，肉类摄入总量与EAC风险之间存在正相关，尤其是红肉和加工肉。需要进一步的研究来评估亚硝酸盐和硝酸盐、杂环胺和多环芳烃在EAC和BE发生中的作用。

（五）加工和腌制食品

近20年来，大量研究表明，摄入加工和腌制食品可能与食管癌风险增加有关。然而，另外一些研究并不认同上述观点，因为这些研究并未发现加工或腌制食品摄入对食管癌的风险有影响。Bosetti指出，大量摄入加工肉制品与食管癌的风险增加之间未见显著关联。同样，Takezaki等也未发现腌制肉类对食管癌发生有影响。2013年发表的一项荟萃分析总结了加工食品摄入与食管癌发生风险之间的关联证据。这项研究表明，与最低摄入量相比，最高摄入量使食管癌风险增加了79%。进一步做分层分析，结果表明，二者之间的正相关强度并未受到食管癌的组织学类型和国家地域等混杂因素的影响。然而，仅分析队列研究时，并没有发现二者存在显著的正相关。因此，未来需要更多的高质量前瞻性队列研究提供足够的证据支持。由于不同研究中加工食品的定义和成分可能不同，这也可能是导致加工食品与食管癌结果不一致的原因。

众所周知，腌制食品一般需要通过添加硝酸盐或亚硝酸盐来保存，这必然会增加N-亚硝基化合物的形成，后者被认为是动物致癌物和可能的人类致癌物。此外，腌制食品经高温烹调或加工后，还可能产生其他致癌物质，如杂环胺和多环芳烃。腌制食品中所添加的大量食盐也可能会增加食管癌的风险。盐可直接损伤食管黏膜，导致食管炎易感性，增加食管癌风险。最新的一项评估食用加工和腌制食品对食管癌发生风险影响的荟萃分析指出，与腌制食品摄入有关的食管癌风险增加了2倍以上（OR=2.1，95% CI为1.64～2.69）。然而，进一步做分组分析，来自队列研究的数据并未观察到二者有明显的相关性。因此，需要进行大规模的前瞻性研究，以确定加工和腌制食品的摄入是否会增加食管癌风险。

（六）油脂和脂肪摄入

脂肪类型对食管癌的发生率有重要影响。动物脂肪或饱和脂肪与食管癌高发病率呈正相关。相反，单不饱和脂肪及多不饱和脂肪具有保护作用。这可能就是意大利北部与南部相比，食管癌发病率较低的原因。因为在意大利北部，仍然遵循传统的地中海饮食，这种饮食的特点是富含单不饱和脂肪和多不饱和脂肪。有研究证实，食用橄榄油可减少食管癌的发生，这可能归因于其富含油酸这种单不饱和脂肪酸。一项荟萃分析也有类似发现，即食用橄榄油对地中海和地中海以外地区罹患癌症风险具有保护作用。体外实验证实，二十碳五烯酸可抑制食管鳞癌细胞增殖，并诱导凋亡。它们通过触发内源性和外源性凋亡途径发挥作用。一系列实验已经陆续发现ω-3多不饱和脂肪酸的抗癌作用，主要作用机制包括降低氧化应激水平以抑制Wnt-β-catenin通路等。EPA还作为环氧化酶、脂氧化酶和细胞色素P450酶的基底物质，发挥抗炎和抗肿瘤的作用。

研究坚果和油籽在降低食管癌发病率和提高治疗效果方面的作用还处于初级阶段，更多关注的是脂肪酸和抗氧化成分所起的作用，未来还需要更多的研究去发现其他可能发挥保护作用的成分。

（七）膳食模式

前文主要从单一食物和营养素角度出发，探讨特定食物与 BE 和 EAC 发生风险之间的关系。但是，现代人的膳食通常是混合膳食，每种食物或营养素的具体作用可能很难确定，并且可能会被其他膳食成分的作用部分混淆。因此，对总体饮食模式的研究更有效地抓住了饮食摄入的复杂性这一特点。通过确定人群中常见的饮食模式，可以评估特定食物与经常同时食用食物的整合效果。而且，饮食模式在制定饮食建议时可能更加实用，因为与增加特定营养素或食物摄入相比，调整饮食结构可能更易让患者理解和采纳。

早在 2008 年，就有病例研究探讨饮食模式与 BE 发生之间的关系。这项来自美国加利福尼亚州北部人群的研究，通过食物频率问卷调查得知相关食物信息，并利用主成分分析法确定了两种主要的饮食模式：西式饮食（常吃快餐和大量进食肉类）和健康饮食（水果、蔬菜和鲜鱼比例高）。该研究发现，健康饮食模式与 BE 发生风险呈负相关，其中与长段 BE 之间的负相关最强，长期坚持健康饮食患 BE 的风险降低了 65%（OR=0.35，95% CI 为 0.20～0.64）；相反，虽然没有发现剂量-效应关系，但长期西方饮食模式可能对 BE 产生不利影响，可使 BE 风险增加 2 倍以上（OR=2.30，95% CI 为 1.26～4.21）。这说明总体饮食模式可能影响食管腺癌发生过程中的早期事件。

同样是利用主成分分析法，一项来自美国的病例对照研究评估了 6 种饮食模式与食管癌发生之间的关系，分别是富含红肉和加工肉制品的肉类/亚硝酸盐模式，富含深绿色和十字花科蔬菜、水果的水果/蔬菜模式，吸烟/乙醇模式，富含豆类和肉类的豆类/肉类模式，胃食管反流病/体重指数模式，鱼类/维生素 C 模式。结果发现，富含水果、蔬菜的饮食模式与食管癌之间存在显著的负相关；相反，吸烟/乙醇模式、胃食管反流病/体重指数模式、肉类/亚硝酸盐模式与食管癌风险呈正相关。Bahmanyar 发现以肉类为主的西方饮食模式者患食管癌的风险增加了 60%，但同时并未发现以大量食用水果、蔬菜和白肉为特征的健康饮食模式与食管癌风险之间有任何关联。同样，Chen 证实大量肉类饮食模式者罹患食管癌的风险增加了 3.6 倍。一项荟萃分析对 24 项病例对照研究进行了系统回顾，这些研究调查了饮食模式与上消化道癌症（包括口腔、食管、咽和喉部）之间的关系，也表明基于大量摄入水果和（或）蔬菜或营养素的饮食模式有保护作用，而大量饮酒的饮食模式则有不利影响。最近，一项在日本进行的大规模队列研究探讨了不同膳食模式与食管癌死亡风险之间的关系，该研究采用食物频率问卷调查了 2 万多例日本男性的日常饮食，通过分析，最终确定了 3 种主要的饮食模式：蔬菜模式、动物食品模式和乳制品模式。其中蔬菜模式是一种相当于日本传统饮食的膳食模式，其特点是经常摄入蔬菜、藻类、土豆、豆制品、真菌、水果和鲜鱼。这种饮食模式类似于其他国家研究中提到的健康饮食。但这项研究并没有观察到蔬菜模式与食管癌之间存在显著关联。动物性食品模式与西方饮食模式相似，特点是大量摄入肉类、油炸和高脂肪食物。尽管在整个研究人群中没有观察到动物食品模式与食管癌之间存在显著的相关性，但在矫正吸烟因素后，观察到动物食品模式与非吸烟者食管癌风险增加有关。乳制品模式的特点是饮食中奶制品、咖啡和茶的含量较高，另外，水果含量也不低。该研究发现乳制品模式可降低吸烟人群食管癌死亡风险，这可能与该饮食模式富含多种保护因素有关，如维生素 A、维生素 D、共轭亚油酸、维生素 C、叶酸和多酚等。

总之，基于目前有限的研究证据，并不能得出不同的饮食模式对 BE 和食管癌的确切作用。未来仍需高质量、大规模的前瞻性队列研究来进一步验证。

三、饮食因素与食管鳞癌

不同于 EAC，食管鳞癌（ESCC）主要的危险因素包括吸烟、饮酒和热食烫饮等。

（一）热食烫饮

长期以来，人们一直怀疑经常热食烫饮可能导致ESCC。早在1939年，Watson在回顾771例食管癌的临床记录中写道，热刺激可能是一个诱发食管癌的稳定因素。但也有人对此有质疑，认为高温食物和饮料在口腔中的温度可能会迅速下降，并不会对食管黏膜造成热损伤。Jong专门测量了饮用热饮料后的食管内温度，结果发现，饮用热饮料可以显著提高食管内温度，但这与一口喝的量有关，如大口喝65℃的咖啡会使食管内温度升高6~12℃。后来，陆续有研究关注到这一点并有各自不同的发现。Islami在一项病例对照研究中证实二者之间存在密切关系。最近一项纳入了23项相关研究的荟萃分析发现，热食烫饮与ESCC风险增加有关（OR=2.29，95%CI为1.79~2.93），即使在矫正吸烟、饮酒、肥胖等混杂因素后，也并未削弱二者之间显著的正相关关系。该研究还发现，热食烫饮并没有影响到EAC的发生风险（OR=0.78，95%CI为0.45~1.35）。更有意思的是，该研究还比较了喝茶和喝咖啡对结果的影响。如果热食烫饮与食管癌发生之间确实存在关联，那么可以假设，不管喝的是什么饮品，只要在温度过高的情况下饮用，都可能会增加罹患食管癌的风险。但出乎意料地发现，在西方发达国家进行的研究均未发现喝茶或喝咖啡影响食管癌发生风险。而大多数来自发展中国家和亚洲国家的研究表明，进食温度过高的食品和饮料与食管癌发生之间存在正相关关系。对这种显著地域差异的可能解释是，东西方在饮品的温度和饮用速度上还是存在差异，如亚洲民众更喜爱喝茶，而且通常趁热喝，而西方民众通常喝冰咖啡或将热咖啡放放再喝，也有研究想要探究其中的作用机制。动物实验证实，暴露于热刺激的食管可出现上皮屏障功能受损。食管上皮屏障功能受损后，如进一步暴露在乙醇、N-亚硝基化合物等致癌物下，则可能增加食管癌发生的风险。

（二）饮酒

饮酒一直被认为是ESCC的主要危险因素。在东亚人群中进行的病例对照研究中发现，乙醇摄入量和持续时间一直与ESCC的风险相关。前瞻性研究也报道了类似的结果。一项来自美国的前瞻性研究调查了97例ESCC患者，结果发现，与适度饮酒者相比（1杯/天），酗酒者（>3杯/天）的风险显著增加（HR=4.93，95%CI为2.69~9.03）。两项分别来自中国和欧洲的队列研究同样证实了这些结论，与从不饮酒者相比，经常饮酒（HR=2.02，95%CI为1.31~3.12）和每天饮酒超过30g的受试者（HR=4.61，95%CI为2.24~9.50）风险增加。一项来自中国临县的大型队列研究（纳入1958例ESCC病例）却有不一样的发现，虽然该研究观察到吸烟与ESCC发生之间存在显著相关性（OR=1.34，95%CI为1.16~1.54），但并未发现饮酒增加相关风险（OR=0.92，95%CI为0.82~1.03）。研究进一步分析，饮酒与食管鳞癌风险之间无关联可能归因于中国农村地区饮酒比例较低。

最近一项纳入13项前瞻性研究和41项病例对照研究（共计14 318例ESCC病例）的荟萃分析指出，乙醇摄入与ESCC之间存在显著相关性，分别与不饮酒者和偶尔饮酒者相比，轻度（≤12.5g/d）、中度（50g/d）和重度（>50g/d）乙醇摄入量RR依次为1.26（95%CI为1.06~1.50）、2.23（95%CI为1.87~2.65）和4.95（95%CI为3.86~6.34）。尽管两种研究设计之间没有显著的异质性（P为0.157），但病例对照研究比队列研究的结论关联性更强。

有证据表明乙醇摄入量与ESCC发生风险之间存在J型相关。例如，一项近百万女性的研究报道称，与每周饮酒少于2杯者相比，不饮酒（RR=1.56，95%CI为1.29~1.89）、每周饮酒7~14杯（RR=1.56，95%CI为1.26~1.94）或者更多（RR=2.99，95%CI为2.24~4.00）人群中非腺癌食管癌亚型的风险显著增加。然而，一项纳入了13项队列研究的荟萃分析显示，乙醇摄入与ESCC风险呈单调正相关。

"烟酒不离手"往往意味着饮酒和吸烟通常是共存的行为。因此，在观察性研究中很难区分它们各自对结果的影响。在不同种族内进行的前瞻性调查结果为吸烟和饮酒在ESCC发病病因中的独立作用提供了证据支持。然而，一些回顾性研究也指出两个危险因素之间存在多重交互作用。一项针对ESCC的大型病例对照研究（包括来自江苏省的1520例中国病例）发现，与从不吸烟和饮酒的人相比，大量吸烟和饮酒（每天40支香烟，每周500ml乙醇）的风险高出7.32倍（95% CI为4.58～11.7）。更有意思的是，从不喝酒但大量吸烟会显著增加食管鳞癌的风险（OR=2.45，95% CI为1.20～4.96），而不吸烟的酗酒者的风险却无显著增加（OR=1.38，95% CI为0.97～1.98）。另外，来自荷兰的一项前瞻性研究（包括107例ESCC病例）报道，在从不吸烟者当中，大量饮酒者（＞15g/d）要比少量饮酒者（≤5g/d）的风险显著增加（HR=3.74，95% CI为1.25～11.20）；而在饮酒量相同的人群中，吸烟比不吸烟者的风险约高出2倍（HR=8.05，95% CI为3.89～16.60）。

还有一些生物学机制用来解释乙醇和烟草在食管癌发生中的相互作用。饮酒可能引起食管局部刺激，并作为烟草相关致癌物的溶剂，促进后者通过食管黏膜被吸收。长期吸烟改变了口腔微生物群，导致有氧细菌和酵母菌的比例增加，而这些微生物能够将乙醇转化为乙醛。此外，烟草源性致癌物对乙醛脱氢酶有抑制作用，因此这造成乙醛清除的效率降低。因此，与从不吸烟者相比，饮酒吸烟者的食管黏膜可能暴露于更高水平的乙醛。另外，乙醇诱导的食管中细胞色素 P450 2E1的表达可能增强烟草源性致癌物的局部代谢活化。由于烟草烟雾中也含有大量乙醛，能够被食管黏膜直接吸收，并进一步增加致癌作用。因此，在促进ESCC发生中，饮酒和吸烟起到协同交互作用，而这种共同作用有一定的生物学作用基础。

（李孟彬　代玉洁）

第三节　营养与食管疾病患者的预后

一、食管癌患者的营养状况特点

营养不良是恶性肿瘤患者最常见的症状之一，约80%的食管癌患者存在不同程度的营养不良。在癌症患者中，营养不良多由肿瘤恶病质导致。肿瘤恶病质是一种多因素综合征，其特征是骨骼肌质量持续减少（伴或不伴脂肪损失），且传统营养支持无法完全逆转，导致进行性的功能障碍。食管癌患者发生营养不良的原因和机制较为复杂，有肿瘤自身的原因，也有肿瘤治疗的影响，如进食困难、机体代谢异常、手术及放化疗等。

食管癌患者最主要的表现是吞咽功能障碍。在肿瘤早期，患者就可表现出吞咽后胸骨后不适，随着病情的进展，患者开始出现典型的进行性吞咽困难症状。进食减少是食管癌患者早期发生营养不良的一个重要原因。

此外，食管癌患者的机体高代谢状态也是导致营养消耗的原因之一。食管癌患者在糖类、脂肪、蛋白质三大营养素代谢方面均存在异常，主要表现为糖代谢异常、蛋白质合成减少和分解增加，脂肪动员增加，血浆游离脂肪酸增加等。一般认为，葡萄糖是肿瘤细胞最主要的能量来源，肿瘤组织通过糖酵解通路获取能量。此过程不仅产热效率低下，还会产生大量乳酸，进一步加重了宿主的能量消耗，因此糖酵解的发生被认为是区别恶性肿瘤细胞与正常人体细胞的特征之一。蛋白质分解加速，从而导致骨骼肌萎缩、低蛋白血症、血浆氨基酸谱异常，机体呈现负氮平衡。而在脂肪代谢过程中，肿瘤患者表现出内源性脂肪水解和脂肪酸氧化增强，三酰甘油转化率增加，外源性三酰甘油水解减弱的特点。其中，内源性脂肪代谢增加导致了机体脂肪含量下降、体重减轻。因此，脂肪丢失成为肿瘤患者营养状态不佳和恶病质的主要特征之一。此外，肿瘤引起的全身炎症导致的能量消耗增加会进一步加重营养流失。肿瘤的局部作用及肿瘤组织缺氧坏死导致的次级宿主反应共同作用，刺激白细胞介素、肿瘤坏死因子-α、干扰素、造血生长因子和急性期蛋白的分泌，从而导致肿瘤性的全身性炎症反应。

治疗相关性营养不良在食管癌患者中也较为

常见。食管或胃食管结合部手术会严重影响患者术后的进食。一是胃容量的减小，导致早饱和胃内容物反流症状及频繁的恶心、呕吐；二是手术后并发症，如疼痛、乏力、失血等都会妨碍患者的正常饮食。放射治疗不仅会引起食管黏膜炎症，还会导致疼痛和食管狭窄，使吞咽变得越来越困难和痛苦，从而导致口服食物的摄入量大大减少。严重者如气管食管瘘发生时，患者将不能经口进食，这会极大地影响患者的营养状态。全身化疗药物的使用会导致较为严重的消化道不良反应，患者多表现为恶心、呕吐、食欲缺乏。有研究表明，在化疗和放疗期间，患者能量摄入量减少超过了需求量的50%，从而导致癌症相关体重减轻和负氮平衡。

营养不良状态直接影响食管癌治疗的整个过程，降低了患者的生存质量，影响预后。因此，对食管癌患者进行合理有效的营养治疗，改善患者营养状态能够较明显地提升患者对治疗的耐受性，减少并发症，提升预后。

二、食管癌患者的营养状态与临床预后

营养不良无疑会降低食管癌患者的整体生活质量，增加患者死亡率。首先，因营养不良而导致的肿瘤恶病质是导致食管癌患者死亡的一大原因。研究表明，食管和胃肠道恶性肿瘤的恶病质可达57%~80%，远高于其他系统肿瘤。肿瘤导致的全身炎症反应和宿主免疫应答会使机体处于高代谢和分解状态，而分解状态往往比肿瘤本身引起的症状更容易导致患者死亡。Fearon等的研究发现，存在体重丢失上消化道肿瘤患者（食管癌、胃癌）的中位生存期显著低于无明显体重丢失的患者（30.2个月 vs 7.5个月，$P < 0.01$）。Conti和Zem-anova等的研究发现，体重下降超过15%会显著增加食管癌患者的死亡率，且多因素分析发现治疗前体重是影响食管癌患者总生存率的独立危险因素。另一项队列研究也表明，术前严重的体重减轻（≥10%）与食管癌切除术后的5年总生存率较差有关。骨骼肌减少是营养损失的一个重要标志，据报道，食管癌和胃癌患者术前普遍存在肌少症，患病率为43%~79%。一项纳入13项研究、2884例患者的荟萃分析表明，研究者通过CT检查评价患者的术前骨骼肌质量，结果显示，术前肌少症与食管癌患者的总生存率受损相关。

此外，食管癌患者营养状况不佳与术后并发症密切相关。欧洲临床营养与代谢学会（ESPEN）指南也建议对营养不良或有营养不良风险的患者给予预防性术前临床营养支持。对营养不良或有营养不良风险的患者进行适当的营养支持可以改善术后临床结果，减少感染性并发症的发生。存在营养风险的食管癌患者一般具有更长的住院时间，也就意味着更多的术后并发症发生可能。Park等对7227例食管癌手术患者进行了影响预后相关因素的多变量分析，结果提示，营养不良是术后感染并发症和死亡率增加的独立危险因素，也增加了因手术住院的癌症患者的住院时间和住院费用。在回顾性分析了80例进行术后放化疗的食管癌患者的临床资料后，研究发现化疗前营养状态与辅助治疗不良反应发生率、治疗耐受性密切相关，营养不良越严重，治疗不良反应发生率越高，治疗耐受性越差。同样，与无肌肉减少和体重减轻的食管癌患者相比，肌少症患者在化疗期间发生毒副反应的风险可能更高。血清蛋白水平是反映机体营养状态的一个有效指标，有研究人员将患者按术前血清白蛋白水平进行分组（低组<35g/L、中组35~40g/L、高组>40g/L），结果显示，血清蛋白水平与患者术后5年生存率密切相关，提示低白蛋白血症与预后不良密切相关。最近的一项非随机对照研究也表明，与对照组相比，经营养学专家提供强化营养支持的食管癌患者，术后严重并发症较少（OR=0.23，95% CI为0.053~0.97）。

（李孟彬　吴　琼）

参考文献

樊代明，2016. 整合医学：理论与实践. 北京：世界图书出版公司.
樊代明，2021. 整合医学：理论与实践7. 北京：世界图书出版公司.

樊代明, 2021. 整合肿瘤学·基础卷. 北京: 世界图书出版公司.

樊代明, 2021. 整合肿瘤学·临床卷. 北京: 科学出版社.

Abdallah J, Maradey-Romero C, Lewis S, et al, 2015. The relationship between length of Barrett's oesophagus mucosa and body mass index. Aliment Pharmacol Ther, 41(1): 137-144.

Anandavadivelan P, Lagergren P, 2016. Cachexia in patients with oesophageal cancer. Nat Rev Clin Oncol, 13(3): 185-198.

Anandavadivelan P, Brismar TB, Nilsson M, et al, 2016. Sarcopenic obesity: a probable risk factor for dose limiting toxicity during neo-adjuvant chemotherapy in oesophageal cancer patients. Clin Nutr, 35(3): 724-730.

Andrici J, Eslick GD, 2015. Hot food and beverage consumption and the risk of esophageal cancer: a meta-analysis. Am J Prev Med, 49(6): 952-960.

Bagnardi V, Rota M, Botteri E, et al, 2015. Alcohol consumption and site-specific cancer risk: a comprehensive dose-response meta-analysis. Br J Cancer, 112(3): 580-593.

Baracos VE, Martin L, Korc M, et al, 2018. Cancer-associated cachexia. Nat Rev Dis Primers, 4: 17105.

Barber TM, Kabisch S, Pfeiffer AFH, et al, 2020. The health benefits of dietary fibre. Nutrients, 12(10): 3209.

Cao H, Huang X, Zhi X, et al, 2019. Association between tea consumption and gastroesophageal reflux disease: a meta-analysis. Medicine (Baltimore), 98(4): e14173.

Cao W, Han J, Yuan Y, et al, 2016. Drinking water: a risk factor for high incidence of esophageal cancer in Anyang, China. Environ Geochem Health, 38(3): 773-782.

Chan DSM, Vieira AR, Aune D, et al, 2014. Body mass index and survival in women with breast cancer-systematic literature review and meta-analysis of 82 follow-up studies. Ann Oncol, 25(10): 1901-1914.

Chirila I, Morariu ID, Barboi OB, et al, 2016. The role of diet in the overlap between gastroesophageal reflux disease and functional dyspepsia. Turk J Gastroenterol, 27(1): 73-80.

D'Eliseo D, Velotti F, 2016. Omega-3 fatty acids and cancer cell cytotoxicity: implications for multi-targeted cancer therapy. J Clin Med, 5(2): 15.

El-Serag HB, Hashmi A, Garcia J, et al, 2014. Visceral abdominal obesity measured by CT scan is associated with an increased risk of Barrett's oesophagus: a case-control study. Gut, 63(2): 220-229.

El-Serag HB, Sweet S, Winchester CC, et al, 2014. Update on the epidemiology of gastro-oesophageal reflux disease: a systematic review. Gut, 63(6): 871-880.

Filippini T, Malavolti M, Borrelli F, et al, 2020. Green tea (Camellia sinensis) for the prevention of cancer. Cochrane Database Syst Rev, 3(3): CD005004.

Garcia JM, Splenser AE, Kramer J, et al, 2014. Circulating inflammatory cytokines and adipokines are associated with increased risk of Barrett's esophagus: a case-control study. Clin Gastroenterol Hepatol, 12(2): 229-238.e3.

Givens DI, 2018. Review: dairy foods, red meat and processed meat in the diet: implications for health at key life stages. Animal, 12(8): 1709-1721.

Gomes DC, Dantas RO, 2014. Acidic and neutral liquid ingestion in patients with gastroesophageal reflux disease. Arq Gastroenterol, 51(3): 217-220.

Ireland CJ, Thompson SK, Laws TA, et al, 2016. Risk factors for Barrett's esophagus: a scoping review. Cancer Causes Control, 27(3): 301-323.

Kang JH, Kang JY, 2015. Lifestyle measures in the management of gastro-oesophageal reflux disease: clinical and pathophysiological considerations. Ther Adv Chronic Dis, 6(2): 51-64.

Kim J, Oh SW, Myung SK, et al, 2014. Association between coffee intake and gastroesophageal reflux disease: a meta-analysis. Dis Esophagus, 27(4): 311-317.

Kubo A, Block G, Quesenberry CP Jr, et al, 2014. Dietary guideline adherence for gastroesophageal reflux disease. BMC Gastroenterol, 14: 144.

Levolger S, van Vugt JL, de Bruin RW, et al, 2015. Systematic review of sarcopenia in patients operated on for gastrointestinal and hepatopancreatobiliary malignancies. Br J Surg, 102(12): 1448-1458.

Li B, Jiang G, Zhang G, et al, 2014. Intake of vegetables and fruit and risk of esophageal adenocarcinoma: a meta-analysis of observational studies. Eur J Nutr, 53(7): 1511-1521.

Liu X, Wang X, Lin S, et al, 2014. Dietary patterns and oesophageal squamous cell carcinoma: a systematic review and meta-analysis. Br J Cancer, 110(11): 2785-2795.

Makarem N, Nicholson JM, Bandera EV, et al, 2016. Consumption of whole grains and cereal fiber in relation to cancer risk: a systematic review of longitudinal studies. Nutr Rev, 74(6): 353-373.

Mengardo V, Pucetti F, Mc Cormack O, et al, 2018. The impact of obesity on esophagectomy: a meta-analysis. Dis Esophagus, 31(6): dox149.

Mizoguchi K, Ishiguro H, Kimura M, et al, 2014. Induction of apoptosis by eicosapentaenoic acid in esophageal squamous cell carcinoma. Anticancer Res, 34(12): 7145-7149.

Mone I, Kraja B, Bregu A, et al, 2016. Adherence to a predominantly Mediterranean diet decreases the risk of gastroesophageal reflux disease: a cross-sectional study in a South Eastern European population. Dis Esophagus, 29(7): 794-800.

Murase K, Tabara Y, Takahashi Y, et al, 2014. Gastroesophageal reflux disease symptoms and dietary behaviors are significant correlates of short sleep duration in the general population: the Nagahama study. Sleep, 37(11): 1809-1815.

Ness-Jensen E, Hveem K, El-Serag H, et al, 2016. Lifestyle intervention in gastroesophageal reflux disease. Clin Gastroenterol Hepatol, 14(2): 175-82.e1-e3.

Ng J, Lee P, 2017. The role of radiotherapy in localized esophageal and gastric cancer. Hematol Oncol Clin North Am, 31(3): 453-468.

Pan J, Cen L, Chen W, et al, 2019. Alcohol consumption and the risk of gastroesophageal reflux disease: a Systematic review and meta-analysis. Alcohol Alcohol, 54(1): 62-69.

Prasad S, Gupta SC, Tyagi AK, 2017. Reactive oxygen species (ROS) and cancer: Role of antioxidative nutraceuticals. Cancer Lett, 387: 95-105.

Sardana RK, Chhikara N, Tanwar B, et al, 2018. Dietary impact on esophageal cancer in humans: a review. Food Funct, 9(4): 1967-1977.

Schneider JL, Corley DA, 2017. The troublesome epidemiology of Barrett's esophagus and esophageal adenocarcinoma. Gastrointest Endosc Clin N Am, 27(3): 353-364.

Skeie G, Braaten T, Olsen A, et al, 2016. Intake of whole grains and incidence of oesophageal cancer in the HELGA cohort. Eur J Epidemiol, 31(4): 405-414.

Steele CB, Thomas CC, Henley SJ, et al, 2017. Vital signs: trends in incidence of cancers associated with overweight and obesity-United States, 2005-2014. MMWR Morb Mortal Wkly Rep, 66(39): 1052-1058.

Surdea-Blaga T, Negrutiu DE, Palage M, et al, 2019. Food and gastroesophageal reflux disease. Curr Med Chem, 26(19): 3497-3511.

Tullio V, Gasperi V, Catani MV, et al, 2020. The impact of whole grain intake on gastrointestinal tumors: a focus on colorectal, gastric, and esophageal cancers. Nutrients, 13(1): 81.

Uhlenhopp DJ, Then EO, Sunkara T, et al, 2020. Epidemiology of esophageal cancer: update in global trends, etiology and risk factors. Clin J Gastroenterol, 13(6): 1010-1021.

Xie SH, Lagergren J, 2016. A global assessment of the male predominance in esophageal adenocarcinoma. Oncotarget, 7(25): 38876-38883.

Yan B, Zhang L, Shao Z, 2018. Consumption of processed and pickled food and esophageal cancer risk: a systematic review and meta-analysis. Bull Cancer, 105(11): 992-1002.

Yip C, Goh V, Davies A, et al, 2014. Assessment of sarcopenia and changes in body composition after neoadjuvant chemotherapy and associations with clinical outcomes in oesophageal cancer. Eur Radiol, 24(5): 998-1005.

Zhao Z, Pu Z, Yin Z, et al, 2016. Dietary fruit, vegetable, fat, and red and processed meat intakes and Barrett's esophagus risk: a systematic review and meta-analysis. Sci Rep, 6: 27334.

Zheng J, Guinter MA, Merchant AT, et al, 2017. Dietary patterns and risk of pancreatic cancer: a systematic review. Nutr Rev, 75(11): 883-908.

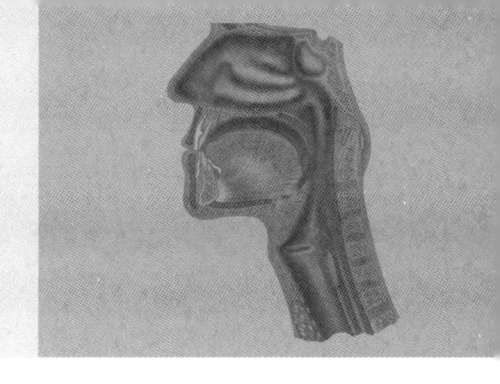

第 11 章 心理与食管疾病

第一节 精神心理因素对食管疾病的作用机制

一、应激-神经-内分泌网络调控紊乱

（一）应激-神经内分泌调控的基本概念

应激反应是机体遭遇内、外环境改变，社会心理创伤等物理、化学、生理及心理因素刺激后为达到新的内环境稳态产生的适应性反应，主要通过交感-肾上腺髓质系统及下丘脑-垂体-肾上腺皮质轴（hypothalamic-pituitary-adrenal axis，HPA 轴）调节实现。当应激源刺激时，两大系统激活，大量儿茶酚胺（肾上腺素、去甲肾上腺素）和糖皮质激素分泌释放进入循环系统，在靶器官产生效应。在消化系统的应激反应中，自主神经系统同样发挥重要作用，通过交感神经及副交感神经传导刺激外周组织脏器神经元（肠神经系统）释放神经递质，从而影响消化道动力、内分泌激素分泌、黏膜屏障功能及消化道菌群。同时，消化道菌群、内分泌激素还可通过内分泌及肠-迷走神经等机制反馈性调节机体应激反应，避免过度活化。目前认为，应激状态下消化道神经-内分泌功能紊乱在包括功能性胃肠病等系列消化道及心理疾病中发挥重要作用。尤其是功能性胃肠病，过去认为是一类无器质性改变的临床综合征，但近来的研究发现，应激反应异常所致的内脏高敏感性及肠道动力异常在功能性胃肠病的发病和进展过程中起重要作用，具体机制涉及神经内分泌、肠道微生态调节及黏膜屏障功能等多个环节。最新的罗马标准Ⅳ也强调了脑-肠互动异常在功能性胃肠病中的重要作用。

由于肠神经系统与中枢神经系统间的双向联系共同维持内环境稳态，20 世纪 80 年代"脑-肠轴"的概念应运而生。脑-肠间的相互作用以自主神经及内分泌功能为基础。消化道的部分信息通过胃肠内分泌激素穿过血脑屏障可以直接作用于中枢神经系统核团或激活局部的迷走传入神经传递至脑干孤束核；部分信息通过脊髓传入神经传递至脑干核团及中脑结构，最终投射至大脑皮质。激活的自主神经系统将来自中枢的信息传递至胃肠内分泌细胞，调节激素的分泌及特定脏器的激素敏感度。因此，在脑-肠轴的基础上，逐渐形成了"应激-神经-内分泌调控"的整体概念，并且这一观念涉及多个领域，包括消化道各种肽类激素、肠道菌群及其代谢产物、心理、病理及各种生理变化等多个领域。

（二）参与应激-神经-内分泌调控的主要内分泌激素

近年来，应激-神经-内分泌的调控作用受到广泛关注。越来越多的证据表明，胃肠内分泌激素在其中发挥重要作用。

YY 肽（peptide YY）是一种广泛分布于脑-肠轴的内分泌激素，在消化道主要由末段回肠及结肠 L 细胞分泌。YY 肽既可通过血脑屏障，也可激活周围迷走传入神经的受体将信号传递至中枢。应激反应时，YY 肽的合成分泌显著上调，反馈性抑制 HPA 轴过度活化，从而增强机体应激时的顺应性。此外，大量证据表明，YY 肽的功能、分布异常与焦虑及抑郁状态等应激相关障碍明确相关。

胰高血糖素样肽（glucagon-like peptide 1，GLP-1）也是一种由消化道 L 细胞分泌的胃肠道内分泌激素，其受体广泛分布于十二指肠至结肠的迷走神经传入神经元，中枢延髓腹外侧及孤束核。具有免疫活性的 GLP-1 神经纤维可以直接刺激下丘脑室旁核分泌促肾上腺皮质素释放因子（corticotropin releasing factor，CRF），活化 HPA 轴，上调应激反应。

胃生长激素释放素（ghrelin）由胃壁 A 细胞分泌，可以通过血脑屏障作用于中枢，使作用于室旁核 CRF 神经元周围 γ- 氨基丁酸（GABA）能神经末梢的 YY 肽解离，从而解除抑制，促进 CRF 释放，上调 HPA 轴。研究发现，应激反应时外周生长激素释放激素显著升高，缺乏内源性生长激素释放激素的小鼠在急性应激时 HPA 轴活化障碍，糖皮质激素生成不足。

胆囊收缩素（cholecystokinin，CCK）是最早发现的消化道内分泌激素之一，广泛分布于小肠及中枢边缘系统。在应激反应时，CCK 能系统活化边缘系统表达上调，而下丘脑区 CCK 表达水平下降。在下丘脑室旁核 CCK8 与 CRF 神经元内共同分布，外源性 CCK8 可能通过迷走传入神经活化上调皮质醇表达，并不依赖于 HPA 轴的活化。

CRF 除广泛分布于下丘脑室旁核及边缘系统，也是一种消化道内分泌激素，主要由结肠嗜铬样细胞分泌。虽然中枢 CRF 对胃肠运动及黏膜屏障功能的影响不受外周 CRF 及 HPA 轴其他激素影响，但急性应激反应促使肠道 CRF 分泌，且不依赖于 HPA 轴的调控。综上所述，多种消化道内分泌激素通过脑 - 肠轴复杂机制调控应激反应强度，增强机体在应激源刺激下的顺应性。

5- 羟色胺（5-hydroxytryptamine，5-HT）是与内脏高敏感度关系最为密切的消化道内分泌信号因子，中枢 5-HT 异常与焦虑、抑郁的发病机制已相对明确。消化道的 5-HT 来自肠嗜铬样细胞和肠神经元，甚至部分肠道微生物。5-HT 参与肠黏膜免疫调控，包括淋巴细胞、单核细胞、巨噬细胞及树突状细胞在内的免疫细胞均与 5-HT 调控有关，肠道 5-HT 表达异常可能影响到肠黏膜的炎症水平，参与炎性肠病、肠易激综合征的发病，但 5-HT 参与肠黏膜免疫调控的具体机制仍有待进一步探索。

（三）消化道菌群与应激 - 神经 - 内分泌调控

中枢神经系统通过自主神经交感、副交感及 HPA 轴调节消化道神经系统。来自中枢神经系统的信号可以通过调节肠道微生态间接影响肠道菌群，如改变局部胃肠动力，胃酸、碳酸氢根及黏液分泌，影响黏膜通透性及黏膜免疫调节等。这些信号也可以通过胃肠神经内分泌调节直接作用于消化道菌群。研究发现，去甲肾上腺素可以促进多种消化道病原体的增殖，同时增强空肠弯曲菌的毒性。消化道菌群对应激反应调节的作用最早发现于无菌小鼠，在同等应激强度刺激下，无菌小鼠 HPA 轴活化过度。研究发现，通过 SPF 小鼠粪菌移植可部分改善应激反应异常，婴儿芽孢杆菌植入可以逆转应激源刺激下无菌小鼠的异常应激。因此，消化道菌群的构成对建立适当的应激反应及 HPA 轴活化至关重要。大量证据表明，消化道菌群代谢产物可以通过调节消化内分泌激素影响 HPA 轴活化。SPF 小鼠消化内分泌激素（YY 肽、GLP-1、胃生长激素释放素、CRF）的基线水平明显低于无菌小鼠，短链脂肪酸通过游离脂肪酸受体促进 YY 肽、GLP-1 分泌，同时抑制生长激素释放素表达，从而调整应激反应强度。外源双歧杆菌、乳酸杆菌及部分益生元同样可以通过影响消化内分泌激素调整 HPA 轴活性，但具体的机制仍有待进一步探索。

二、免疫功能缺陷和免疫调节紊乱

有研究显示，消化道的炎症、感染、应激均可导致黏膜的肥大细胞数目增多。肥大细胞是连接免疫机制和神经机制的桥梁，可通过其表面的神经激肽-1受体把刺激的免疫反应信息传达到神经系统，并可接受神经系统的调控，对靶器官引起更进一步的免疫反应，从而参与消化道运动的调节。肥大细胞参与肠黏膜的免疫调节，活化后可分泌多种介质，如组胺、白细胞介素和各种神经肽，作用于末梢神经和组织中的内分泌细胞，从而产生相应症状。当出现应激时肥大细胞开始活化并出现脱颗粒样改变，此时内脏的反应性增高及动力增强。内脏敏感度增高主要表现为对管腔的生理刺激可能引起患者不适或疼痛，机制尚未阐明，可能由消化道外周神经传导改变引起，也可能由于中枢神经系统的异常处理所导致。心理应激可以通过促肾上腺皮质激素释放激素-肾上腺皮质激素轴作用于消化道的免疫系统，从而导致消化道分泌和动力的异常。有学者认为心理因素导致伤害感受器的增加而致感觉受体的敏感度增高。脊髓背角神经元的兴奋性增高，从而上传到中枢的感觉信号不同。活动期肠易激综合征患者肠黏膜内肥大细胞的数量较对照组明显增多并呈活化状态。严重的生活事件或慢性心理压力影响肠易激综合征的发病方式和严重程度，动物实验证明经受慢性心理刺激的大鼠黏膜浸润的炎性细胞中，肥大细胞数显著增加，同时黏膜上皮的通透性也增加，也有动物实验表明，事先给予动物肥大细胞稳定剂可以改善由于肠管扩张引起的痛阈降低。这可能为消化道功能性疾病的治疗提供新思路。

三、心身症状与消化道疾病

心身症状与疾病是一组发生发展与心理社会因素密切相关，但以躯体症状表现为主的症状与疾病，主要特点包括心理社会因素在症状和疾病的发生与发展过程中起重要作用；表现为躯体症状，有器质性病理改变或已知的病理生理过程；不属于躯体形式障碍。心身症状与疾病的产生是身体和心理相互作用的结果，包括神经系统的精神活动和内分泌系统的生理活动，两者密切相关。情绪活动通过生理反应暗示或身心相互作用等条件反射储存下来，然后又与个人的体质因素、性格倾向、不健康的生活条件等相互作用，使身心症状得以产生，并通过身体疾病的神经症状形式表现出来。不同的个体及身心症状所表现的部位也不同，有的人在头部，有的人在消化系统，有的人在其他系统，这是由个人的情绪活动种类、潜意识的内容和象征、心理矛盾和性格特征与虚弱的器官条件相结合所产生的。

研究表明，心身疾病相关因素对消化道疾病的发生、发展产生重要作用。例如，应激可以导致或加重高血压、冠心病、消化性溃疡、皮肤病等心身疾病。Cannon经研究认为消化道是最能表现情绪的器官之一，情绪的改善则有利于胃溃疡等心身疾病的康复。Mirsky曾对加拿大伞兵进行了一项前瞻性的溃疡病发病研究，探讨情绪、个体易感性与溃疡病的关系，发现紧张训练可增加溃疡病的发病率；另外发现，63例具有高蛋白酶原者中有5例患溃疡病，而低蛋白酶原者则无一人患溃疡病。因此，有学者认为高蛋白酶原是消化性溃疡的易感因素之一。对行为模式的研究发现，消化性溃疡病的患者大多比较被动、依赖性强、顺从、缺乏创造性等。美国心理生理障碍学会制定的消化系统相关心身疾病包括胃食管反流病、胃十二指肠溃疡、神经性呕吐、神经性厌食、溃疡性结肠炎、幽门痉挛、过敏性结肠炎等，均可在心理应激后起病、情绪影响下恶化，心理治疗有助于病情的康复。

（武圣君　黄　鹏）

第二节　心理因素与常见食管疾病

在消化道疾病中，70%由器质性原因导致，剩下30%由精神心理原因导致。由此可见，精神心理因素对消化道疾病症状的影响很大。食管疾病作为消化系统疾病中的常见疾病，也常受到精神心理因素的影响。常见精神心理因素所致食管疾病主要包括胃食管反流病、癔球症、食管癌等。

一、胃食管反流病

胃食管反流病（GERD）是临床常见消化病之一。它是指胃十二指肠内容物反流入食管引起的消化道症状（如反酸、反食、胃灼热等）和（或）食管黏膜组织损伤，也有部分患者出现食管外症状，如非心源性胸痛、慢性咳嗽、哮喘、慢性咽炎等。GERD按临床表现分为反流性食管炎（RE）、非糜烂性反流病（NERD）和Barrett食管（BE）3种主要类型。

GERD发病机制很多，包括抗反流屏障下降、食管清除能力下降、食管黏膜防御作用减弱、食管感觉异常和胃排空延迟等。此外，许多内科疾病均与焦虑和抑郁相关。已证实各种精神心理异常、应激均与胃灼热症状密切相关，GERD中有相当比例的患者伴随精神心理异常，精神症状中最常见的是焦虑和抑郁。许多研究表明，焦虑和抑郁增加了患者出现反流症状的风险。有研究认为，精神心理因素在GERD发病中起重要作用。研究显示NERD患者存在明显的心理异常，躯体化、焦虑、人际关系、偏执、抑郁、敌对等心理异常较对照人群有明显的差异，该研究还说明NERD患者心理异常表现不是焦虑紧张等人格异常，而是以短暂性紧张、焦虑等情绪状态异常为主。

精神心理因素与GERD相关的假说分为两种：第一个假说为焦虑和抑郁继发反流症状，并使反流变得更敏感。这个假说被Martin-Merino等研究证实，该研究显示在英国，诊断为抑郁的患者并发GERD的机会较大。研究还指出，抗焦虑药、三环类药物及抗精神病药物能够导致贲门括约肌（LES）压力减低，并能增加偶发性食管反流的次数。第二个假说是在GERD患者中，精神心理异常的发病率更高。研究显示，与健康对照组相比，GERD患者的焦虑和（或）抑郁程度更高，生活质量更差，焦虑和抑郁更严重，尤其是NERD患者表现得更突出。徐等的研究结果与其类似，对不同亚型的GERD患者（具有典型反酸、胃灼热症状）进行研究，结果显示24小时pH监测阴性的NERD组患者心理评估指标最高。由此可见，GERD与抑郁和焦虑不是孤立存在，而是相互作用、相互影响。

二、癔球症

精神心理因素在消化道疾病和症状中扮演的角色越来越重要，主要包含以下两方面：①脑-肠轴系统机制。精神心理因素主要利用中枢神经系统（central nervous system，CNS）与肠神经系统（enteric nervous system，ENS）的神经反射、血清脑-肠肽（brain-gut peptide，BGP）等在体内发生互动功能，进一步诱发此类疾病而产生消化系统症状；②由多种精神因素及身心疾病参与其中所发挥的主导作用。近年来大量的研究表明，癔球症患者均存在不同程度的精神心理状态异常。Phillips等国外学者采用功能性磁共振成像（functional magnetic resonance imaging，fMRI）等辅助检查技术针对癔球症患者情感因子，如对于内脏感觉的影响机制进行全面研究分析，为精神心理因素导致该疾病的发病机制提供了重要参考依据。国外研究者Deary等对癔球症患者进行全面的人格特点与心理状态研究，其结果表明，在出现该种疾病时，患者性格上会表现出神经敏感、内向性等特点；此外，该病患者在心理上会表现出紧张、焦虑、悲伤、精神萎靡等精神异常特征。目前我国部分学者对其进行了大量研究，结果发现该病患者伴有精神心理障碍的情况并不少见。汪涛等对25例癔球症患者进行心理情况评估，从而进一步探讨其与心理状态间的联系，结果表明，癔球症患者的心理状态确实出现了严重的异常情况。有研究通过对癔球症患者进行高分辨率食管测压及精神心理状态的评估，结果显示，患有癔球症的人群在心理方面均表现出抑郁、焦虑等特征。赵寒冰等研究发现，在465例（83.2%）完成焦虑抑郁状态和睡眠质量评估的患者中，有237例（50.97%）伴发焦虑状态，其中轻度焦虑167例（35.91%），中度焦虑60例（12.90%），重度焦虑10例（2.15%）；有127例（27.31%）伴有抑郁状态，其中115例（24.73%）为轻度抑郁，

12例（2.58%）为中度抑郁，没有发现伴重度抑郁的患者。另外，有211例（45.38%）伴有睡眠障碍，218例（46.88%）患者诉症状出现前或出现时伴有压力或负性应激事件。

由此可以看出，精神心理因素也是诱导该种疾病的重要影响成分。然而，当前精神心理状态导致该病的病因及发病机制仍不十分清楚，相关研究提出可能与脑-肠轴机制有关。

（黄　鹏　武圣君）

参考文献

阿布拉江·米吉提，买买提·依斯热依力，克力木·阿不都热依木，2018. 炎症因子及氧化应激在GERD食管黏膜炎症损伤发生中的作用. 中华胃食管反流病电子杂志，5(03): 130-134.

阿迪来·阿布都热西提，2019. 胃食管反流病与抑郁症、焦虑症相关性研究. 乌鲁木齐：新疆医科大学.

阿孜古丽·阿力木江，买买提·依斯热依力，王婧，等，2020. 心理应激对雌性小鼠胃泌素、雌激素及其胃食管炎症因子的影响. 中华胃食管反流病电子杂志，7(4): 207-212.

陈旻湖，杨云生，唐承薇，2019. 消化病学. 北京：人民卫生出版社.

樊代明，2016. 整合医学：理论与实践. 北京：世界图书出版公司.

樊代明，2021. 整合医学：理论与实践7. 北京：世界图书出版公司.

郝伟，于欣，2013. 精神病学. 7版. 北京：人民卫生出版社.

姜泊，2015. 胃肠病学. 北京：人民卫生出版社.

蒋文，2020. 胃食管反流病与精神心理因素及睡眠质量的对照研究. 苏州：苏州大学.

陆林，2018. 沈渔邨精神病学. 北京：人民卫生出版社.

吕婧，2019. 癔球症患者食管压力变化与精神心理状态的相关关系研究. 呼和浩特：内蒙古医科大学.

买买提·依斯热依力，吾布力卡斯木·吾拉木，艾克拜尔·艾力，等，2018. 慢性束缚应激对小鼠胃食管的影响. 中华胃食管反流病电子杂志，5(2): 56-60.

秦泽慧，2019. PHQ-9和GAD-7量表在功能性胃肠病精神心理评估的应用. 百色：右江民族医学院.

孙园园，2018. 心理因素与胃食管反流病亚型的相关性分析. 沈阳：中国医科大学.

王翰瑜，2016. 功能性胃肠病症状重叠与精神心理障碍的相关性研究. 上海：上海交通大学.

熊娜娜，2016. 功能性胃肠病患者的心理社会行为特点研究. 北京：北京协和医学院.

张程程，张军，2013. 癔球症的研究进展. 国际消化病杂志，33(2): 112-114.

张虎. 2018. 消化系统疾病发病机制及临床诊治新进展. 成都：四川科学技术出版社.

赵寒冰，蔡厚达，贾林，等，2018. 癔球症患者的临床发病学-精神心理特征：附559例病例分析. 现代消化及介入诊疗，23(3): 293-296.

郑日昌，江光荣，伍新春，2016. 当代心理咨询与治疗体系. 北京：高等教育出版社.

Bermon S, Petriz B, Kajėnienė A, et al, 2015. The microbiota: an exercise immunology perspective. Exerc Immunol Rev, 21: 70-79.

Bilgi MM, Vardar R, Yıldırım E, et al, 2017. Prevalence of psychiatric comorbidity in symptomatic gastroesophageal reflux subgroups. Dig Dis Sci, 62(4): 984-993.

Bruley Des Varannes S, Marek L, Humeau B, et al, 2006. Gastroesophageal reflux disease in primary care. Prevalence, epidemiology and quality of Life of patients. Gastroenterol Clin Biol, 30(3): 364-370.

Choi JM, Yang JI, Kang SJ, et al, 2018. Association between anxiety and depression and gastroesophageal reflux disease: results from a large cross-sectional study. J Neurogastroenterol Motil, 24(4): 593-602.

Ghosal S, Myers B, Herman JP, 2013. Role of central glucagon-like peptide-1 in stress regulation. Physiol Behav, 122: 201-207.

Gyawali CP, Kahrilas PJ, Savarino E, et al, 2018. Modern diagnosis of GERD: the Lyon consensus. Gut, 67(7): 1351-1362.

Hunt R, Armstrong D, Katelaris P, et al, 2017. World gastroenterology organisation global guidelines: GERD global perspective on gastroesophageal reflux disease. J Clin Gastroenterol, 51(6): 467-478.

Kim SE, Kim N, Oh S, et al, 2015. Predictive factors of response to proton pump inhibitors in korean patients with gastroesophageal reflux disease. J Neurogastroenterol Motil, 21(1): 69-77.

Leahy R, Holland SJF, McGinn LK, 2014. 抑郁和焦虑障碍的治疗计划与干预方法. 2版. 赵丞智，谭宗林，乔慧芬，等，译. 北京：中国轻工业出版社.

Lechien JR, Saussez S, Karkos PD, 2018. Laryngopharyngeal reflux disease: clinical presentation, diagnosis and therapeutic challenges in 2018. Curr Opin Otolaryngol Head Neck Surg, 26(6): 392-402.

Lei WY, Chang WC, Wong MW, et al, 2019. Sleep disturbance and its association with gastrointestinal symptoms/diseases and psychological comorbidity. Digestion, 99(3): 205-212.

Oh JH, Kim TS, Choi MG, et al, 2009. Relationship between psychological factors and quality of life in subtypes of gastroesophageal reflux disease. Gut Liver, 3(4): 259-265.

Pados BF, Davitt ES, 2020. Pathophysiology of gastroesophageal reflux disease in infants and nonpharmacologic strategies for symptom management. Nurs Womens Health, 24(2): 101-114.

Riehl ME, Kinsinger S, Kahrilas PJ, et al, 2015. Role of a health psychologist in the management of functional esophageal complaints. Dis Esophagus, 28(5): 428-436.

Sakaguchi K, Yagi T, Maeda A, et al, 2014. Association of problem behavior with sleep problems and gastroesophageal reflux symptoms. Pediatr Int, 56(1): 24-30.

Savarino E, de Bortoli N, De Cassan C, et al, 2017. The natural history of gastroesophageal reflux disease: a comprehensive review. Dis Esophagus, 30(2): 1-9.

Sun X, Ke M, Wang Z, 2015. Clinical features and pathophysiology of belching disorders. Int J Clin Exp Med, 8(11): 21906-21914.

Tack J, Pandolfino JE, 2018. Pathophysiology of gastroesophageal reflux disease. Gastroenterology, 154(2): 277-288.

Waseem T, Duxbury M, Ito H, et al, 2008. Exogenous ghrelin modulates release of pro-inflammatory and anti-inflammatory cytokines in LPS-stimulated macrophages through distinct signaling pathways. Surgery, 143(3): 334-342.

Zachariah RA, Goo T, Lee RH, 2020. Mechanism and Pathophysiology of Gastroesophageal Reflux Disease. Gastrointest Endosc Clin N Am, 30(2): 209-226.

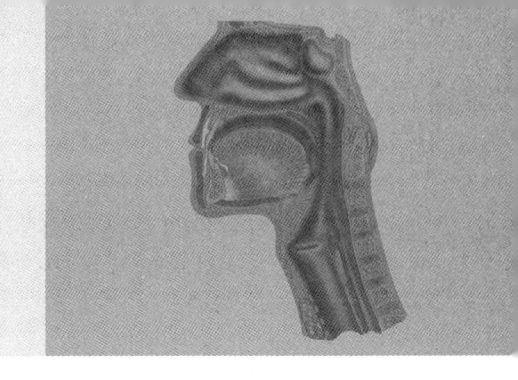

第12章 儿童和老年人的食管疾病的特征

第一节 儿童食管疾病特征

一、儿童口腔及食管的解剖生理特点

(一)口腔

胎儿在12周时就可以出现主动吞咽羊水的行为,20周时出现吸吮动作,34周时能够具备完善的吸吮、吞咽反射。足月新生儿出生时有较好的吸吮、吞咽功能,但唾液腺发育不够完全,唾液分泌量少,其中淀粉酶含量低,3~4月龄时仅达成人量的1/3,故3个月以下小儿不宜摄入淀粉类食物。由于婴儿不会及时吞咽所分泌的全部唾液,故可出现生理性流涎。

(二)食管

食管是一段肌性管道,功能是将食物运送到胃。胎儿32周时已形成由环咽肌和下咽缩肌组成的食管上括约肌,食管下括约肌是食管肌的延续。足月新生儿食管长10~11cm,直径为5~8cm,呈漏斗状。新生儿食管上括约肌不随食物吞咽而关闭,食管下括约肌也不关闭,所以进奶后易出现溢乳。因食管下端贲门括约肌发育不成熟,出生后2周以内食管下端压力低,控制能力差,常发生胃食管反流,一般6周能够建立有效的抗反流屏障,9月龄时胃食管反流基本消失。食管下段是门静脉和腔静脉的吻合处,若有门静脉高压,可因侧支循环而出现食管下段静脉曲张。

二、儿童食管疾病特点

(一)先天发育畸形

1. 先天性食管闭锁及气管食管瘘 先天性食管闭锁(congenital esophageal atresia)及气管食管瘘(tracheoesophageal fistula,TEF)是新生儿一种严重的发育畸形。由于胚胎期食管某一部分出现空泡或空泡不融合而形成闭锁;或前肠分隔过程中发育发生紊乱,形成食管与气管之间不同形态的瘘管。先天性食管闭锁可单独存在,临床上以合并食管气管瘘多见。部分患儿可合并其他部位的畸形,如脊柱、直肠、肛门、心脏、肾脏畸形等。

(1)病理分类:常用Cross分型。

1型:食管断开并形成上下两个盲端,盲端间距长短不等。

2型:食管上端与气管相连,下端呈盲端,两者间距较远。

3型:食管上端呈盲端,下端与气管相连,此型较多见。

4型:食管上端与下端均与气管相连通。

5型:食管无闭锁但存在瘘管与气管相通。

(2)临床表现:患儿出生后第1~2天即有唾液过多的现象,带泡沫的唾液从口腔、鼻孔溢出,第1次喂奶(或喂糖水)时即出现咳嗽,奶液从鼻孔及口腔溢出或出现呕吐,奶液反流至气管可出现呼吸困难、面色发绀甚至窒息,以后每次喂奶均发生同样症状。食管闭锁者，胃肠道无气体，腹部平坦或呈舟状腹；食管气管瘘者腹部显著膨胀。奶液或高酸度的胃液反流入气管，可引起严重肺炎、肺不张。

（3）诊断：产前部分患儿在胎龄16～20周时B超提示羊水过多，同时可能存在胃泡过小或缺失；孕32周时B超可提示食管存在盲袋征。MRI可看到近端食管扩张且远端食管消失，敏感度高，因此产前B超提示盲袋征、胃泡消失、羊水过多时应进行胎儿MRI检查。

出生后凡第一次喂哺时发生呕吐、气哽、咳嗽、发绀等症状即应疑有食管闭锁的可能。由鼻孔或口腔插入一细小导管（5F或8F胃管），插入8～12cm时即被阻塞于食管上段盲端，或导管从口腔翻出，诊断基本明确。最终确诊依赖X线检查，经导管注射碘油1ml，X线片显示食管上段的盲袋即可确诊。因闭锁有多种类型，所以X线片应包括腹部，以鉴别食管闭锁的类型。必要时可行CT或食管镜、支气管镜检查以明确诊断。

（4）鉴别诊断

1）食管狭窄：分为先天性原因和后天性原因。先天性原因包括食管肌层肥厚、食管隔膜形成（食管蹼）、气管源性残余，通常在添加辅食后发病，可合并有食管气管瘘、气管软化、食管裂孔疝等先天畸形。后天性原因主要有误食化学物质所致腐蚀性狭窄、食管闭锁术后所致狭窄、胃食管反流所致消化性狭窄、嗜酸性粒细胞性食管炎所致免疫损伤性狭窄等。患儿存在单处或多处狭窄，可出现吞咽困难、呛咳、呕吐等情况，严重者可出现肺炎及营养不良。置入胃管时可有阻力，食管造影可发现狭窄处，食管镜或组织活检可明确诊断。食管连续扩张是最有效、最直接的治疗方法，对于扩张效果不好或瘢痕严重的患儿，可采用食管支架改善狭窄状况，若常规治疗无效，可考虑手术切除狭窄食管。

2）短食管与胸胃：食管会随着胸腔的发育而逐渐延长，若出现食管延展异常，可出现贲门或胃进入胸部；并且食管可出现进行性纤维化，从而使管腔纤细导致狭窄。患儿表现为呕吐、吞咽困难。钡剂造影可见贲门、部分胃位于胸部，食管未延伸至膈肌。治疗以食管扩张和手术根治为主。

（5）治疗：手术治疗是目前唯一有效的方法，早期诊断是治疗的关键。手术方法可行食管端侧吻合术或结肠、空肠替代食管术；方式分为开放式和胸腔镜手术。部分复杂畸形患儿可能需多次手术。食管闭锁并非严格急诊，一般在入院后24～72小时做积极术前准备，包括抗生素治疗肺炎，纠正脱水、酸中毒，不断用软管吸引口腔、咽部及食管的分泌物，取半卧位以减少反流，给予保暖及营养支持等措施。术后护理也很重要，包括常规呼吸机支持，使用广谱抗生素，全肠外营养等。常见的并发症有肺炎、吻合口破裂、吻合口狭窄、食管气管瘘复发、胃食管反流等。目前有学者尝试使用永磁性合金材料制作极性相反的磁体，分别放置于闭锁食管的近、远端，通过磁场作用使两磁体互相吸引，压榨食管组织导致缺血坏死，同时周围组织不断修复延伸，最终实现贯通；贯通后两磁体通过胃肠道自然排出体外。但这种方法仅适用于1型食管闭锁，对于大多数患儿仍需手术治疗。随着技术不断进步，食管闭锁的治疗有了很大进步，甚至生存率可达90%以上。

2.食管裂孔疝（hiatus hernia）　系指部分腹腔脏器经膈食管裂孔进入胸腔的疾病，通常在胃底部，属于先天性膈肌发育缺陷，表现为食管裂孔扩大及环绕食管膈肌薄弱；后天因素有膈裂孔损伤或膈裂孔周围组织松弛等。

（1）病理分类：根据疝的大小及部位主要分为4种类型。

1）滑动疝（Ⅰ型）：食管及胃底部向纵隔位移。

2）食管旁疝（Ⅱ型）：食管位置正常，但胃底部突入纵隔。

3）混合疝（Ⅲ型）：食管及胃底部疝出。

4）巨大疝（Ⅳ型）：除食管、胃突入纵隔外，还有其他脏器如结肠、小肠、脾脏等。

（2）临床表现：由于腹腔压力增高，食管腹段、胃底部、贲门可通过食管裂孔进入纵隔，大多数患儿于出生后第1周出现呕吐，如伴胃食管反流，则呕吐较重，并出现生长迟缓。呕吐物一般以乳液为主，也可含棕色或咖啡色样血液，不含胆汁。呕吐可持续12～18个月，等患儿开始站立或走路后逐渐减轻并消失。婴儿期多表现为易激惹，喂奶后烦躁不安，背部常呈弯曲状；年长儿童可诉胸骨后烧灼感和疼痛、吞咽障碍，存在反复呼吸道感染、上消化道出血与贫血等。

（3）诊断：表现为频繁呕吐、生长迟缓的患儿需警惕此病。X线检查是诊断裂孔疝的主要方法。胸部X线片可有较大液面的胃泡影，上腹胃泡影缩小或消失，钡剂造影可见贲门进入后纵隔，或随体位上下移动，并可观察有无反流。内镜检查也有助于诊断，大部分患儿贲门松弛宽大，齿状线上移，齿状线胃侧黏膜显著水肿、充血，可有糜烂。恶心时，可见团块状橘红色胃黏膜疝入食管内。B超及CT检查也能够协助诊断。

（4）治疗：新生儿及婴儿食管裂孔滑疝通常可逐渐减轻并消失，治疗以体位及对症治疗为主。宜先采用体位治疗，哺乳后保持直立位，同时喂以稠厚乳液；另可选用促胃肠动力药和抑酸制剂，如西咪替丁、奥美拉唑等。2岁后若仍存在食管裂孔疝，并出现反流性食管炎、食管狭窄、贫血、严重生长迟缓则需手术治疗，若存在巨大裂孔疝或疝囊扭转、嵌顿者应早期手术。手术方法以还纳疝、胃底折叠术为主，目前腹腔镜已大量应用于儿科临床，具有可靠、微创的特点，现已成为先天性食管裂孔疝修补术的首选方式。食管裂孔疝预后良好，多数病例内科治疗效果好，仅少数患者需长期口服药物改善症状，10%～15%的患儿需手术治疗。

（二）功能性疾病

1. 胃食管反流（gastroesophageal reflux，GER） 是指胃内容物反流至食管，甚至口腔。婴儿占所有胃食管反流患者的18%，有生理性反流与病理性反流、酸性反流与碱性反流之分。生理性反流是由于婴儿哭闹、吸吮、胃胀气等原因导致食管下括约肌松弛，食物流入食管或胃内过多气体进入食管，往往发生于进奶后，通常1岁内可缓解；病理性反流是由于患儿食管下括约肌发育或功能异常而引起的一系列症状，轻者表现为溢乳、呕吐，重者可引起食管炎、中耳炎、肺部吸入综合征、生长发育障碍，甚至窒息死亡。

（1）病因及发病机制

1）抗反流功能下降：由食管下括约肌（lower esophageal sphincter，LES）压力降低所致。近年随着微解剖研究的深入，证实食管下端存在括约肌或括约肌样功能，位于食管末端与胃交界处，由LES形成的食管腹段至膈上的2～4cm高压带超过胃内压，并随胃内压增高而增加，是最有效的抗反流屏障。食管下括约肌压力（LESP）受神经体液调节，迷走神经、胃泌素使其增加；而胰泌素、胆囊收缩素（CCK）、肠抑胃肽（GIP）、血管活性肽（VIP）等可使其降低；蛋白餐后胃泌素增加，LESP增高，脂肪餐后CCK大量释放，使LESP降低。LESP低的患儿其胃内容物极易通过张力低的LES反流入食管。

A. 腹腔内食管段长度与His角异常：食管是一根软性消化管道，当腹腔内压力增高时腹腔食管段被钳夹呈扁形，食管在腹腔段长度越长，功能越完善。年龄＜3个月的婴儿腹腔食管段很短，易发生GER。食管胃交界处与胃底形成的His角为锐角，使胃黏膜在食管口外侧形成一活瓣，起到抗反流的作用。此角的角度亦取决于腹腔内食管长度，当食管手术、食管裂孔疝时大多数病例此角变为钝角。

B. 食管蠕动清除反流物的作用减弱：食管对反流物的清除包括食管蠕动、唾液分泌等。食管对酸清除作用分为两个步骤，第一步是容量清除，经过1～2个蠕动性收缩使食管排空，但黏膜仍为酸性；第二步通过唾液缓冲作用而中和残留在食管壁上的酸，有些病理性GER患儿常有食管蠕动振幅低，继发顺蠕动减弱或消失。

2）食管黏膜屏障功能破坏：正常食管黏膜表面有一层黏液层，发挥物理化学屏障作用，避免食管上皮被胃反流物化学性消化。当食管黏膜接触酸、胃蛋白酶或胆酸时，黏膜电位差改变，保护层被破坏。

3）胃排空功能障碍：胃排空功能障碍使胃内容物和压力升高，当超过屏障压时就可导致胃食管反流。胃容量增加又致胃扩张，致使贲门食管收缩变短，使抗反流功能下降。新生儿出生后经过一段时间发育直到12周才出现正常的胃蠕动波，这就影响了胃排空，故易发生胃食管反流。

胃窦-十二指肠运动的不协调也影响胃排空。

在反流物引起食管炎症的过程中，反流液在食管内的停留时间起重要作用，少数几次长时间的接触，比反复多次短时间接触的损伤大。食管的酸清除功能减退，使内容物接触食管黏膜时间延长，容易引起食管炎症及 Barrett 食管，即食管下端的鳞状上皮被增生的柱状上皮所替代，可合并食管溃疡、狭窄、腺癌及食管气管瘘。插胃管、肥胖、胃排空障碍疾病、食管手术、药物（阿托品等）、饮食（咖啡、巧克力、脂肪餐）等均可引起反流性食管炎。

（2）临床表现：胃食管反流的临床表现随年龄增长而不同，主要包括如下几项。

1）呕吐：新生儿表现为非喷射状呕吐，吐出乳汁或奶块，少数为黄色液体或咖啡液；婴幼儿反复性呕吐，多在食后1小时发生，平卧或头低仰卧位易诱发。

2）食管炎：年长儿胸骨下烧灼痛及吞咽疼痛、食管黏膜糜烂、出血。

3）吸入综合征：表现为反复支气管哮喘、反复发作的吸入性肺炎。

4）生长发育迟缓、消瘦、贫血、营养不良。

5）早产儿呼吸暂停和窒息，婴儿猝死综合征等。

（3）辅助检查

1）影像学检查：上消化道X线吞钡检查可了解是否有先天性食管畸形、食管裂孔疝，也可提供食管蠕动情况。向胃内注入含有 ^{99}Tc 液体进行胃食管核素闪烁扫描，可了解胃排空、食管清除等功能；当肺内出现标记的 ^{99}Tc，显示呼吸道症状与 GER 有关。B型超声可探测食管腹段的长度、黏膜纹理状况、食管黏膜的抗反流作用及有无食管裂孔。

2）食管测压及 pH 监测

A. 食管测压：患 GER 的新生儿或婴儿 LESP 有不同程度降低，食管下括约肌压力区长度短于正常同龄儿。

B. 食管 pH 24 小时监测：为诊断小儿胃食管反流的金标准，监测内容包括酸反流发作的次数、反流的平均持续时间、食管酸化时间占总时间的比率。正常睡眠时没有反流，总反流时间＜4%监测时间，反流平均持续时间＜5分钟及平均清除时间＜15分钟。

C. 食管镜检查及黏膜活检：主要用于诊断食管炎及 Barrett 食管。其诊断标准为：①轻度，红色条纹和红斑，累及食管下 1/3；②中度，糜烂＜1/2 食管圆周，仅累及食管中、下段；③重度，Ⅰ级糜烂累及＞1/2 食管圆周，或已累及上段，或形成溃疡＜1/3 食管圆周；Ⅱ级溃疡累及＞1/3 食管圆周。通常对于小儿食管炎内镜下形态学改变明显者，可不做活检。

（4）诊断与鉴别诊断

1）诊断：根据病史、X线检查、食管压力测定、食管 pH 监测、核素扫描等，证实有无胃食管反流；以内镜检查和食管黏膜活检组织检查为主要手段，证实有无食管炎。

2）鉴别诊断：以呕吐为主要症状者需注意是否存在代谢性疾病，解剖学上的异常（如肠旋转不全、先天性幽门肥厚性狭窄、肠梗阻、胃扭转等）或变态反应疾病；尚需除外贲门失弛缓症，又称贲门痉挛，是食管下括约肌松弛障碍导致的食管功能性梗阻，通过X线钡剂造影、内镜和食管测压可确诊。呼吸系统症状为主者，则应注意排除原发的呼吸道疾病。

（5）治疗

1）治疗原则：改善食管下括约肌功能，减少胃食管反流，降低反流液的酸度，增加食管清除能力和保护食管黏膜。

2）体位治疗：合理的体位与饮食可明显减少反流。如餐后多保持直立位，夜间睡眠抬高床头（使上身抬高 30°），并右侧卧位可促进胃排空，减少反流。

3）饮食治疗：婴儿饮食可采用黏稠、厚糊状食物，以高蛋白、低脂肪餐为主，少量、多餐，避免食用或服用刺激性调味品和影响食管下括约肌张力的食物与药物。

4）药物治疗：①抑酸分泌药，H_2 受体阻滞剂如西咪替丁、雷尼替丁、法莫替丁，能阻滞组胺与壁细胞膜上 H_2 受体结合，从而减少胃酸分泌。一般疗程为 8～12 周。常见不良反应有头痛、头晕、皮疹、腹泻、便秘，少见男性乳房发育、肝肾功能受损及心动过缓、精神错乱；质子泵抑制剂是目前抑酸分泌作用最强的药物，其通过抑制

壁细胞上的 H^+-K^+-ATP 酶活力，阻断胃酸分泌，疗效优于 H_2 受体阻滞剂，重度 GER 应首选该药，以迅速缓解症状。儿童剂量为 0.6～0.8mg/（kg·d），每日清晨顿服，疗程 4 周，不良反应有头痛、头晕、口干、恶心、腹胀等。②黏膜保护剂，部分黏膜保护剂可增加黏膜对酸性胃内容物的黏膜损害的抵抗力，增加黏膜血流量，促进黏膜上皮的修复。常用的药物有硫糖铝 10～25mg/（kg·d），分 4 次口服，疗程为 8～12 周；蒙脱石散（思密达）每次 1.5～3.0g，胃达喜每次 0.25～0.5g，3 次/天，饭后 1 小时服用。③促胃肠动力药，有多巴胺受体拮抗剂甲氧氯普胺（胃复安）和多潘立酮（吗丁啉）、西沙必利（普瑞博思）等。

5）外科治疗：极少数 GER 患儿经体位疗法及饮食调整和药物治疗后仍然无效，需施行手术治疗。

6）外科手术指征如下：严重食管炎，尤以反复出血、溃疡和纤维化狭窄者；食管炎致梗阻或裂孔疝嵌顿，或发现有裂孔疝者；合并反复肺炎、哮喘、窒息及婴儿猝死综合征；进餐后呕吐，难以维持正常生长发育。

手术后全部症状消失达 40%～70%，失败达 5% 左右，65% 的患者食管炎组织学得到改善，但据报道 20% 的患者术后反流并未减轻，因此手术应慎重考虑。

（6）预后：无并发症的婴儿胃食管反流是自限性疾病，经饮食调整、体位改变，在 12～18 个月后好转。食管狭窄、Barrett 食管在儿童中少见。

2. 食管异物　由于婴幼儿用口通过舔舐、吸吮、口含物品认识世界，若这时出现大笑、哭闹很容易将异物吞入并嵌顿至食管，危险性较气管异物小，但因为小儿语言表达能力差，往往会延误诊治，部分异物可能释放有毒、有害物质进一步损伤食管。常见的异物有纽扣电池、枣核、硬币、骨片等。嵌顿部位主要取决于异物的种类及大小。多数停留在环咽肌及下方，15% 位于食管上 1/3 处，10% 位于食管下 1/3 处。

（1）临床表现：患儿可有疼痛、流涎、恶心、呕吐、吞咽困难甚至呼吸困难。异物损伤食管可出现呕血。若嵌顿时间长，可出现食管炎、食管气管瘘、食管穿孔，严重时可致纵隔炎，损伤大动脉可出现大出血，从而危及生命。

（2）诊断：询问病史，应对临床症状怀疑本病的患儿进行影像学检查。胸部正、侧位片为首选，但需注意的是 X 线仅能显示不透光的金属或骨性物质，必要时可行 CT 或消化道造影以明确诊断。

（3）治疗：食管异物一经确诊应立即手术治疗。常选用内镜取出异物；若尖刺物品已造成食管损伤或已嵌入食管内，则应尽快外科手术治疗。

（三）过敏性疾病

嗜酸性粒细胞性食管炎（EoE）　是一类由免疫介导、以嗜酸性粒细胞浸润为主要特征的慢性食管炎症，往往由于进食过敏食物导致。不同地区的发病率存在差异，发达国家的患者数相对较高。儿童发病率约为 3.7% 且有逐年升高的趋势。本病可以在儿童期起病，少数患儿在成年期才被发现。

（1）病因和发病机制：各种过敏原引起的变态反应是导致本病的主要原因，约 50% 的 EoE 患者存在过敏史。目前发病机制仍不明确，但与遗传、环境及免疫等多种因素有关。目前认为在接触过敏原后，在抗原呈递细胞的刺激下食管上皮细胞表达 Toll 样受体，产生 IL-5 和 IL-13 并激活 Th2 免疫细胞产生其他细胞因子，促进嗜酸性粒细胞、肥大细胞、T 淋巴细胞等增殖。IL-4 及 IL-13 可刺激食管上皮细胞分泌粒细胞集落刺激因子-3（granulocyte colony-stimulating factor-3，G-CSF-3）、胸腺基质淋巴细胞生成素（thymic stromal lymphopoietin，TSLP）增加嗜酸性粒细胞浸润。嗜酸性粒细胞能够释放多种蛋白，如碱性蛋白（MBP）、TGF-β、IL-13、血小板活化因子等，这些因子均参与食管的损伤与重塑。其中 TGF-β 可上调多种细胞因子的表达，引起嗜酸性粒细胞进一步聚集及食管纤维化。

（2）临床表现：表现复杂多样，不同年龄段患儿存在差异。婴幼儿期可出现易激惹、喂养困难、发育迟缓；学龄期可出现反流、恶心、呕吐、腹痛等；少数患儿可能仅有慢性咳嗽这一症状，容易误诊、漏诊。严重时可出现食物嵌顿、吞咽困难。大多数患儿同时合并有过敏性鼻炎、哮喘、特应性皮炎等变态反应性疾病。

（3）辅助检查：内镜检查是 EoE 确诊的主要

手段。可见食管水肿，食管表面渗出白色附着物，食管环形成，严重时可出现食管狭窄。少数患儿内镜下食管仅有轻微糜烂或无异常，因此内镜不是确诊的唯一手段，且疑似病例需多次行内镜检查，更重要的是进行组织活检以确定诊断。食管组织活检见嗜酸性粒细胞浸润，≥15个/HPF则可确诊，其他病理表现包括嗜酸性粒细胞脱颗粒、微脓肿，基底层增生伴水肿，海绵状血管扩张，上皮下组织纤维化等。

实验室检查包括外周血嗜酸性粒细胞计数、IgE水平、过敏原检测等。

（4）诊断与鉴别诊断：结合临床表现、内镜检查、病理活检结果综合判断，需具备以下条件：存在食管功能障碍；活检提示以嗜酸性粒细胞浸润为主的炎性改变，计数≥15个/HPF；粒细胞浸润仅存在于食管处，且使用质子泵抑制剂后仍无改善；除外其他原因导致的嗜酸性粒细胞浸润。

本病与GER症状类似，多数患儿EoE与GER并存。GER由于损伤食管黏膜，可引起EoE；另外，EoE导致食管清除生理反流能力下降，从而出现GER。因此，GER的诊断不能除外EoE，两者临床上较难区分。有学者提出利用临床和内镜表现进行评分来区分EoE与GER，还有学者建议使用免疫组织化学的方法检测食管上皮细胞和携带IgE细胞来鉴别，但目前仍处于研究阶段。

（5）治疗

1）饮食治疗：首先可根据过敏原检测结果避免进食可疑过敏原；若没有相关检查结果或回避饮食效果欠佳，可考虑经验性食物排除，逐个除外常见最容易引起过敏的食物；必要时可予以氨基酸要素饮食。

2）药物治疗：①糖皮质激素，激素可减轻炎性细胞及炎症反应，减轻食管纤维化和食管重塑。吞咽吸入激素，如丙酸氟替卡松或布地奈德，具有良好的临床治疗效果。但需警惕真菌性食管炎等不良反应的发生。全身性使用激素如泼尼松和甲泼尼龙，可快速缓解食管炎性症状，但长期使用可出现钙吸收障碍、骨质疏松、生长迟缓、肾上腺抑制等情况，往往仅用于急性期控制症状，不能长时间使用。②质子泵抑制剂，通常进行约8周治疗后再次进行内镜检查。③其他药物，如白三烯受体拮抗剂（孟鲁司特）、IL-5单克隆抗体（美泊利单抗、雷曲珠单抗）、IgE单克隆抗体（奥马珠单抗）等，目前仍在研究当中。

3）内镜治疗：对于出现食管狭窄的患儿可进行内镜下食管扩张术，但前期必须进行药物治疗，控制食管炎性反应。少数患者治疗后可出现复发。

（徐 杨 樊 蕊）

第二节 老年人食管及其疾病的特征

一、口腔及食管的增龄性改变

口腔和食管是消化道起始及部分消化食物导入胃部的通道。随着年龄的增长，牙及牙周组织的退行性变，出现牙龈萎缩，齿根外露，牙釉质丧失，牙易磨损，导致牙齿松动、脱落、牙龈炎及牙周病等；舌和咬肌无力，食欲下降，唾液腺分泌减少，口腔干燥，说话不畅，易感染和损伤。

食管的主要功能是输送食物，食管固有肌层由食管上部的横纹肌纤维和远端的平滑肌纤维组成，中枢神经系统通过外部神经的连续激活来支配横纹肌的活动，食管肌肉有序的蠕动收缩保证了食管的正常功能。

随着年龄的增长，食管功能逐渐衰退，早在20世纪60年代的研究便引入了"老年性食管"（presbyesophagus）这一术语。自40岁开始，食管的功能即可出现下降，表现为僵硬度增加、原发性和继发性蠕动减少。至80岁以上，可能会发生食管上括约肌压力降低、松弛延迟及食管收缩幅度减少。此外，年龄与食管上括约肌及食管下括约肌的压力、长度及蠕动波的振幅和速度呈负相关，这也提示正常的食管运动能力随年龄增长而下降。

二、老年人口腔及食管的菌群变化

口腔是全身寄居微生物密度最高、种类最多的部位，定植于口腔的微生物包括细菌（如牙龈卟啉单胞菌）、真菌（如酵母菌）、病毒（如疱疹病毒）等，食管微生物多来自口咽部定植细菌，与口腔微生物的组成相似，包括厚壁杆菌门、拟杆菌门、放线菌门和变形杆菌门，主要的属是链球菌属、普里沃菌属和韦荣球菌属。此外，口腔也是幽门螺杆菌的重要储存库，研究发现，在口腔中，唾液、牙菌斑、口腔溃疡、口腔肿瘤、舌体、口咽部碎屑等中均能检测出幽门螺杆菌。

随着年龄的增长，老年人口腔及食管菌群的种类也有一定的变化。由于唾液和黏膜表面的体液免疫因子减少，老年人口腔常驻菌群组成发生变化以致抗定植作用减弱。口腔和咽部除有革兰氏阳性球菌属如链球菌、微球菌等非致病性细菌外，革兰氏阴性杆菌和金黄色葡萄球菌的检出率也较高。研究发现，革兰氏阴性杆菌接种到咽部，细菌附着于上皮细胞并继续增殖的现象，这在老年人群中发生率远比青壮年高。而年龄增长也是幽门螺杆菌感染和功能性消化不良等相关疾病的重要危险因素；幽门螺杆菌能够引起胃溃疡，胃溃疡药物治疗后引起的低酸度能够允许其他细菌的定植，为口腔细菌移动到消化道提供了机会；通过控制口腔内幽门螺杆菌能够降低胃内幽门螺杆菌感染，对老年人胃部肿瘤的早期预防有重要意义。

近年来，随着高通量测序技术的发展，发现在门水平上食管菌群与口腔菌群组成大致相同，其中常见的菌属是链球菌属（39%）、普里沃菌属（17%）和韦荣球菌属（14%）。通常食管菌群构成分为两型：Ⅰ型见于正常食管黏膜，以链球菌属为主，Ⅱ型见于食管炎和Barrett食管，以普里沃菌属、拟杆菌属、嗜血菌属和韦荣球菌属等革兰氏阴性厌氧菌/微需氧菌为主。老年人免疫力低下，维持菌群稳定的能力减弱，再加上使用抗生素，导致食管中链球菌等保护性细菌减少，机会致病菌增多，进而食管菌群出现Ⅰ型至Ⅱ型的转变，可能导致食管炎症和肠化。如在食管鳞癌患者中，老年人最常见的菌有普雷沃菌属、拟杆菌属、链球菌属、月形单胞菌属和嗜血杆菌属，认为食管内微生态的改变可能与食管癌的发生、发展有重要的联系。此外，食管念珠菌病也是老年人常见的疾病，大多数病例与易感因素相关，如恶性肿瘤、免疫抑制或细胞毒性药物治疗、糖尿病、营养不良及广谱抗生素的使用。

三、老年人食管疾病的症状及临床意义

食管疾病的主要症状是吞咽困难和胃灼热，而在老年人中，也可主诉呼吸困难、吞咽疼痛、类似心肌缺血的胸痛、反流和呕吐等。老年人食管钡剂检查可能出现运动障碍，但此表现很少与症状相关。因此，对于老年人出现吞咽困难、胃灼热等症状时，更应评估是否存在累及食管的其他疾病改变，而不应仅将其归因于增龄而发生的运动改变。

（一）吞咽困难

吞咽困难是由于食物通过食管的通道受损而引起，在吞咽行为后立即出现，患者经常主诉食物难以下咽。食管的感受器位于上段，胃食管交界处的病变通常表现为胸骨切迹水平的症状，当患者出现明显起源于食管近端区域的症状时，通常需要用食管镜和钡剂检查整个食管。

老年人出现吞咽困难常暗示有潜在疾病。Schatzki观察发现，在对有这种主诉的患者进行检查时，阳性诊断率高达85%。间歇性吞咽困难意味着运动障碍或顺应性机械阻塞，如食管蹼。进行性吞咽困难常预示肿瘤。如患者表现为吞咽液体或固体困难，通常有原发性神经肌肉异常和食管运动障碍，而仅由固体食物引起的吞咽困难与食管机械性梗阻有关。

（二）胃灼热

胃灼热指胸骨后方或左侧胸骨旁区域的灼热

感，是胃内容物反流到食管的一种表现。抑酸药可减轻胃灼热，弯腰或仰卧位，尤其在饱食时，胃灼热会加剧。服用某些药物，吸烟，摄入乙醇、柑橘类果汁、咖啡因、巧克力或薄荷等也可使症状加重，常伴有胃内容物反流、嗳气、呕吐或唾液分泌。在老年人中，与胃食管反流和胃灼热相关的食管异常的性质或程度不能根据症状的强度来预测，严重的反流性疾病，如食管溃疡，亦可在没有实质性症状的情况下出现。

四、老年人常见的食管疾病

（一）运动障碍性疾病

在排除结构性病变后，所有年龄段有吞咽困难的成人中，超过50%被发现有食管运动障碍。这些异常可分为原发性或继发性，并可根据其压力特征进行分类。通常有吞咽困难的成人伴有运动障碍，具有非特异性和不一致的压力特征。

1. 非特异性继发性运动障碍　在老年人中，非特异性食管运动障碍往往继发于全身性疾病。引起食管运动障碍的全身性疾病包括黏液水肿、淀粉样变性、结缔组织疾病和糖尿病。约50%的糖尿病神经病变患者有食管运动异常。这些个体的表现包括肌肉收缩幅度降低、食管排空延迟、食管扩张、食管下括约肌压力降低。在糖尿病患者中，食管运动能力改变的严重程度与其他神经病变并发症的严重程度相关，然而患者通常没有明显的吞咽困难症状。因此，对于老年糖尿病患者需充分评估食管的状态。

2. 原发性和继发性贲门失弛缓症　原发性贲门失弛缓症是第二大常见的运动障碍，是一种非结构性吞咽困难。对于50岁以上人群，贲门失弛缓症通常继发于胃腺癌、胰腺癌、燕麦细胞癌、间变性淋巴瘤等。继发性贲门失弛缓症的测压结果与原发性食管蠕动缺失的测压结果相同，通常与静息食管下括约肌压力升高和适当刺激后食管下括约肌松弛不良有关。典型失弛缓症的静息食管下括约肌压力的升高在老年人中不明显，与年轻患者相比，老年人胸痛症状也较少。

原发性和继发性贲门失弛缓症患者都可能伴随进行性吞咽困难。食物聚集在食管，食管可能变得膨胀和弯曲，有发生肿瘤的潜在风险。若食管近端未见扩张，则恶性可能性大。当患者取仰卧位时，淤积的食物从食管回流至咽部，导致咳嗽和误吸，在老年人中可能表现为吸入性肺炎。除反流外，胸部X线片还可显示食管的气液面和胃泡的缺失。由于原发性贲门失弛缓症和继发性贲门失弛缓症的表现可能相同，因此患有该综合征的老年人必须排除恶性肿瘤。CT扫描建议进行胸部和上腹部的检查，以及食管远端的内镜活检。超声内镜检查对鉴别原发性贲门失弛缓症和继发性贲门失弛缓症可能有帮助。原发性贲门失弛缓症可以通过气囊扩张、外科手术或经口内镜食管下括约肌切开术（POEM）治疗。

3. 弥漫性食管痉挛　是以高压型食管蠕动异常为动力学特征的原发性食管运动障碍疾病，病变主要在食管中下段，多发生在50岁以上的中年人，但间歇性吞咽困难的老年人压力测量记录偶尔显示弥漫性食管痉挛。

在老年人中该疾病多表现为位于胸骨后并向背及肩胛骨区域的放射性疼痛，有时酷似心绞痛。在这种运动障碍中，患者有持续时间较长的重复性肌肉收缩，可自发或在吞咽后发生。症状可由热或冷的食物、药片或碳酸饮料诱发，大多数情况下患者的食管可正常蠕动，因此症状具有间歇性。弥漫性食管痉挛的发病机制尚不清楚，在某些病例中，这种障碍代表贲门失弛缓症发展的一个阶段。

4. 胡桃夹食管和非心源性胸痛　胡桃夹食管也称为高压性食管蠕动、超挤压食管、高振幅蠕动食管等，是一种以食管动力异常-症状性高动力性食管蠕动（高幅蠕动收缩并伴有收缩时限的延长）为主要特点的疾病，为原发性食管运动障碍性疾病之一。

通常认为，无明显冠状动脉疾病伴类似心肌缺血疼痛的胸痛患者，其症状由食管运动障碍引起。在老年人中，非心源性胸痛患者最常见的运动障碍是胡桃夹食管。在一大型研究中表明，非心源性胸痛个体中，50%的运动障碍患者有胡桃夹食管。这些运动性缺陷在胸痛产生中的因果作用尚未得到证实，许多非心源性胸痛的患者被发现有肌肉骨骼疾病。

许多药物已被用于治疗原发性食管运动障碍，特别是弥漫性食管痉挛和胡桃夹食管。硝酸盐、抗胆碱能药、钙通道阻滞剂或镇静剂有时能有效缓解吞咽困难和胸痛的症状。然而，针对老年人在此情况下的治疗获益并无相关研究，有些患者在吸痰后吞咽困难也得到缓解。

（二）食管裂孔疝

食管裂孔疝的发病率随着年龄的增长而增加，40岁以下的患者不到10%，60～70岁的患者增加到约40%，70岁以上的患者占70%。以往认为胃灼热、反酸症状由疝引起，现在认为由食管下括约肌功能障碍引起。括约肌功能障碍和胃反流独立于食管裂孔疝的存在，常见的滑动裂孔疝本身并不被认为是致病的。

食管裂孔疝中一种罕见的类型是食管旁疝，常发生于60～70岁的老年人。食管旁疝经常导致严重的并发症，因此非常重要。这类疝通常是无症状的，或只引起持续的不适，直到发生胃疝的机械卡压。此时容易发生嵌顿处的进行性扩张、血管窘迫、出血、坏死和穿孔。在没有禁忌证的情况下，食管旁疝需要手术修补。

（三）反流性食管炎

随着年龄的增长，食管下括约肌唯一明显的变化是吞咽后收缩或放松幅度减少。然而，由于胃泌素的分泌可促进食管下括约肌的收缩，其随着年龄的增长而增加，并且许多人的胃酸分泌随着年龄增长而减少，因此反流性食管炎在老年人中通常不是首次出现。与胃食管反流相关的食管损伤的性质和程度不能根据老年患者的症状程度来预测。慢性无症状反流的并发症，如狭窄形成，是约20%老年食管炎患者的初发表现。当老年人主诉近期胃灼热时，须考虑其他食管症状的原因，如念珠菌病。老年患者的反流治疗与年轻患者相同，但必须注意药物潜在的不良反应。

（四）胃食管反流病

有关老年人胃食管反流病（GERD）患病率是否更高存在争议，但有些研究表明，老年人胃食管反流病并发症的发生率明显更高。还有研究表明，超过75%的老年人最初症状不是胃酸反流，胃食管反流的表现更有可能是晚期并发症，如因出血性食管炎而出血，狭窄导致吞咽困难，以及Barrett食管引起腺癌等。

胃食管反流引起的胸痛可能与心脏病类似或同时发生，因此，除非常典型的心绞痛外，任何老年患者都必须排除反流情况。在复发性肺炎或COPD加重的老年患者的病因中，应考虑隐匿性胃食管反流导致的吸入因素。不论症状严重程度如何，早期内镜检查应在所有胃食管反流的老年患者中进行。

老年患者胃食管反流的内科和外科治疗遵循与年轻患者相同的原则。但老年人可能需要比年轻患者更大剂量的抑酸药物来治疗食管炎，质子泵抑制剂（PPI）仍被认为是老年人胃食管反流和糜烂性食管炎的一线治疗药物。此外，随着新的PPI的出现，如泮托拉唑，其对细胞色素P450的亲和力较低，与其他药物的相互作用小，研究显示即使长期使用，耐受性也较好。

（五）Barrett食管

Barrett化生患者食管下段由柱状上皮排列，而不是通常的鳞状上皮。化生的柱状上皮可与胃柱状上皮相连，并在舌部延伸至食管远端，也可呈岛状分布，被正常的鳞状上皮包围。Barrett化生的重要性在于它与反流性食管炎、（深）食管溃疡、（高）食管狭窄和腺癌相关。化生的柱状上皮被认为是胃食管反流的结果。食管鳞状上皮因暴露于胃内容物而受损，被特异型柱状上皮（肠上皮化生）、连接型上皮或胃底型上皮所取代。这三种细胞类型中的每一种都可单独存在，也可与其他细胞共同存在。

Barrett食管多发生于50～70岁人群，确切的发生率尚不清楚。最常见的症状是与胃内容物反流相关，最准确的诊断方法是食管镜下多次活检。特异性柱状上皮是Barrett食管的诊断标准之一。如果活检标本中的柱状上皮是另外两种类型之一，则必须在胃食管交界处上方至少3cm处进行活检才能做出诊断。阿尔新蓝染色可在原位识别肠上皮化生。

狭窄和肿瘤是 Barrett 食管的长期并发症。越来越多的证据表明，肿瘤只发生在特异性柱状上皮。通过每 1~2 年使用食管镜和定向活检仔细筛查通常可发现癌前病变。严重异常增生或发展为原位癌的患者需要治疗，如消融（使用多极电凝、激光凝血或氩等离子凝血）或切除受累食管。这些技术破坏 Barrett 上皮最初是成功的，但仍有复发可能。治疗反流通常可使症状改善，但柱状上皮的消退必须通过手术治疗。

（六）下食管环

下食管环或舍茨基环（Schatzki 环）是一层薄的环状黏膜嵴，在柱状上皮交界处或近柱状上皮交界处进入食管腔。舍茨基环可能是无症状的，可在评估上消化道其他病因时偶然发现。它可能会导致间歇性的吞咽困难及由于食物停留在环上而产生不舒服的粘压感。这种症状通常发生在快速进食、大量咀嚼食物及饮酒时，因此称为"牛排餐厅综合征"。当环的内腔减小到直径 < 12mm 时，症状出现得更加频繁。发作通常持续数分钟或更久，直到患者将食团呕出或用饮料冲入胃内。

（七）主动脉性吞咽困难

主动脉性吞咽困难是主动脉退行性变压迫食管，从而造成的吞咽困难。上段食管梗阻有时是由胸主动脉瘤引起的，而远端食管可能被后面的动脉粥样硬化性动脉和前面的心脏或食管裂孔挤压。大多数患者为 70 岁以上的女性。通常通过患者充分咀嚼固体食物来预防症状发生，但梗阻严重时需手术治疗。

（八）药物导致的食管损伤

药物的局部腐蚀作用可引起食管损伤。最常见的药物是抗生素（特别是四环素）、氯化钾、硫酸亚铁、非甾体抗炎药（NSAID）、阿仑膦酸钠和奎尼丁。大多数药物性食管损伤患者没有潜在的食管疾病。药丸通常在患者不知情的情况下停留在食管的主动脉瓣或食管下括约肌处。许多由药物引起的食管损伤可能未被发现就已完全恢复。

药物引起的食管损伤最常见的症状是吞咽痛和胸骨后疼痛。停药或改用液体制剂后，症状通常在 6 周内消失。但损伤可能导致食管狭窄形成，有时还会导致出血或穿孔。为减少此类损伤，药片应与大量的水一起服用，且因睡眠会减少唾液分泌和食管运动，老年患者不应在就寝前立即服药。

（九）食管憩室

食管憩室比胃肠道其他部位的憩室少见。在对 20 000 例上消化道患者的钡剂回顾性研究中，研究者发现只有 6 例在食管中段和 3 例膈上段发现憩室，而十二指肠憩室有 1020 例。牵拉和挤压是目前公认的食管憩室的发病机制。牵拉被认为是由于食管相邻的结构纤维化疾病引起，而挤压被认为是由于腔内压力增加所致。食管假性憩室病也有报道。

1. 食管中段憩室（牵拉性憩室） 牵拉性憩室通常发生在食管中部 1/3 处，其中有大量淋巴结直接与食管壁接触。该区域的淋巴结炎症可导致食管周炎、食管与淋巴结的固定及食管壁的变形。任何累及淋巴结的感染都可能导致牵拉性憩室的形成，结核病曾是这一过程的最常见原因。

牵拉性憩室多见于中老年患者，男性稍多见。很少引起症状，可能是因为憩室小且开口宽，并含有食管壁的所有层（包括肌肉），故仍保留收缩和排空功能。

2. 膈上憩室（挤压性憩室） 挤压性憩室位于食管下 10cm 处，通常位于右壁。像牵拉性憩室一样，它包含食管壁的所有层，但肌层可能相对少。

膈上憩室通常发生于中年男性。患者可能会主诉吞咽困难或胸痛，但症状可能是由于相关的食管运动异常引起，如贲门失弛缓症或弥漫性食管痉挛。没有潜在的运动障碍或裂孔疝而发生膈上憩室很罕见。

许多膈上憩室是无症状的，这些病例不需治疗。治疗食管反流或潜在的运动障碍可使患者症状缓解。憩室较大的病例，可能需要手术切除。

3. 壁内假性憩室 在食管假性憩室中，黏膜下腺体的排泄管扩张导致食管壁多发性小内陷（1~3mm）。这些缺损以放散的方式累及食管的全部或部分。假性憩室最好的检查方法是钡剂检查，其具有特异性表现。假性憩室通常于 70 岁的诊断为吞咽困难的患者中发现。在至少 20% 的病例中发现合并胃食管反流、运动障碍或恶性肿瘤，在约 50% 的患者中，食管黏膜涂片或培养查见白念珠菌。高达 90% 的假性憩室中可发现狭窄或扩张缩小的区域，多优先累及食管上部。与假性憩室有关的狭窄区域和节段之间并没有固定的关系。

假性憩室的病因尚不清楚。由于食管深层黏液腺的数目明显增加，所以用"腺病"一词来指代它。治疗包括对相关症状的对症治疗，同时对存在的狭窄应进行评估以明确良、恶性。

（十）食管念珠菌病

除获得性免疫缺陷综合征的患者外，食管的感染很少见，感染多见白念珠菌。白念珠菌是消化道的正常菌群，几乎 50% 的口腔标本和 80% 的粪便样本中都含有这种菌群。健康成年人的白念珠菌数量受到其他肠道菌群的抑制。对比 70~100 岁的受试者和 20~69 岁人群的粪便标本发现，真菌在老年人中更常见。这一发现可能与食管蠕动减少，胃酸分泌减少及与年龄相关的细胞和体液免疫改变有关。

在没有抗生素治疗或潜在免疫紊乱的情况下，食管念珠菌病是一种老年性疾病。在老年人群的大多数病例中可见易感因素，包括恶性肿瘤、免疫抑制或细胞毒性药物治疗、糖尿病、营养不良等。

吞咽困难、吞咽痛、胸骨后灼烧感或意识到食物通过食管应提示念珠菌感染的可能性，但是存在白念珠菌感染时高达 50% 的患者可能无症状。食管念珠菌病通常由口腔病变扩展引起，对有食管症状的衰弱患者，仔细的口腔检查很重要。

食管钡剂异常可提示念珠菌性食管炎的诊断。食管镜检查是检测念珠菌感染的最佳方法，突出的白斑、充血、溃疡和脆性是其特征。念珠菌性食管炎的肉眼表现可能与渗出性食管炎相混淆，因此必须通过清洗和活组织检查来确诊。

在适当情况下，可对不进行侵入性诊断的病例进行试验性治疗。如口腔和阴道念珠菌病，治疗通常包括停止使用抗生素来促进正常微生物菌群的重建。在免疫功能低下的宿主或发病率高的个体中，氟康唑被认为是首选药物。可以用黏性利多卡因治疗吞咽痛，也可以使用用于治疗口腔炎的漱口剂。简单治疗无效时，需要内镜下明确诊断，通常需要给予附加抗真菌药物的全身治疗。

（十一）食管肿瘤

食管癌最常发生于 55 岁以后，在美国男性发病率是女性的 3 倍，在英国男性的发病率是女性的 2 倍。在美国，它约占所有癌症的 2%。与食管癌发展相关的因素包括饮酒和吸烟、热刺激、口腔卫生不良和食管淤积。此外，它还与某些食管疾病，特别是贲门失弛缓症、Barrett 食管、食管狭窄和普卢默 - 文森综合征及曾行胃部手术有关。

食管腺癌是一种胃底癌或继发于 Barrett 食管的恶性肿瘤。鳞状癌细胞通常累及食管中部的 1/3。其局部播散发生较早，由于食管容易扩张，在诊断时最常见的症状是吞咽困难。

在老年人中，食管癌的一个重要表现是贲门失弛缓症样综合征。原发性贲门失弛缓症在 50 岁以上的患者中并不常见，老年人如果有持续时间小于 1 年的贲门失弛缓症症状并伴有明显的体重减轻，应怀疑为恶性肿瘤，通常为胃腺癌。继发性贲门失弛缓症的发病机制尚不清楚，在某些病例中，食管下段充满了肿瘤细胞，但在其他病例中，贲门失弛缓症可能表现为副肿瘤病变。

食管癌的临床分期很重要，在诊断为晚期时预后较差。早期病变有时可通过电磁辐射（EMR）成功治疗浅表病变。对于晚期病变，处理目的是解除进展性梗阻。手术切除和放疗是公认的治疗方式。手术切除是长期生存的唯一机会，但只有不到 50% 的食管癌患者的病变具有切除机会。如合并有淋巴结转移或远处转移，应避免开胸。胸部放疗虽然有用，但通常在开始治疗后 3 周内发生食管炎，并在治疗结束后持续数周。化疗可使症状改善，但不能显著延长生存期。整合治疗比传统方法更有优势，可在切除前缩小病变。内镜下放置支架或热消融技术虽不能延长生存期，但可改善许多患者的生活质量，可作为姑息治疗的一种手段。

（宁晓暄　贾旭钊　贾　新　王晓明）

参考文献

陈功, 郑珊, 2019. 儿童食管狭窄的病因及诊治进展. 临床小儿外科杂志, 18(6): 437-441.

程橙, 2019. 腹腔镜手术治疗小儿先天性食管裂孔疝的研究进展. 临床小儿外科杂志, 18(12): 1067-1071.

樊代明, 2016. 整合医学: 理论与实践. 北京: 世界图书出版公司.

樊代明, 2021. 整合医学: 理论与实践7. 北京: 世界图书出版公司.

樊代明, 2021. 整合肿瘤学·基础卷. 北京: 世界图书出版公司.

樊代明, 2021. 整合肿瘤学·临床卷. 北京: 科学出版社.

孙明芳, 江米足, 2017. 儿童嗜酸细胞性食管炎的临床研究进展. 中华儿科杂志, 55(7): 550-553.

王刚, 李在玲, 谢晓丽, 等, 2019. 儿童质子泵抑制剂合理使用专家共识(2019年版). 中国实用儿科杂志, 34(12): 977-981.

中华医学会小儿外科学分会微创外科学组, 中华医学会小儿外科学分会胸心外科学组, 2021. 儿童腹腔镜食管裂孔疝手术操作专家共识. 中华小儿外科杂志, 42(1): 1-6.

钟微, 李乐, 郑珊, 2014. 先天性食管闭锁诊断及治疗. 中华小儿外科杂志, 35(8): 623-626.

周子濡, 尚婉媛, 2019. 儿童食管异物损伤并发症危险因素分析. 临床儿科杂志, 37(10): 774-776.

Achem SR, DeVault KR, 2014. Gastroesophageal reflux disease and the elderly. Gastroenterol Clin North Am, 43(1): 147-160.

Bolton SM, Kagalwalla AF, Wechsler JB, 2018. Eosinophilic esophagitis in children: endoscopic findings at diagnosis and post-intervention. Curr Gastroenterol Rep, 20(1): 4.

Bouziane A, Ahid S, Abouqal R, et al, 2012. Effect of periodontal therapy on prevention of gastric Helicobacter pylori recurrence: a systematic review and meta-analysis. J Clin Periodontol, 39(12): 1166-1173.

Calabrese C, Fabbri A, Di Febo G, 2007. Long-term management of GERD in the elderly with pantoprazole. Clin Interv Aging, 2(1): 85-92.

Chang AB, Oppenheimer JJ, Kahrilas PJ, et al, 2019. Chronic cough and gastroesophageal reflux in children: CHEST Guideline and Expert Panel report. Chest, 156(1): 131-140.

Coco D, Leanza S, 2020. Giant hiatal hernia. Pan Afr Med J, 37: 86.

Dellon ES, Hirano I, 2018. Epidemiology and natural history of eosinophilic esophagitis. Gastroenterology, 154(2): 319-332.e3.

Easterling CS, Robbins E, 2008. Dementia and dysphagia. Geriatr Nurs, 29(4): 275-285.

Engstrand L, Lindberg M, 2013. Helicobacter pylori and the gastric microbiota. Best Pract Res Clin Gastroenterol, 27(1): 39-45.

Evans JA, Early DS, Chandraskhara V, et al, 2013. The role of endoscopy in the assessment and treatment of esophageal cancer. Gastrointest Endosc, 77(3): 328-334.

Everhart JE, Ruhl CE, 2009. Burden of digestive diseases in the United States part I: overall and upper gastrointestinal diseases. Gastroenterology, 136(2): 376-386.

Gao J, Li Y, Wang Q, et al, 2011. Correlation between distribution of Helicobacter pylori in oral cavity and chronic stomach conditions. J Huazhong Univ Sci Technolog Med Sci, 31(3): 409-412.

Gleason CGA, Juul SE, 2018. Avery's diseases of the newborn. 10th ed. 1032-1037.

Gockel I, Eckardt VF, Schmitt T, et al, 2005. Pseudoachalasia: a case series and analysis of the literature. Scand J Gastroenterol, 40(4): 378-385.

Håkanson B, Lundell L, Rouvelas I, et al, 2018. The large hiatal hernia should be acknowledged and respected. Lakartidningen, 115: E9PL.

Iuliano S, Minelli R, Vincenzi F, et al, 2018. Eosinophilic esophagitis in pediatric age, state of the art and review of the literature. Acta Biomed, 89(8-S): 20-26.

Kikendall JW, 2007. Pill-induced esophagitis. Gastroenterol Hepatol (N Y), 3(4): 275-276.

Lightdale JR, Gremse DA, 2013. Gastroesophageal reflux: management guidance for the pediatrician. Pediatrics, 131(5): e1684-e1695.

Maret-Ouda J, Markar SR, Lagergren J, 2020. Gastroesophageal reflux disease: a review. JAMA, 324(24): 2536-2547.

Morais MB, 2016. Signs and symptoms associated with digestive tract development. J Pediatr (Rio J), 92(3 Suppl 1): S46-S56.

Omura N, Tsuboi K, Yano F, 2019. Minimally invasive surgery for large hiatal hernia. Ann Gastroenterol Surg, 3(5): 487-495.

O'Shea KM, Aceves SS, Dellon ES, et al, 2018. Pathophysiology of eosinophilic esophagitis. Gastroenterology, 154(2): 333-345.

Papachrisanthou MM, Davis RL, 2016. Clinical practice guidelines for the management of gastroesophageal reflux and gastroesophageal reflux disease: 1 year to 18 years of age. J Pediatr Health Care, 30(3): 289-294.

Pei Z, Bini EJ, Yang L, et al, 2014. Bacterial biota in the human distal esophagus. Proc Natl Acad Sci USA, 101(12): 4250-4255.

Pilotto A, Franceschi M, Leandro G, et al, 2006. Clinical features of reflux esophagitis in older people: a study of 840 consecutive patients. J Am Geriatr Soc, 54(10): 1537-1542.

Poddar U, 2019. Gastroesophageal reflux disease (GERD) in children. Paediatr Int Child Health, 39(1): 7-12.

Poh CH, Navarro-Rodriguez T, Fass R, 2010. Review: treatment of gastroesophageal reflux disease in the elderly. Am J Med, 123(6): 496-501.

Rosen R, Vandenplas Y, Singendonk M, et al, 2018. Pediatric gastroesophageal reflux clinical practice guidelines: Joint Recommendations of the North American Society for Pediatric Gastroenterology, Hepatology, and Nutrition and the European Society for Pediatric Gastroenterology, hepatology, and nutrition. J Pediatr Gastroenterol Nutr, 66(3): 516-554.

Roy N, Stemple J, Merrill RM, et al, 2007. Dysphagia in the elderly: preliminary evidence of prevalence, risk factors, and socioemotional effects. Ann Otol Rhinol Laryngol, 116(11): 858-865.

Ruol A, Portale G, Zaninotto G, et al, 207. Results of esophagectomy for esophageal cancer in elderly patients: age has little influence on outcome and survival. J Thorac Cardiovasc Surg, 133(5): 1186-1192.

Scholten T, 2007. Long-term management of gastroesophageal reflux disease with pantoprazole. Ther Clin Risk Manag, 3(2): 231-243.

Shaheen NJ, Richter JE, 2009. Barret's oesophagus. Lancet, 373(9666): 850-861.

Slater BJ, Borobia P, Lovvorn HN, et al, 2019. Use of magnets as a minimally invasive approach for anastomosis in esophageal atresia: long-term outcomes. J Laparoendosc Adv Surg Tech A, 29(10): 1202-1206.

Spechler SJ, Sharma P, Souza RF, et al, 2011. American Gastroenterological Association medical position statement on the management of Barrett's esophagus. Gastroenterology, 140(3): 1084-1091.

Trappey AF 3rd, Hirose S, 2017. Esophageal duplication and congenital esophageal stenosis. Semin Pediatr Surg, 26(2): 78-86.

Wang KK, Sampliner RE, 2008. Updated guidelines 2008 for the diagnosis, surveillance and therapy of Barrett's esophagus. Am J Gastroenterol, 103(3): 788-797.

Yoshimoto T, Suzuki K, Yazumi S, et al, 2004. Esophageal intramural pseudodiverticulosis. Gastrointest Endosc, 59(6): 691-692.

You P, Katsiris S, Strychowsky JE, 2018. Double Fogarty balloon catheter technique for difficult to retrieve esophageal foreign bodies. J Otolaryngol Head Neck Surg, 47(1): 72.

Zografos GN, Georgiadou D, Thomas D, et al, 2009. Drug-induced esophagitis. Dis Esophagus, 22(8): 633-637.

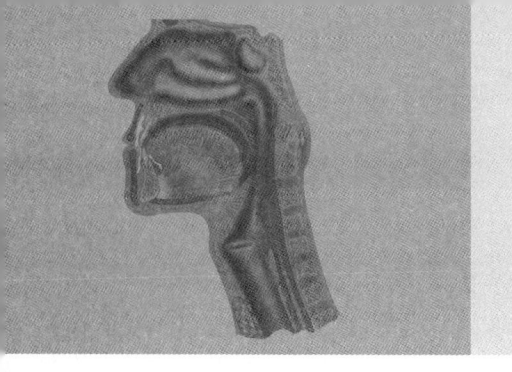

第13章 中医对食管疾病的认识

第一节 中医对食管解剖结构和疾病病因的认识

一、中医对食管解剖结构的认识

中医认识食管解剖结构相对较早，《灵枢·肠胃》云："咽门……至胃长一尺六寸"，食管占消化道总长的1/35，与现代解剖学的1/37大致相当。《难经集注》称食管为"胃之系"。《医贯》记载："咽系柔空，下接胃本，为饮食之路，水谷同下"，描述了食管的结构为中空结构，具有咽下食物及水液的作用，同时也描述了食管的生理特性为柔，为后世对食管的认识奠定了基本准则。

二、中医对食管疾病病因的认识

中医对病因认识首推《素问·调经论》，其曰："夫邪之生也，或生于阴，或生于阳。其生于阳者，得之风雨寒暑；其生于阴者，得之饮食居处，阴阳喜怒。"其将病因归为阴阳分类。张仲景的《金匮要略》曰："千般疢难，不越三条：一者，经络受邪入脏腑，为内所因也；二者，四肢九窍，血脉相传，壅塞不通，为外皮肤所中也；三者，房事金刃，虫兽所伤。"其按照脏腑经络与邪气将病因分为三条。宋代陈无择在继承《黄帝内经》《金匮要略》的基础上，认为"医事之要，无出三因"，提出了"三因学说"，即六淫邪气为外因，情志所伤为内因，房室、金刃、虫兽所伤归为不内外因。后世医家对中医病因的归类不断完善，目前对食管疾病的病因归类，大致分为六淫侵袭、饮食所伤、劳逸失度、情志失常、药毒所伤、脾胃素虚等。

食管具有咽下食物及水液的作用，为胃气所属。当病邪作用于人体，时间过长，强度过大，或人体正气不足，正邪相争，出现脏腑功能紊乱，气血失调，食管功能异常，会出现一系列临床症状。中医根据临床症状对常见食管疾病进行了命名，如梅核气、吞酸、吐酸、食管瘅、醋心、噫醋、反胃、噎膈等。临床疾病种类繁多，把握疾病的病因，有助于掌握临床疾病病机，审证求因，审因论治，才能更好做到辨证论治。

（一）六淫侵袭

六淫为四时不正之风、寒、暑、湿、燥、火六气。《素问·阴阳应象大论》云："故天之邪气，感则害人五脏；水谷之寒热，感则害人六腑。"李东垣在《脾胃论》中亦云："肠胃为市，无物不受，无物不入，若风寒暑湿燥一气偏胜，亦能伤脾损胃。"风、寒、暑、湿、燥、火属外感六淫之邪，皆可伤害人体，而致食管疾病的发生。

六淫可以导致食管疾病，古人早有论述。①风：《素问·至真要大论》云："风淫所胜……饮食不下，膈咽不通，食则呕，腹胀善噫。"《诸病源候论》云："若风邪在胃，则呕。"②寒：寒为阴邪，易伤脾胃阳气。《素问·举痛论》云："寒气客于肠胃，厥逆上出，故痛而呕也。"③暑：《古今医统大全》云："卒然而呕吐，定是邪客胃府。在长夏，暑邪所干。"④湿：特指外湿，指季节多湿、久居近海湿地、淋雨涉水、伤于雾露雨雪、水中作业，或汗出沾衣，均可致湿邪外侵，脾胃受伤，升降失司，导致食管疾病。《素问·至真要大论》曰："湿变乃举，体重中满，食饮不化……呕而密默，唾吐清液。"⑤燥：阳明胃土喜润恶燥。《素问·至真要大论》云："燥淫所胜……民病喜呕，呕有苦，善太息。"⑥火（热）：《素问·至真要大论》云："诸呕吐酸，暴注下迫，皆属于热。"又云："诸逆冲上，皆属于火。"

六淫导致的疾病具有如下特点。①外感致病：六淫多从皮肤肌表，或口、鼻而入；②季节性：六淫多与季节气候有关，如夏季多暑病，长夏多湿病等；③区域性：六淫多与人的居住地区或环境有关，西北高原地区多寒病，东南沿海地区多湿病；④兼夹性：六淫导致疾病可单独致病，也可以相兼而病，如寒湿致病、湿热阻滞等；⑤转化性：六淫致病因个人体质不同或治疗不当，其病理性质可发生转化，如寒邪可郁而化热，暑湿日久可以化燥伤阴等。

风、寒、暑、湿、燥、火属外感六淫之邪，皆可伤害脾胃而致食管疾病。李东垣在《脾胃论》中亦云："肠胃为市，无物不受，无物不入，若风、寒、暑、湿、燥一气偏胜，亦能伤脾损胃。"

（二）饮食所伤

饮食导致食管疾病的病因包括饥饱失常、暴饮暴食、饮食偏嗜、寒温适宜、嗜酒无度、饮食不节等多个方面。①饥饱失常：进食较少，长期饥饿，气血化源不足，食管胃失于濡养，胃气上逆，出现食管症状，如吐酸、噎膈等。长期饱食，胃失受纳，浊气上逆。饥饱失常，则脾胃受伤，饮食、痰饮、水湿阻滞，则胃气上逆。《仁斋直指方》曰："宿食证者，胸腹胀满，醋闷吞酸。"②暴饮暴食：食积胃脘，浊气上逆而发病，日久脾胃亏虚，饮食、痰饮、水湿阻滞导致胃气壅滞而上逆。③饮食偏嗜：包括食物种类偏嗜、烹饪偏嗜、五味偏嗜。均衡的食物种类能供给充足的营养，脾胃气血生化充足，食管能得到濡养，得以发挥正常生理功能，如偏嗜某一类食物，导致气血失养，食管失于濡养可出现吞咽苦难、咽下不利等症状。过食油腻、辛辣炙煿刺激之品，食滞内阻，可使脾胃升降失司、浊气上逆而致食管疾病。在正常情况下，五味入五脏，口味无偏嗜则五脏均衡，当过多使用酸、苦、辛、咸之类的食物，则损伤脾胃的元气，尤其大咸与辛辣之品，因咸能走血，助火邪而泻肾水真阴，辛辣损伤元气。对于甘味助湿食物，亦当慎食，以免生湿困脾。④寒温适宜：包含两个层面，即食物本身温度和本身温凉药性。李东垣曰："若饮食失节，寒温不适，则脾胃乃伤。"《黄帝内经》言："饮食，热无灼灼，寒无凄凄，寒温中适，故气将持，乃不致邪僻。"过寒则胃阳受伤，食管属胃系，食管亦受累，导致食管损害。过热则食管被热邪所伤，血败肉腐成脓，伤及气血，出现胸痛、呕血、噎膈等。⑤嗜酒无度："酒者大热有毒，气味俱阳，乃无形之物也。"饮酒过度则损伤脾胃，产生"呕吐痰逆，心神烦乱，胸膈痞塞"等病证。酒毒酿生湿热，阻滞食管和胃，并见水饮血瘀阻滞气机，出现吐酸、呕吐、噎膈等疾病。⑥饮食不洁：食入染有传染性病原菌、误食带有寄生虫卵或幼虫的食物，可导致食管、胃元气受伤，气血受阻，胃气壅滞，出现胸痛、胃灼热等症状。

（三）劳逸失度

在正常情况下，需要劳逸结合，精神状态才能最佳。当过度安逸，机体活动不足，气血运行及消耗减少，进食量亦减少，脾胃功能减弱，胃气壅滞，可出现食欲缺乏、神疲乏力、吐酸、噎膈等症。劳力太过，耗伤气血，脾胃气虚不能受纳运化，胃气上逆，也可出现食管疾病。房劳过度，肾精受损，如果体质本虚，先后天之本俱损，水湿痰饮瘀血阻滞食管，也可以损害食管气机。

（四）情志失常

人体对外界环境刺激产生的7种情绪反应，表现为怒、喜、思、悲、恐、忧、惊。正常情况下，七情不会导致疾病发生，当长期、持续或强烈的情绪刺激，超过了人的正常生理适应范围，可以导致脏腑的气机逆乱、气血失调。其中对食管影响较大的为怒、思。《灵枢·经脉》曰："肝足厥阴之脉……是肝所生病也，胸满呕逆。"《景岳全书·呕吐》云："气逆作呕者，多因郁怒致动肝气，胃受肝邪，所以作呕。"恼怒伤肝则气郁，气郁则津行不畅，瘀血内停，已结之气，与后生之痰、瘀交阻于食管、贲门，变生他症。《黄帝内经》云："脾在志为思""思则气结"，忧思伤脾则气结，脾伤则水湿失运，滋生痰浊，脾气不升，胃气不降，痰气相搏阻塞食管。

（五）药毒所伤

服用有害的食物、药物或毒物，或毒物在食管内长期停留，导致毒物直接损害食管、胃，致食管气血受累，失去正常生理功能。

（六）脾胃素虚

脾胃素虚，正气不足，或因后天饮食不当、情志失调、劳倦过度、病后体虚等诱因，致脾胃受损，导致脾胃功能受损，食管、胃失温养、濡润，气血逆乱，导致胃气上逆。

（来要良　肖海娟）

第二节　中医对食管疾病病机的认识

食管为胃气所主，食管疾病病位在食管，与肝、胃、脾密切相关，气滞、痰凝、水饮、阴虚、瘀血等是食管疾病发病的重要病理因素，胃气上逆为重要病机特点。

一、病机关键为胃气上逆

胃居中焦，主受纳腐熟水谷，其气以降为顺，以通为用。外邪、食滞、痰饮、气郁等邪气犯胃，干于胃腑；或因脾胃虚弱，正气不足，久病劳倦等，使胃失温养、濡润致胃失和降，胃气上逆而发为食管疾病。疾病初期以实证为多，日久耗伤正气，可以因实致虚或虚实并见；或脾胃本虚，因饮食、外邪等所致，导致水湿、痰饮、瘀血停留，致虚实并见。无论外邪、饮食，还是情绪等因素，发生食管疾病的关键病机为胃失和降，胃气上逆。

二、病位在食管，与肝脾胃密切相关

食管疾病的病位在食管，与肝、脾、胃相关。脾、胃位居中焦，脾升胃降，为水谷之海，气血生化之源。若脾失健运，胃气失和，升降失职；或脾阳不足，虚寒内生，胃失温濡，均可胃气上逆或胃阴不足，食管胃失于濡养，而出现胃气上逆。若肝气郁结，木抑土壅，或肝气太过，木旺乘土，横逆犯胃，均使胃失和降，气逆于上。

三、虚实常可相互转化，兼杂致病

食管疾病病理性质无外乎虚实两类，实者由六淫、饮食、痰饮、气郁等邪气犯胃，致胃气上逆而发；虚者由气虚、阳虚、阴虚等正气不足，使胃失温养、濡润，不得润降，胃气上逆所致。初病多实，日久损伤脾胃，可由实转虚；或脾胃素虚，复因饮食等外邪所伤，或脾虚生痰饮，因虚致实，出现虚实并见的证候。无论是邪气犯胃，还是脾胃虚弱，发生呕吐的病机关键均为胃失和降，胃气上逆。

（来要良　肖海娟）

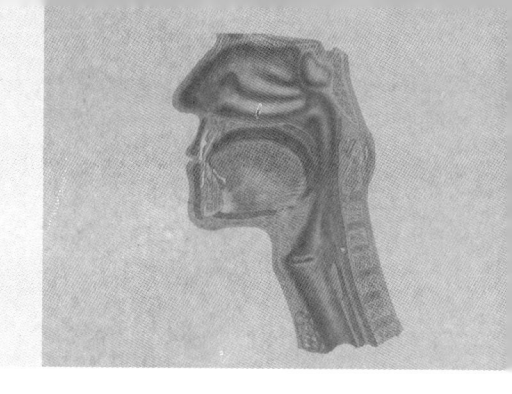

第14章 食管疾病与其他疾病的关系

第一节 食管疾病和口腔器官的关系

一、胃食管反流病与牙酸蚀症

（一）胃食管反流病概述

胃食管反流病（GERD）是一种由胃十二指肠内容物反流入食管而引起不适症状和（或）并发症的疾病。反流和胃灼热是最常见的症状。GERD是一种常见病，患病率随年龄的增长而增加，男女患病率无明显差异。欧美国家的患病率为10%~20%，而亚洲地区的患病率约为5%。对于典型反流和胃灼热症状的患者，可拟诊断为GERD，并用质子泵抑制剂（PPI）进行试验性治疗（如奥美拉唑每次20mg，每天2次，连用7~14天），如若症状明显缓解，则可初步诊断为GERD。

（二）牙酸蚀症概述

牙酸蚀症（dental erosion）是指在无细菌参与的情况下，因长期接触酸或酸酐引起的一种慢性进行性牙体硬组织表面结构丧失的疾病，因釉柱被破坏，牙齿极易被磨损，有学者称其为"化学性磨损"。随着我国经济的逐年稳步增长，国人的饮食习惯发生改变，尤其是青少年大量饮食酸性饮料或食物导致牙酸蚀症的发病率逐年增高。由于牙酸蚀症可造成牙面广泛的脱矿、牙齿硬度下降，龋坏风险增加，且前牙唇侧的牙酸蚀症常影响美观，因而已引起国内外学者广泛关注。

牙酸蚀症患者的牙齿脱矿过程与酸的关系明确，与细菌无关，与机械摩擦或龋病也无直接关系。根据酸的来源可将其分为外源性酸和内源性酸。外源性酸包括各种酸性饮料、醋、酸奶等，其常引起前牙唇面出现酸蚀破坏；内源性酸主要是指各种原因导致的胃酸反流，如GERD、暴食症，其酸蚀破坏的部位在牙齿的内侧，如引起牙齿的腭、舌面及咬合面出现凹陷性损害。

在20世纪，牙酸蚀症主要发生于长期工作在酸雾或酸酐环境中的工作人员（如硝酸厂工人、电池厂工人等），故其被视为一种职业病。但随着酸性饮料及食物逐渐进入日常生活，牙酸蚀症的发生呈普遍化趋势。为评价酸蚀症的严重程度，自1984年磨牙指数（tooth wear index，TWI）（表14-1）被提出以来，国际上已有十余种酸蚀症评价指数被应用于临床诊断和流行病学调查中，如Lussi指数、van Rijkom指数、O'Sullivan指数、BEWE指数等（表14-2）。但遗憾的是，截至目前国际上仍未就此达成共识。自BEWE（basic erosive wear examination）指数提出以来，虽已被多次应用于大规模流行病学调查，并成为国际上较为推崇使用的牙酸蚀症评价指数，但其可靠性仍受到质疑，且近年来在国际学术界上不断出现新的评价指数。鉴于牙酸蚀症的患病率逐年攀升，牙酸蚀症评价指数及诊断标准亟待统一，以便开展牙酸蚀症的防治工作。

表 14-1　磨牙指数

评分	牙面	标准
0	颊/舌/𬌗/切端	无釉质缺损
	颈部	无轮廓缺损
1	颊/舌/𬌗/切端	釉质表面有缺损
	颈部	少量轮廓缺损
2	颊/舌/𬌗	釉质缺损伴牙本质暴露，范围小于表面 1/3
	切端	釉质缺损伴初步牙本质暴露
	颈部	缺损深度小于 1mm
3	颊/舌/𬌗	釉质缺损伴牙本质暴露，范围大于表面 1/3
	切端	釉质缺损伴明显牙本质暴露
	颈部	缺损深度 1～2mm
4	颊/舌/𬌗	釉质完全缺失或牙髓暴露或继发性牙本质暴露
	切端	牙髓暴露或继发性牙本质暴露
	颈部	缺损深度＞2mm 或牙髓暴露或继发性牙本质暴露

资料来源：牙酸蚀症指数的研究现状．口腔医学，2015，35（07）：601-604.

表 14-2　BEWE 指数

评分	标准
0	无酸蚀症表现
1	浅表牙体硬组织缺损
2	明显的缺损，牙体硬组织缺损范围小于 50%
3	明显的缺损，牙体硬组织缺损范围大于 50% 评分 2 和 3 病损常累及牙本质

资料来源：牙酸蚀症指数的研究现状．口腔医学，2015，35（07）：601-604.

牙酸蚀症早期，牙齿表面釉质出现轻度脱矿现象，在唾液环境下，水充填在脱矿釉质所形成的微孔中，又由于釉质与水的折光率存在差异，釉质表面出现不透明的白垩色斑块，但釉质完整无缺损。随着病变加重，酸蚀的程度和范围加重，患者可能会出现牙齿敏感症，光滑的牙面上出现缺损，前牙切端变得薄而透明，后牙牙尖逐渐出现凹陷和沟槽，牙本质暴露呈黄色，甚至可能出现牙齿折断、咬合紊乱、发音障碍等并发症，对患者的生理、心理造成巨大影响，且加重了患者的经济负担。

目前临床上对于牙酸蚀症仍是预防为主、治疗为辅。预防措施主要包括改变饮食习惯、减少酸性食物的摄入量与频率，配合使用氟化物，包括含氟牙膏、含氟凝胶等。对牙酸蚀症的治疗主要包括再矿化疗法、充填修复治疗和微创渗透治疗等，如利用渗透树脂封闭晶体间缝隙，氟化物增强晶体的抗酸能力，Novamin 技术及碳酸氢钠矿化液促进再矿化等。

（三）胃食管反流与牙酸蚀症的临床相关性研究

根据 2006 年蒙特利尔全球共识所示，GERD 患者患有牙酸蚀症的概率显著增加，牙酸蚀症被列入 GERD 的食管外症状。各项临床试验也证实了这一点。Picos 等对 2010～2016 年 10 项关于 GERD 与牙酸蚀症相关性的临床研究进行 Meta 分析，结果显示，GERD 患者患牙酸蚀症的频率平均值为 48.81%，而非 GERD 患者患牙酸蚀症的频率平均值为 20.48%；在成年 GERD 患者中，牙酸蚀症发生频率的平均值为 38.96%，而儿童 GERD 患者中则为 98.1%，在非 GERD 患者中，成年人（20.85%）和儿童（19%）牙酸蚀症发生率平均值间没有显著差异。Amanda 等对 110 例儿童进行食管镜及口腔检查，结果发现共计 24 例 GERD 患者都患有牙酸蚀症。上述研究表明，GERD 患者牙酸蚀症患病率较高，在儿童患者中这种相关性更为显著。同样，在对巴西里约热内卢的108例业余跑步运动员的横断面调查发现，患有GERD的受试者更易出现牙酸蚀症。在我国武汉某医院随机抽取门诊148例牙酸蚀症患者，使用调查问卷对患者的GERD相关知识和症状进行调查，结果发现34.5%的牙酸蚀症患者患有GERD，其中仅有9.5%知晓GERD可能导致牙酸蚀症的发生。如前文所述，普通人群中GERD的患病率仅约为5%，可得出牙酸蚀症患者同时患有GERD的频率远高于普通人群。另有研究证明，GERD与牙酸蚀症常共患病，在减肥手术（空肠Roux-en-Y胃旁路减肥手术）后，患者患GERD及牙酸蚀症的风险均同时增高。

（四）胃食管反流导致牙酸蚀症的可能病因

目前关于GERD导致牙酸蚀症发生的机制仍不清楚。有学者提出牙酸蚀症继发于GERD，患者牙齿磨损的进展主要源于反流后进入口腔的胃酸及胃肠道蛋白酶的作用，主要包括三个阶段：①釉质表面获得性薄膜的丧失；②当pH降低至5.5及以下时羟基磷灰石溶解，牙釉质及牙本质结构发生变化；③唾液通过清除反流物中的胃酸及胃肠道蛋白酶而影响到牙酸蚀症的发生。

获得性薄膜（acquired pellicle，AP）是位于牙齿表面薄薄的一层无固定形状的、半透明的、有光泽的软沉淀，其中没有细胞，主要成分是唾液糖蛋白。它是牙釉质表面的一层保护屏障，能阻止口腔内游离酸造成的牙齿脱矿。在酸性条件下，如在受试者使用柠檬酸或乳酸溶液漱口后，经检测发现受试者获得性薄膜中的蛋白质谱常发生变化。同理，由于胃酸的pH约为1.5，内含多种胃蛋白酶，如若混合有十二指肠反流，将导致反流物中不仅存在较多游离酸及胃蛋白酶，还将存在胰蛋白酶、胆汁酸等，常对获得性薄膜产生明显破坏作用，更易导致牙酸蚀症的发生。在酸性环境下，H^+首先渗透进入晶体之间的有机基质及釉板等结构缺陷中，尤其是在pH低于5.5这一临界值之后，H^+与羟基磷灰石晶体中的PO_4^{3-}或HCO_3^-结合，使釉质中的羟基磷灰石发生脱矿，在此过程中首先发生溶解的是羟基磷灰石晶体的中央和周缘，溶解导致晶体间微隙增大，进一步促进酸的扩散。由于牙本质的组成结构存在更多的有机物，且存在牙本质小管，当酸侵蚀牙本质时，其临界pH高于釉质临界值5.5，故当牙釉质被破坏后，牙酸蚀症的进展会更加迅速。

关于反流物中胃酸对牙齿的作用已有许多研究，其反流至口腔的方式有多种，包括液体反流及气体或微液滴蒸汽反流。液体反流是最常见的反流方式，反流物中的胃酸作用于牙齿表面导致牙酸蚀症发生。Uhlen等通过对66例长期存在呕吐症状的神经性厌食症患者进行研究，发现46例（69.7%）患者存在牙酸蚀症，其中19例仅累及牙釉质，另外27例同时累及牙釉质和牙本质，表明胃酸在牙酸蚀症的发生、发展中具有重要致病作用。除胃酸的直接作用外，从胃中反流的气体或微液滴也可导致牙酸蚀症的发生。王等将88例GERD患者通过呼吸道症状评分分为三组后，再进行口腔检查及统计分析，结果发现患者呼吸道症状发生频率越高，则其牙酸蚀症的发病率越高、侵蚀程度越严重。这一结果表明，气体或微液滴蒸汽反流中的酸虽然含量少，但只要长期存在于口腔中，亦能降低口腔内pH，导致牙酸蚀症的发生、发展。

GERD患者的反流物是多种物质的混合物，除胃内容物（如胃酸、胃蛋白酶）以外，还可能存在胃十二指肠内容物（如胰蛋白酶、胆汁酸等）。各种胃肠道蛋白酶在牙酸蚀症的发生、发展中亦有举足轻重的作用，尤其是在牙本质暴露后。由于牙本质主要由矿化的胶原蛋白构成，其可以抵抗胶原酶的作用，但在胃酸溶解掉无机矿物质后，牙本质中的胶原纤维暴露于口腔中，即使不存在特异性的胶原蛋白酶，其也可以被其他非特异性蛋白酶降解。Schlueter等在体外将牙本质块分别浸泡在盐酸溶液、盐酸与胃蛋白酶混合液、盐酸与胰蛋白酶混合液、盐酸与胃蛋白酶及胰蛋白酶混合液中共计6天，结果发现盐酸、胃蛋白酶及胰蛋白酶混合液组牙本质矿物质损失量显著高于其他各组。Faraoni等在体外将牙釉质片分别浸泡在HCl、HCl+胃蛋白酶、HCl+牛胆汁+$NaHCO_3$和HCl+胰酶+$NaHCO_3$中，每天6次，每次20秒，共计5天。结果发现，胆汁或胰酶联合盐酸可明显促进釉质表面解剖形态的丧失。上述结果表明，在胃肠道蛋白酶的混合作用下，患者牙釉质及牙本质的侵蚀速度均大大加快。

唾液可以通过及时清除GERD患者口腔内的胃酸及胃肠道蛋白酶而起到一定的缓冲作用，从而保护牙齿。Yoshikawa等通过对40例GERD患者及30例健康受试者进行横断面研究发现，在GERD患者中牙酸蚀症的患病率为24.3%，而健康受试者中不存在牙酸蚀症；而且GERD患者的唾液流量及吞咽频率显著低于健康受试者。作者因此推测，GERD患者的牙酸蚀症状可能与唾液分泌或吞咽功能受损有关。由此可见，GERD可能通过增加伤害性胃反流物及减少唾液分泌导致牙酸蚀症的发生、发展，但两者之间的联系及机制还需进一步探索证实。

（五）胃食管反流伴牙酸蚀症患者的治疗

如前所述，目前临床上对牙酸蚀症的治疗主要包括再矿化疗法、充填修复治疗和微创渗透治疗等。这些方法亦可用于治疗GERD患者的牙酸蚀症，但由于这些治疗方式并没有对病因进行针对性治疗，GERD患者的牙酸蚀症在治疗后仍可能继续发展。了解GERD导致牙酸蚀症发生的机制及影响因素，如反流物的组成和pH，反流物到达口腔的频率和形式（酸性蒸汽或酸性液体），患者受刺激后唾液流速和缓冲能力变化，反流物从口内清除所需的时间，以及患者在反流发作后是否立即刷软化的牙齿表面等因素，可使更好地对GERD食管外症状——牙酸蚀症进行针对性治疗。

对于GERD患者，临床上多使用奥美拉唑进行治疗。由于牙酸蚀症是GERD的食管外症状，多位学者已展开奥美拉唑对GERD及牙酸蚀症的同时治疗效果的研究。Smith等对72例同时有GERD和牙酸蚀症的患者进行纵向研究，经过为期1年的埃索美拉唑治疗后，再次进行评估并与治疗前对比，结果显示大多数患者的酸蚀性牙齿磨损没有进一步发展加重，即埃索美拉唑治疗在抑制胃酸分泌的同时能有效缓解牙酸蚀症的发展。

由于反流物中的胃肠道蛋白酶对牙酸蚀症的发生、发展具有举足轻重的意义，已有实验证实蛋白酶抑制剂对于牙酸蚀症的治疗作用。Kato等用0.87mol/L柠檬酸（pH=2.3）对牛牙本质切片进行脱矿36小时后，使用含或不含蛋白质酶抑制剂的凝胶处理1分钟，将牙本质切片置于含有胶原酶的唾液中保存5天，结果显示用含有蛋白质酶抑制剂的凝胶处理可使牙本质基质损失显著降低，表明蛋白质酶抑制剂可以通过减少牙本质有机质的降解而保护牙本质，从而阻断GERD患者牙酸蚀症进展。

如前所述，获得性薄膜在与GERD反流物接触时被破坏，导致牙表面的保护屏障被突破，加速了牙酸蚀症的发生、发展。Niemeyer等证明了很多天然提取物，如绿茶、红茶、葡萄籽提取物、葡萄柚籽提取物等，均可改变获得性薄膜的特性，提高其对牙酸蚀症的保护作用。Carvalho等发现用甘蔗源性半胱氨酸蛋白酶抑制剂CaneCPI-5或血红蛋白溶液漱口后，受试者牙表面获得性薄膜中的耐酸蛋白显著增加，有助于防止牙酸蚀性脱矿的发生。但这些试验都没有考虑GERD的因素，这些治疗方式是否可以用来治疗合并GERD的牙酸蚀症还需要进一步实验探究。GERD在我国的发病率并不高，但由于我国人口基数大，且发病率逐年攀升，GERD患者的牙酸蚀症已经成为口腔医学面临的重要临床问题，应该引起医师、患者的广泛重视。

二、胃食管反流病与磨牙症

（一）磨牙症概述

磨牙症（bruxism）指人在非生理功能状态下不自主出现的咀嚼肌节律性活动，使上下颌牙产生节律性、间断性磨动或紧咬的现象，这种不自主运动属于下颌副功能运动。当磨牙产生的咬合力值及咬合时间均远超生理范围时，常导致牙齿磨损，并可能导致牙周、颞下颌关节和咀嚼肌的损伤。临床可表现为垂直距离降低、口颌面功能紊乱及口腔修复治疗失败（如种植体脱落、陶瓷修复体的折裂）等，同时夜磨牙也明显降低了患者的睡眠质量，引起头痛、焦虑等一系列精神心理问题。

磨牙症是一种多因素疾病，可能与精神心理因素、社会因素、生物因素等密切相关，其病因研究涉及神经学、心理学、口腔医学及内科学等多个学科。总体来说，磨牙症的发病因素包括两大类：中枢因素和周围因素。中枢因素包括焦虑或抑郁型人格等精神因素、多巴胺等多种神经递质异常释放及睡眠觉醒反应等，病理生理学因素如吸烟、大量摄入乙醇和咖啡等；周围因素包括咬合异常、颞下颌关节紊乱综合征等。

磨牙症是一种常见病、多发病，其患病率为8%～31%，由于研究人群及诊断标准不同，文献报道的患病率略有差异。例如，在儿童中，磨牙症的患病率为5.9%～49.6%，在大学生中，患病率约为31.6%。根据发生时间，磨牙症可以分为日磨牙（diurnal bruxism），即清醒期间磨牙（awake bruxism），以及夜磨牙（nocturnal bruxism），即睡眠期间磨牙（sleep bruxism）。日磨牙多与患者精神心理因素相关，夜磨牙多属于睡眠-觉醒障碍。对于日磨牙的诊断，"金标准"需要连续肌电图（electromyographic，EMG）记录来测量肌肉行为，但由于技术不成熟、患者舒适度低及测量环境要求高等局限性，现可采用生态瞬时评价（ecological momentary assessment，EMA）进行诊断记录。而夜磨牙的诊断，"金标准"是多导睡眠监测（polysomnography，PSG），由于程序复杂、技术敏感性高等局限性，临床上通常根据美国睡眠医学会推荐的临床诊断标准、通过患者主诉症状及临床检查进行诊断记录（表14-3）。

表14-3 夜磨牙的诊断标准

患者舍友告知睡眠期间有频繁的牙齿磨切声，以及存在以下一种或多种临床症状或体征：
1. 异常牙齿磨损
2. 晨起时下颌肌肉疲劳或疼痛
3. 咬肌肥大

资料来源：Beddis H, et al. British Dental Journal, 2018, 225（6）：497-501.

迄今为止，由于磨牙症的发病机制不明确，临床上仍无根治磨牙症的特效疗法。传统的治疗方法包括咬合板及咬合调整治疗、药物及心理治疗等。近些年，生物反馈和认知行为治疗及咬肌电刺激治疗也逐渐得到应用，但其疗效还需进一步临床证实。总的来说，目前临床上并没有标准化的磨牙症治疗方案，推荐的治疗方式包括"multiple-P治疗"，即咬合板（plates）、谈话（pep-talk）、药物（pills）及心理（psychology），以及"SMS治疗"，包括自我观察（self-observation）、肌肉放松（muscle relaxation）及稳定咬合板（stabilization splint）。为了有效治疗磨牙症，国内外学者都长期致力于其病因的探索。本节根据文献提出GERD是磨牙症的一大病因，其与磨牙症的发生、发展密不可分，以期为磨牙症的治疗提供一条新思路。

（二）胃食管反流与磨牙症的临床相关性研究

近年来，关于GERD与磨牙症的相关性研究不胜枚举，多项临床研究证明GERD与磨牙症的发生、发展密不可分。GERD与磨牙症都是和睡眠、精神心理等相关联的多因素疾病，共同的影响因素包括女性、睡眠呼吸暂停综合征、焦虑症、抑郁症、吸烟、饮酒和咖啡因等；且两种疾病都能导致牙齿磨损、睡眠-觉醒的发生。一些与睡眠相关的口腔疾病可参见表14-4。

表14-4 与睡眠相关的口腔疾病

睡眠障碍	举例
与睡眠相关的呼吸障碍	打鼾、阻塞性睡眠呼吸暂停
颌面疼痛	牙槽疼痛、颞下颌关节疼痛、头痛
口腔湿润障碍	口腔干燥、多涎
胃食管反流病	由于食管下括约肌失能、肥胖、妊娠导致的酸反流
下颌运动障碍	磨牙、口面运动障碍、口下颌肌张力障碍

资料来源：Lobbezoo F, et al. Nat Sci Sleep, 2020, 12: 1173-1179.

Mengatto等对GERD与磨牙症的关系展开了横断面研究，其中GERD患者与健康个体各45例。研究发现GERD患者中夜磨牙的患病率（73.7%）显著高于健康个体（23.1%），即变量GERD与结果夜磨牙之间有强关联。但由于本研究样本量较小，且夜磨牙的诊断未使用多导睡眠监测，导致本研究存在一定的局限性。Watanabe等回顾性研究了GERD与多种口腔疾病的关系，包括牙龈炎、龋病、口干症、磨牙症等。他们招募了105例

GERD 患者、25 例未患 GERD 的青年受试者及 25 例未患 GERD 的老年受试者进行对照研究。结果发现，GERD 患者中磨牙症的发生率（18/105=17%）远高于青年组（2/25=8%）及老年组（0）。但本研究的局限在于，因对磨牙症的定义不明确，故未对磨牙症进行进一步分类。Li 等首次进行了大样本三中心病例对照研究，进一步证实了 GERD 与磨牙症之间的联系，即患 GERD 时间越长，患者发生磨牙症的可能性越大。他们通过一定的纳入和排除标准共招募了 726 例受试者，分组后分别填写了睡眠呼吸暂停初筛量表（STOP-Bang 量表）、9 条目抑郁问卷表、7 条目焦虑筛查量表及匹兹堡睡眠质量指数量表。统计分析后得出结论，GERD 与磨牙症的发生具有显著相关性（OR=5.30），长期伴有 GERD 的患者（超过 5 年，OR=8.73）患磨牙症的比值显著高于短期伴有 GERD 的患者（不足 5 年，OR=3.38）；与磨牙症发生密切相关的因素（$P \leq 0.1$）包括未婚、抑郁症、焦虑症、颞下颌关节紊乱综合征、睡眠呼吸暂停综合征高风险及睡眠质量差等。但本试验受试群体多来自医院就诊患者，其研究结论可能无法推广到一般人群中去；另外其对 GERD 的诊断仅基于患者的主诉症状，存在一定的局限性。

为证明 GERD 与磨牙症发作之间存在时相联系，Miyawaki 等对 10 例磨牙症患者和 10 例健康受试者进行夜间睡眠监测，结果发现大多数胃食管反流发作都与 0.5～1 秒后的咀嚼肌节律性活动发作、肌电爆发及唾液分泌相关；在胃食管反流发作时，咀嚼肌节律性活动发作频率显著高于正常睡眠状态；在给予质子泵抑制剂后，咀嚼肌节律性活动发作频率显著降低。Ohmure 等对 12 例健康成年男性进行了随机交叉单盲试验。在睡眠实验室中在受试者食管内输注 5ml 酸性溶液（0.1mol/L HCl）或生理盐水后，通过肌电仪、多导睡眠监测、音频录像和食管 pH 监测进行记录，结果发现酸输注后 20 分钟内肌电爆发频率、咀嚼肌节律性活动发作、磨牙声和咀嚼肌节律性活动/微觉醒比率均显著高于生理盐水输注后，提示 GERD 的发作可引起磨牙症的发作，即两者之间可能存在因果关系。

（三）胃食管反流导致磨牙症的可能病因

GERD 与磨牙症发病间的相关关系已被广泛证实，但关于 GERD 与磨牙症的相互影响及病理生理机制目前仍不清楚。

自主神经系统（autonomic nervous system，ANS）活性的改变可能是 GERD 导致磨牙症发生的一大原因。Ohmure 等通过随机对照实验以探究食管内酸注射对清醒时咀嚼肌活动的影响。他们对 15 例健康成年男性受试者分别进行下述 3 种操作：①食管内不输注液体；②食管内输注盐水；③食管内输注酸性溶液（0.1mol/L HCl；pH=1.2）；每次输注速度为 1ml/min，输注 30 分钟，每间隔 30 分钟进行下一次输注；每次输注完成后行咬肌肌电图、心电图及音频视频记录受试者咀嚼肌活动。结果发现，酸输注组受试者咬肌肌电活动显著高于无输注组和生理盐水输注组受试者，但其在无输注组和生理盐水输注组之间没有显著差异；酸输注组相比于无输注组可观察到交感神经系统（sympathetic nervous system，SNS）活性增加和副交感神经系统（parasympathetic nervous system，PNS）活性降低，相比于盐水输注组可观察到 PNS 活性降低，而无输注组和盐水输注组之间没有观察 ANS 活性的差异。很相似，Iino 等对 12 例成年健康男性进行食管内酸注射和食管内盐水注射后进行检测，结果发现食管内酸输注显著增加咬肌活动，降低 PNS 活性。他们推测 GERD 导致磨牙症的发生可能与 ANS 活性变化导致咬肌活动增强密切相关。

睡眠觉醒亦可能是 GERD 与磨牙症之间的纽带。GERD 与睡眠觉醒可互为因果。一项调查发现，在 1000 例每周至少两次出现胃灼热症状的受试者中，高达 79% 的受试者出现睡眠问题，其中 75% 的受试者难以入眠、63% 的受试者睡眠不佳、40% 的受试者次日精神状态不佳。研究表明，磨牙症与睡眠觉醒亦互为因果。睡眠觉醒常常伴随着磨牙、梦游、噩梦、梦话、唾液分泌等症状，且磨牙症的患者在睡眠时常出现更多次的睡眠觉醒。患者在磨牙时常分泌更多的唾液，其中含有较多的 HCO_3^- 和表皮生长因子，能中和反酸并润滑保护口腔、食管黏膜。

总的来说，GERD可能通过诱导咀嚼肌运动及睡眠觉醒导致磨牙症的发作，而磨牙症又可能通过增加唾液分泌以缓解GERD患者胃灼热、反酸等症状，此过程伴随着ANS活性增加，PNS活性降低。但GERD与磨牙症之间的病理生理机制仍不明确，还需要采用更多研究方法进一步探索其中的奥秘。

（四）胃食管反流伴磨牙症患者的治疗

如前所述，磨牙症的病因不明，导致其目前仍无法治愈。考虑到GERD可能是磨牙症的病因，针对GERD的治疗——质子泵抑制剂治疗，理应会对磨牙症有一定改善作用。为证实抗反流治疗与磨牙症疗效之间的关系，Ohmure等开展随机双盲安慰剂对照交叉研究，以探索质子泵抑制剂治疗对于磨牙症的治疗效果。作者在严格的纳入和排除标准下，招募了12例经多导睡眠监测诊断为夜磨牙的受试者。采用胃食管反流病症状频度表和食管胃十二指肠镜检查对受试者胃肠道症状进行评估，其中5例患有GERD。在干预前，受试者的肌电爆发和咀嚼肌节律性活动发作的平均频率分别为（65.4±49.0）次/小时和（7.0±4.8）次/小时；在给予10mg雷贝拉唑或安慰剂后，受试者的肌电爆发和咀嚼肌节律性活动发作频率降低了约20%。本研究证实质子泵抑制剂治疗对伴有GERD的夜磨牙患者具有治疗效果，但因样本量较小，结论的真实性还有待考察，此结论的推广还需进行大样本的探究。然而，并不是所有试验都支持抗反流治疗能改善磨牙症的发生。Ohmure等再次进行了质子泵抑制剂与磨牙症治疗的随机交叉临床试验。试验共招募了12例夜磨牙受试者，一组先后给予质子泵抑制剂、安慰剂，另一组先后给予安慰剂、质子泵抑制剂。试验结果发现，在给予质子泵抑制剂后，受试者的肌电爆发及肌肉活动减少，但磨牙声、吞咽反射、睡眠质量及咬肌活性等参数并没有明显变化。另有研究表示，牙种植体失败的风险因素中同时包括有磨牙症及使用质子泵抑制剂。考虑到磨牙症是一种多因素疾病，GERD只是其中的一个致病因素，故单纯针对GERD的治疗并不一定能起到治疗磨牙症的作用。

磨牙症不仅能引起牙齿磨损及口颌系统功能紊乱等系列问题，还能影响患者的精神心理状态。磨牙症的治疗对于提高患者的幸福指数、改善生活质量必不可少，但作为一种多因素疾病，其治疗难度大、治疗效果不佳。目前虽已确定GERD是磨牙症的一大病因，但由于两者关系复杂、相关机制不明，目前仍未能将治疗GERD的手段在临床上用于治疗磨牙症。GERD的治疗是否可以用于缓解磨牙症的发生这一问题还亟待解决。

三、胃食管反流与牙周炎

（一）牙周炎概述

牙周炎是一种由多因素导致的口腔牙周组织感染性疾病，其最显著的特征为牙周韧带和牙槽骨的病理性丧失。该疾病在人群中发病率较高，其中以慢性牙周炎最常见。全球约有10%的人受到严重的牙周炎困扰，换言之全球有近七亿人深受其害。同时，该研究还发现牙周炎的发病率随年龄增长而增加，患病率在30～40岁时急剧增加，并在40岁时达到高峰，然后保持稳定。当患者罹患牙周炎时，其牙周组织被细菌感染并破坏，有害微生物会对牙龈或牙齿周围的软组织、骨和韧带（将牙齿固定在牙槽骨上的结缔组织胶原纤维）等造成损伤，形成慢性炎症，进而造成牙齿松动甚至脱落。

目前对牙周炎病因的认识主要包括局部因素与全身因素。局部因素包括菌斑内的微生物、牙石和不良修复体等。全身因素则包括心理状态、内分泌情况和吸烟情况等。在上述因素中，牙菌斑被认为是牙周炎的始动因子。牙菌斑是口腔内的一种微生物聚集黏附形成的生物膜，它们紧密黏附在牙齿的表面难以被水冲刷掉。牙菌斑内存在着多种细菌，迄今为止已累计发现达800多种微生物。这些细菌依靠与生物膜系统共生，同时也是因为生物膜系统的存在使它们能够有效抵抗表面活性剂的洗刷和宿主自身防御系统的灭杀。随着牙表面的牙菌斑积累增厚，牙龈下方区域的微生物群落也会发生改变，会出现多种可以对牙周组织造成损伤的微生物群体，目前普遍认为革兰氏阴性厌氧菌在这一群体中占主导作用，具体包括放线杆菌、牙龈卟啉单胞菌、中间普氏菌、梭形杆菌和螺旋体等，打个比方，这些菌斑就如同一个存储着多种类型细菌的大仓库。

当前对牙周炎的治疗方式主要包括非手术治疗和手术治疗。其中非手术治疗是利用专业的器械刮除牙龈上和牙龈下的牙菌斑与牙石。刮治器械是一种锋利的工具，通常有一个或两个刃口，用于清除龈上和龈下的牙石及菌斑。这一治疗方式的临床结果在很大程度上取决于操作者的技能及患者日常护理。一旦初始刮治完成后，患者的牙周需要4~6周的时间来充分愈合，然后再视情况进行评估，故患者须遵守推荐的预约时间间隔就诊，才能保持治疗效果的最大化。

在复诊时医师会再次测量并记录牙周情况来重新评估牙周状况，并评估患者对初始治疗的反应。如果没有残留的炎症和牙袋，则会推荐患者进行日常牙周维护。如果有残留炎症和活动性疾病，则需要额外的治疗。往往会根据病患牙周残留炎症的程度和大小，采用相应的局部炎症部位的治疗或针对全口牙周进行一个全面性治疗。

同时为了提高治疗效果，医务工作者会采用一些辅助性的治疗手段，如局部给药、全身抗生素和宿主免疫调节等。除了非外科手术治疗外，在面对一些病情较重的病患，手术治疗能发挥更大的作用，如翻瓣清创，再生手术引导骨组织再生和激光辅助的新式手术治疗等。

（二）胃食管反流与牙周炎的临床相关性研究

1. 细菌谱重叠　在之前的叙述中已经提及牙周炎的牙菌斑和结石中包含着大量的细菌，包括可诱发胃肠道疾病的重要致病菌——幽门螺杆菌，这提示口腔作为消化道的开口处，必然与消化道存在菌群的交流与联系。有学者通过对2000~2018年已发表的11篇符合条件的论文进行Meta分析发现，与幽门螺杆菌检测阴性人群相比，幽门螺杆菌阳性的患者发生牙周炎的风险明显增加（OR=3.42，95% CI 为 2.71~4.31），据此认为口腔内存在幽门螺杆菌会显著增加慢性牙周炎的风险。除幽门螺杆菌外，如唾液链球菌、血链球菌、口腔链球菌及变异链球菌等链球菌种在口腔与食管都已被检测出来，再次提示食管微生物与口腔微生物的相似性及交流。例如，有些在胃食管感染中出现的致病菌可能就来自牙周炎的菌斑和后续矿化形成的结石中，牙周炎菌斑内的细菌也可能来自胃食管中的一些常见病原菌。

2. 诱因重叠　除细菌谱重叠外，还观察到胃食管反流与牙周炎在诱因上存在着重叠因素，如心理因素在牙周炎和胃食管反流的发生中都起一定作用。通过对621例牙周状况及心理情况进行调查发现，患者所承受的压力往往与其牙周炎的严重程度呈正相关，具体来说处于压力状态下的被调查者比无压力的被调查者发生牙周炎的可能性高15%~36%。与此相似，在另一项对美国"9·11"事件幸存者的研究发现，该人群中胃食管反流的患病率要显著大于正常人群，暗示极大的压力刺激同样可能对胃食管反流起到一定的诱发作用。在一项针对日本成年人的调查研究中同样指出，心理压力与反流症状存在正相关关系。

与此同时，吸烟也是这两种疾病的共同诱因之一。烟草可以降低食管括约肌的力量，而食管括约肌在防止反流中发挥重要作用。当患者吸烟时，由于食管括约肌力量减弱，无法有效阻止反流物的逆向流动，这一改变会导致胃食管反流现象的发生，或是导致在原有胃食管反流基础上的症状加剧。另外，吸烟会减少唾液的分泌，原本唾液可以通过吞咽活动进入食管并稀释和中和酸性反流物。因此，吸烟会导致食管暴露在反流物中的时间大大延长，并会诱发更多的反流症状的发生。另外，吸烟与牙周炎的关系已经十分明确。有学者通过对已发表数据的Meta分析发现，吸烟使牙周炎的风险增加了85%。另有临床数据表明，吸烟者与不吸烟者相比，其牙周病易感程度大大增加，严重程度更高，牙周疾病的进展也更快。

除上述相关性外，也有学者对于这两种疾病的直接联系做了相关研究。在一项对40例年龄为40~60岁的慢性牙周炎患者的横断面研究中，研究试图去评价反流疾病与慢性牙周炎发病率的增加是否存在关联。该研究的测试组为20例胃食管反流的牙周炎患者，对照组为20例只有牙周炎的相对健康者，具体测量的指标包括唾液流速、吞咽功能的测试、牙龈的乳头边缘附着指数、口腔卫生指数、缺失、修复牙齿指数等。研究结果显示胃食管反流与牙周炎发病率间存在相关性，并将胃食管反流确定为牙周炎的一个独立风险因素。该结论在另一项针对500多例慢性牙周病患者的统计研究中也被证实。但也有研究指出，未能发现胃食管反流与牙周炎之间存在关联。因此，关于胃食管反流病与牙周炎之间的因果关系，需要后期大量调查以得出更加令人信服的结论。

（三）胃食管反流导致牙周炎的可能病因

胃食管与口腔作为紧密连接的两部分，除菌群间的交流外，还有胃食管反流的反流液交流，这些液体才是两者间物质交流的主体。对34例反流患者与32例健康者口腔内各部位行pH测量与比较发现，对照组口腔内pH（7.23±0.12）显著高于胃食管反流组（6.65±0.13）。此外，反流患者的唾液流率下降较对照组显著降低，且其口内软组织病损的发生率也更高。唾液有维持口腔pH的缓冲能力，可以确保牙齿结构和口腔组织的完整性。唾液流率的降低及其缓冲能力和黏度的改变会增强腐蚀病变的严重程度，让反流物对口腔内组织危害更大，不可避免地对牙周组织的危害也更大，更易诱发牙周炎症。

这些既往资料的回顾研究有力揭示了反流物的危害，其作用在动物模型研究中同样得到验证。研究人员通过在大鼠幽门括约肌上系软橡皮管限制了胃内容物向下流动，从而建立了慢性反流性食管炎的大鼠模型，并对其进行了持续20周的研究与观察，结果发现反流大鼠的牙齿存在明显的酸蚀迹象，其牙周组织也存在糜烂破坏、炎细胞浸润等病理表现，这再次证实了胃食管反流可增加牙齿损伤和牙周炎发生的可能性。牙齿酸蚀已被公认是胃食管反流的重要消化道外表现，与此相伴的牙周及黏膜组织糜烂损伤和牙周炎同样也应该被认定为胃食管反流的重要消化道外表现。

（四）胃食管反流伴牙周炎患者的治疗原则

上述系列研究启示，消化科医师在治疗胃食管反流时也要对病患的口内软、硬组织情况进行检查，仔细查看其口内硬组织有无酸蚀，软组织有无糜烂，牙周炎症情况如何。如果患者口腔内疾病较为严重时，医师要及时提示患者去寻找口腔专业医师就诊治疗，对已经发生酸蚀的牙体进行填充，对牙周的结石定期洁治，避免口腔内原生问题加重胃食管反流症状，以及其对口腔软硬组织的继发性危害。同样，口腔专业医务工作者在对患者进行口腔治疗的同时，要排查其口腔内有无牙体硬组织的腐蚀和软组织的糜烂，并主动询问患者有无胃食管反流的病史，如果发现有相关病史，在进行口腔治疗的同时要配合胃食管反流的治疗手段。这些都对专科医务工作者的诊疗工作提出了更高的要求，要求在进行专科治疗的同时，对非本专科的疾病有所了解，尤其是对胃食管反流患者伴发口腔病损时，更应加强合作，多学科整合治疗，从而达到标本兼治的目的。

四、胃食管反流病与复发性口腔溃疡

（一）复发性口腔溃疡概述

复发性口腔溃疡（recurrent oral ulcer，ROU）又称复发性阿弗他溃疡（recurrent aphthous ulcer，RAU），是常见的口腔黏膜疾病之一。由于溃疡部位灼痛明显，故被冠以"阿弗他"一词（灼痛，希腊文）。ROU患病率较高，根据种族或人群的不同，患病率为5%～60%，女性患病率一般高于男性。目前ROU的病因及致病机制仍不明，有学者普遍认为它是免疫、遗传、环境、感染、系统性疾病等多种因素共同作用所致，系统性疾病主要包括消化系统疾病，如胃溃疡、十二指肠溃疡、肠炎、结肠炎、肝胆疾病等。ROU主要表现为口内黏膜反复发作的圆形或椭圆形溃疡，具有"黄、红、凹、痛"的特征，即溃疡表面覆盖黄色假膜、周围有充血红晕带、溃疡中央凹陷且疼痛明显（图14-1和图14-2），溃疡好发于唇、舌、颊等无角化或角化差的黏膜。溃疡起初为局灶性黏膜充血红肿，继而形成浅表溃疡，灼痛明显，直径通常为1～5mm，1～2周可自愈，愈合后一般不留瘢痕，但当溃疡较深大时，溃疡持续时间较长，有时可达1～2个月，愈合后可见瘢痕。同时，溃疡反复发作，具有一定的周期性，且溃疡往往不治自愈。临床诊断主要以病史特点（复发性、周期性、自限性）及临床特征（黄、红、凹、痛）为依据。因口腔溃疡反复发作，疼痛明显，影响说话、进食，进而降低患者的生活质量及工作效率，严重影响患者的身心健康。由于 ROU 的病因及发病机制尚未完全明确，目前国内外尚无根治 ROU 的特效方法，因此其治疗仍是临床难题之一。目前 ROU 的治疗共识是以消炎镇痛、促进愈合、减少复发为目的。

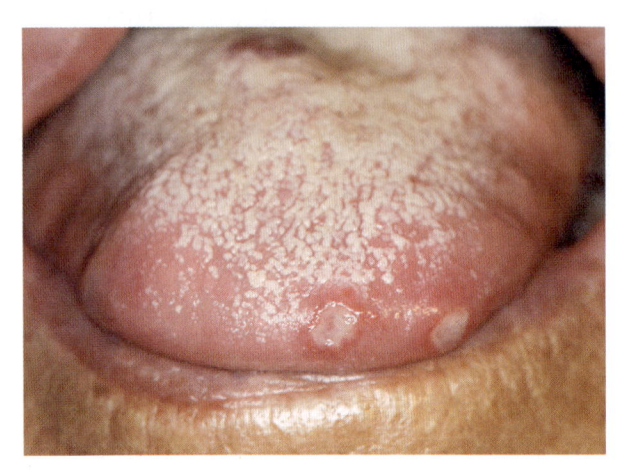

图 14-1　舌尖溃疡

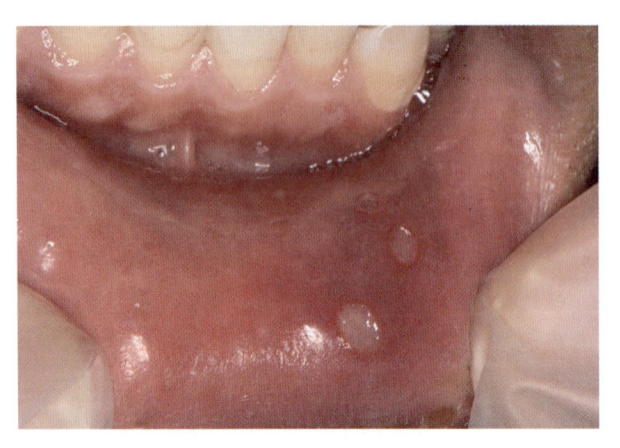

图 14-2　下唇溃疡

（二）GERD 与 ROU 临床相关性研究

随着对 GERD 不断深入认识，研究发现越来越多的疾病与之相关。2013 年，《美国胃肠病学杂志》发表的 GERD 诊治指南，将 GERD 进一步定义为由胃内容物反流到食管、口腔、喉部和肺引起相应症状及并发症的一种疾病。该定义明确指出了胃食管反流受累器官，较 2006 年的定义进一步强调了 GERD 对食管外器官，包括口腔、喉部和肺部的作用。研究通过对 3000 多例 GERD 及相关性呼吸疾病住院患者进行研究发现，GERD 已从一个相对局限的消化内科疾病转变为逐渐引起耳鼻咽喉科、口腔科、呼吸科及心理科等多学科共同重视和共同研究实践的新疾病。Vinesh 等曾对 250 例消化道疾病患者的口腔表现进行详细评估发现，88% 的患者出现了口腔软、硬组织不同程度的损伤，其中在 142 例 GERD 患者中，44% 的患者表现为牙糜烂，25.5% 的表现为牙周炎，9.9% 的表现为牙龈炎，5.7% 的表现为牙龈红斑，2.8% 的表现为腭红斑，2.1% 的表现为牙龈溃疡，2% 的表现为舌炎，1.4% 的表现为口底红斑，0.7% 的表现为舌红斑，相关性分析显示 GERD 与口腔溃疡、慢性龈炎、牙周炎及舌炎有高度相关性。此外，近年我国多位学者在临床工作中发现，ROU 患者中的 GERD 发病率较高。玛依努尔·莫合买提等研究发现，47 例 ROU 患者中有 33 例同时伴有 GRED，52 例非 ROU 患者中仅 17 例存在 GRED；研究发现 34 例 ROU 患者中有 29 例同时伴有 GRED，34 例对照组患者中有 21 例伴 GRED。上述结果均提示 ROU 伴发 GRED 的概率较非 ROU 显著增高。当上述研究中同时给予患者抗反流治疗及维生素、口腔药膜贴剂治疗后，口腔症状及食管症状均有明显缓解，且复发频率显著下降。因此推断，GERD 与 ROU 二者之间存在一定的相关性。

目前认为两者的相关性主要包括以下两个方面：①胃肠反流物引起口内环境的改变，从而干扰了黏膜的修复环境，造成口腔黏膜的损伤。②患者精神、心理的改变对疾病进展产生相互影响。

1. 反流物引起口内环境改变与口腔溃疡发生的关系　胃内容物（胃酸和胃蛋白酶）和十二指肠内容物（胆汁酸、胰酶和胰蛋白酶）的混合物是 GERD 相关食管外损伤的潜在因素。目前研究表明，发生反流相关食管外组织损伤的机制可能有以下两种：黏膜接触直接损伤（反流理论）和远端食管酸暴露引起的迷走神经介导反射（反射理论）。口腔黏膜损伤可能来自反流物的直接酸性刺激，属于黏膜接触直接损伤，然而目前关于 GERD 对口腔黏膜的具体损伤机制仍缺乏相关性研究。Yandrapu 等认为 GERD 患者的胃酸反流至口腔，改变口内酸碱度，影响口腔唾液的缓冲能力，进而影响口腔健康，干扰口内黏膜的修复环境，同时也会侵蚀口腔黏膜，诱导口腔溃疡的发生。国内外对 GERD 患者及健康患者口腔 pH、缓冲能力及唾液流速研究显示，GERD 患者口腔 pH、唾液流速及唾液缓冲能力均显著降低。此外，研究还发现唾液 pH 与 GERD 病程及严重程度呈负相关，且随着 GERD 分级的增加，牙齿侵蚀的严重程度及口内黏膜溃疡发生概率均随之增加。因此，GERD 可能通过反流物引发口内环境改变而进一步导致 ROU 的发生、发展。

2. 精神心理因素在胃食管反流与口腔溃疡共患病中的作用　随着"生物 - 心理 - 社会"医学模式的转化，精神心理因素的作用逐渐在多种慢性进行性疾病中得到重视，如本章所述 GERD 及 ROU。在临床研究中，多位学者发现 GERD 合并精神心理因素问题的比例较高，总结多篇文献可知 GERD 合并精神心理疾病者占 GERD 患者的 16.7%～31.5%。通常 GERD 合并精神心理障碍的流行病学有以下 3 个特点：① GERD 合并精神心理障碍的患病率随患者年龄、性别、民族、居住地及医疗级别的不同而不同；② GERD 合并的心理障碍表现中，GERD 合并焦虑多于抑郁；③ GERD 合并精神心理障碍的状况在症状重叠患者中更为常见。精神心理问题可增加 GERD 患病及发作的风险，且长期的 GERD 症状严重影响患者生活质量，进一步造成患者情绪的改变而出现焦虑、抑郁等病症，这些心理状态反过来又可以增强患者对 GERD 症状的感受性并导致其生活质量进一步下降，进而形成恶性循环。Choi 等对 2008～2011 年接受消化道镜检的 19 099 例患者研究发现，对照组、糜烂性反流病（erosive reflux disease，ERD）、非糜烂性反流病（non-erosive reflux disease，NERD）、无症状糜烂性食管炎（asymptomatic erosive esophagitis，AEE）组分别为 16 157 例（84.6%）、176 例（0.9%）、1398 例（7.3%）和 1368 例（7.2%）。分别对每位患者进行状态 - 特质焦虑量表（STAI：包括状态焦虑量表 STAI-X1 和特质焦虑量表 STAI-X2）及贝克抑郁量表（BDI）调查，分析数据得知 GERD 各亚型患者在特质焦虑水平中，仅 NERD 组较对照组有显著性差异（$P<0.001$）；在状态焦虑水平方面，NERD 组（$P<0.001$）和 ERD 组（$P=0.002$）的状态焦虑水平均显著高于对照组，而 AEE 组与对照组无显著差异；在抑郁水平方面，ERD 组与对照组（$P<0.001$）、NERD 组与对照组（$P<0.001$）、AEE 组与对照组（$P=0.001$）均有显著性差异，同时 3 个亚型之间也存在显著差异（NERD > ERD > AEE > 对照组）。

同样，焦虑、抑郁等精神心理因素在 ROU 的发生、发展中亦发挥重要作用。类似于 GERD 与焦虑、抑郁等精神心理因素之间可能存在恶性循环，ROU 亦如此。ROU 患者常伴有明显疼痛，甚至出现饮食无味，加之其病程反复、无法根治，导致患者多伴有焦虑、抑郁甚至恐癌的负面情绪，这又进一步加重、诱发 ROU 的发生，形成恶性循环。Gavic 等对 110 例 ROU 患者进行了 ROU 病症、贝克抑郁量表、状态焦虑量表和特质焦虑量表及应对方式问卷（WCQ）调查。结果发现有 47.06% 的 ROU 患者在抑郁测试中呈阳性结果，而 30.39% 的患者达到抑郁临界值，且抑郁症与疼痛强度呈正相关；有 26.47% 的 ROU 患者的焦虑测试结果为阳性，有 34.31% 的患者达到焦虑临界值，有 39.22% 的患者为阴性结果，且疼痛的严重程度亦与焦虑症呈正相关。Karaer 等采用贝克抑郁量表、贝克焦虑量表（BAI）及感知压力量表（PSS）对 40 例 ROU 患者及 40 例无口腔溃疡对照者进行压力、焦虑及抑郁等精神心理因素评估。研究发现，ROU 患者具有更高的压力、焦虑及抑郁水平，且溃疡复发相对更频繁。因此，精神心理因素对 GERD 及 ROU 两种疾病均有重要影响，三者之间紧密相连、关系密切，最终可能导致 GERD 与 ROU 之间形成恶性循环。

（三）GRED 与口腔黏膜异常感觉的相关性研究

GRED 患者长期的酸性反流物刺激口腔黏膜，除会引起口腔溃疡外，还有可能导致口腔黏膜表面的神经末梢受损，出现异常感觉，如口干、口苦、口内灼烧感、味觉异常等症状。Fede 等对 200 例 GRED 患者及 100 例健康受试者的口腔情况进行单中心病例对照研究，对研究对象进行全面的口腔软硬组织检查，以及收集详细的口腔病史，分析数据显示 GRED 患者出现口干、口腔灼烧感及主观口臭等症状的比率显著高于健康对照组（表 14-5）。其中 GRED 患者存在口干及口腔灼烧感症状，与前期研究结果一致，且均与酸性反流物密切相关。此外，精神心理因素同样与口腔异常感觉密切相关，且相互影响。故在诊治 GRED 时应注意询问患者口腔情况，从而进行全面分析。

表 14-5 实验组和对照组患者的口腔表现

项目	实验组 n=200; n(%)	对照组 n=100; n(%)	OR（95% CI）	P 值
口干症	109（54.5）	29（29.0）	2.932 6（1.754 3～4.902 4）	<0.001
酸/烧灼感	86（43.2）	21（21.0）	2.837 9（1.626 4～4.951 9）	0.000 9
口臭	98（49.2）	31（31.0）	2.135 8（1.288 8～3.548 5）	0.000 4
软/硬腭和悬雍垂红斑	43（21.5）	5（5.0）	5.203 8（1.991 5～13.597 6）	0.000 2
牙齿敏感	65（32.5）	32（32.0）	1.023 1（0.614～1.710 4）	无显著差异
牙齿磨损	18（9.0）	13（13.0）	0.616 2（0.288 2～1.317 5）	无显著差异

（四）GRED 伴 ROU 患者的治疗

2019 年发布的《中国胃食管反流病多学科诊疗共识》指出，GERD 的治疗应个体化，生活及心理调理、西药治疗、中医中药和针灸治疗、胃镜下腔内治疗、腹腔镜抗反流手术治疗相互补充、相辅相成，构成了目前相对完整的抗反流治疗体系。GRED 治疗的主要目标：① 缓解症状并提高患者生活质量；② 治愈并发症并预防症状和并发症复发；③ 减少或停止长期药物治疗；④ 使反流负荷正常化。药物治疗是 GERD 的一线疗法，其中离子泵抑制剂是治疗 GERD 的首选药物，可迅速缓解大部分患者的症状，逆转部分 GERD 并发症。

ROU 治疗原则包括积极寻找 ROU 发生的相关诱因并加以控制；优先选择局部治疗，对于症状较重及复发频繁的患者采用局部和全身联合用药；加强心理疏导，缓解紧张情绪。针对复发较频繁的 ROU 患者可给予糖皮质激素类药物（包括泼尼松、地塞米松等），或免疫制剂药物（沙利度胺、转移因子等），同时给予局部消炎、镇痛、促愈合等药物，如复方氯己定溶液、苯佐卡因凝胶、地塞米松软膏等；同时加强心理疏导，必要时给予心理治疗。

目前学术界对于 GERD 伴 ROU 患者的联合治疗报道较少，有研究指出及时抗反流治疗可促进 GERD 伴 ROU 患者口腔溃疡愈合、减少溃疡复发。综上所述，虽然目前对 GERD 与 ROU 的直接相关性研究尚不清楚，但在诊治胃食管反流病或口腔溃疡疾病时，应结合患者全身状况进行系统分析，询问病史时注意患者有无同时存在胃食管反流病及口腔溃疡病史，结合消化道及口腔软硬组织相关检查做出整合诊断，若两种疾病均存在，应进行同步治疗，同时关注患者的精神心理状况，必要时给予相应治疗，以期提高疾病的治疗效果。

五、口腔微生态及疾病与食管疾病的关系

（一）口腔微生态概述

在人体皮肤与黏膜表面寄居着数以亿万计的细菌，这些寄生在健康人体各特殊部位或表面的生物群被称为正常菌丛，或固有菌丛。正常菌丛中的成员被称为常居菌或固有菌。目前尚无关于人体内固有菌精确数量的报道，但据保守估计，其总数远多于人体细胞总数，人体总细胞数约为 10^{14} 个，而其中真核细胞即真正意义上的人体细胞数仅约为 10^{13} 个，其余约占 90% 的细胞即为寄生于人体的各种固有菌细胞，这些固有菌中的大多数寄居在人体的口腔及肠道中。口腔正常菌丛之间及它们与宿主之间相互依存，共同构成了口腔生态系，这是人体内最复杂多样的微生态之一。目前口腔内已经分离发现了超过 700 种不同的常居微生物物种，包括细菌、病毒、真菌、

支原体等，其中又以细菌为主。人类口腔微生物组数据库（The Human Oral Microbiome Database，HOMD）提供了对口腔细菌分类群的详细描述，其中共包含有13个门、619个分类群。

口腔属于一个开放的系统，微生态时刻处于动态变化中。在婴儿出生前，其口内可视为无菌状态；在分娩过程中，可在母亲产道获得一些微生物体；在出生后的6小时之内都仅有少量的细菌存在；出生后6～10小时口腔内的细菌迅速增多。随着对婴儿的喂养和看护，外界环境及食物中的微生物逐渐定居于口内，影响其早期口腔微生物菌群的组成。在之后的生长发育过程中，随着牙齿萌出、乳恒牙交替、青春期激素水平改变及牙齿脱落等变化，口腔微生态均会出现显著变化。在宿主成年后口腔结构相对较为稳定时，口腔微生态仍处于一种动态平衡，常居菌可以抵御外来刺激、阻止外来病菌定植，对宿主起着有益作用。但当动态平衡被外界因素干扰，如放射线照射、长期使用抗生素等，将导致生态菌落失调、机会致病菌滋生，引起多种疾病的产生。

口腔内的生态系可根据固有菌丛的分布和生理学、形态学的不同，分为四个主要的生态系：颊黏膜上皮生态系、舌背部生态系、龈上菌斑生态系及龈下菌斑生态系。每个生态系各有其特定的影响因素及生存环境，这些因素决定了常居菌类型。例如，颊黏膜上皮和舌背部的组织结构不同，寄居于其上菌丛所处的微环境亦不相同，故分属于这些不同生境中的微生物种群组成也各不相同；舌背上的革兰氏阳性纤毛菌比颊黏膜上皮多，而颊黏膜上皮表面的革兰氏阳性链球菌则显著多于舌背部。尽管每个人的口腔微生态不尽相同，但人类拥有着相似的微生物种类，包括备受关注的牙龈卟啉单胞菌、变形链球菌、乳酸杆菌等。

已有研究表明，口腔微生物群不仅与口腔疾病，如牙周病、龋齿等的发生、发展息息相关，也与全身多个器官的疾病有关，包括消化道疾病、肥胖、糖尿病、癌症、类风湿关节炎、艾滋病、感染性心内膜炎等。

（二）口腔微生态与食管疾病

口腔作为消化道的始发器官，大量口内微生物通过唾液从口腔进入其下的消化道，首先便是食管。已有研究证明，在正常生理情况下，食管具有自身独立的定植菌群，而非因吞咽导致的短暂停留的口腔菌群，但口腔的微生物和食管中的微生物具有一定的相似性，链球菌、奈瑟菌、嗜血杆菌和普氏菌在这两个部位均占优势。正常食管中菌群组成包括厚壁菌门的链球菌属、克雷伯菌属；变形菌门中的柠檬酸杆菌属、螺杆菌属、嗜血菌属；拟杆菌门的普雷沃菌属。食管中最常见的常居菌是链球菌、奈瑟球菌、嗜血杆菌和普雷沃菌。食管的多种疾病，无论是炎症性疾病还是肿瘤性疾病都与口腔微生态失衡存在一定关系。

为了研究食管与口腔微生态之间的关系，Annavajhala等对20例健康受试者进行了为期2周的随机对照试验，一组每天使用15ml氯己定漱口水漱口两次，另一组不作处理。试验前后均收集患者的口腔咽拭子、唾液，并通过内镜取样食管。结果发现，对于同一个体，其口腔及食管的总体细菌组成高度相似，并且用抗菌漱口水处理同时改变了两个部位的微生物群落。虽然漱口水没有被咽下而直接影响食管微生态，但食管微生物及组织的基因表达均发生了改变，提示食管微生态受到口腔微生态变化的影响。

值得注意的是，食管鳞癌的发生已被证实与口腔微生态改变密切相关。一项随机对照研究表明，食管鳞癌的发生风险在拥有不同口腔卫生习惯的人群中不同，每天刷牙少于1次的人群发生食管癌的概率较每天刷牙次数大于2次的人群高出1.8倍。作者对这一结论的发病机制做了如下推测，刷牙次数较少的人群口腔卫生较差，导致口腔微生态失衡，口腔内细菌种类及数量发生变化，而变化的口腔菌群可能随着唾液进入到食管中，进而诱发食管鳞癌的发生。其中牙龈卟啉单胞菌尤其被关注，其属于革兰氏阴性杆菌，具有多形态性、无动性和绝对厌氧的特征，其可产生一系列的独立因子以降解宿主的蛋白质分子、损伤组织并逃避宿主防御机制。该细菌已被明确定义为牙周致病菌，且与食管鳞癌的发生、发展密切相关。人体口腔与食管在组织结构上相同，均为鳞状上皮组织，当牙龈卟啉单胞菌感染口腔上皮细胞后，其可能会被转移到食管上皮组织中去。Gao等对

96例食管鳞癌患者、50例食管炎患者和80例健康对照者血清中的抗牙龈卟啉单胞菌抗体IgG和IgA水平进行检测，结果发现食管鳞癌患者抗体的表达水平显著高于食管炎患者和健康对照者，且血清抗牙龈卟啉单胞菌抗体IgG和IgA水平越高，则患者的预后越差。Kageyama等通过对59例消化道癌患者（位于舌/咽、食管、胃和大肠的消化道癌）和118例的对照受试者进行年龄和性别匹配分析，收集并通过16S rRNA基因测序检测唾液样本中的细菌多样性和组成。结果发现，位于舌/咽或食管的消化道癌患者唾液中细菌的多样性显著高于对照组；且所有消化道癌患者唾液中对应于牙龈卟啉单胞菌的可操作分类单元（number of operational taxonomic units，OTU）更丰富。即在食管癌患者的口腔微生态中，牙龈卟啉单胞菌的含量显著多于健康的受试者。位俊敏等收集了50例食管鳞癌患者和40例健康对照者的唾液标本进行了高通量测序，将所得数据进行了OUT聚类、物种注释及多样性分析。结果发现，食管癌患者以奈瑟菌属、梭杆菌属、嗜血杆菌属、普氏菌属、卟啉单胞菌属为主，而健康对照者以奈瑟菌属、嗜血杆菌属、普氏菌属、梭杆菌属、韦荣球菌属为主；食管癌患者口内的卟啉菌属表达明显增高，这是食管癌患者的特征性表达细菌。马立宇等对43例食管鳞癌组织、癌旁组织及40例正常黏膜组织进行活检，以研究组织中牙龈卟啉单胞菌蛋白含量与食管鳞癌发生、发展之间是否存在关系。结果发现，牙龈卟啉单胞菌蛋白表达阳性率在食管鳞癌组织中显著高于癌旁组织，而癌旁组织又显著高于正常食管黏膜；且牙龈卟啉单胞菌蛋白表达阳性的食管鳞癌患者的30个月生存率显著低于阴性患者。

关于牙龈卟啉单胞菌导致的食管鳞癌发生的具体机制目前还不清楚。有研究显示，牙龈卟啉单胞菌可以通过不同方式诱导局部组织炎症发生，进一步对肿瘤的发生、发展产生影响。此外，牙龈卟啉单胞菌可以产生姜黄素，激活蛋白酶激活受体，导致基质金属蛋白酶9（matrix metalloproteinase 9，MMP-9）的产生，促进炎症进一步发生；同时可以产生核苷二磷酸激酶（nucleoside diphosphate kinase，NDK），其通过减少促凋亡P2X7受体的活化抑制细胞凋亡；可以通过诱导TNF-α信号通路和活性氧（reactive oxygen species，ROS）的产生进一步导致葡萄糖转运蛋白GLUT 1和GLUT4的过度表达，为肿瘤细胞的生命活动提供能量。

除食管鳞癌之外，食管的多种疾病都已证实与口腔微生态的改变存在一定相关性。例如，食管反流病与食管内出现某些革兰氏阴性菌分类群（如韦荣球菌、普雷沃菌属、嗜血杆菌、奈瑟菌、弯曲杆菌和梭杆菌）的富集失调紧密相关，这些细菌的感染常参与Barrett食管的发生、发展，进一步导致食管腺癌的发生。Snider等为了研究Barrett食管与口腔微生态之间的关系，对32例Barrett食管患者及17例健康对照者的唾液样本分别进行16S rRNA基因测序，结果发现Barrett食管患者的口腔微生物结构十分独特，其厚壁菌门的丰度相对增加，而变形菌门的丰度降低，并具有一定丰度的劳特罗普菌属、链球菌属和未分类的拟杆菌属。通过对口腔微生态的变化进行分析，尤其是劳特罗普菌属和链球菌属的变化，可以较为准确地对Barrett食管进行早期筛查。

胃食管反流病（GERD）也与口腔微生态密切相关。在GERD患者的口腔中，唾液pH约为4.9，而健康受试者的唾液pH约为6.5，口腔环境的酸性变化导致口腔微生态发生相应改变。Nadia Kawar等对30例长期使用质子泵抑制剂（PPI）治疗的GERD患者、16例不曾使用PPI治疗的GERD患者及92例健康对照者进行了唾液微生物组分析。结果发现，在未使用PPI的GERD患者的口腔中，共有17个分类群的菌属含量下降，其中包括产黑普氏菌、淡水小球藻、纤毛菌属、莫勒菌等。相比之下，长期接受PPI治疗的GERD患者中，其唾液分类群特征与健康阴性对照组非常相似。Correa等对30例GERD患者及30例健康受试者进行唾液及口腔微生物的分析。结果发现，GERD患者的唾液缓冲能力低于健康受试者（$P=0.018$），且唾液中的细菌，尤其是乳酸杆菌和链球菌的数量较低。另有多项研究证实，GERD患者口腔内的变形链球菌显著增多。GERD通过酸性反流物不断影响口腔内环境的改变，导致口腔菌群发生相应变化，但目前仍缺乏口腔菌群的调节对 GERD 疾病进程的研究，还需要进一步探索。

由于食管位于消化道的中上部，负责连接口腔与胃，这一特殊的解剖部位导致食管疾病的临床前诊断十分困难。但对于食管疾病，尤其是食管癌，早期发现、早期确诊、早期治疗十分重要。虽然临床上已有的生物标志物对食管疾病的早期诊断有一定帮助，但都缺乏敏感性和特异性。由于口腔微生态与食管疾病之间存在一定关联，且口腔内唾液的采样又相对较为容易实现，口腔微生态的监测有望成为食管疾病的风向标，在食管疾病的临床前诊断中发挥重要提示作用。但是鉴于两者之间的研究仍主要停留在含量及丰度层面，其作用的具体机制仍不清楚，后续研究还需要积极揭示其作用机制，从而对食管疾病的预防与诊治做出贡献。

（焦　凯　覃文聘　闫舰飞
卢伟诚　魏　娇）

第二节　食管疾病与纵隔器官疾病的关系

纵隔分区和纵隔器官：以胸骨角水平面将纵隔分为上纵隔和下纵隔，下纵隔又以心包为界，分为前、中、后纵隔。上纵隔为胸骨角平面以上的纵隔部分，其上界为胸廓上口，下界为胸骨角至第 4 胸椎体下缘的平面，前方为胸骨柄，后方为第 1~4 胸椎体，上纵隔内自前向后有胸腺、膈神经、迷走神经、喉返神经及其后方的气管、食管、胸导管等。下纵隔为胸骨角平面以下的纵隔部分。上界为上纵隔的下界，下界是膈，左、右侧为纵隔胸膜。下纵隔分为 3 部分，心包前方与胸骨体之间为前纵隔，心包连同其包裹的心脏所在部位为中纵隔，心包后方与脊椎胸段之间为后纵隔。前纵隔位于胸骨体与心包之间，非常狭窄，只容纳胸腺或胸腺遗迹、纵隔前淋巴结、疏松结缔组织，是胸腺瘤、皮样囊肿和淋巴瘤的好发部位。后纵隔位于心包与脊柱胸部之间，容纳气管杈及左、右主支气管，以及食管、胸导管、交感干胸段和淋巴结等。纵隔内结缔组织及其间隙向上经胸廓上口、向下经主动脉裂孔及食管裂孔，分别与颈部和腹部的结缔组织及其间隙相互延伸，因此纵隔气肿可向上蔓延达颈部，向下蔓延至腹膜后间隙。后纵隔为支气管囊肿、神经瘤、主动脉瘤与膈疝等的多发部位。

食管是一段肌性管道，长约 25cm，连接咽与胃。食管起自颈，在环状软骨下缘和第 6 颈椎水平沿脊柱前方下行，经上纵隔和后纵隔，在第 10 胸椎高度穿膈肌食管裂孔入腹腔，在第 11 胸椎高度与胃贲门相接。食管的行程基本上是垂直的，但有两个轻度弯曲，其起始端位于正中面，向下偏左达颈根部，此后至第 5 胸椎附近又逐渐回复于正中面，在第 7 胸椎高度再次偏左，然后穿膈肌。另外，食管还随着脊柱的颈、胸弯曲做前后面的弯曲。食管是消化道中除阑尾之外最狭窄的部分，全长有 4 个狭窄部位：食管的起始部（距中切牙 15cm）；主动脉弓跨越处（距中切牙 22.5cm）；左主支气管跨越处（距中切牙 27.5cm）；食管穿膈肌食管裂孔处（距中切牙 40cm）。这些数据对经食管插入器械时有重要的临床意义。食管颈段位于气管后方，二者之间有疏松结缔组织相连。喉返神经在气管食管沟内或沿着气管食管沟附近上行。食管后面为脊柱和颈长肌、颈深筋膜的椎前层，两侧为颈总动脉和甲状腺后面。在下颈部食管偏左，因此与右侧相比左颈动脉鞘和甲状腺更靠近食管。此外，胸导管沿食管左缘上行一段短距离后，即注入左静脉角。食管胸段在上纵隔内位于气管与脊柱之间稍偏左侧。经主动脉弓后方至其右侧，在后纵隔内沿胸主动脉右侧下行。在下方再次向左偏斜，越过胸主动脉前方，在第 10 胸椎高度穿膈肌入腹腔。前面从上到下有气管、右肺动脉、左主支气管、心包（分隔了食管和左心房）和膈。后面有脊柱、颈长肌、右肋间后动脉、胸导管、奇静脉、半奇静脉和副半奇静脉的末端。在穿膈肌之前，后方有胸主动脉。在后纵隔内，食管与后方的奇静脉和脊柱之间有一狭长的右胸膜囊隐窝。在上纵隔，食管与主动脉弓末端、左锁骨下动脉、胸导管、左侧胸膜和上行于左侧气管食管沟内或附近的喉返神经相邻。在后纵隔内，食管左侧与胸主动脉和左胸膜相邻。右侧与右胸膜和奇静脉相邻，奇静脉末端位于食管与右胸膜之间，绕右主支气管上方，呈弓状向前注入上腔静脉。在肺根下方，左、右迷走神经沿食管下行，右迷走神经主要走行于食管后面，左迷走神经走行于食管前面，二者相汇合围绕食管形成食管神经丛。在后纵隔下部，胸导管位于食管右后方，向上行于食管后方并逐渐左偏，约至第5胸椎高度行至食管左侧，并在左侧上行。

食管腹段从右膈脚开始，位于正中线的稍左侧，在第10胸椎水平，穿经肝左叶后面的食管沟，形成一长约1cm的截头圆锥体，向左锐转弯与胃贲门相接。其右侧缘平滑地延续为胃小弯，而左侧缘与胃底相连接，二者之间以贲门切迹为界。食管腹部包含于小网膜的左上部内，前面及左侧面由腹膜覆盖，并且腹膜从食管后面反折到膈形成胃膈韧带的一部分。胃左动脉的食管支经胃膈韧带到达食管。食管后方为左膈脚及左膈下动脉。在食管穿膈肌时，左、右迷走神经与食管的毗邻关系有变异。通常左迷走神经包括2～3支固定分布于食管前面，右迷走神经为一较粗的单干，距食管后面有一定距离。

食管胸段在上纵隔内位于气管与脊柱之间稍偏左侧，在后纵隔内，食管前面从上到下有气管、右肺动脉、左主支气管、心包（分隔了食管和左心房）和膈；后面有脊柱、颈长肌、右肋间后动脉、胸导管、奇静脉、半奇静脉和副半奇静脉的末端。食管疾病与纵隔器官疾病的关系主要是食管疾病和气管疾病的关系。

一、食管疾病对纵隔器官的影响

（一）良性肿瘤

食管良性肿瘤很少见，在食管肿瘤中仅占1%。发病年龄较食管癌小，症状进展缓慢，病期长。在食管良性肿瘤中最常见的是平滑肌瘤，约占90%，此外尚有起源于黏膜层和黏膜下层的息肉、脂肪瘤、纤维脂肪瘤、乳头状瘤等。食管平滑肌瘤多见于中年男性，多位于食管下段和中段，绝大多数为单发性。平滑肌瘤起源于食管壁肌层，向食管腔内外缓慢生长，黏膜仍保持完整，因而不引起呕血。肿瘤呈圆形、椭圆形或马蹄形，有完整的包膜，质坚韧，切面呈灰白色，有旋涡状结构瘤块，直径为2～5cm，但有时间可达10cm上，包绕长段食管。食管平滑肌瘤可长期不呈现临床症状，而在消化道钡剂造影X线检查时被偶然发现，平滑肌瘤长大后一般超过5cm，可呈现胸骨后饱胀、疼痛压迫感和轻度吞咽梗阻感。食管钡剂造影X线检查可显示边缘光滑整齐的圆形或椭圆形充盈缺损，其上下缘与正常食管壁交界处呈锐角，肿瘤区食管黏膜皱襞被肿瘤撑平而消失，但无破坏，吞咽动作可能见到平滑肌瘤随食管上下移动。临床常见的食管良性肿瘤按发生部位分为腔内型、黏膜下型和壁间型。腔内型包括良性息肉和乳头状瘤；黏膜下型包括血管瘤及颗粒细胞成肌细胞瘤；壁内型最常见的是食管平滑肌瘤。食管良性肿瘤当肿块较大时可不同程度地堵塞食管腔，出现咽下困难、呕吐、消瘦、胸骨后压迫感或疼痛感等症状。食管良性肿瘤的症状和体征主要取决于肿瘤的解剖部位和体积大小。较大的肿瘤可以不同程度地堵塞食管腔，出现咽下困难、呕吐和消瘦等症状。很多患者有吸入性肺炎、胸骨后压迫感或疼痛感。血管瘤患者可发生出血。

（二）食管癌

1. 早期症状　食管癌早期完全没有症状的患者仅为少数。因为早期症状都很轻微，且时隐时现，大部分进展缓慢，持续时间较长，数月甚至1～2年，常被人们忽视。主要表现为吞咽食物时喉头或胸骨后疼痛，有异物感、不适、烧灼感、食物停滞或梗阻感。

2. 中期症状　进行性吞咽受阻是中期食管癌的典型症状。开始时进固体食物时觉吞咽梗阻感，或需用汤、水送下，以后进半流质饮食甚至流食都有梗阻感。患者常吐黏液，因为肿瘤和食管局部炎症引起食管腺和唾液腺反射性分泌增多。患者出现胸骨后或背部持续性隐痛，大多是癌已侵及食管全层，引起食管周围炎、纵隔炎或者是肿瘤侵犯椎前筋膜所致。

3. 晚期症状　由于病变部位的食管严重狭窄，出现吞咽困难，长期进食量减少，最后可发展至滴水不入、呕吐大量黏液，引起营养不良、脱水及消瘦，甚至出现恶病质。胸骨后疼痛及精神上的烦恼，患者一般表情淡漠。肿瘤可继续向邻近器官组织浸润及向远处转移，引起相应的症状。①肿瘤直接压迫和纵隔、隆突下转移淋巴结压迫或侵入气管、支气管可引起阵发性刺激性咳嗽，呼吸不畅，直至呼吸困难。②若肿瘤或转移的纵隔淋巴结压迫及侵犯喉返神经可引起声带麻痹而使声音嘶哑。③食管癌向气管或主支气管内穿破则引起食管气管瘘、主支气管瘘，出现呛咳，致肺炎、肺脓肿。当食管癌向纵隔内穿破引起食管纵隔瘘而致纵隔炎、脓肿。④少数食管癌病例浸润至主动脉，形成食管主动脉瘘，患者突然呕血，因大出血而死亡。⑤食管癌引起淋巴结转移较常见，向上至颈部锁骨上淋巴结转移，向下达贲门旁、胃左血管旁及腹腔淋巴结转移。

（三）胃食管反流病

1. 胃灼热和反酸。胃灼热是指胸骨后和剑突下烧灼感，多在餐后 1 小时出现，平卧、弯腰或腹压增高时易发生，反流入口腔的胃内容物常呈酸性，称为反酸，反酸常伴胃灼热，是本病最常见的症状。

2. 吞咽疼痛和吞咽困难。有严重食管炎或食管溃疡时可出现吞咽疼痛，由酸性反流物刺激食管上皮下的感觉神经末梢引起。反流物也可刺激机械感受器引起食管痉挛性疼痛，严重时可为剧烈刺痛，向背、腰、肩、颈部放射，酷似心绞痛。由于食管痉挛或功能紊乱，部分患者又可吞咽困难，且发生食管狭窄时，吞咽困难持续加重。

3. 反流物刺激咽部黏膜可引起咽喉炎，出现声嘶、咽部不适或异物感。吸入呼吸道可发生咳嗽、哮喘，这种哮喘无季节性，常在夜间发生阵发性咳嗽和气喘。

（四）气管食管瘘

气管食管瘘是食管发育异常或病变导致气管与食管之间出现瘘管。其可为先天性或后天性，并可分为气管食管瘘和支气管食管瘘。先天性者多合并有食管的其他畸形。后天性者多见于晚期食管癌、食管异物、气管切开损伤气管后壁、胸外伤、器械损伤（食管镜手术）、食管腐蚀伤。气管内分泌物明显增多并呈唾液性状提示瘘管的形成。临床可表现为饮水或进食时剧烈咳嗽，可伴有咳痰多或发热。可有胸骨后疼痛或肩部牵涉性疼痛。如果气管套囊位于瘘口上方，机械通气经瘘口、食管进入胃可导致胃严重扩张。

二、纵隔器官疾病对食管的影响

（一）纵隔肿瘤

纵隔肿瘤的症状不太明显，肿瘤增大时，压迫食管出现吞咽困难。随着吞咽上下运动则为胸骨后的甲状腺肿，咳出头发样的细毛或豆腐渣样的皮脂是肺部的畸胎瘤，伴随重症肌无力，则有可能是胸腺瘤。

（二）支气管肿瘤

支气管肺癌淋巴结转移最常见的是纵隔淋巴结和锁骨上淋巴结，多在病灶同侧，少数可在对侧，多为较坚硬的单个或多个结节，气管旁或隆突下淋巴结肿大可压迫气道，出现胸闷，压迫食管可出现吞咽困难。

（易　蔚　张静隆）

第三节 食管疾病与消化系统其他器官疾病的关系

一、胃食管反流病与慢性胆囊炎的关系

GERD 与慢性胆囊炎关系密切，具有较高的重叠患病率。阿扎提江等通过调查问卷（GERD-Q），前瞻性研究了新疆维吾尔自治区人民医院的 352 例慢性胆囊炎患者与 400 例非慢性胆囊炎患者的 GERD 患病率，结果发现慢性胆囊炎组 GERD 患病率为 27.8%，明显高于非慢性胆囊炎组的 17.0%。另一项通过反流性疾病问卷调查、内镜及 24 小时食管多通道腔内 pH-阻抗监测研究也发现慢性胆囊炎组 GERD 的发生率为 29.3%，明显高于健康对照组的 3.0%。Dzhulai 等研究认为胆囊炎患有难治性 GERD 的风险是健康对照组的 6.776 倍。

（一）共同的危险因素

研究发现，GERD 的危险因素为高龄、男性、白种人，摄入某类食物（如高脂、辛辣、咖啡、巧克力、乙醇），某些体位及运动（仰卧位、弯腰、举重、游泳、冲浪），肥胖尤其是腹围较大，以及吸烟、幽门螺杆菌感染、妊娠等。慢性胆囊炎的危险因素为高龄、女性、妊娠、缺乏运动、快速减重、饮酒、高脂辛辣饮食、肥胖、高脂血症、糖尿病、幽门螺杆菌感染等。可见，GERD 与慢性胆囊炎有一些共同的危险因素，如高龄、肥胖、饮酒、高脂辛辣饮食、妊娠等。这可能是 GERD 易重叠慢性胆囊炎的基础，可能与运动障碍、内脏高敏感性、激素紊乱等有关，尚需进一步研究。

（二）临床表现

GERD 出现胃灼热、反酸、胸骨后灼痛、咽部异物感及食欲缺乏、嗳气、饱胀等症状。慢性胆囊炎表现为反复右上腹不适、腹痛及胆源性消化不良症状（如恶心、嗳气、泛酸、腹胀、胃灼热、便秘或便溏等）。GERD 和慢性胆囊炎症状重叠，如均有腹痛、腹胀及胃灼热、嗳气、饱闷感等上消化道症状，且病程长，易反复。腹肌反射的特点是不定位，故胆囊炎、胆石症等可感到胃部疼痛；胆总管、胃幽门括约肌、十二指肠相邻近，当胆囊发生炎症或胆道结石阻塞，胆总管压力增高时，发生胆汁反流，刺激胃食管黏膜引起胸痛、胸闷；胆囊炎时，浓缩、储存胆汁的功能降低，消化食物的功能减弱出现胃胀痛、恶心、饱胀感等症状。以剑突下烧灼不适、恶心为主要表现的慢性结石性胆囊炎易被误诊为反流性食管炎。以胸痛、胸闷为主症的食管炎，尤其是食管源性胸痛可向背部、颈部、肩部或耳后放射，易被误诊为冠心病、胆囊炎。

（三）手术影响发病

胆囊切除术后导致或加重 GERD。研究证实，胆囊切除术后十二指肠胃反流（dudenogastric reflux，DGR）与 GERD 发病率增加，GERD 发病率约达 11.50%。术后胆囊储备胆汁功能丧失，胆汁排泄由间歇性与进食相关变成持续性排入十二指肠，易反流入胃产生 DGR，若此时出现胃潴留、胃扩张、胃内压升高或高胃酸分泌，均可致病理性 GERD，且出现上消化道症状。Pozo 等认为胆囊切除术后，胃-幽门-十二指肠运动协调功能紊乱，胆囊收缩素的靶器官缺如，胃肠激素失调，且胆汁肠肝循环加速，Oddi 括约肌收缩增强，十二指肠压力增加，导致或加重反流。胃食管术后发生胆囊炎、胆石症。近年来贲门癌、食管癌术后并发胆结石、胆囊炎的病例报道屡见不鲜。其发生机制尚不清楚，但与迷走神经的损伤密切相关。手术损伤沿食管前后壁下行的迷走神经主干或分布至胆囊的迷走神经分支后，一方面导致 Oddi 括约肌张力增高，胆囊及胆管扩张；另一方面导致胆囊收缩素、胃泌素等使胆囊收缩和 Oddi 括约肌松弛的激素分泌减少。

（四）迷走神经及 Cajal 间质细胞（ICC）在发病中的作用

GERD 和慢性胆囊炎均为常见的动力障碍性疾病。GERD 动力异常主要包括食管下括约肌（LES）功能障碍、胃排空异常。胆囊动力异常主要包括胆囊收缩功能减弱、胆囊张力低下、Oddi 括约肌张力增加。胃食管和胆道系统的运动功能受神经、体液因素的调节。神经调节包括交感神经、迷走神经和肽能神经。其中主要由肽能神经组成的肠神经系统（enteric nervous system，ENS）作用最为重要，ENS、ICC、平滑肌细胞（smooth muscle cell，SMC）组成的 ENS-ICC-SMC 网络结构是胃肠动力的基本功能单位，ICC 是其信号转导的关键环节。GERD 和慢性胆囊炎的发病均与迷走神经异常及 ICC 异常密切相关。迷走神经异常导致胃食管、胆道系统的运动失调及感觉异常。运动方面，食管、胃相关手术常损伤迷走神经，使交感神经抑制功能占优势，致食管和胃肠功能失调、胆囊松弛、Oddi 括约肌收缩。感觉方面，迷走传入神经异常导致的内脏高敏感性是 GERD 发病的重要机制。GERD 可能是迷走神经功能失调的结果。GERD 的临床表现除典型的食管症状（反酸、胃灼热）外，还包括食管外消化道症状（腹痛、嗳气等）及更广泛的消化道外症状（耳鸣、喷嚏、流涕、流涎、打鼾、声音嘶哑、喘憋、胸闷、胸痛、心悸气短、小儿烦躁哭闹、成人焦虑抑郁等）。这些症状都与迷走神经分支的效应器官（喉、会厌、外耳道、心脏、肺、食管、胃、十二指肠、胆囊等）有关。慢性胆囊炎患者存在自主神经功能异常，且以迷走神经受损为主。ICC 主要存在于食管、胃、十二指肠等消化道中，也分布于肝外胆管、胆总管和胆囊。ICC 是 ENS-ICC-SMC 网络结构信号传递的关键一环，一方面，ICC 可自发产生慢波并传导电兴奋；另一方面，脑-肠轴所释放的各类神经递质可与 ICC 细胞膜上的相应受体结合，传递信号到平滑肌细胞。ICC 数量减少、超微结构破坏及与周围神经细胞、平滑肌细胞的缝隙连接减少等是 GERD、慢性胆囊炎发病的机制之一。Groneberg 等利用免疫组化和基因敲除技术证明 ICC 存在于食管组织，且其分化异常是导致 LES 松弛及 GERD 形成的重要原因。慢性胆囊炎的胆囊收缩功能减弱，对 CCK 的反应能力下降与 ICC 异常有关。

（五）胆汁反流在发病中的作用

国内有研究发现，以 DGR 的 5 分钟反流频率、反流强度、反流指数为观察指标，GERD 患者显著高于健康者，反流性食管炎患者显著高于非糜烂性反流病患者。根据反流物的成分将反流分为 3 种形式，混合反流占 60%～70%，单纯酸反流占 25%～30%，单纯胆汁反流占 6%～11%。其中胃酸与十二指肠液的混合反流形式是 GERD 患者中最常见的反流类型，对食管黏膜的损伤最重，单纯十二指肠液的损伤次之，而不含胆汁的混合反流物损伤最轻，因此胆汁反流对胃食管黏膜的损伤不容忽视。胆汁反流时引起食管黏膜损伤成分的主要是胆汁酸。生理浓度的胆汁酸即可破坏黏膜屏障，引起跨食管电阻和跨膜电位差降低，致黏膜通透性增高，但不引起显著的黏膜病变；当胆汁酸的浓度超过生理水平或延长作用时间时，细胞内胆汁酸浓度过高，破坏细胞内膜系统，导致细胞坏死，而且胆汁酸盐的刺激可引起氧化应激相关基因的表达、诱导 DNA 损伤，最终导致黏膜糜烂和溃疡。

二、GERD 与非酒精性脂肪性肝病关系

非酒精性脂肪性肝病（NAFLD）是代谢综合征的肝脏表现，已成为世界最常见的肝病，其与遗传易感性和胰岛素抵抗（IR）密切相关，病理组织学上表现为弥漫性肝细胞大泡性脂肪变为特征的临床病理综合征，根据肝脏脂肪沉积及纤维化程度，将 NAFLD 分为非酒精性单纯性肝脂肪变、非酒精性脂肪性肝炎（non-alcoholic steatohepatitis，NASH）、肝硬化和肝细胞癌（HCC）。NAFLD 可能通过多种机制与 GERD 有关。首先，NAFLD 患者血清 IL-6 水平较高，IL-6 可以独立地改变神经源性食管肌肉收缩，导致食管清除胃酸功能受损和反流发作增加。NAFLD 患者无论有无中心性肥胖，其血清细胞因子水平，如 IL-1 和 IL-6 是相似的。而一般性肥胖和中心性肥胖对

NAFLD 患者细胞因子分泌的增加没有显著影响，因此推断 NAFLD 是细胞因子分泌的重要因素，进而导致 GERD。其次，Kumar 等发现 NAFLD 患者表现出较高的全身氧化应激和较低的抗氧化能力。氧化应激可能导致食管黏膜的损伤，而抗氧化能力的降低使食管黏膜抗损伤能力下降，相应增加 GERD 的严重程度。由于 NAFLD 与腹部脂肪和内脏脂肪的数量密切相关，NAFLD 与 GERD 发病风险关系的第三个解释可能是脂肪因子对食管下括约肌的松弛作用及内脏脂肪体积增加对胃内压增加的直接机械作用，从而导致胃内容物反流。

三、GERD 与急性胰腺炎的关系

2005 年，林等通过对急性重症胰腺炎患者食管内镜下表现和动力学的研究表明，胰腺炎患者存在食管动力学异常，并且急性重症胰腺炎患者较轻型胰腺炎患者更为显著。急性重症胰腺炎患者由于感染和多器官功能衰竭，可伴血管活性物质如一氧化氮、内皮素等浓度升高，外周炎性介质如肿瘤坏死因子、内毒素浓度等升高，胆囊收缩素及胃动力素浓度下降，继而导致食管平滑肌舒张、食管下括约肌压力下降、胃食管反流增加、食管蠕动和清除能力下降，最终导致食管炎症甚至糜烂的发生。从发病机制来说，急性胰腺炎患者血管活性物质、外周炎性介质浓度升高，导致食管平滑肌舒张、食管下括约肌压力下降，而胆囊收缩素及胃动力素水平的下降可致胃食管反流增加、食管蠕动及其对酸的清除能力下降，最终导致食管炎症甚至糜烂的发生。长期饮酒可导致糜烂性食管炎的发生，进而降低食管下括约肌压力，影响食管的蠕动功能，增加食管酸暴露时间，使食管长期处于相对酸性过高的环境中，从而导致反流性食管炎的发生。而长期饮酒又与急性胰腺炎的发病有关，可能是因为乙醇导致胆囊收缩素的分泌增高，胆囊收缩素引起 Oddi 括约肌的张力下降，增加了十二指肠液反流，继而导致急性胰腺炎发生。由于部分 GERD 临床表现不典型，有时仅有上腹痛症状，甚至会出现后背部的放射痛。而慢性胰腺炎的临床表现经常呈多样化发生，如部分胰腺炎可有食管炎的表现，如反酸、胃灼热及剑突下灼痛或胸骨后痛，此时易误诊为胃食管反流病。因此，临床医师在对这两种疾病的鉴别上较易出现错误，导致误诊、误治并延误治疗时机。

四、食管癌与胆囊收缩功能的关系

胆囊收缩功能受神经和体液两个因素的调节，迷走神经肝支是胆囊的运动神经，保持着胆囊壁的正常紧张状态，使腔内有一定的压力。体液因素主要是胆囊收缩素（CCK）、分泌素、促胃液素释放肽等。CCK 是由十二指肠和空肠上段黏膜的 I 型细胞分泌，食物和盐酸可刺激 CCK 释放。盐酸又是分泌素的强刺激剂，内源性分泌素与 CCK 联合性作用可以明显地增强胆囊收缩作用。正常进餐后，由于体液因素的作用，胆囊在基础紧张状态下收缩，排泄胆汁，参与消化和吸收。食管癌患者空腹胆囊的面积、容积和餐后胆囊面积、容积均大于健康人群，提示食管癌患者的胆囊收缩功能较差。胆囊的收缩功能与肿瘤分期相关，食管癌病变越晚，胆囊的收缩功能越差，病变 I 期、Ⅱa 期与Ⅳ期相比差异显著。可能由于Ⅳ期病变外侵较重，迷走神经受到不同程度的损害。另外，由于晚期食管癌患者吞咽困难，进食量减少，内源性 CCK 的释放减少。神经和体液两个因素的共同作用均影响胆囊的收缩功能。食管癌切除术后胆囊容积明显增大，排空率降低，脂餐后胆囊内残余胆汁增加，术后近期平均胆囊容积与术前相比明显增大，其原因如下：①食管、贲门癌切除术中将迷走神经切断，使胆囊失去了神经支配，张力降低而被动扩张，导致容积不断扩大。②食管、贲门癌切除，胃或残胃被移入胸内，使胃的容量变小，术后近期进食量减少。此外，食管、贲门癌手术本身破坏了胃的起步电位，胃动力发生障碍，排空迟缓，再加上术后早期禁食水，通过十二指肠及空肠上段的食物减少，内源性 CCK 分泌在术后近期明显减少，调节功能低下，胆囊收缩功能异常，排空减少，从而造成胆囊容积的增大。食管癌术后胆囊排空障碍、扩张、淤胆、胆汁成分可发生改变，形成具有明显成石倾向的胆泥。胆泥是胆结石的早期形成，如果成石条件存在，即可发展成结石。因此，在术后近期给患者服用外源性 CCK 改善术后胆囊的收缩功能，同时服用消炎利胆药，可减少胆囊结石的发生。

五、食管癌并发消化系统脏器转移

我国食管癌病理类型以鳞癌多见，最常见的转移部位是肝、肺、骨骼等。食管癌发生肠道转移极其少见，有个案报道可发生小肠、结直肠转移。食管癌肠道转移的临床表现不典型，具体症状主要分为穿孔、出血和梗阻。单纯依据临床表现和影像学检查，早期发现肠道转移较为困难。病理学检查及免疫组织化学检测是诊断本病的金标准。关于食管癌肠道转移的机制目前尚无统一的定论。食管癌具有局部广泛生长、血行播散、淋巴道转移、种植转移的特点。因此，有研究认为可通过以下途径进行转移。

1. 血行播散　循环肿瘤细胞的血行扩散和循环肿瘤微栓子经椎体静脉丛进行血行转移，被认为是转移到腹部的可能机制之一。此外，食管肿瘤较其他肿瘤更易受到挤压而发生血行或淋巴播散，肿瘤细胞外泌体上表达的整合素亦可促进器官特异性转移。

2. 淋巴道转移　食管具有丰富的毛细淋巴管网，可与腹腔侧支血管及淋巴管交汇，癌细胞可在腹腔内快速隐匿地进行播散。食管鳞癌可沿食管的纵向淋巴系统广泛扩散，并根据肿瘤的位置流入大量广泛分布的胸腹部淋巴结，促使肿瘤的转移。

3. 种植转移　患者有食管下段鳞癌病史，可能因手术切开膈肌做食管胃吻合时癌细胞种植在盆腔所致；加上患者术后营养状态差、免疫屏障被破坏，促使种植在盆腔的癌细胞快速生长和侵袭。

六、食管癌手术对消化系统功能的影响

食管癌术后出现的功能性胃排空障碍又称为术后胃瘫综合征（postsurgical gastroparesis syndrome，PGS），表现为以胃排空延迟为特征的胃动力紊乱，是食管癌术后早期并发症之一，腹部外科手术后 PGS 的发生率为 2%～3%。诊断标准：进食后出现上腹饱胀、呕吐等胃潴留症状；胃肠减压引流量 > 800ml/d，持续时间 > 5 天；胃流出道无机械性梗阻；无引起胃瘫的基础性疾病，如糖尿病、结缔组织病、甲状腺功能减退等；未用影响平滑肌收缩的药物，如山莨菪碱、吗啡等；无明显水电解质紊乱及酸碱平衡失调。相关研究发现颈部食管吻合术及胃食管弓上吻合术的患者更易发生胃瘫，考虑可能此两种吻合方式下，胃迷走神经被切断，游离范围较大，胃从腹腔移到胸腔，甚至颈部，被拉成管状，胃壁张力增高，影响胃蠕动。情绪也能影响胃瘫的发生，大部分食管癌患者术前存在恐惧、紧张、焦虑及失眠，这可能与情绪变化导致自主神经功能紊乱有关。食管癌术中均放置鼻空肠营养管或空肠营养造瘘，因此胃瘫诊断后的肠内营养支持容易建立，但需注意营养制剂的配方，应避免过高脂肪含量的制剂，以免延缓胃排空功能的恢复。药物治疗主要包括给予促胃肠动力药、止吐药，还有中医针灸治疗。使用多潘立酮等多巴胺 D2 受体拮抗剂能促进食管及胃窦收缩，降低幽门及十二指肠张力，加速小肠运动，促胃排空。莫沙必利是 5-OH-T4 受体激动剂，促进胃肠道平滑肌收缩，促进胃排空。红霉素与神经及平滑肌上的胃动素受体结合，诱导胃消化间期运动复合波的产生，促进胃排空；止吐药与促胃肠动力药联合应用，减轻恶心、呕吐等症状，其中应用较多的是吩噻嗪类。在给予心理治疗、鼓励患者信心的同时，可采用针灸足三里、太冲、合谷等穴位改善胃潴留症状，效果显著。

食管癌术后患者可能出现肝及胃肠功能异常，严重影响患者恢复。食管癌手术创伤大，手术时间长，可能导致肝脏灌注减少。在手术过程中，门静脉血氧饱和度会出现下降，而血氧饱和度降低时间与高胆红素血症有密切关联，术中胃肠道应激与术后胃肠功能改变可使内毒素移位及增多，同样对肝功能有较大影响。有研究发现，食管癌术后，患者血清总蛋白与白蛋白会明显减少，从而使患者胃肠功能减退，而术后胃肠道麻痹可能

对小肠蠕动及吸收功能造成影响。同时，由于食管癌病灶位置较为特殊，绝大多数患者在术前存在营养不良，术后创伤应激导致代谢升高，术后肠道正常解剖与功能发生改变，可加重营养不良，使患者免疫力下降，出现电解质紊乱及自身营养供应不足，可发生多种并发症。食管癌术后及时给予有效的营养支持对患者恢复具有重要意义，而不同营养方式对肝及胃肠功能的影响也存在较大差异。术后给予肠内营养，术后7天血清丙氨酸转氨酶、天冬氨酸转氨酶和总胆红素等肝功能指标情况明显优于实施肠外营养的患者，且首次肛门排气、肠鸣音恢复时间及首次排便时间明显缩短。肠内营养可使营养液及早进入肠道后产生胃肠道刺激作用，对肠道神经内分泌系统产生激活效果，在较短时间内改善肠道血流量，促进胃肠道功能恢复；同时，在肠道神经内分泌系统激活后，胆汁排泄速度加快，肝脏血流量及氧运送明显增加，使肝脏缺氧状态得到有效改善。而采用肠外营养方式，无法及时对肠黏膜进行刺激，屏障功能不能及时恢复，同时，静脉输入脂肪乳剂与间接胆红素竞争白蛋白上的结合部位，可间接导致胆红素增高。另外，肠内营养方式可直接将营养物质送至小肠、空肠上段，促进营养吸收，改善营养不良，提高患者免疫力，降低并发症发生率。

食管癌切除术后再发胸胃癌常被认为是食管癌合并发生的异时性双源癌。异时性胸胃癌的诊断标准：①距上次食管癌手术时间大于6个月；②首次食管手术切除标本为鳞状细胞癌；③胃镜活检或手术切除的病理标本为腺癌。食管癌术后存在胆汁和胰液反流，造成黏膜上皮细胞溶解，增强黏膜细胞增殖活性，加速细胞分裂，破坏胃黏膜的屏障作用，使胃更多地接触致癌物和促癌物，诱发胃癌的发生。也有研究认为，胸胃癌的发生由癌残留食管床复发浸润胸胃所致，或是因为首次手术时就发生了黏膜下或淋巴结转移所致。胸胃癌的早期症状往往不典型，中晚期可出现腹部疼痛、黑便、呕血、呕吐、贫血等胃癌相关症状，有时会被认为食管癌术后症状，易造成漏诊及误诊。通常于食管癌术后行内镜复查时发现。内镜下早期胸胃癌与吻合口溃疡、残胃炎等表现类似，误诊率较高，宜找准活检取材的位置，以避免漏诊。临床医师应提高胸胃癌的认识和警惕性，建议食管癌术后患者每年进行1次内镜检查和上消化道钡剂检查。内镜发现黏膜有粗糙、糜烂或颗粒样改变时，可在内镜下取多处病变组织行病理学检查。

（李云龙）

第四节 食管疾病与呼吸系统疾病的关系

一、食管疾病对呼吸系统疾病的影响

（一）食管癌

食管癌对呼吸系统的影响主要分为外侵症状和治疗相关并发症两大类。

外侵症状与肿瘤的大小及侵犯的部位密切相关，如肿瘤侵及胸膜或脊神经，则可在胸背部产生疼痛；侵及气管或支气管可出现刺激性咳嗽；形成食管气管瘘可表现为进食呛咳，并发呼吸系统感染；侵及喉返神经可出现声音嘶哑；穿透大血管可出现致死性大呕血。

食管癌治疗对呼吸系统的影响可分为手术所致肺部并发症、放疗引起的放射性肺炎和药物治疗所致肺部并发症。食管癌累及呼吸系统，治疗上以治疗原发病为主，必要时可根据不同的并发症给予针对性治疗。

1. 气管食管瘘 是食管发育异常或病变导致气管与食管之间出现瘘管。先天性者多合并有食管的其他畸形。食管癌所致的气管食管瘘可源于晚期食管癌局部侵袭、食管手术、食管放疗或者特异性感染等。

当食管癌患者气管内分泌物明显增多并呈唾

液性状时提示瘘管的形成。临床可表现为饮水或进食时剧烈咳嗽，可伴有咳痰多或发热，可有胸骨后疼痛或肩部牵涉性疼痛。同时如果患者接受机械通气，气管套囊位于瘘口上方，机械通气经瘘口、食管进入胃，可导致胃严重扩张。支气管碘油造影、食管碘油（钡）造影可发现瘘管，但目前临床少用。怀疑气管食管瘘的患者可行支气管镜或食管镜检查，进一步观察瘘管部位、大小、周围情况，还可取组织做病理检查确定病因。

治疗上以病因治疗为主。一般治疗早期应禁食，给予鼻饲饮食或补液，抗感染治疗。小瘘孔者可在食管镜内用三氯醋酸腐蚀其边缘，在支气管镜内做烧灼治疗，也可内镜下行食管或气管腔内支架置入术；大瘘孔者可行手术治疗，根据病情做瘘管修补，切除和（或）食管重建，并做短期胃造瘘术，以便饲食和控制吸入性肺炎。

2. 放射性肺炎 食管癌放疗后可出现放射性肺炎。急性放射性肺炎通常发生于放射治疗开始后的3个月内，主要表现为发热（多为低热）、咳嗽（多为刺激性干咳）、胸痛和呼吸困难等，严重者常因为呼吸困难而死亡，但也有部分患者只有影像学改变而无临床症状。查体多无明显肺部阳性体征，部分患者可有呼吸音粗糙、呼吸音减低或干、湿啰音，但无特异性。实验室检查、肺功能检测也无特异性。胸部X线或CT检查显示与照射范围一致的弥漫性片状密度增高影或条索样改变，且不按肺野或肺段等解剖结构分布。部分患者的发生部位可超出照射野外，甚至弥漫分布于双肺。

诊断缺少特异性依据，多是根据患者接受胸部放射治疗后，参考正常肺组织受照体积和剂量，出现上述症状及肺部影像学改变，外周血中性粒细胞无明显增高，并排除其他原因。缺乏有效的治疗手段，糖皮质激素具有抑制免疫、减少渗出和促纤维化因子产生的作用，应尽早、足量、足疗程使用，临床症状明显好转后逐渐减量至停用。合并感染时，合理使用抗生素，并采用止咳祛痰、适当吸氧等对症处理。重在预防，主要是精确勾画靶区，优化放疗计划，尽量降低正常肺组织受照剂量和体积。

3. 免疫检查点抑制剂相关性肺炎 随着免疫检查点抑制剂在食管癌中获批使用，免疫检查点抑制剂肺炎（checkpoint inhibitor-related pneumonitis，CIP）也是食管癌治疗中需要关注的问题。CIP是免疫检查点抑制剂治疗相关并发症的一种，定义为在患者接受免疫治疗后，胸部影像学出现新的浸润影，临床除外新的肺部感染或肿瘤进展等情况下，出现呼吸困难和（或）其他呼吸体征/症状（包括咳嗽和活动后气短等）。临床试验报道的CIP发生率大多在3%～5%。真实世界研究中食管癌免疫治疗肿瘤引起肺炎的发生率尚不清楚。有研究分析提示，免疫治疗相关的总体死亡率为0.45%，而其中以CIP引起的死亡最为常见。由此可见，CIP的总体发生率虽然不高，但如果处理不当，则可能出现危及生命的严重后果。因此，临床医师需要对这一罕见且严重的不良事件给予更多的关注。

临床上，CIP缺乏特异性的临床症状，影像学表现多种多样，缺乏特异性，也缺乏血清学标志物，此外，有时临床上很难彻底除外感染，特别是病情严重无法进行支气管镜检查者，导致部分CIP的诊断困难。治疗上，大部分CIP对激素治疗敏感，然而仍有15%～30%的CIP对激素反应差，对于这部分难治性CIP，还缺乏对其病理生理的了解，在治疗上也无非常好的数据支持，导致这部分患者的预后较差。绝大部分CIP预后良好，在激素停药后可恢复良好，少数预后不好者，多与激素治疗不敏感、激素免疫抑制治疗后继发感染或肿瘤进展相关。

（二）食管良性肿瘤

食管良性肿瘤对呼吸系统的影响以外压性症状为主，和食管癌类似，但侵袭性较弱。

（三）食管运动功能障碍

1. 贲门失弛缓症 可导致误吸，并发肺炎。贲门失弛缓症可导致反流，详见"胃食管反流病"。

2. 胃食管反流病 慢性呼吸系统疾病和反流疾病之间的相互关系极其复杂。反流性疾病会导致或加剧多种呼吸道疾病的严重程度，包括喉部疾病、鼻窦炎、慢性咳嗽、哮喘、COPD、特发性肺纤维化、囊性纤维化、支气管扩张和闭塞性细支气管炎。为什么胃食管反流病既与气道疾病（如哮喘、慢阻肺和支气管扩张等）有关，又与严重的肺实质疾病（如特发性肺间质纤维化）有关，目前仍无法解释。反流的程度、频率和反流的成分（pH、胃或十二指肠占优势、微生物、食物颗粒）可能与遗传变异共同起作用。

（1）胃食管反流病和慢性咳嗽：慢性咳嗽指的是咳嗽时间持续≥8周以上，同时胸部X线检查无明显肺疾病证据的咳嗽。通过对慢性咳嗽患者的临床观察，已经阐明了反流与呼吸道疾病的关联。据估计，在慢性咳嗽中，反流、食管运动障碍和误吸的发生率从0到几乎100%。和酸反流相比，非酸反流作为一个潜在的病因需要引起进一步重视。但非酸反流的诊断主要依赖调查问卷和临床病史，现有辅助检查技术有限。此外，慢性咳嗽患者的食管运动障碍发病率也较高，食管-喉-咽反流在慢性咳嗽中可能比胃食管反流占比更高。因此，最新的慢性咳嗽指南强调了反流性咳嗽的治疗，重点是用促胃肠动力药而不是抗酸药。

（2）胃食管反流病和哮喘：支气管哮喘（bronchial asthma）是由多种细胞（如嗜酸性粒细胞、肥大细胞、T淋巴细胞、中性粒细胞、气道上皮细胞等）和细胞组分参与的气道慢性炎症为特征的异质性疾病，这种慢性炎症与气道高反应性相关，通常出现广泛而多变的可逆性呼气气流受限，导致反复发作的喘息、气促、胸闷和（或）咳嗽等症状，强度随时间变化。多在夜间和（或）清晨发作、加剧，多数患者可自行缓解或经治疗缓解。

哮喘患者中反流病患病率的估计值从25%到80%。反流性疾病的存在与哮喘患者急性加重和住院之间存在显著关联。与健康对照组相比，哮喘患者的食管下括约肌压力的降低和肺功能的恶化相关。

在治疗上，大量研究关注了质子泵抑制剂是否可以改善哮喘，结果喜忧参半。一项多中心双盲RCT研究发现，在患有中度至重度持续性哮喘和胃食管反流的成人中给予24周兰索拉唑30mg、每天2次的治疗，可显著减少哮喘急性加重并改善生活质量，但并不能改善哮喘相关症状、肺功能或减少缓解性药物的使用。但在另一项纳入770例患者的研究中，每天2次40mg埃索美拉唑，持续应用16周，呼气峰流速相对安慰剂总体上没有显著改善。然而，进一步亚组分析表明，中重度哮喘和GORD患者每天1次或2次40mg埃索美拉唑可改善肺功能和哮喘相关生活质量，但临床意义有限。因此，有学者认为虽然控制不佳的哮喘患者中无症状反流非常普遍，但用质子泵抑制剂治疗并不能改善哮喘控制，无症状反流可能并不是控制不佳的哮喘的原因，或者质子泵抑制剂不能防止该人群中的非酸性反流。质子泵抑制剂用于哮喘治疗是否获益仍有争议。最近的研究发现，与安慰剂相比，兰索拉唑用于哮喘既没有改善症状，也没有改善肺功能，反而增加呼吸道感染。

对有严重的反流病和激素依赖性哮喘的儿童应用抗反流手术治疗，可改善91%的症状主观改善，减少口服激素和吸入剂使用，并在术后即刻显示肺功能改善。因此，尽管胃食管反流病在哮喘中的最佳治疗方法仍缺乏临床证据，但可以在经过详细评估后在激素难治性哮喘患者亚群中考虑手术治疗。

（3）胃食管反流病与慢性阻塞性肺疾病：慢性阻塞性肺疾病是一种常见的、可防可治的疾病。特征是持续存在的呼吸症状（咳嗽、咳痰和呼吸困难）和气流受限，源于有害颗粒或气体导致的气道和（或）肺泡的异常。胃食管反流病是慢性阻塞性肺病的一种共病。据报道，慢阻肺患者中使用症状和问卷调查诊断的胃食管反流病的患病率为17%～54%，使用食管pH测试诊断的患病率为19%～78%。大量研究报道反流性疾病和慢性阻塞性肺疾病严重程度的相关性，包括急性加重、住院率增加及生活质量下降。胃食管反流病对肺功能下降的影响尚不清楚。有研究表明，相对于第一秒用力呼气量>50%的慢性阻塞性肺疾病患者，<50%的患者中更常出现胃食管反流的典型症状。也有研究显示典型胃食管反流症状与慢性阻塞性肺疾病患者的吸气能力降低有关。

与哮喘不同，对慢性阻塞性肺疾病背景下胃食管反流疾病的治疗研究很少。日本的一项随机对照试验发现，质子泵抑制剂治疗可显著降低无症状反流的慢性阻塞性肺疾病患者每年的急性加重次数。这些结果可能与兰索拉唑降低细胞间黏附分子 -1 的作用而减少鼻病毒感染有关，而不是其对反流的影响。土耳其的一项小型观察性研究显示，咽部反流症状阳性的慢性阻塞性肺病患者接受质子泵抑制剂治疗 2 个月后，慢性阻塞性肺病、咽部反流症状及检查结果均有改善。也有研究发现，抗反流手术可改善接受肺移植手术的慢性阻塞性肺疾病患者移植前和移植后的肺功能。

（4）胃食管反流病和支气管扩张：支气管扩张指的是支气管感染和阻塞后，反复发生支气管炎症致支气管壁结构破坏，引起支气管异常和持久性扩张，特征是慢性咳嗽、咳大量脓痰和（或）反复咯血。

根据症状和问卷调查确诊的胃食管反流在支气管扩张中的患病率为 34%～74%，而根据食管 pH 监测的患病率 11%～75%，同时在 42%～73% 的支气管扩张患者中存在无症状反流。三项大型前瞻性观察队列研究表明，典型的胃食管反流与支气管扩张患者症状恶化、急性加重、住院率、细菌定植率、肺功能降低和生活质量下降相关，同时增加了病死率，而且支气管扩张患者食管裂孔疝的发病率也有所增加。也有研究报道，典型胃食管反流症状与支气管扩张及非结核分枝杆菌感染相关。目前尚未在支气管扩张患者中发现反流和肺功能降低或其他疾病指标的关联。

很少有研究评估支气管扩张患者中反流病的治疗策略。27 例接受长期质子泵抑制剂治疗的患者与 230 例未接受药物治疗患者的回顾性比较显示，肺功能无明显改善。但对 7 例胃食管反流相关支气管扩张患者的回顾性研究发现，抗反流手术治疗可显著减少支气管扩张的急性加重，并改善呼吸和反流症状。因此，迫切需要对该患者群体进行反流疾病的常规问卷调查和抗反流治疗的随机对照试验。

（5）胃食管反流病与特发性肺间质纤维化：特发性肺纤维化是一种慢性、进行性、纤维化性间质性肺炎，隐匿起病，临床表现为进行性呼吸困难。一项早期研究发现特发性肺间质纤维化和反流病之间的联系，与正常受试者相比，特发性肺间质纤维化患者的反流病显著增加，患病率为 0～94%，但临床表现隐匿。特发性肺间质纤维化患者可出现呼吸功能的突然恶化，并导致死亡，误吸被认为是诱因之一。最近一项研究发现，特发性肺间质纤维化患者肺部疾病的严重程度与食管阻抗增强相关。部分特发性肺间质纤维化患者疾病严重程度和胸部影像学表现的不匹配可能和误吸相关。这些患者呼吸症状的急性加重和反流症状的加重密切相关。

目前尚缺乏对特发性肺间质纤维化进行抗反流治疗的依据。有研究发现，对特发性肺间质纤维化患者进行抗反流治疗（质子泵抑制剂和手术治疗）可延长生存，并改善影像学表现，但仍需更多的临床证据。

由于多数特发性肺间质纤维化患者年龄较大且患有多种共病，因此手术治疗（肺部手术和抗反流手术）风险较高，需要详细评估。尽管有文献支持，抗反流手术可能仅适用于少数特发性肺间质纤维化患者并需要更多的临床研究。

（6）胃食管反流病与肺移植：肺移植一般适用于终末性良性肺疾病功能严重受损、内科药物和一般外科手术治疗无效、日常活动严重受限、预期寿命只有 1～2 年同时没有其他重要脏器功能衰竭的患者。反流病已被确定为终末期肺移植后出现闭塞性细支气管炎的主要危险因素和移植失败的最常见原因。移植前食管近端和远端总反流事件的增加也与肺移植后早期同种异体移植物损伤出现相关。迷走神经损伤在漫长复杂的手术过程中也很常见。钙调神经磷酸酶抑制剂预防排斥反应也能显著抑制食管和胃的蠕动。多达 75% 的移植后患者在肺移植后出现食管阻抗或生物标志物升高的反流疾病。近期有研究发现，食管运动障碍和回流内容物的清除受损也是肺同种异体移植物功能障碍发展的重要危险因素。

对 188 例肺移植后患者持续行质子泵抑制剂治疗的回顾性研究表明，质子泵抑制剂治疗对排斥反应具有保护作用，是独立临床预测因素。抗反流手术也与肺移植后生存率增加和肺功能改善有关。移植后 3 个月内或 1 个月内的胃底折叠术可显著降低闭塞性细支气管炎的发生率。同时也有研究发现，肺移植后给予阿奇霉素治疗可改善闭塞性细支气管炎患者的肺功能，但这源于抗炎作用还是对上消化道的促动力作用，目前尚不清楚。

总之，胃食管反流病被怀疑在许多慢性呼吸疾病中具有不良作用，但诊断非常具有挑战性，一些患者可能完全没有反流疾病症状，同时缺乏随机对照临床试验指导治疗。因此，如果怀疑有反流病，应尝试改变生活方式，尤其是减肥、避免深夜用餐或食物，以及抬高床头。对于患有反流性疾病和（或）疑似反流性疾病加重的肺部疾病患者，可开始每天两次质子泵抑制剂治疗试验，持续 8 周。如果反应良好，继续给予质子泵抑制剂并减少到最小有益剂量。如果反应不佳，检查依从性（饭前 30～60 分钟服用质子泵抑制剂）。到目前为止，没有证据支持添加促动力药物（多潘立酮、美酞普兰或大环内酯类）。但应注意到，阿奇霉素是多种气道疾病的众多随机对照试验中的万能药，可成功降低急性加重频率，并已单独显示为消化道动力药，因此有理由假设阿奇霉素的一些益处可能与其促进作用有关。对于经证实存在反流的患者，尽管有明显的食管和食管外疾病的质子泵抑制剂，仍应考虑抗反流手术，但目前没有关于其在反流病相关呼吸疾病中的随机对照临床试验。

二、肺部疾病对食管的影响

（一）慢性肺部疾病对胃食管反流的影响

人们往往认为呼吸道是有害反流的被动接受者，但很可能慢性呼吸道疾病会通过多种机制恶化或引发反流疾病，从而形成潜在的恶性损害循环。患有阻塞性肺疾病（如哮喘、慢性阻塞性肺疾病、囊性纤维化和支气管扩张）的患者的胸腔随着膈肌的下降而过度膨胀，从而降低了食管下括约肌的静息压力并易于回流。重度慢性阻塞性肺疾病患者早期饱腹感出现，进食后食管下括约肌上可能会有更大的压力梯度。同时随着气流阻塞越来越严重，必须产生更大的胸腔内负压才能吸气，这也可能会导致胃内容物虹吸到食管中。也有报道指出，阻塞性睡眠呼吸暂停低通气综合征患者呼吸过程中其胸腔和食管中负压明显上升，因而非常容易引发夜间胃食管反流。目前慢性呼吸系统疾病并发胃食管反流，一般以治疗原发病为主，尚缺乏呼吸系统疾病引起胃食管反流的临床研究。

（二）肺癌对食管结构功能的影响

肺癌对食管的影响可分为外侵症状和治疗相关并发症两大类。外侵症状与肿瘤的大小和位置密切相关，如肺癌纵隔淋巴结转移压迫食管引起吞咽困难；侵袭食管引起气管食管瘘等。同时肺癌的药物治疗和放疗可导致食管炎、食管穿孔、食管气管瘘等食管并发症。胸部 CT 和支气管镜检查可明确肿瘤的大小、位置。治疗上以治疗原发病为主，如出现进食困难，在给予营养支持的同时，必要时可给予局部放疗、食管支架置入术等局部治疗。

1. 气管食管瘘　参见本节"一、食管疾病对呼吸系统疾病的影响"。

2. 放射性食管炎　如肺癌放疗野与食管邻近，放疗 2～3 周时，患者可出现放射性食管炎，主要表现为吞咽疼痛、进食梗阻感加重、胸骨后烧灼感或不适，严重者可出现脱水、营养不良、电解质紊乱或体重下降，少数极重者可能出现食管出血、穿孔或其他危及生命的症状，尤其是高龄、颈段或胸上段病变、接受同期化疗或加速超分割放疗者出现更早、更重。治疗原则为消炎、镇痛、修复受损的食管黏膜及营养支持治疗。如果不影响进食，可暂观察，进温热、无刺激的半流食，多饮水；中重度疼痛影响进食者，可给予静脉补液、抗炎、激素、抑酸、口服消化道黏膜保护剂如硫糖铝等处理，口服稀释后的利多卡因可达到黏膜表面麻醉效应，能减轻局部疼痛，但要注意有过敏反应者。必要时需暂停放疗。

3. 呼吸系统肿瘤治疗药物引起的食管不良反应　消化系统不良反应是抗肿瘤药物，包括化疗药物、免疫治疗药物及镇痛药物等的常见不良反应，但尚缺乏对于食管疾病的专门临床研究。治疗上以对症治疗为主，针对不同药物有不同的治疗策略。如对于化疗药物，以预防为主，可给予 5-羟色胺受体拮抗剂联合地塞米松等方案；由免疫检查点抑制剂引起的不良反应，则以糖皮质激素治疗为主。

（姜文瑞）

第五节　食管疾病与循环系统疾病的关系

食管位于脊柱的前方，依食管的行程可将其分为颈部、胸部和腹部三段，其中食管胸段与心脏及大血管位置关系密切。食管在主动脉弓平面形成第二个生理性狭窄，距中切牙约22.5cm，此处以上，左侧毗邻左颈总动脉和左锁骨下动脉，右侧靠近右颈总动脉，在气管分叉处至约第5胸椎之间走行在胸主动脉右侧，然后从前面跨过胸主动脉，走行于胸主动脉与心包之间，在第10胸椎的位置从胸主动脉左前方穿入食管裂孔。正由于胸段食管与心脏大血管位置联系的紧密性，当一方出现结构改变或受到外伤刺激，也容易导致另一方结构或功能受损。

食管的外膜由疏松结缔组织构成，富有血管、淋巴管及神经。食管胸段由支气管动脉和胸主动脉食管支供血，发自主动脉前面，斜行下降至食管，在食管上形成血管网，向上与甲状腺下动脉的食管支吻合。食管的血液回流至黏膜下丰富的血管丛，然后流入静脉丛，最终汇入食管静脉。来自胸部食管的血液主要回流至奇静脉，小部分回流至半奇静脉和肋间静脉，也有一些回流至支气管静脉。食管外膜分布的丰富血管网多直接起自胸主动脉，当主动脉压力、血流量、血液含氧量发生变化时，食管的血供及功能也会受到影响。

一、食管受压

食管与主动脉主干及分支位置关系紧密，其后方为硬性结构脊柱，因此当主动脉发育畸形、瘤样扩张或移位时，会压迫邻近食管段，主要临床表现为吞咽困难。食管长期受压，食物长期摩擦食管可引发炎症，甚至引起食管黏膜不同程度增生、癌变。2013年中国人民解放军第一八〇医院胸外科报道了1例迷走右锁骨下动脉食管受压处发生食管高分化鳞状细胞癌的病例。

（一）动脉发育畸形

先天性血管环为主动脉弓及其胸腔主要分支在起源、位置和路径上先天发育异常，完全或部分性环绕及压迫气管、食管。肺动脉吊带是左肺动脉先天性异常起源于右肺动脉，于气管分叉右上方行走于心包外，通常经过气管分叉与食管之间进入左肺门，围绕气管，形似"吊带"，因此得名。

完全性血管环包括双主动脉弓和主动脉弓伴左侧动脉导管（韧带）。双主动脉弓是先天性血管环最常见病变，升主动脉分出两个主动脉弓，即左前弓和右后弓，分别于气管和食管前方和后方走行向左下，可汇成降主动脉或可不交汇而形成双降主动脉。无论汇合与否，双主动脉弓均环抱气管和食管，气管和食管往往受压严重，导致严重的呼吸和吞咽困难。1739年，Wolman首次描述了双主动脉弓造成食管受压的病例。右位主动脉弓、左位动脉导管或动脉韧带与分叉肺动脉同样可以形成血管环压迫食管和气管。

不完全性血管环包括无名动脉压迫综合征、迷走右锁骨下动脉和肺动脉吊带。其中迷走右锁骨下动脉异常起源于降主动脉上部和左锁骨下动脉远侧，向右行走于食管后，部分患者可出现食管受压症状。

（二）主动脉瘤

各种原因造成主动脉壁局部或弥漫扩张，被称为主动脉瘤。无论何种原因导致的、何种病理类型的主动脉瘤，在扩张的过程中都会对邻近的血管、神经及管腔结构造成压迫，从而导致一系列对应的症状。尤其主动脉弓降部瘤对食管压迫效应最为明显，会出现吞咽困难的症状。

二、食管-主动脉瘘

食管-主动脉瘘指各种原因导致的食管与主动脉之间的异常交通。先天性的食管-主动脉瘘较为少见，后天性主要见于食管和主动脉中一方受损而累及另一方，导致异常交通。食管-主动脉瘘存在一组特异性的临床表现，首先发生胸痛或吞咽困难，随即出现先兆性动脉出血，一段时间后可以出现致命性大出血。Chiari首先描述了食管-主动脉瘘的这三个症状，因此命名为Chiari三联征。因主动脉壁接触消化液及遭受炎性损伤，通常主动脉瘘口应清创后行补片修补，单纯修补失败率较高，如果瘘口较大，需行人工血管置换术。食管穿孔较小且周围食管组织无严重坏死，可清创行单纯修补，再用周围带蒂胸膜或心包包裹覆盖，如坏死严重，估计清创后食管破损较大时，须行食管切除。食管主动脉瘘的病因可能有以下几方面因素。

（一）主动脉夹层动脉瘤

主动脉夹层是指主动脉壁内产生内膜撕裂，腔内血液经过撕裂口进入主动脉壁中层，血流在压力驱动下不断撕裂中层，血液直接与主动脉壁中层相接触，会触发一系列非特异性炎症反应，这会导致血管损伤并削弱主动脉壁，逐渐侵蚀毗邻的食管。食管-主动脉瘘常见于慢性胸降主动脉夹层患者，胸痛可能是由于主动脉壁的扩张、腐蚀或局部切割。

主动脉疾病治疗术后仍然有发生食管-主动脉瘘的隐患，是目前食管-主动脉瘘最常见的病因。主动脉夹层腔内支架隔绝术被应用于胸主动脉夹层的治疗，通过支架将假腔隔绝以阻断其血流，引导血流进入真腔，起到很好的治疗效果。但是若术中操作不当或在支架张力作用下，有可能损伤主动脉壁形成新破口，食管壁与硬性支架撑起的主动脉长时间接触摩擦，食管无浆膜覆盖，肌纤维呈纵向排列且较脆弱，食管和主动脉的外膜均易受损，另外先前夹层导致的纵隔炎症等累及邻近食管壁而导致管壁糜烂、腐蚀性穿孔，最终发生食管瘘。

当主动脉夹层或夹层术后患者有胸痛、吞咽困难或呕血等症状时应尤其注意，及时行食管造影、主动脉CTA等影像学手段进行诊断，明确是否有食管-主动脉瘘的存在，以便及时行手术或血管内干预。

（二）胸部癌症病变

胸腔内恶性肿瘤疾病包括胸腺癌、气管支气管癌、食管癌、淋巴瘤、胸骨癌等都存在局部扩散的潜能，癌细胞浸润邻近组织器官并破坏组织结构，当胸主动脉壁受到侵犯时，长期的组织损伤导致主动脉壁与邻近同样受到破坏的空腔器官之间形成异常通道，食管癌侵犯胸主动脉是影响手术切除率的重要原因，通常多选择姑息手术或放弃手术，此类患者预后较差。

食管-主动脉瘘也是食管癌术后合并的并发症之一，最常见的原因是吻合口瘘，我国文献报道发生率为0.14%~0.58%。吻合口瘘发生后，消化液或术后炎性分泌液可以腐蚀胸主动脉壁及结扎动脉的残端，使外膜中的小血管发生炎症浸润，导致主动脉中膜缺血缺氧，进一步破坏中膜内弹性纤维，引起血管壁的局灶性坏死而穿孔。

（三）异物摄入

异物摄入也是食管-主动脉瘘的常见病因之一，异物多为较细长、尖锐的硬性物质，常见的有家禽、鱼类的骨骼。当异物卡在食管狭窄部位时，异物尖锐端伴随着食管的蠕动与食管壁不断地摩擦，对食管壁造成机械性损伤直至穿透食管壁，异物的机械性损伤、消化液刺激食管壁损伤过程中产生大量炎症因子，又进一步侵蚀损伤邻近的主动脉壁，穿透后形成食管-主动脉瘘。此类型无性别、年龄差异，只要有食管异物史，且合并发热、吞咽困难、胸背痛和呕吐鲜红色血液等病史，则应高度怀疑食管-主动脉瘘，应尽早开胸探查，此类型多位于食管第2个狭窄处。

（四）其他因素

严重的食管腐蚀性炎性损伤也会导致食管壁穿孔，如结核性食管炎、腐蚀性食管炎、重度胃食管反流症等，都可能形成食管溃疡，进一步穿透食管壁并腐蚀邻近主动脉壁，最终形成食管-主动脉瘘。

此外，外伤如刀刺伤、枪伤等胸部穿透性伤口也有可能贯通食管与主动脉，形成食管-主动脉瘘，但此种类型不常见。

虽然食管-主动脉瘘是一种罕见的疾病，但它需要紧急治疗。在大多数情况下，它涉及主动脉壁修复手术，经典的治疗方法是在体外循环下进行，然后进行食管重建。然而，胸腔、纵隔炎症在许多病例中也很常见，而且由于手术野的污染，在体外循环下进行手术的死亡率非常高。

三、食管血供不良导致功能障碍

人体器官和组织的结构完整、损伤修复及正常功能与其血供的状态密切相关。食管的主要功能是通过肌肉收缩蠕动将食物送入胃。食管的外膜密布血管以供应肌肉收缩功能，当食管血液循环障碍时，食管功能也受到影响，可能出现吞咽困难、食管反流等症状。首先，心力衰竭、低血压、发绀性心脏病等循环系统疾病均导致食管血供不足，可引起食管功能障碍并出现相应症状；其次，食管静脉曲张、上腔静脉综合征、右心衰竭等疾病可导致食管静脉血液回流障碍，同样可以引起食管功能障碍；还有一些血液系统疾病导致动脉血氧含量不足均可导致食管功能障碍。但是在上述疾病中，全身其他重要脏器均会表现出功能障碍，症状较食管更明显且严重，治疗以处理原发病为首要原则。

四、需仔细鉴别的疾病

由于位置相近，当感觉胸腔内部疼痛、不适时，食管和主动脉疾病不易从症状直接判断。且吞咽困难发生时，食管自身病变与食管受压也难以直接鉴别。因此，主动脉疾病与食管疾病常有误诊情况发生，需要高度警惕，及时行特殊检查以明确病情及诊断，避免贻误治疗时机。

吞咽困难或进食不畅为临床常见症状，食管肿瘤是最常见的原因。但是由于主动脉硬化、主动脉瘤或动脉畸形均能够导致食管受到外在压迫而同样引起吞咽困难，因此需行特殊检查以明确诊断，实施胸部X线、上消化道造影等检查明确主动脉与食管位置关系，以及食管狭窄是内部占位还是外部受压。实施食管镜检查以明确食管内部有无病变。

胸骨后疼痛常见于多种心血管系统疾病，如冠心病、主动脉夹层、心脏结构性疾病等。但是食管炎性疾病同样能够导致胸骨后疼痛，严重时也会产生剧烈疼痛。更应引起重视的是，有的食管疾病与心血管疾病的影像学检查结果也很相似，容易混淆，广东省人民医院报道了1例胸骨后疼痛合并呕血的患者，入院CT检查示降主动脉前缘形态不规则的软组织密度影，高度怀疑主动脉夹层动脉瘤。内镜结果提示食管内可见巨大纵行血肿，最终明确诊断剥脱性食管炎。遇到此类患者应明确病史，及时行主动脉CT增强扫描以明确有无主动脉病变，而剥脱性食管炎则可以通过食管镜及消化道造影以明确诊断。

（易 蔚 张 冰）

第六节 食管疾病与神经系统疾病的关系

一、食管的神经支配

食管神经支配由中枢神经系统、周围神经系统及食管神经系统三部分组成，三者共同调控食管功能。各种原因导致的食管神经系统异常可影响食管横纹肌的调节，进而引起食管运动失调，导致吞咽困难等相关症状。食管的神经网络分布于黏膜下层和环肌纵肌之间，食管的活动有赖于食管神经系统的调节，具有显著的自律性、节律性、稳定性、可调节性。食管神经系统通过迷走神经和胸腔神经节中的肾上腺能神经节接收来自中枢神经系统的指令，并向中枢系统传导信息。即使在与中枢神经系统分离的情况下，食管神经系统也能产生平滑肌部分的次级蠕动。一氧化氮、血管活性肠多肽、垂体腺苷酸环化酶激活多肽、降钙素基因相关肽、一氧化氮等多种神经递质共同参与了食管功能的调节，包括食管的紧张度、蠕动等，其中一氧化氮在协调整个食管的蠕动中起到重要作用。食管全程的神经支配并不完全一致，不同节段的神经支配各有其特点。

食管体部上段横纹肌由"经典"的骨骼肌纤维组成，食管横纹肌受迷走神经和食管神经的协同支配，迷走神经通过疑核神经元输出兴奋胆碱能神经元，激活位于横纹肌纤维运动终板的烟碱受体，引起肌肉有序收缩。食管神经可表达神经元型一氧化氮合酶、血管活性肠多肽、降钙素基因相关肽、神经肽Y及促生长激素神经肽等，调整神经肌肉的信息传递。同时胆碱能也作用于食管神经元，作为对背部运动神经核输出的补充。

食管体部下段平滑肌的周围神经支配为自主性的，迷走神经胸前分支节前纤维末梢在食管周围形成神经丛并进入食管壁，与食管肌间丛神经元形成突触联合后，再发出节后纤维支配平滑肌。支配食管的交感神经多源于胸髓 T_5、T_6 中侧柱细胞体，末梢终止于食管肌间丛。交感神经或迷走神经兴奋及其递质去甲肾上腺素或乙酰胆碱都会引起食管黏膜肌层的收缩。

食管下括约肌位于胃食管结合处。解剖学上，食管下括约肌毗邻胃小弯处为半环肌纤维而毗邻胃大弯处为纵向肌纤维，该纤维分布特征决定了神经支配及神经递质的分布不对称，并由此产生了不对称性压力分布。食管下括约肌紧张度主要源于平滑肌特性，其通过L型钙离子通道完成。而食管下括约肌张力可以被食管运动神经元、交感神经和副交感神经及神经递质调控。食管下括约肌的兴奋主要是由乙酰胆碱介导的，其对活体、离体的食管下括约肌都具有兴奋作用，并且这种兴奋可以被阿托品所阻断。神经肽Y和P物质同样参与了食管下括约肌的兴奋。食管下括约肌的松弛是由多种神经递质相互影响而产生的，在食管末端的食管肌层神经元中共存着一氧化氮合酶、血管活性肠多肽、降钙素基因相关肽等，这也支持了多种神经递质共同支配食管下括约肌这一机制。

二、脑损伤后吞咽障碍

吞咽功能是人类赖以生存的基本生理功能，也是最复杂的躯体反射之一，需要由多种神经控制的一系列肌肉顺序活动来完成。吞咽障碍是指各种原因导致的食物不能由口腔顺利进入胃的过程，主要表现为饮水或进食呛咳、吞咽困难等，是脑卒中后的常见并发症之一。

（一）脑损伤后吞咽障碍的机制

维持吞咽功能的神经肌肉支配机制异常复杂，包括大脑皮质的吞咽相关皮质及其发出的皮质下行纤维，相关信号下行至延髓的吞咽中枢，再由延髓的吞咽中枢发出神经纤维支配相关肌群进行序贯性运动，从而维持吞咽的正常运行，上述相关通路的损伤均可导致吞咽障碍。

1. 吞咽相关皮质主要位于双侧大脑半球的中央前回下部，是吞咽过程中最重要的参与者，具有启动吞咽过程的作用。此外，运动前区、额下回、扣带回、后顶叶、次级躯体感觉皮质、岛叶等均参与了吞咽过程。参与吞咽的后组脑神经核团接受双侧吞咽相关皮质支配，故单侧吞咽相关皮质损伤对吞咽功能影响较小。双侧吞咽相关皮质损伤可出现吞咽过程延迟或无法启动。但部分单侧吞咽相关皮质损伤患者亦出现不同程度吞咽障碍，可能与吞咽相关皮质功能双侧不对称性有关，优势侧损伤时，仅靠非优势侧皮质无法维持吞咽过程，故而出现吞咽障碍。

2. 皮质下结构是吞咽相关感觉、运动信息的传导通路，包括放射冠、侧脑室旁白质、基底节区（尾状核、壳核、苍白球、内囊）和丘脑。当皮质下结构受损时，尤其是双侧受损，破坏了皮质与脑干之间的吞咽信息传导通路，影响吞咽功能。

3. 延髓吞咽中枢，能够启动或组织吞咽序贯性运动，包括孤束核-背侧吞咽组和延髓腹外侧-腹侧吞咽组。孤束核-背侧吞咽组接收相关传入信息、综合处理后，产生一系列按照特定时间顺序排列的兴奋冲动，并将其传递到延髓腹外侧-腹侧吞咽组，然后再到疑核吞咽运动神经元和脑桥吞咽神经元，最终激活双侧三叉神经、面神经、舌咽神经、迷走神经、舌下神经和颈段脊神经等，产生吞咽肌的顺序活动。当病变累及延髓时，如典型的延髓背外侧综合征，导致延髓吞咽中枢受损，孤束核-背侧吞咽组无法综合处理传入的信息，影响吞咽模式的起始。延髓腹外侧-腹侧吞咽组不能将吞咽驱动分布到吞咽相关的各运动神经，从而影响上述吞咽相关脑神经运动驱动，出现吞咽困难。

4.锥体外系在调节肌张力和肌肉协调运动方面起了重要作用，使机体能够精细地随意运动。锥体外系主要包括纹状体、背侧丘脑、底丘脑、中脑顶盖、红核、黑质、脑桥核、前庭核、小脑和脑干网状结构等。当锥体外系受损时，吞咽相关肌肉的张力受到影响，相关肌肉运动不协调，出现共济失调性吞咽障碍。

（二）脑损伤后吞咽障碍的临床表现

常见的临床表现有口水或食物从口中流出、长时间将食物停留在口腔内不吞咽、食物或水从鼻腔流出（鼻腔反流）、食物粘在口腔或喉部、进食或喝水时出现呛咳，进食习惯改变、不能进食某些食物、需要额外液体将食物湿化或帮助吞咽，声音嘶哑、频繁清理口腔，咀嚼困难或疼痛、反复发作的肺炎、不明原因的发热、体重下降。

（三）脑损伤后吞咽障碍的治疗

脑损伤后吞咽障碍的治疗包括两大方面，一方面是营养支持，另一方面是促进吞咽功能恢复。营养支持方面，应根据患者营养的主客观评估指标及功能状况选择经口进食或经胃管进食，必要时可辅以肠外营养。经口进食时应注意预防误吸。留置鼻胃管超过4周，可考虑行胃造瘘置管术。促进吞咽功能恢复方面，主要是通过改善生理功能来提高吞咽能力及安全性。其方法包括口腔感觉训练、口腔运动训练、气道保护方法、低频电刺激、表面肌电生物反馈训练、球囊扩张术、针刺治疗、通气吞咽说话瓣膜的应用等。

（闫志强）

第七节　食管疾病与血液系统疾病的关系

血液系统疾病在食管受累中罕见，文献中仅有个案报道，包括血液系统恶性肿瘤的食管受累及化疗药物的食管损伤。

消化道淋巴瘤占结外淋巴瘤的5%～20%，只占消化道恶性肿瘤的1%～4%，原发性食管淋巴瘤占消化道淋巴瘤的1%，英文文献报道的病例不超过30例，最早报道的原发性食管非霍奇金淋巴瘤是在1979年，至今关于原发性食管非霍奇金淋巴瘤只有少量病例报道。原发性食管淋巴瘤的影像学特点表现为溃疡、狭窄、息肉样肿块、瘤样扩张和恶性食管气管瘘（TEF）等，是非特异性的。TEF是食管淋巴瘤的严重并发症，可致严重呼吸道感染甚至死亡。消化道弥漫性大B细胞淋巴瘤的临床无特异性表现，位于食管部位的淋巴瘤主要以哽噎症状为主，易与食管鳞癌相混淆。消化道淋巴瘤的诊断主要依靠其症状、体征及辅助检查，症状通常为胃肠道一般症状，如腹痛、消化不良、恶心呕吐、食欲缺乏、梗阻、出血及体重减轻等；体征主要有贫血、腹部包块等，但常出现在病情较晚期且没有特异性。辅助检查如腹部X线片、CT及消化道内镜检查等往往无明显特异性表现，极易造成术前误诊、漏诊。病理活检及免疫组化是术前确诊的常见方法，也是最主要的方法。内镜超声由于能够准确地描述病变的结构异常和浸润深度，因此在淋巴瘤的评估和术前分期中获得了临床应用。内镜超声的外观没有病征，表现为低回声或无回声改变。原发胃肠道淋巴瘤是一类病理类型复杂的疾病，主要是MALT和DLBCL，前者早期以抗幽门螺杆菌治疗和局部放疗为主，后者则以全身化疗为主，手术在两者的治疗中地位已经下降，不常作为首选。

化疗目前仍是血液系统恶性肿瘤治疗的基石，包括烷化剂、抗代谢类药物、抗癌抗生素类、植物提取物等，对处于增殖周期的S期末及G_2期的癌细胞有较强的杀伤作用，广泛用于白血病、淋巴瘤和骨髓瘤等的治疗。化疗所致胃肠道不良反应包括恶心、呕吐、黏膜炎、腹痛、腹泻、便秘、味觉改变、吞咽困难、口腔炎等。临床药物试验证实黏膜炎是剂量限制毒性，可能与药物在体内的最高剂量水平有关，而不是药物的总剂量。有报道称顺铂联合依托泊苷化疗致急性胃十二指肠黏膜损伤，内镜下主要表现为胃或十二指肠多发糜烂，呕吐发作次数和上消化道症状的严重程度在正常和黏膜损伤的患者之间无差异；但引发黏膜损伤的机制尚不明确，可能与抗肿瘤药物损伤具有高细胞周转率器官的正常细胞相关。对于化疗所致黏膜炎的治疗仍以保护黏膜等对症支持治疗为主，促进机体修复。

（唐海龙）

第八节 食管疾病与自身免疫系统疾病的关系

自身免疫性疾病可累及多个器官，累及食管主要表现为食管动力障碍，临床上常表现为反流症状或吞咽困难，也有部分患者虽累及食管但无临床表现。

各种自身免疫性疾病，如系统性硬化、混合性结缔组织病、系统性红斑狼疮、原发性干燥综合征、白塞病、特发性炎性肌病、脊柱关节炎等导致食管功能障碍的特点有所相似，治疗方面除采取对症治疗外，还应针对原发病采取积极治疗。

一、系统性硬化与食管受累

系统性硬化（systemic sclerosis，SSc）是一种以皮肤增厚、变硬为主要特征的结缔组织病，可伴有心、肺、肾及胃肠道等重要脏器受累。与其他结缔组织病相似，SSc病因不明，呈慢性病程，临床表现多样，多数发病年龄在30~50岁，以女性多见。SSc的特征是皮肤和脏器的间质及血管进行性纤维化，小血管功能及结构的异常。超过90%的SSc患者可有抗核抗体（ANA）阳性，高达70%的患者中可同时存在至少一种特异性的自身抗体，如抗着丝点蛋白B抗体、抗SCL-70抗体。多数患者可出现较为特征的病理生理改变和临床表现，从而有助于与其他结缔组织病进行鉴别诊断。

SSc的确切病因还不完全清楚，遗传和环境因素均被认为有助于SSc的发展。该疾病与家族聚集性有关，有研究表明SSc患者的家族成员中存在多种其他自身免疫性疾病的聚集倾向。SSc的特征是血管损伤及组织纤维化。血管损伤可由多种因素触发，如病毒、环境暴露、自身抗体和细胞因子等，从而导致内皮细胞活化、黏附分子过度表达，进而导致血小板活化及血栓和纤维蛋白溶解级联反应。免疫稳态失衡和炎症在SSc发病中起着至关重要的作用，固有免疫和体液免疫系统均存在失衡。活化的巨噬细胞、单核细胞和树突状细胞通过激活T、B淋巴细胞并产生促炎和促纤维化细胞因子，进一步促进血管损伤和组织纤维化。

消化道受累是SSc患者除皮肤增厚变硬和雷诺现象外的另一主要表现，从口腔到直肠的任一消化道节段均可出现明显的病理改变。食管受累最常见，可出现固有层、黏膜下层和肌层的纤维化及特征性血管病变。约70%的SSc患者出现食管运动障碍，食管下括约肌低张力加剧了反流症状，可出现吞咽困难和胃灼热。几乎所有的SSc患者均存在胃食管反流，早期临床症状较轻，患者可能仅感到胸骨后不适，有时夜间也可出现；随着时间的延长，蠕动功能异常及括约肌功能障碍进一步加重，可逐渐出现慢性胃食管反流性疾病及其并发症，可并发食管炎、食管溃疡和狭窄。严重胃食管反流的SSc患者中，有1/3可发生Barrett食管，其特征是食管正常鳞状上皮化生为柱状上皮细胞。因此，当SSc患者有明显的吞咽困难时，需行消化内镜检查来证实有无相关结构改变。

通常，SSc患者首先出现食管神经系统受累，而后是肌肉萎缩，最终向纤维化进展。促动力药仅在最初阶段有效，大剂量质子泵抑制剂可有效治疗食管炎，甚至部分逆转食管纤维化，但不能延缓食管动力障碍的进展。对于胃食管反流患者，应避免使用非甾体抗炎药，建议进行生活方式及饮食调整，如抬高床头，避免进食辛辣刺激物，少食多餐等。严重的情况下，可以考虑将质子泵抑制剂与H_2受体阻滞剂联合使用。

目前针对SSc还没有明确的治疗方法或免疫调节剂可以改变疾病的自然进程，早期诊断是改善预后的关键，对受累脏器及疾病进展的临床识别和评估对治疗效果起决定作用。除防止器官的进一步损伤外，治疗目标应该是具有整体规划性的。每位患者及患者家属都应进行疾病教育和情感支持，鼓励他们改变生活方式，达到规律锻炼、健康饮食。环磷酰胺、吗替麦考酚酯、甲氨蝶呤、硫唑嘌呤和硫酸羟氯喹是治疗过程中最常用的免疫抑制剂。一般情况下SSc患者应避免使用糖皮质激素，大剂量糖皮质激素与硬皮病肾危象的发生具有相关性。只有在绝对需要的情况下，如合并肺间质病变等，才能在尽可能短的时间内以尽可能低的剂量使用糖皮质激素。

二、混合性结缔组织病与食管受累

混合性结缔组织病（mixed connective tissue disease，MCTD）是一种具有系统性红斑狼疮、系统性硬化、炎性肌病、类风湿关节炎的某些症状而不具有上述疾病的全部诊断条件，血清中有高滴度的斑点型抗核抗体（ANA）和抗u1RNP抗体，临床上有雷诺现象、双手肿胀、多关节炎、肌炎、食管运动功能障碍、间质性肺疾病、肺动脉高压等特征的综合征，由于出现的症状多种多样，且症状随时间变化，诊断具有挑战性。

MCTD的病因尚不清楚。到目前为止，还没有明确的危险因素。已经发现某些病毒和化学物质与这种疾病有关，环境因素导致的免疫激活在具有遗传倾向的人群中发挥了作用。

MCTD的初始症状通常是非特异性的，包括关节疼痛、肌痛和低热。吞咽困难和消化不良是MCTD患者常见的消化道症状。通过钡剂造影和食管测压，接近50%的MCTD患者可发现存在胃食管反流病。活检病理可见食管肌层严重萎缩，偶见肌纤维消失，代之以纤维化，免疫组化可见IgG和补体C3沉积。

治疗MCTD的常用药物以糖皮质激素、免疫抑制剂、钙通道阻滞剂、前列环素、抗凝剂等为主。伴有食管功能障碍的MCTD患者，轻者无须治疗，反流症状较重者可使用质子泵抑制剂或与促胃肠动力药联合使用。

MCTD患者预后情况与受累脏器、炎症程度及疾病进展速度相关。此外，MCTD患者在临床上可逐渐发展为其他的结缔组织病，如SSc、类风湿关节炎、干燥综合征及系统性红斑狼疮等。另外，患有其他结缔组织病或未分化结缔组织病的患者最终也可发展为MCTD。

三、系统性红斑狼疮与食管受累

系统性红斑狼疮（systemic lupus erythematosus，SLE）是一种因免疫调节紊乱而出现多种自身抗体导致多系统受累的自身免疫性疾病。临床表现多样，病情迁延难愈，可与其他结缔组织病重叠出现。SLE的基本病理变化是结缔组织黏液样水肿、纤维蛋白样变性和坏死性血管炎，可累及皮肤、肾脏、肠道、肌肉、心脏、肺脏等组织器官。血清中可检出多种自身抗体，特征性的有抗双链DNA抗体、抗Sm抗体、抗核糖体P蛋白抗体、抗核小体抗体、抗可溶性增殖细胞核抗原抗体、抗磷脂抗体等。

SLE病因尚未明确，遗传、免疫、内分泌和环境等多种因素在SLE的发病机制中起作用。女性和性激素影响是SLE的一个重要危险因素，使用含雌激素的避孕药和绝经后激素替代疗法可引起部分SLE患者的疾病复发。雌激素和催乳素促进自身免疫，增加B细胞活化因子的产生，调节淋巴细胞和树突状细胞的活化。固有免疫系统和适应性免疫系统在SLE的发病中均发挥重要作用。组织病理学显示SLE患者体内可表现出多种异常免疫机制，包括免疫复合物形成、自身抗体形成和免疫介导的组织损伤。

SLE可能累及消化道的任何部分，临床表现为食管运动功能障碍（特别是食管的上1/3部分）、肠系膜血管炎、腹水、蛋白质丢失性肠病、胰腺炎等。文献报道超过1/4的SLE患者可出现消化道症状，其中不到5%的患者出现食管受累。后者最常见的症状是食管功能障碍，往往呈阵发性，可能与雷诺现象和抗核糖体P蛋白抗体相关。该障碍可由食管肌肉炎症反应、局部缺血或血管炎引起。SLE患者中出现吞咽困难的其他原因还包括胃食管反流所致的食管炎、食管狭窄、食管念珠菌病及食管溃疡等，可通过内镜加以鉴别。

SLE 的治疗目标是防止脏器损伤并实现疾病缓解。治疗的选择取决于脏器受累情况及严重程度，可从使用非甾体抗炎药、抗疟药等治疗到使用糖皮质激素、细胞毒性药物等。伴有食管功能障碍的患者，在治疗原发病的同时，可联合应用黏膜保护剂、质子泵抑制剂或促动力药物。

四、原发性干燥综合征与食管受累

原发性干燥综合征（primary Sjögren syndrome，pSS）是一种系统性自身免疫性疾病，主要累及泪腺、唾液腺等外分泌腺，通常表现为口眼干，50% 以上的 pSS 患者可出现关节、皮肤、肺脏、消化道、神经系统和肾脏等组织器官受累。血清中可出现多种自身抗体，特征性的有抗 SSA 抗体、抗 SSB 抗体等，病理可见淋巴细胞灶性浸润。pSS 多起病隐匿、进展缓慢，一般预后良好。

pSS 患者食管体部蠕动异常可呈现不同模式动力异常，如无效食管运动、"胡桃夹"食管运动、非特异性食管运动异常等。

目前尚无明确的药物可恢复已损坏的腺体，也无法改变 pSS 的疾病进程，所以目前的治疗目标在于缓解症状和避免并发症的发生。使用质子泵抑制剂及 H_2 受体阻滞剂等药物可减轻胃酸反流。伴有食管功能障碍的患者，在治疗原发病的同时，可联合应用促动力药物。

轻度 pSS 患者预后良好，中重度患者生活质量较差。口干和眼睛干涩还可引起情绪烦躁。此外，许多患者会发展为中 - 重度关节炎，导致行走困难。随着年龄的增长、外分泌腺功能的减退，症状也趋于恶化。另外，患有干燥综合征的女性在妊娠期间出现并发症的风险较高。从长远来看，pSS 患者有发展为淋巴瘤的风险。

五、白塞病与食管受累

白塞病（Behcet disease，BD）又称贝赫切特病，是一种慢性、全身性血管炎性疾病，临床上主要表现为反复发作的口腔溃疡、生殖器溃疡、眼炎及皮肤损害，也可累及血管、消化道、神经系统、关节、肺、肾、附睾等器官。本病在丝绸之路沿线的东亚、中东和地中海地区的发病率较高，又被称为"丝绸之路病"。好发年龄为 16～40 岁，大部分患者预后良好，中枢神经系统、大血管及眼部受累者预后不佳。

BD 的发病机制仍不清楚，与遗传、免疫、感染和炎症介质等多种因素相关。目前认为，遗传易感个体暴露于外部感染因子后以某种方式引发自身炎症反应。

BD 是一种自身炎症性血管炎，可累及各种大小动脉和静脉。与其他血管炎相反，BD 患者的血管病变缺乏坏死性血管炎或巨细胞形成。此外，BD 患者缺乏特异性自身抗体。细胞免疫在该病的发病机制中起着重要作用。该病的组织病理学特征是血管炎和血栓形成。皮肤黏膜活检病理显示病变处以中性粒细胞浸润为主，伴有内皮肿胀、红细胞外渗和白细胞碎屑血管炎，伴有血管壁纤维蛋白样坏死。

BD 患者可伴有消化道病变，这些病变与口腔溃疡类似，常见于回盲部、升结肠、横结肠或食管，严重者可导致消化道穿孔，从而引起腹痛、腹泻和黑便等相应症状。

常用的治疗药物根据受累部位不同而有所区别，系统性受累以糖皮质激素、免疫抑制剂为主。黏膜保护剂、质子泵抑制剂对合并消化性溃疡的 BD 患者作用有限，仍需以治疗原发病为主。为了防止复发，可以考虑选择柳氮磺吡啶、5- 氨基水杨酸、硫唑嘌呤、英夫利昔单抗和沙利度胺等。

白塞病无法治愈，超过 60% 的患者在最初几年疾病最活跃，而后进入缓解期。预后差和死亡率高与男性和发病年龄小相关。肾脏受累，尤其是淀粉样变性，预后很差。死亡的主要原因包括肺部或外周动脉瘤破裂及神经系统受累。

六、炎性肌病与食管受累

特发性炎性肌病（idiopathic inflammatory myopathy，IIM）包括多发性肌炎（PM）、皮肌炎（DM）、免疫介导性坏死性肌炎（IMNM）、抗合成酶抗体综合征（ASS）和包涵体肌炎（sIBM），是一组以骨骼肌炎性病变为主要表现的自身免疫病，肌外表现包括雷诺现象、吞咽困难、关节炎和间质性肺病等。IIM 病因尚未完全明确，同其他自身免疫性疾病一样，也存在遗传易感人群中由环境因素触发的免疫介导过程。

多发性肌炎和皮肌炎的组织病理学特征是单核细胞浸润及肌纤维的变性和再生。肌纤维束周围萎缩是皮肌炎的标志性特征。

IIM 的标志性临床特征是对称性近端肌无力，表现为坐位难以起身、爬楼梯或提重物困难。除肌肉无力之外，皮肌炎患者还经常出现特征性皮疹，如日光疹、Gottron 征、披肩征、枪套征和技工手等。皮肌炎在临床上有不同的表型，特异性的肌炎抗体与每个独特的表型相关。

IIM 患者咽喉和食管上括约肌受累可致鼻咽反流、误吸或吞咽困难；食管平滑肌受累可致食管收缩幅度减低、食管下括约肌压力下降、食管排空延迟和反流。

IIM 患者若存在吞咽困难，则提示预后不佳，治疗方法包括使用静脉注射免疫球蛋白、糖皮质激素、免疫抑制剂等，有效率不一。

七、脊柱关节炎与食管受累

脊柱关节炎（spondyloarthritis，SpA）是一组以脊柱、外周关节和肌腱附着点炎为特征的炎性疾病。主要临床特征：青年男性多见，表现为脊柱、骶髂关节及外周关节炎，其临床表现为脊柱疼痛伴晨僵、静息痛、夜间痛及翻身困难，活动后疼痛减轻，休息时不缓解，血清 HLA-B27 阳性。关节外主要表现：附着点炎、葡萄膜炎、银屑病和炎性肠病等。SpA 的患病率和 HLA-B27 基因阳性率之间存在典型的相关性。

附着点炎或肌腱/韧带插入骨骼部位的炎是 SpA 的一个关键病理发现，此发现使其区别于类风湿关节炎和其他炎性关节病。这些炎症过程导致骨的变化和病理性新骨形成，滑膜的组织学研究显示高度血管化和巨噬细胞，以及 $CD4^+$ 和 $CD8^+$ T 细胞的存在。有趣的是，在肠黏膜中也发现了一些相同的免疫细胞亚群。

目前 SpA 与食管动力障碍方面的研究较少，食管受累的特点尚无定论，有待进一步的研究观察。有研究显示 50% 以上的 SpA 患者食管 LES 压力明显降低，且 LES 不完全松弛率增加，干咽时食管中、远段收缩波峰值明显降低，这可能与食管中远段平滑肌萎缩有关。

SpA 的治疗目标是减轻症状，减少功能受限，减少与疾病相关的并发症。治疗的主要目标是保持脊柱和周围关节的力量与活动范围。治疗上以抗炎、镇痛为主，甲氨蝶呤和柳氮磺吡啶等传统 DMARDS 药物是外周关节的二线治疗药物，但对中轴型脊柱关节炎无效。在这种情况下，除传统 DMARDS 药物外，可联合使用生物制剂治疗，如英夫利昔单抗、依那西普、阿达木单抗、戈利木单抗、赛妥珠单抗等。另外，正规的物理治疗是有益的。

综上所述，许多自身免疫系统疾病均可有食管动力障碍的表现，但动力障碍的类型及程度与疾病本身特点有关，因而要强调针对原发病的治疗，同时给予对症处理。对于有食管动力障碍的自身免疫病患者所伴发的胃食管反流病，有研究主张即使没有相应症状，也应予以抗反流治疗，以免加重肺间质病变。但一般不主张采用抗反流手术进行治疗，避免造成术后狭窄。随着整合医学的蓬勃发展、评估技术的更新与应用普及，必将推动自身免疫性疾病相关食管受累的研究。

（郑朝晖　高　洁）

参考文献

陈谦明，2020. 口腔黏膜病学. 5 版. 北京：人民卫生出版社，54-55.
樊代明，2016. 整合医学：理论与实践. 北京：世界图书出版公司.
樊代明，2021. 整合医学：理论与实践 7. 北京：世界图书出版公司,.
樊代明，2021. 整合肿瘤学·基础卷. 北京：世界图书出版公司.
樊代明，2021. 整合肿瘤学·临床卷. 北京：科学出版社.
姜文奇，巴一，冯继锋，等，2019. 肿瘤药物治疗相关恶心呕吐防治中国专家共识 (2019 年版). 中国医学前沿杂志 (电子版)，11(11): 16-26.
中国吞咽障碍康复评估与治疗专家共识组，2017. 中国吞咽障碍评估与治疗专家共识 (2017 年版). 中华物理医学与康复杂志，39(12): 881-892.
中国医疗保健国际交流促进会胃食管反流多学科分会，2019. 中国胃食管反流病多学科诊疗共识. 中国医学前沿杂志 (电子版)，11(9): 30-56.

中国医师协会放射肿瘤治疗医师分会, 中华医学会放射肿瘤治疗学分会, 中国抗癌协会肿瘤放射治疗专业委员会, 2020. 中国食管癌放射治疗指南 (2020 年版). 国际肿瘤学杂志, 47(11): 641-655.

Alves MR, Isenberg DA, 2020. "Mixed connective tissue disease": a condition in search of an identity. Clin Exp Med, 20(2): 159-166.

Beddis H, Pemberton M, Davies S, 2018. Sleep bruxism: an overview for clinicians. British Dental Journal, 225(6): 497-501.

Chawhuaveang DD, Yu OY, Yin IX, et al, 2021. Acquired salivary pellicle and oral diseases: a literature review. J Dent Sci, 16(1): 523-529.

Chen D, Mao Y, Chen Y, et al, 2020. Clinical thoughts on mediastinal node management in early-stage lung cancer. J Thorac Oncol, 15(11): e183-e184.

Coelho JMF, Miranda SS, da Cruz SS, et al, 2020. Is there association between stress and periodontitis?. Clin Oral investig, 24(7): 2285-2294.

De La Fouchardiere C, Decoster L, Samalin E, et al, 2021. Advanced oesophagogastric adenocarcinoma in older patients in the era of immunotherapy. A review of the literature. Can Treat Rev, 100: 102289.

Dingemann C, Eaton S, Aksnes G, et al, 2020. ERNICA consensus conference on the management of patients with esophageal atresia and tracheoesophageal fistula: diagnostics, preoperative, operative, and postoperative management. Eur J Pediatr Surg, 30(4): 326-336.

Donlon NE, Kammili A, Roopnarinesingh R, et al, 2021. FLOT-regimen chemotherapy and transthoracic en bloc resection for esophageal and junctional adenocarcinoma. Ann Surg, 274(5): 814-820.

Doris K, Ryan G, Shelby A, et al, 2021. Does etiology of gastroparesis determine clinical outcomes in gastric electrical stimulation treatment of gastroparesis?. Surg Endosc, 35(8): 4550-4554.

Enomoto M, Kinoshita T, Takashima N, et al, 2020. Surgical treatment for secondary aortoesophageal fistula after prosthetic aortic replacement: a report of four cases. Int J Surg Case Rep, 75: 37-41.

Fanouriakis A, Tziolos N, Bertsias G, et al, 2021. Update on the diagnosis and management of systemic lupus erythematosus. Ann Rheum Dis, 80(1): 14-25.

Hasan A, Hasan LK, Schnabl B, et al, 2021. Microbiome of the aerodigestive tract in health and esophageal disease. Dig Dis Sci, 66(1): 12-18.

Holmberg D, Santoni G, Catarina VEM, et al, 2022. Incidence and mortality in upper gastrointestinal cancer after negative endoscopy for gastroesophageal reflux disease. Gastroenterology, 162(2): 431-438. e4.

Jayaprakasam VS, Yeh R, Ku GY, et al, 2020. Role of imaging in esophageal cancer management in 2020: update for radiologists. AJR Am J Roentgenol, 215(5): 1072-1084.

Jones JO, Smyth EC, 2020. Gastroesophageal cancer: Navigating the immune and genetic terrain to improve clinical outcomes. Cancer Treat Rev, 84: 101950.

Leslie D, Wise E, Sheka A, et al, 2021. Gastroesophageal reflux disease outcomes after vertical sleeve gastrectomy and gastric bypass. Ann Surg, 274(4): 646-653.

Lobbezoo F, de Vries N, de Lange J, et al, 2020. A further introduction to dental sleep medicine. Nat Sci Sleep, 12: 1173-1179.

Lui C, Long J, Black JH 3rd, et al, 2019. Spontaneous aortoesophageal fistula in an acute type B aortic dissection and a right-sided arch. Ann Vasc Ssurg, 58: 377. e13-377. e15.

Malinowski B, Węsierska A, Zalewska K, et al, 2019. The role of Tannerella forsythia and Porphyromonas gingivalis in pathogenesis of esophageal cancer. Infect Agent Cancer, 14: 3.

Manabe T, Oka S, Ono K, 2020. Unusual giant multilocular mesothelial cyst of mediastinum. Surg Case Rep, 6(1): 249.

Marmor S, Cohen S, Fujioka N, et al, 2020. Dysphagia prevalence and associated survival differences in older patients with lung cancer: a SEER-medicare population-based study. J Geriatr Oncol, 11(7): 1115-1117.

McDonnell MJ, Hunt EB, Ward C, et al, 2020. Current therapies for gastro-oesophageal reflux in the setting of chronic lung disease: state of the art review. ERJ Open Res, 6(4): 00190-2019.

Mehrabi S, Yavari BM, Hejazinia S, et al, 2021. Esophageal leiomyoma and simultaneous overlying squamous cell carcinoma: a case report and review of the literature. BMC Surg, 21(1): 221.

Mittal R, Vaezi MF, 2020. Esophageal motility disorders and gastroesophageal reflux disease. N Engl J Med, 383(20): 1961-1972.

Morice AH, Millqvist E, Bieksiene K, et al, 2020. ERS guidelines on the diagnosis and treatment of chronic cough in adults and children. Eur Respir J, 55(1): 1901136.

Nakamura Y, Kawazoe A, Lordick F, et al, 2021. Biomarker-targeted therapies for advanced-stage gastric and gastro-oesophageal junction cancers: an emerging paradigm. Nat Rev Clin Oncol, 18(8): 473-487.

Napolitano MA, Werba G, Desai SA, et al, 2021. Presenting symptomatology of mediastinal masses and its effect on surgical outcomes. Am Surg, 88(2): 212-218.

Osarogiagbon RU, Ray MA, Faris NR, et al, 2020. Response to clinical thoughts on mediastinal node management in early-stage lung cancer. J Thorac Oncol, 15(11): e185-e186.

Ozawa Y, Hiroshima M, Maki H, et al, 2021. Imaging findings of lesions in the middle and posterior mediastinum. Jpn J Radiol, 39(1): 15-31.

Park SY, Jung I, Heo SJ, et al, 2021. Comparison of QoL between substernal and posterior mediastinal routes in esophagogastrostomy. J Gastrointest Surg, 25(3): 635-640.

Petrie E, Qian ET, Cook DP, et al, 2020. Giant hemangioma of the mediastinum. Am J Respir Crit Care Med, 201(12): e80-e82.

Prosch H, Röhrich S, Tekin ZN, et al, 2020. The role of radiological imaging for masses in the prevascular mediastinum in clinical practice. J Thorac Dis, 12(12): 7591-7597.

Raja S, Rice TW, Murthy SC, et al, 2020. Epidemiology of esophageal cancer: Update in global trends, etiology and risk factors. Clin J Gastroenterol, 13(6): 1010-1021.

Raja S, Rice TW, Murthy SC, et al, 2021. Value of lymphadenectomy in patients receiving neoadjuvant therapy for esophageal adenocarcinoma. Ann Surg, 274(4): e320-e327.

Ramos-Casals M, Brito-Zerón P, Bombardieri S, et al, 2020. EULAR recommendations for the management of Sjögren's syndrome with topical and systemic therapies. Ann Rheum Dis, 79(1): 3-18.

Robinson PC, van der Linden S, Khan MA, et al, 2021. Axial spondyloarthritis: concept, construct, classification and implications for therapy. Nat Rev Rheumatol, 17(2): 109-118.

Sommburg O, Helling-Bakki A, Alrajab A, et al, 2019. Assessment of suspected vascular rings and slings and/or airway pathologies using magnetic resonance imaging rather than computed tomography. Respiration, 97(2): 108-118.

Takeno S, Ishii H, Nanashima A, et al, 2020. Aortoesophageal fistula: review of trends in the last decade. Surg Today, 50(12): 1551-1559.

Thrift AP, 2021. Global burden and epidemiology of Barrett oesophagus and oesophageal cancer. Nat Rev Gastroenterol Hepatol, 18(6): 432-443.

Yasuda T, Shiraishi O, Kato H, et al, 2021. A comparative study of the lengths of different reconstruction routes used after thoracic esophagectomy. Esophagus, 18(3): 468-474.

Zhu Y, MacArthur JW, Lui NS, et al, 2020. Surgical management for aortoesophageal fistula after endovascular aortic repair. Ann Thorac Surg, 109(5): 1611-1613.

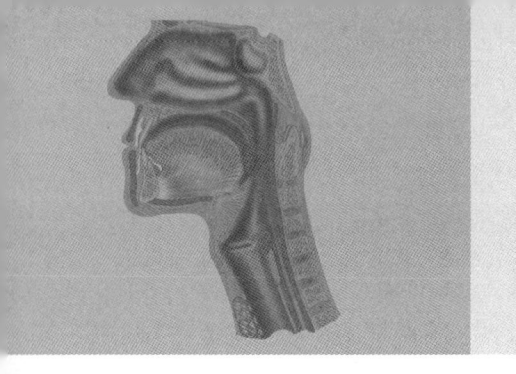

第15章 食管疾病的检查方法

第一节 内镜检查

一、消化内镜的起源及发展

最早的内镜设想是由德国医师 Philip Bozzini 于 1804 年首先提出，并于 1807 年制造出第一台金属管式直肠镜，利用烛光照明观察直肠。半个多世纪后，1868 年德国 Kussmaul 受艺人吞剑表演的启发，将一直金属管放入胃内观察，虽然因管道过长且照明不足，无法清晰地观察胃腔，但第一台硬质管式胃镜由此诞生。此后经过一个多世纪的发展，消化内镜迄今经历了半曲式内镜、纤维内镜、电子内镜和胶囊内镜四代变革。

1932 年，Schindler 在采用硬式胃镜检查时引起食管穿孔致患者死亡，意识到硬式胃镜检查对组织器官的损伤性和危险性太大，遂与光学家 Wolf 合作研制出第一个半曲式胃镜，定名为 Wolf-Schindler 式胃镜。该镜由硬、软两部分组成，且大部分为可弯曲的软质。此后，经 Schindler 本人及 Henning、武井胜、Faylor 等的不断改进，使之功能和实用性不断增强。尤其是 1948 年 Benedict 在镜身内安装了活检通道，大大提高了其在临床诊断中的应用价值。

根据 Hopkins 和 Kapany 于 1954 年发明的光导纤维技术，1957 年，Hirschowitz 将该技术应用于内镜设计，制成第一个用于检查上消化道的光导纤维胃镜。纤维胃镜属第二代内镜，与第一代硬式及半曲式胃镜相比，具有可曲性好、成像清晰、操作安全和患者痛苦小等优点，标志着现代消化内镜技术的诞生，消化内镜也自此进入飞速发展的时代。此后又逐步增加了注气注水装置、照相装置、多方运动控制及活检和治疗通道等，使纤维内镜不仅可用于诊断，也可用于治疗。

1983 年，美国 Welch Allyn 公司首次采用微型图像传感器（CCD）代替光导纤维制成电子内镜并在临床应用成功。电子内镜的最大优点是 CCD 数码摄像头精度高且显像失真性小，使之能够更清晰地观察腔内黏膜的各种微小病变，实现了内镜发展史上又一次质的飞跃，极大地推动了临床和科研工作。

2000 年，以色列 Given 成像公司成功研制出第一代胶囊式内镜，从而成功实现了内镜检查的无创操作。胶囊内镜最大的优点是可以较完整地采集消化道的图像，但由于其运动方向和速度的可控性受限，因而对蠕动较快的食管及管腔较大的胃和大肠均不能达到满意的观察效果。随后经过世界多个国家的跟进和技术革新，目前已经历了从被动式胶囊［小肠胶囊（2001 年），食管胶囊（2004 年），结肠胶囊（2007 年）］到主动式胶囊［Navicam 磁控胶囊（2013 年）］，并向功能性胶囊迈进的发展历程。

如今，消化内镜已走过单纯诊断的初期阶段，跨入综合诊断和治疗于一体的微创介入高级阶段并快速发作，成为现代消化疾病临床重要诊疗方法之一。

二、消化内镜的分类、技术原理及优势

目前临床常用的消化内镜主要包括以下3种。

1. 纤维内镜　主要由物镜系统、光学传像系统、目镜系统和冷光源组成。其工作原理是利用玻璃纤维束成像的光学原理（将几万根玻璃纤维丝按顺序排列，并两端扎紧固定构成一根反光束，使光学图像不失真地从反光束一端传至另一端），通过导光束将外界冷光源导入消化道腔内，同时将腔内黏膜反射的图像通过导像束传出映射于目镜，医师在操作的同时可直接用肉眼通过目镜观察腔内黏膜是否存在病变，但有图像无法保存的缺点。此后研究者将目镜更替为计算机图片显示器，实现了图像资料的存储和打印，使其应用更加广泛。但纤维内镜也存在如光线易折、图像不够清晰等一些固有缺点。

2. 电子内镜　主要由光学感应系统、图像处理系统和监视器3个主要部分组成。其工作原理是利用内镜内的导光纤维将主机装备的冷光源所发出的光导入受检者体腔内，同时镜身前端装备的微型图像传感器感受体腔内黏膜面反射来的光，并将其转换成电信号后输送到图像处理系统，再经过电信号储存和处理转换，最后传输到监视器并在屏幕上成像。

3. 胶囊内镜　主要由胶囊微型摄像机、数据记录仪和计算机数据分析软件3部分组成。其工作原理是受检者在口服智能胶囊（内置摄像与信号传输装置）后，随消化道蠕动使其在消化道腔内运动并不断拍摄图像，同时将数据传输至体外的数据记录仪后利用计算机数据分析软件转换成影像，从而了解受检者整个消化道腔内黏膜状况。后续研究者在第一代胶囊内镜的基础上内置永久性微型磁极，依靠磁场在体外精确控制进入体腔的胶囊内镜的运动、姿态和方向，实现了主动控制和精准拍摄的功能。

随着科技的进步和临床诊疗需求的提高，研究者在上述三类内镜基础上对内镜成像和诊断技术等进一步改革和创新，衍生出多种针对不同疾病诊断需求的内镜技术，极大地提高了消化内镜诊断的敏感度和特异度，拓宽了内镜对消化道疾病的诊疗范围，目前临床常用的内镜诊断技术包括。

1. 染色内镜　又称色素内镜，于1966年由日本学者Yamakawa倡立。其通过口服、直接喷洒或注射途径用染料（常用的有靛胭脂、亚甲蓝、Lugol碘液、刚果红等）对要观察的黏膜进行染色，使病灶与周围正常黏膜颜色对比更加明显，有助于表浅病灶的辨认及活检选择。染色内镜在发现黏膜微小病变、早期胃肠肿瘤、Barrett食管、复杂胃食管反流病等方面均具有优势。

2. 放大内镜　于1975年由日本多田等提出并研制成功，是通过变焦的方法提高图像放大倍数，提高对黏膜表面微观结构的观察和辨识能力。经过数十年的改进，目前内镜光学变焦放大倍数多为80~150倍，可更加清晰地观察消化道黏膜腺体、绒毛及毛细血管等微细结构的改变，明确病变浸润范围及提高活检准确性，在消化道疾病尤其是早期肿瘤诊断方面有独特优势。

3. 放大色素内镜　即通过将上述放大内镜和染色技术二者相结合，从而显著提高对黏膜上皮微小病变、微小结构观察判断的准确性，能更好地鉴别正常上皮、增生上皮、异型上皮和上皮性肿瘤，并有助于判断肿瘤的浸润深度和范围，为正确选择进行内镜下黏膜切除或外科手术治疗提供客观依据。

4. 电子色素内镜　是在色素染色的基础上应用光学成像技术来显示一些黏膜的微小结构或血管。日本奥林巴斯公司开发的窄带滤波成像技术（narrow band imaging，NBI）就是利用分光镜将宽幅的普通照明白光分离过滤，保留狭带的蓝光和绿光，可更加清楚地显示黏膜表层的血管构象和腺管开口形态，辨识病灶的边缘，从而在内镜下即可对肠化生、异型增生等癌前病变及癌和非癌病变做出判断，大大提高活检的准确性。

5. 超声内镜（endoscopic ultrasonography，EUS）　是为克服超声波本身对骨性及气体界面不易通过的特性，弥补体表探测时出现盲区及内镜检查的某些局限性，将微型超声探头装于内镜前端，随内镜送入消化道腔内，从黏膜面向外进行探查的检查方法。超声内镜能将消化管壁组织层次及邻近器官的断层图像显示在电视屏上，为

检查黏膜层以下的深层病变提供了手段。超声内镜检查对食管癌的侵袭深度和纵隔淋巴结转移的评估比 CT 及 MRI 准确，被公认为是目前对食管癌最准确的术前 TNM 分期方法，但缺点是无法评估远处转移。自 1980 年美国的 Dimagno 首先将内镜超声检查应用于消化领域以来，目前已广泛应用于消化道肿瘤的术前分期、黏膜下肿瘤的判别、胃淋巴瘤的分期等。

6.共聚焦显微内镜 是在标准电子内镜的头端整合了激光共聚焦显微镜，通过特殊的荧光剂，使用激光激发产生人体局部组织学图像的装置。能使内镜放大倍数超过 1000 倍，能在活体中对细胞和亚细胞结构进行观察，可对包括上皮细胞、细胞外基质和基底膜、隐窝结构、毛细血管和红细胞等进行高清晰度的细致观察，且还能对表层黏膜细胞 250nm 内深的固有层进行观察，后处理还能将断面影像进行重建而显示三维结构。临床实践表明，对于一些胃肠道常见疾病，如食管炎、Barrett 食管、食管癌、胃炎、胃肠上皮化生、胃不典型增生等，尤其是较小病灶及早期消化道肿瘤的诊断，该检查具有快速、准确的优势，并有可能在未来替代传统的内镜活检与病理学检查，做到内镜、病理一步得出结果，具有广阔的发展前景。

三、食管常用消化内镜检查及注意事项

（一）纤维/电子食管镜检查

1.适应证 ①长期反复胸骨后疼痛、吞咽困难、进食哽噎、呕吐、呕血、反酸、嗳气者；②X 线钡剂检查发现食管病变而不能确诊者；③不明原因的食欲缺乏、体重减轻或贫血者；④已确诊的食管病变或治疗后需随访复查者；⑤食管异物取出及需食管镜进行治疗者（如狭窄扩张、食管支架置入等）。

2.禁忌证 ①严重的心脏病患者，如严重心律失常、心肌梗死活动期、重度心力衰竭；②严重肺部疾病患者，如哮喘、呼吸衰竭不能平卧者；③精神失常不能合作者，不愿接受电子胃镜检查者；④急性重症咽喉部疾病、腐蚀性食管炎患者；⑤食管穿孔的急性期患者；⑥主动脉瘤压迫食管者。

3.检查操作过程 ①术者进镜前先检查内镜光源、固定阀、送气/水装置、吸引装置及调节旋钮等功能是否正常，最后进行白平衡调节。然后立于患者头端，面向患者，嘱患者轻轻咬住有孔道的牙垫，术者左手持镜体操纵部；右手将镜头弯曲成弧状，经牙垫孔道送入口腔。②调动下旋钮使镜头伸直，沿咽后壁向下轻轻推进，边进边观察，至下咽部食管开口处，稍向镜头加压力，待食管口开放或嘱患者做吞咽动作，使镜头顺利进入食管腔内。③进入食管后应寻腔进镜，间断注入适量气体，使食管扩张，以保证镜头在直视下向前推进和观察食管有无狭窄、炎症等病变，并采集图片。④先将镜头送达贲门部，至齿状线时注气，嘱患者深吸一口气，在齿状线清晰时采集图像并观察齿状线范围。观察完贲门后再边退边细致观察食管各段。发现病变后，测量其长度及距门齿之距离，然后视具体情况取活检。观察无活动出血，即边吸引边退出纤维镜。

4.注意事项 ①检查前 8 小时禁食，4 小时禁水，拟取活检者停用阿司匹林等抗凝药至少 1 周，如有活动义齿应该取下，检查开始前应打开上衣领。②检查结束后禁水 1 小时、禁食 2 小时，以待咽部麻醉消失；如取活检，术后 4 小时方可进流食，继而进软食 1～2 天。③若出现呕血或胸痛、发热、颈部皮下气肿等，应立即禁食并赴医院观察治疗。

（二）食管专用胶囊内镜检查

1.适应证 ①疑似 Barrett 食管、食管炎或食管静脉曲张者；②需要食管内镜检查，但不愿接受或不能耐受食管镜检查者。

2.禁忌证 ①无手术条件或拒绝接受任何腹部手术者（一旦胶囊滞留将无法通过手术取出）；②已知或怀疑消化道梗阻、狭窄及瘘管；③心脏起搏器或其他电子仪器植入者；④吞咽障碍者；⑤孕妇。

3.检查操作过程 ①检查前禁食 2 小时。②饮

用少量水（10ml左右）帮助胶囊内镜吞服；③检查过程中患者取仰卧位；或可采用5分钟法：吞服胶囊后2分钟取仰卧位，继保持2分钟30°半卧位，继保持1分钟60°半卧位，继保持以15分钟坐位。

4. 注意事项　①由于胶囊内镜不能像普通胃镜那样注水、吸引，因此术前清洁准备更为重要；②检查期间避免剧烈运动及进入强磁场区域，以防图像信号受到干扰；③检查结束后注意胶囊是不是从大便内排出，一般当天或3天内排出，如果没有排出，需及时回医院检查。

四、食管内镜检查发展趋势

（一）基于计算机深度学习的智能识别技术

随着人工智能（AI）技术的发展，计算机辅助的诊断和检测技术受到越来越多的关注。日本学者构建的卷积神经网络（convolutional neural network，CNN）技术已证实可对食管癌（包括鳞癌、腺癌、浅表癌与晚期癌）检测的准确性达90%以上。其可对病灶的性质、分类做出准确判断，大大提高早期癌的识别率，从而为早期癌的内镜治疗提供更多机会，并且可以准确在手术过程中划定病灶边界，避免病变切除不完整或因过大切除增加副损伤。我国腾讯公司发布的"腾讯觅影"仅用4秒就可筛查1个内镜检查，且对早期食管癌检测的准确率高达90%。在2020年世界AI健康云峰会上，武汉大学人民医院消化内科团队推出了国内外首个AI消化内镜质控和辅助诊疗系统——内镜精灵。内镜精灵可在消化内镜操作时对内镜下视频影像进行实时监测，规范医师的内镜操作，并实时辅助医师提示可疑病灶，减少漏诊、误诊，提高早期癌检出率。AI不仅能实现诊断辅助，还可自主学习，未来有望实现半自动或全自动的内镜手术操作。

（二）远程5D胶囊内镜

胶囊内镜与AI技术的整合可以实现自动识别病灶、活检、手术，定向给药，自动定位等。随着网络技术的进步，不仅远程培训成为可能、远程操作机器人内镜也成为可能。我国杨云生团队研发的YunSRobot已在4G网络下成功实现在胃镜训练模型上的全程远程内镜检查，且内镜检查时间、检查的完整性、安全性与现场操作无显著差异。随着5G技术的到来，远程操作更加可靠。5G网络大带宽、低延时和高速率的优势使得远在千里之外的患者也能接受犹如医师在现场般的检查体验。2019年，我国已完成世界首次基于联通5G技术的远程操控磁控胶囊胃部检查，验证了该技术的可行性。2020年，全球各地医院受新冠肺炎疫情影响无法开展常规内镜检查，为满足患者就诊需求，多家医院在临床中广泛开展了此项检查，从而开启了消化内镜的5G时代。

相信随着研究的不断探索和科技的迅猛发展，未来消化内镜检查必将在普适化、精准化、智能化和舒适化的道路上阔步迈进！

五、食管疾病的内镜表现

（一）贲门失弛缓症

内镜下可见食管壁蠕动减弱或消失，食管腔扩大甚至伴憩室样膨出，管腔内滞留少量液体或食物。重者食管腔扩张犹如胃腔，偶见食管走向扭曲呈S形或类似乙状结肠，食管壁有时可见到轮状收缩环。由于食管的扩张、扭曲，食管变长，门齿到贲门齿线的距离常＞40cm。食管下端及贲门持续紧闭，内镜通过有阻力，但一般情况下多数患者经充气或稍加用力即能进入胃腔。翻转观察时可见贲门紧抱内镜镜身，轻推拉内镜时贲门黏膜也随之上下移动，即所谓"紧抱征"。食管下段黏膜多伴有潴留性炎症改变，表现为黏膜明显变白、增厚、粗糙，可有"龟裂"征象，严重者呈结节状改变，可有糜烂及浅溃疡。食管扩张越严重者，黏膜炎症也越明显。超声内镜下可见狭窄部位食管壁的固有肌层和黏膜下肌层与正常人相比明显增厚。

（二）胃食管反流病

内镜下GERD可分为非糜烂性反流病（NERD）、糜烂性食管炎（erosive esophagitis，EE）或反流性食管炎（reflux esophagitis，RE）和 Barrett 食管（Barrett esophagus，BE）3 种类型。

1.NERD 的内镜表现　常呈阴性，部分患者胃镜下可见微小病变，包括黏膜红斑、黏膜发白、黏膜水肿、齿状线模糊、齿状线周围血管化、鳞状上皮岛、柱状上皮岛等变化。

2.EE 或 RE 内镜的表现　多位于食管下段，呈条形充血水肿、糜烂或溃疡。内镜下分级包括洛杉矶（Los Angeles，LA）分级、Muse 分级、Savary-Miller 分级及 Heztel-Dent 分级等。目前我国大多用洛杉矶分级对食管炎进行分级。

A 级：食管黏膜有 1 处或多处长度＜5mm 的黏膜破损。

B 级：至少 1 处长度＞5mm 的黏膜破损，但无融合。

C 级：至少有 1 处两条黏膜破损融合，但未超过食管环周的 75%。

D 级：黏膜破损融合，达到或超过 75% 的食管环周范围。

最近新修订的 LA 分级将食管下段仅出现白浊、肥厚、发红等改变，破损不明确者称为 M 型，M 型又可细分为 MW（食管白浊样改变，看不清栅栏样血管）和 MR（不确定是否发生黏膜损害，但黏膜发红）。

3.BE 的内镜表现　2017 年日本食管学会内镜下标准：环形 Barrett 黏膜上皮沿长轴方向伸展，大于 3cm 为长型（LSBE），少于 3cm 为短型（SSBE），如小于 1cm 则不推荐考虑 BE。

（三）食管酸/碱性腐蚀伤

食管腐蚀伤内镜下可表现为食管黏膜充血肿胀、糜烂溃疡及渗出物等，慢性期可表现为瘢痕狭窄。

食管腐蚀伤内镜检查时限和禁忌证：

1. 时限　吞服腐蚀剂 24～48 小时；5 天后不应进行内镜检查（因食管壁最薄，有穿孔风险）。

2. 禁忌证　休克、严重咽喉部水肿坏死、会厌坏死、严重呼吸困难、腹膜炎、膈下游离气体、纵隔炎。

（四）食管静脉曲张

内镜表现：可见食管壁数条结节样或瘤样静脉曲张，常在食管下段相互交通，部分可见血栓形成。

由于食管静脉曲张（esophageal varices，EV）是门静脉高压最重要的侧支循环，临床上最常见的是各种病因所导致的肝硬化。按照《肝硬化门静脉高压食管胃静脉曲张出血的防治共识指南》，内镜下可依据 EV 形态及出血危险程度分为轻、中、重 3 度。

轻度（EV1）：EV 呈直线形或略有迂曲，无红色征。

中度（EV2）：EV 呈直线形或略有迂曲，有红色征或 EV 呈蛇形迂曲隆起，但无红色征。

重度（EV3）：EV 呈蛇形迂曲隆起，且有红色征或 EV 呈串珠状、结节状或瘤状（不论是否有红色征）。

（五）食管静脉瘤

内镜表现：可见食管壁上呈蓝色或浅蓝色血管瘤体，个别呈绛紫色或橘黄色。半球形或卵圆形扁平状隆起，边界清楚，表面光滑，质软，无搏动。单发者多见，也可为多发，多发者各个静脉瘤之间有正常食管黏膜间隔而非连续性。

（六）食管炎

1. 剥脱性食管炎　内镜表现为食管黏膜纵行条带状缺损，以上段居多，多呈带状，伴充血糜烂，部分病例可见白色的黏膜剥脱及黏膜下血肿形成。发病早期患者主要表现为黏膜剥脱，黏膜下局限血肿；发病 4～6 天晚期胃镜检查表现为食管巨大血肿或食管黏膜缺损。

2. 药物性食管炎　镜下表现为食管黏膜片状或条索状糜烂、充血，圆形或条状溃疡，病变与周围黏膜境界清楚，表面可有渗出物。多发生于食管中段（第 2 个生理狭窄）及下段。

3. 病毒性食管炎　常见的病毒是单纯疱疹病毒Ⅰ型和Ⅱ型、巨细胞病毒、EB 病毒和水痘-带状疱疹病毒 5 种。近年来，国内外也有人类免疫缺陷病毒（HIV）感染食管的报道。

（1）单纯疱疹病毒引起的食管炎较常见，早期可见水疱，散在大小不等的类圆形溃疡，边缘可有黄色渗出，病变之间黏膜完好，称为"火山溃疡"，溃疡大小不等，可从数毫米到1～2cm。

（2）巨细胞病毒引起的溃疡常多发，也可见单发巨大的溃疡，边缘呈穿凿样改变，溃疡底无白苔，是巨细胞病毒的特征性表现。

（3）水痘-带状疱疹及EB病毒较少见，镜下表现多样，早期或症状较轻者可为正常黏膜上的单发或多发表浅或钻孔样溃疡，底部清洁，直径为数毫米至数厘米，与周围界线清晰。后期或较重者可见溃疡融合，呈弥漫性破溃或出血，可有白色斑块样改变，病变多位于食管中段。

4. 结核性食管炎　食管结核多位于中段，镜下可表现为隆起型（76%）或溃疡型（24%），溃疡型以浅溃疡较多见，溃疡底部常伴有颗粒状增生和薄苔，周边的黏膜正常，食管壁相较于食管癌更有伸展性，溃疡附着的苔较薄、洁净，底部有颗粒感，组织相对较韧，边缘增生及接触性出血等均没有癌症明显。活检阳性率低，需多点多块活检或深凿活检。超声内镜下可见食管壁内低回声结构，有时可穿透食管壁外膜。

5. 真菌性食管炎　病变多见于食管中下段，内镜下典型表现为黏膜上皮被覆乳白色或黄白色豆渣样白苔或假膜，假膜剥脱后则呈现充血水肿的黏膜面或糜烂面，乃至局限性溃疡，涂片检查可查到菌丝。内镜下严重程度常用Kodsi分类。

Ⅰ级：散在2mm以下隆起性白苔，伴周围黏膜充血，无水肿，溃疡。

Ⅱ级：多发2mm以上隆起性白苔，伴周围黏膜充血及水肿，没有溃疡。

Ⅲ级：融合的线状或结节状白苔。

Ⅳ级：在Ⅲ级所见基础上增加黏膜质地脆，有时伴内腔狭窄。

6. 嗜酸性食管炎　内镜下常见固定的食管环典型改变，可伴线形裂隙（纵行沟）、黏膜渗出、黏膜白斑、血管纹理减少，个别病例在内镜下可观察到食管黏膜的开裂，即食管黏膜呈"纸皮样"改变，部分可见类似糜烂性食管炎改变，但也有部分无黏膜异常。Hirano等评价嗜酸性食管炎患者内镜表现的分类和分级系统，提出本病的五大特征可用"EREFS"来表示，即分泌物（exudates，E）、环状征（rings，R）、水肿（Oedema，O）、皱襞（furrows，F）、狭窄（stricture，S）。

7. 放射性食管炎　内镜表现无特异性，取决于辐射剂量和辐射持续时间。急性期表现为红斑、水肿、糜烂、溃疡、渗出和坏死，慢性期表现为狭窄、瘘管、瘢痕和毛细血管扩张。部分可合并真菌或病毒性食管炎。

（七）食管溃疡

内镜下常见食管中下段单发或多发溃疡，小溃疡直径多为数毫米，大者可环绕食管一周，溃疡深浅不一，急性溃疡一般较浅，慢性溃疡多深大，周边隆起。

（八）食管良性狭窄

内镜下评估食管管腔狭窄部的直径＜1cm，或常规型号镜身不能通过，且无恶性病变证据即可诊断。狭窄处上部多有管腔扩张，黏膜粗糙水肿，可见多发食管环，其下黏膜粗糙。多由食管内镜下切除术、食管良性疾病、放射损伤、食管外科吻合术后等原因所致。

（九）食管克罗恩病

病变多分布于食管中下段，表现为黏膜充血水肿，糜烂溃疡，假息肉形成或鹅卵石样改变，以食管壁僵硬、狭窄和梗阻等改变为主，病变类型交叉、重叠，多种形态并存，以节段性、跳跃和纵向分布。由于食管克罗恩病主要是食管管壁全层的炎症表现，超声内镜可示全层管壁增厚。仅靠黏膜层活检，很难获取特异性诊断。活检病理多呈慢性非特异性炎症，可见类上皮肉芽肿样病变，对该病有提示作用。

（十）食管白塞病

本病内镜表现无特异性，主要表现为食管中下段溃疡，可为单发或多发，呈圆形或椭圆形的溃疡，溃疡深浅及溃疡大小差异较大，溃疡大多边缘略隆起，边缘充血，边界清楚，周围黏膜发红。本病的确诊有赖于病理结果。

（十一）食管胃黏膜异位症

内镜检查时，食管异位胃黏膜溃疡的典型表现为单发、形态不规则，大小不等，表面覆有白苔，质脆，易出血，溃疡内可见所谓的胃黏膜斑（嵌入斑片），斑片的颜色鲜艳，可呈桃红色，表面平坦，边界清楚。活检病理示病灶的边缘可见以主细胞、壁细胞为主的柱状上皮炎性增生。

（十二）食管裂孔疝

食管裂孔疝的内镜特点：①齿状线上移；②食管裂孔压迹松弛、宽大，胃底U形倒镜观察时多见双环，即下面的裂孔压迹环和上面的贲门环；③部分可见疝囊；④胃底黏膜松弛、变浅或消失；⑤反流性食管炎表现，多为黏膜粗糙，重者可见条形黏膜糜烂，甚至溃疡形成及食管狭窄。

（十三）食管肿瘤

1. 良性肿瘤

（1）食管平滑肌瘤：为最常见的食管良性肿瘤，在食管上、中、下段均好发。在胃镜下均表现为黏膜下隆起，一般为圆形或椭圆形（卵圆形）的实体瘤，也可呈螺旋形、马蹄形、哑铃形、姜块形或不规则形等。肿瘤质较硬，与周围组织界限清楚，表面的食管黏膜光滑完整，色泽与形态如常。肿瘤大多凸向管腔内，有些病变如较大的平滑肌瘤可致食管管腔狭窄，内镜通过狭窄处时并无阻力或困难，而且肿瘤在黏膜下可以活动或者推动。部分患者可因肿瘤血供不足引起溃疡，溃疡常单发，位于隆起的肿物顶端，形状不规则，底部凹凸不平，可覆污秽苔和出血，极易误诊为食管癌，因黏膜下肿物即使深凿活检取材也不易发现病变，需结合超声内镜诊断。超声内镜显示病变多来自黏膜层或黏膜肌层，固有层少见，大多为低回声病变，也有少数病例表现为混合回声和无回声。

（2）食管囊肿：内镜检查时最重要的表现是突出食管腔的局限性隆起型病变，表面黏膜光滑，完整无损，色泽正常，呈囊性感。超声内镜表现为圆形或椭圆形无回声病变，多位于黏膜下层，多数形态规则，囊壁光滑，边界清晰，内透声清，其后方回声增强，不侵及食管壁结构。

（3）食管息肉：内镜下表现为边界比较清楚的肿瘤物，呈圆形或半球形隆起，可呈分叶状、乳头状或蕈状。其表面黏膜光滑，有时呈细而均匀的颗粒，可为广基或有蒂。超声内镜表现为源于食管黏膜层的低回声结节，突向腔内，边界清晰，管壁无明显增厚，黏膜回声平滑，蠕动正常。

（4）食管乳头瘤：内镜下绝大部分食管乳头状瘤呈球形或半球形隆起，多半无蒂，呈浅桃红色，质软，单发，常位于食管中下段。

（5）食管脂肪瘤：内镜下表现为食管局限性隆起，隆起处表面黏膜光滑、完整，周围黏膜正常，一般无食管狭窄。超声内镜表现为密集高回声，位于黏膜下层。

（6）食管黄色瘤：内镜下表现为食管腔内表面呈黄色或黄白色、稍高出黏膜面的平坦小斑块，病灶通常较小，呈圆形或椭圆形，边界清晰，可单发，也可多发。

（7）食管血管瘤：内镜下可表现为局部黏膜隆起，呈结节状或分叶状，黏膜下见紫蓝色包块，质地柔软可塑，有时呈蚯蚓样屈曲，与食管静脉曲张不易区别，禁忌活检，以免引起大出血。超声内镜检查表现为起源于黏膜下层的无回声结构，边界清晰。

2. 恶性肿瘤

（1）食管间质瘤：内镜下表现为食管半球形隆起，隆起处表面黏膜光滑完整，质硬，呈弹性。超声内镜影像表现为来源于第二层和第四层的低回声，即相当于黏膜肌层和固有层的块影，呈椭圆形或梭形，多有完整包膜，边缘清楚，对周围组织无侵袭，无周围淋巴结转移。

（2）食管鳞癌：早期食管鳞癌是指局限于食管黏膜层的鳞状细胞癌，不论有无淋巴结转移。中晚期食管癌可表现为恶性溃疡，溃疡一般较大，底部污秽，周边不规则隆起，也可位于菜花样肿物上。活检应在溃疡周围和底部多点取材。绝大多数食管癌病变的超声内镜图像表现为低回声结节，边界不清，内部回声多不均匀，极个别表现为混合性回声。

（3）食管肉瘤：内镜下多表现为位于食管中下段，主要表现为突向食管腔并与管壁相连的不规则团块状病变，多为息肉样、膨胀性生长，少数呈浸润性生长。瘤体边缘呈分叶状、菜花样，表面可有充血、水肿，部分区域可有糜烂或溃疡形成，多局限于管腔内，较少外侵，活检质脆，易出血。

（4）食管黑色素瘤：多发生于食管中下段，镜下主要表现为基底较宽的分叶状、息肉样等肿块，基底较宽，部分病变的肿瘤组织表面可见溃疡，质脆且容易出血。因色素沉着程度不同而呈黑色、灰色等不同颜色，多数为单发病变，但仍有少数病例为多发性病灶或周围卫星病灶。由于原发性食管恶性黑色素瘤侵袭性强度不同而导致其在超声内镜下有不同程度的改变，可表现为起源于黏膜层的不均质低回声影。

（5）食管淋巴瘤：食管原发的淋巴瘤常发生于中、下段食管，大体根据其形态特征分为下列4种基本类型：①隆起型，肿瘤位于食管壁内，呈结节状或息肉状向食管腔内隆起，有的呈扁平肿块，表面食管黏膜多属正常。肿瘤较大时，其表面黏膜可有糜烂或表浅溃疡形成。②溃疡型，隆起型病变和浸润型病变的中央如有单发的较大溃疡形成者称为溃疡型；有的呈多发的、比较表浅的溃疡。大的溃疡底部较平，边缘锐利，表面食管黏膜皱襞中断，呈围堤状隆起。溃疡型可并发出血甚至食管穿孔，导致纵隔感染乃至纵隔脓肿形成。③浸润型，病变部位的食管黏膜呈局限性或弥漫性浸润性改变。局限性浸润：表现为食管局部黏膜隆起、增厚或折叠状；弥漫性浸润：瘤细胞在食管黏膜下广泛浸润，使食管壁增厚、僵硬并失去弹性，可以造成食管腔狭窄。④结节型，食管黏膜表面有多发的或弥漫性的结节状隆起及结节形成，可有比较表浅的黏膜糜烂。

（柳金强　李一丁　张　瑞）

第二节　影像学检查

一、临床常用影像技术

（一）X线检查

本检查仅用于与食管相关的急症检查，如食管金属性异物、穿孔等。

（二）钡剂造影

食管是连接下咽部与胃之间的肌性管道，上端在第6颈椎体下缘与咽部相连，略偏左下行，经胸廓上口入胸腔，其左侧有胸主动脉下行。食管全长可以分为颈、胸、腹三段：①颈段为第6颈椎体下缘至胸骨颈静脉切迹平面，长约5cm。②胸段：自胸骨颈静脉切迹平面至膈肌食管裂孔之间，长18～20cm。胸段又可分为上、中、下三段，颈静脉切迹至主动脉弓上缘为上段；主动脉弓上缘至下肺静脉下缘为中段；下肺静脉下缘以下为下段。③腹段：自食管裂孔至胃贲门，长1～2cm。食管有3个生理性狭窄，第一个狭窄为起始处，距中切牙15cm；第二个狭窄为左主支气管跨越食管前方，距中切牙25cm；第三个狭窄为食管裂孔处，距离中切牙40cm。另有3个压迹，自上而下分别为主动脉弓压迹、左主支气管压迹、左心房压迹。

正常食管吞钡充盈时，轮廓光滑整齐，黏膜皱襞表现为数条纵行、相互平行的纤细条纹状阴影，通过食管裂孔时聚拢，且经贲门与胃小弯的黏膜皱襞连续（图15-1）。

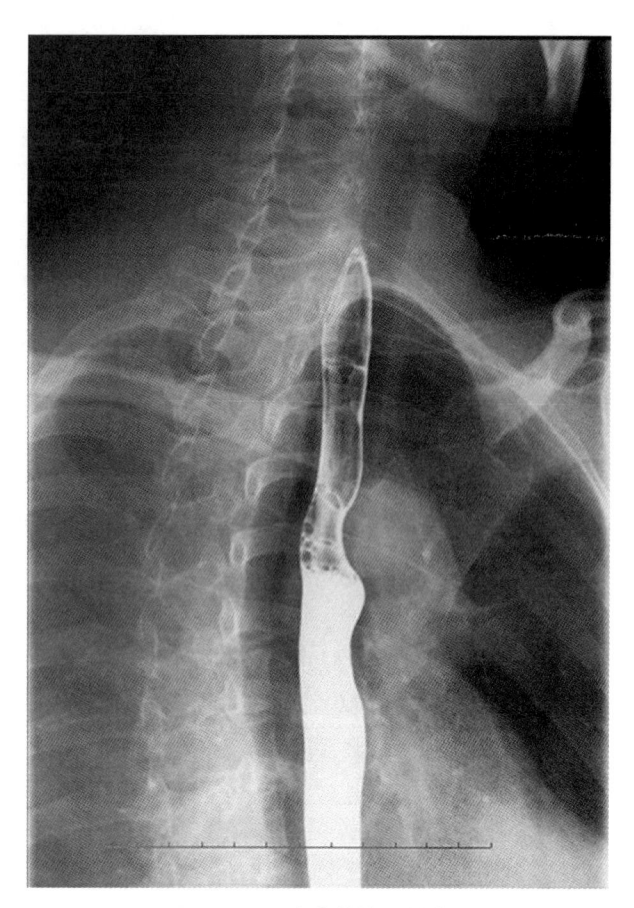

图 15-1 正常食管的钡剂造影

（三）CT 检查

观察食管周围脂肪线是否存在，某节段食管周围脂肪线消失，而邻近上下层面存在脂肪线应考虑食管癌向周围浸润。可以用来观察邻近结构气管支气管（有无食管气管瘘）、大血管、心包、纵隔胸膜（是否完整）、纵隔淋巴结及肝胃韧带内淋巴结（有无肿大）、肝脏、肾上腺（是否有转移灶）等。

（四）MRI 检查

MRI 检查的优势在于具有高软组织分辨率，主要制约因素包括呼吸、心脏运动、吞咽、食管自身运动及其管腔内气体等。近年来，随着技术的进步，可明显减少伪影的 MRI 新系不断出现，MRI 成像质量有了明显改善。BLADE-TSE T$_2$WI 序列具有图像信噪比高、图像数据校正机会更多、运动伪影可被抛射到视野以外等几大优势，此项技术现已越来越多地应用于食管疾病的诊断和评估。尽管目前 MRI 仍未能作为食管常规检查方法，但 MRI 在食管癌诊断及 T 分期和 N 分期中的价值应该得到肯定，随着相关成像技术的日渐成熟，结合规范化的 MRI 扫描序列的制定，MRI 检查在不久的将来定会在食管的诊治中占据重要地位。随着技术进步，预临床验证阶段的 7.0T MRI 可望实现高组织分辨率成像，弥散加权成像（diffusion weighted imaging，DWI）及其表观弥散系数（apparent diffusion coefficient，ADC）、分数各向异性图（fractional anisotropy map）和方向编码彩色分数各向异性图（direction-encoded color fractional anisotropy map）等均可以清晰显示离体食管壁黏膜上皮、黏膜固有层、黏膜肌层、黏膜下层、内环肌、肌间结缔组织、外纵肌和外膜 8 层结构，肿瘤 T 分期的准确性达 100%，表明 MRI 检查在食管癌 T 分期方面具有远期应用前景。

（五）PET/CT 检查

PET/CT 检查是近年来新兴的一种影像检查手段，其在食管癌诊断中的应用越来越受到广大学者及临床医师的关注。^{18}F-FDG PET 作为一种全新功能影像检查技术，其在食管肿瘤诊断及治疗后评价方面的优势日益凸显，临床应用率稳步提升。^{18}F-FDG PET 是利用标记的 FDG 在组织器官内的摄取量不同来判断其良、恶性，具有在肿瘤组织形态、结构发生改变之前发现其代谢异常的优势，能对肿瘤进行早期诊断，鉴别肿瘤有无复发及对肿瘤进行分期。^{18}F-FDG 的摄取程度与肿瘤浸润程度相关性好，其结合 CT 的诊断灵敏度、特异度及准确率均高于单一 CT 检查方法。

二、食管常见疾病扫描方法、影像特征及新进展

（一）食管良性非肿瘤性疾病

1. 食管静脉曲张　多有肝硬化门静脉高压病史，曲张变薄的静脉易受损而导致呕血和非柏油样大便。

（1）消化道造影：典型为"串珠样"或"蚯蚓状"充盈缺损，管壁边缘不规则，食管柔软、

扩张度好，蠕动减弱（图15-2）。

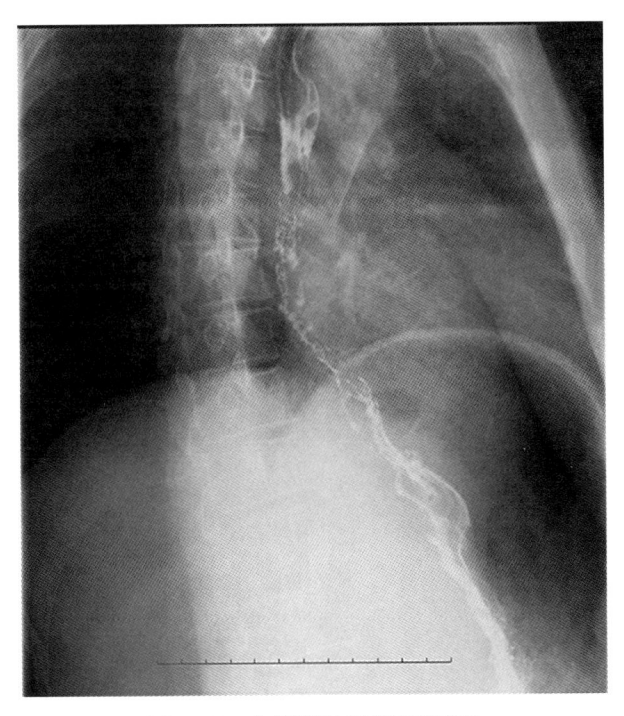

图15-2 食管静脉曲张钡剂造影

（2）CT：平扫可见食管壁增厚，呈软组织密度，增强扫描静脉期见增厚的食管壁呈血管样明显强化。

2. 食管贲门失弛缓症　无明显性别差异，20～40岁常见，食管下端及贲门部的神经肌肉功能障碍，导致食管缺乏有推动力的蠕动，表现为长期间歇性下咽困难，伴胸骨下疼痛，多在情绪激动或进食刺激性食物时加重，使用解痉药可缓解。

消化道造影：食管下端自上而下逐渐狭窄呈典型的"鸟嘴状"或"漏斗状"，边缘光滑，质地柔软，黏膜皱襞正常，食管蠕动减弱或消失，狭窄段以上食管不同程度扩张（图15-3）。

3. 食管异物　多发生于儿童，异物以果核、钱币多见。成人亦可见之，多为碎骨、鱼刺及义齿等。异物容易滞留于食管生理狭窄部，以食管入口最多。

（1）X线片：前后及侧位片可以寻找不透光异物和有无并发症，如纵隔炎、气胸、胸膜渗出、肺脓肿、肺不张和皮下气肿等（图15-4）。

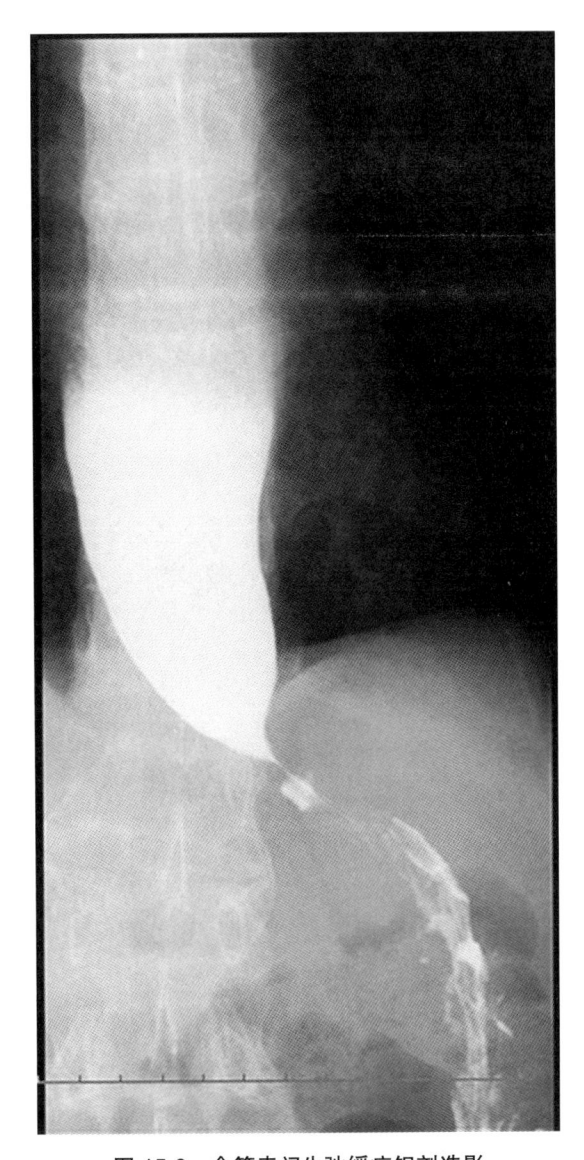

图15-3 食管贲门失弛缓症钡剂造影

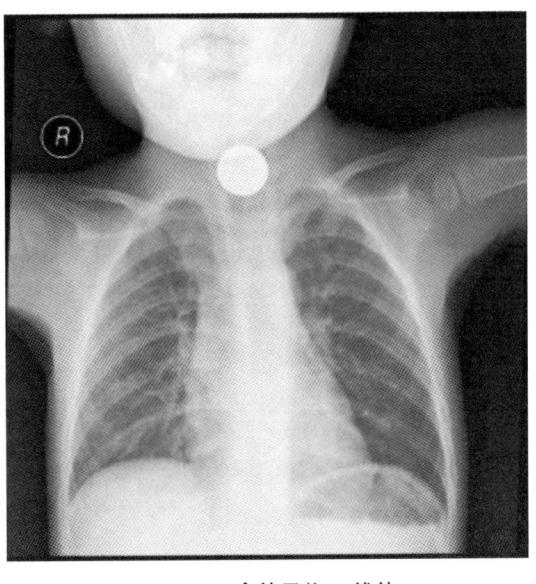

图15-4 食管异物X线片

（2）消化道造影：高度怀疑食管异物，但X线片检查为阴性，可以做造影检查。可以观察到透光异物，确定异物性质和位置，证实或排除食管穿孔及食管狭窄。首选碘制剂，减少损害。梗阻性异物表现为食管内充盈缺损。

（3）CT及MRI：传统影像无法显示异物，CT可以看到潜在的异物及食管壁损伤情况（图15-5）。

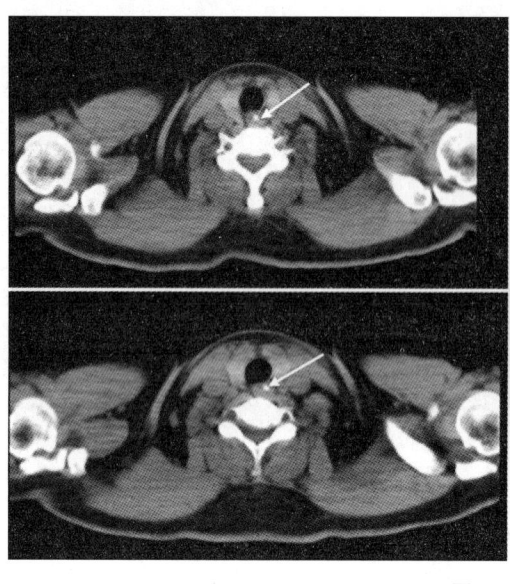

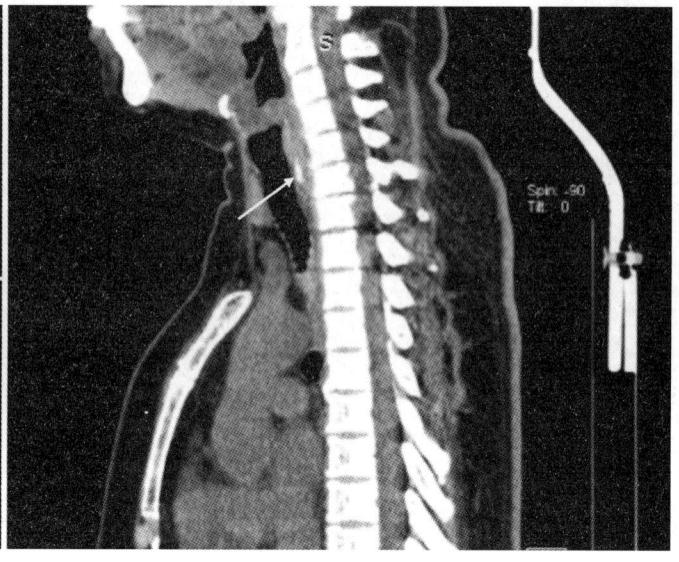

图15-5 食管异物CT图像

4.食管憩室 食管壁的一层或全层局限性膨出，形成与食管腔相同的囊袋，称为食管憩室。本病的诊断依据食管吞钡X线检查、食管压力测定，以了解可能同时存在的食管运动功能障碍。根据部位区分：①咽食管憩室，发生于咽与食管连接部；②食管中段憩室，见于食管中段，靠近气管分叉处；③膈上憩室。

根据憩室壁结构区分：①真性憩室，憩室含有正常食管壁全部组织结构，包括黏膜、黏膜下层和肌层；②假性憩室，憩室只含有黏膜和黏膜下层。

根据发生机制区分：①膨出型憩室，由于食管腔内压力过高，使黏膜和黏膜下层从肌层缝隙疝出腔外，故属假性憩室；②牵引型憩室，由食管邻近的纵隔炎性病变愈后瘢痕收缩牵拉管壁（全层）形成，故属真性憩室。以Zenker憩室为例说明影像特征。

（1）X线片：上纵隔气液平面。

（2）消化道造影：下咽部水平囊带状结构有钡剂充填。可以运用屏气侧位成像排除假性憩室（图15-6）。

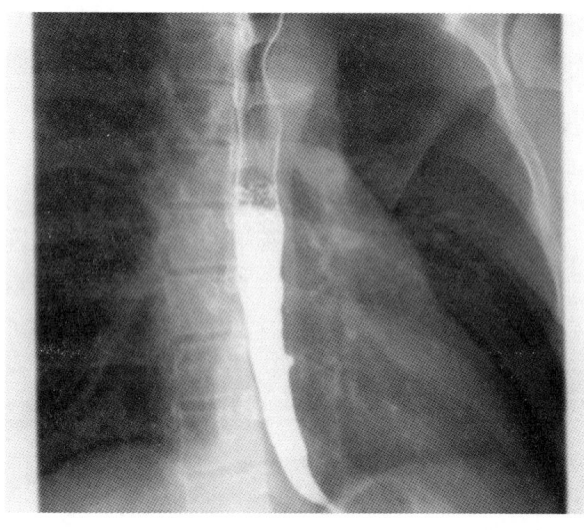

图15-6 食管憩室

5.食管裂孔疝 指腹腔内脏器通过膈食管裂孔进入胸腔的疾病。疝入的脏器多为胃。食管裂孔疝是膈疝中最常见的一种。食管裂孔疝依据其形态可分为：①滑动型；②短食管型（先天性或后天的食管挛缩）；③食管旁型；④混合型。本病有胃食管反流，常并发消化性食管炎，甚至形成溃疡，二者常互为因果。常见症状有反酸、嗳气、胸骨后烧灼感等，多由反流性食管炎引起。

（1）X线片：膈上心影重叠处的含气疝囊影，立位可见气液平面，不含气时表现为左心膈角模糊或消失，心影或局部密度增高（图15-7A）。

（2）消化道造影：直接征象包括膈上疝囊，疝囊内有胃黏膜皱襞，出现食管胃环；间接征象包括横膈裂孔增宽，钡剂反流入膈上疝囊，食管胃角变钝。

（3）CT：可见膈上疝囊及"胸腔胃黏膜征"，表现为心影后方食管裂孔上缘大小不等软组织包块影，通过食管裂孔与膈下胃相延续；口服对比剂后软组织肿块影内见高密度对比剂存留（图15-7B）。

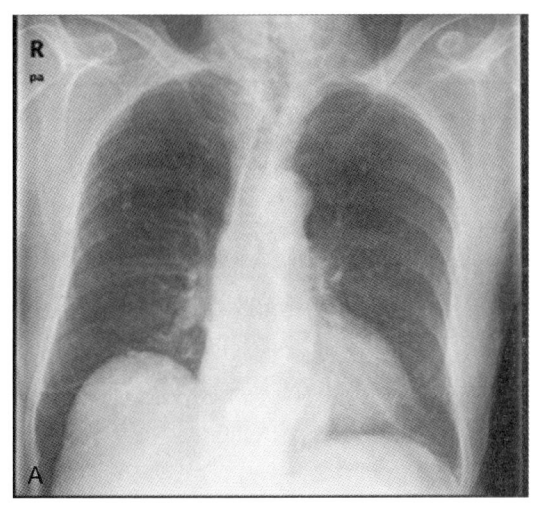

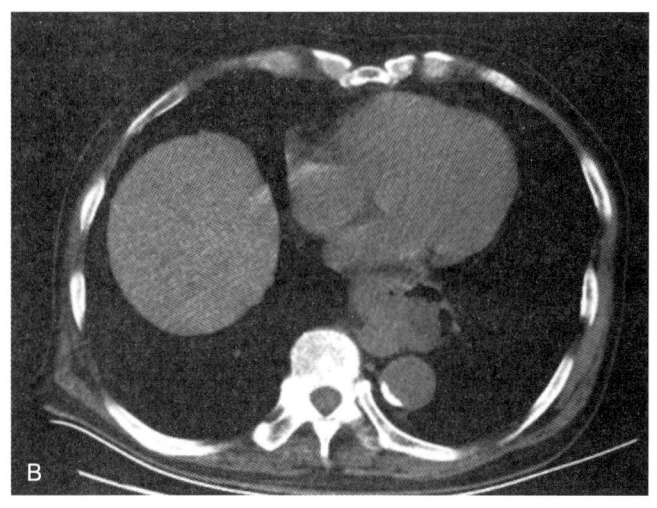

图 15-7 食管裂孔疝
A. X线片；B. CT图像

6. 食管腐蚀伤　是因为误吞或有意吞服强酸强碱类腐蚀剂引起的食管损害性伤害。根据病情，多为急性疾病。

（1）X线片：可有食管扩张、积气，可能显示吸入性肺炎，如果出现食管穿孔，则可以出现纵隔积气及胸腔积液。

（2）食管造影：急性加重期（1～4天），管腔缩小伴轮廓不规则，可能有穿孔迹象（纵隔、胸膜腔内可见气体、液体或口服对比剂）；溃疡肉芽肿期（5～28天），可见更明确的溃疡；结痂和瘢痕期（3～4周），狭窄，可以有假性憩室（图15-8A）。

（3）CT：食管壁环周增厚，急性期可有黏膜强化伴黏膜下低密度，如有食管穿孔则可以观察到纵隔积气、胸腔积液，慢性期可以观察到管腔不规则狭窄（图15-8B）。

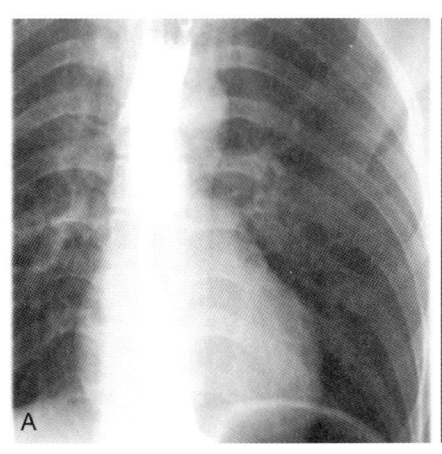

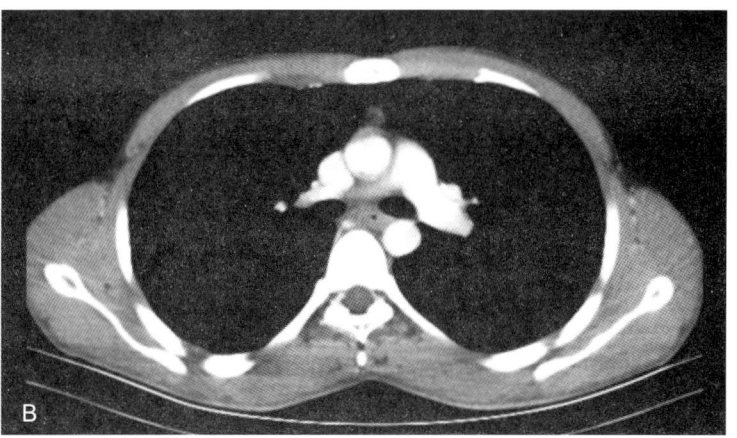

图 15-8 食管腐蚀伤
A. 食管造影图像；B. CT图像

7.食管炎 可由多种病因,如化学性、机械性、感染性或损伤引起,以胃液反流所致的消化性食管炎及吞食化学腐蚀剂引起的腐蚀性食管炎较为多见。反流性食管炎也称为消化性食管炎,为含胃酸与胃消化酶的胃液通过胃食管交界处反流入食管,长期反复地刺激食管黏膜而引起食管下段黏膜的炎症。本病常继发食管裂孔疝,晚期可因瘢痕而致食管狭窄。腐蚀性食管炎详见本节"二、6.食管腐蚀伤"。

(1)双重对比造影:病变早期造影检查可能为阴性,或仅可见食管下段数厘米至十几厘米的轻微痉挛性改变,管壁光滑规则,偶见锯齿状第三收缩波;炎症进展时可见管壁毛糙,糜烂引起的针尖状钡点或星芒状、网织交错的线样龛影,以及增生组织所致的颗粒状改变,管壁轻度变形而欠规则;病变晚期瘢痕形成,引起食管腔狭窄,其上段食管扩张,管壁偏移、毛糙,边缘呈毛刺状,狭窄与正常段分界不清,呈移行状。部分患者可显示滑动性食管裂孔疝,特征为横膈上方有疝囊,疝囊上方见狭窄的食管。

(2)CT:增强CT可以显示食管黏膜强化伴周边黏膜下层低密度影环绕的"靶征",如伴有食管裂孔疝则很容易观察到。

8.食管息肉 起源于食管上皮细胞,本病病因不明,发病可能与慢性炎症有关。本病可分为纤维血管性息肉、炎性息肉等,纤维血管性息肉较少见,起源于食管壁,呈现为管腔内息肉样病变或肿块。炎性息肉又称为炎性纤维性息肉。大多数病例由胃食管反流病所引起,一般为无包膜的黏膜下病变。食管息肉以中老年人多见,男性多于女性,病史较长,进展缓慢,症状取决于息肉的部位和大小。

(1)消化道造影:多见管壁黏膜增厚与结节样充盈缺损影。少见边界不规则或分叶,胃食管交界处较常见。

(2)CT:根据内容物不同,表现不同,当富含脂肪时,可能有脂肪CT表现。

9.Barrett食管 是胃食管反流病的一种类型。虽然发病率只占10%左右,但近年来的研究发现,它与食管癌的发生密切相关,是一种主要的食管腺癌的癌前病变。食管下端由不正常的柱状上皮覆盖,称为Barrett食管。临床上多见于中老年人。Barrett食管的发病男性多见,男女的发病比例为(3:1)~(4:1)。症状主要是胃食管反流及并发症所引起的,胃食管反流症状为胸骨后烧灼感、胸痛及反胃现象。

双重对比造影:长段型为>3cm的病变,短段型为≤3cm的柱状上皮病变。Barrett食管多伴有食管裂孔疝,影像呈现中段黏膜不规则、狭窄、溃疡。最终诊断依靠内镜及病理检查。

(二)食管肿瘤

1.食管良性肿瘤 包括食管平滑肌瘤、间质瘤、脂肪瘤、血管瘤及错构瘤。影像学表现具有相似性。

(1)消化道造影:为首选检查,一般为单发肿块,孤立性多见,表现为由钡剂勾勒的圆形或卵圆形充盈缺损,病变表面、上下边界与相邻食管壁形成锐角或稍微钝角。食管腔有不同程度的阻塞。其中平滑肌瘤可伴点状钙化。

(2)CT:可作为较大肿块的补充检查方式。可见食管壁肿块影,无明显侵犯和转移,有助于区分脂肪瘤和其他纵隔肿块(如囊肿等)(图15-9)。

2.食管癌 男性多于女性,多发生于50~70岁,早期很少有症状,中晚期表现为持续性或进行性吞咽困难,中下段多见。

(1)气钡对比造影:对于疑似食管癌患者,大多数情况下,钡剂检查仍然作为初筛方法及食管癌诊断和疗效评估的重要手段之一,不仅可以实时动态检查,且可有效提高食管癌的检出和对食管病变区进行活动性功能的评估,还可通过局部瞬时放大及感兴趣区图像回放功能,避免病灶遗漏,详细了解病灶结构与性质。有研究提示,Ⅰ期食管癌诊断准确率钡剂造影显著高于CT,钡剂造影诊断早期食管癌准确率可达68.2%,因此对于早期食管癌,钡剂造影较CT具有明显优势。常见的影像学表现为偏心性充盈缺损,边界光整,与正常区分界清楚,局部管腔狭窄,该区域黏膜皱襞中断、破坏,上方食管扩张(图15-10)。钡剂造影也有其局限性的一面,即难以对周围器官侵犯情况、周围淋巴结转移情况进行评价,因而在一定程度上限制了该检查在食管癌诊断中的应用。

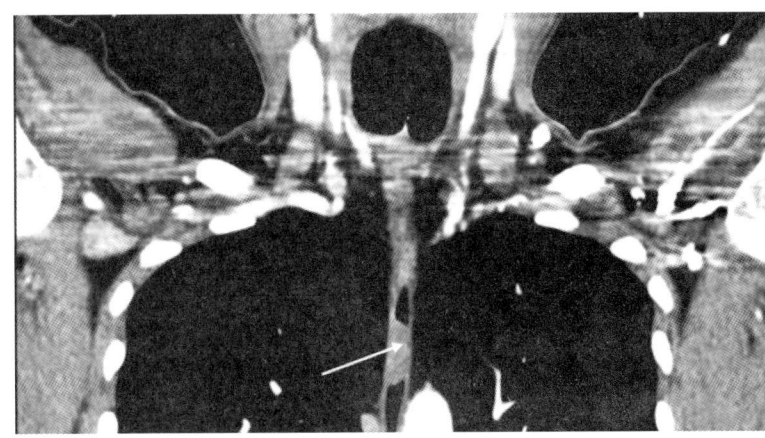

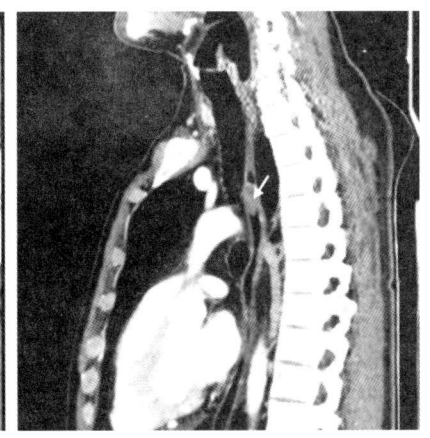

图 15-9　食管良性肿瘤 CT 增强扫描

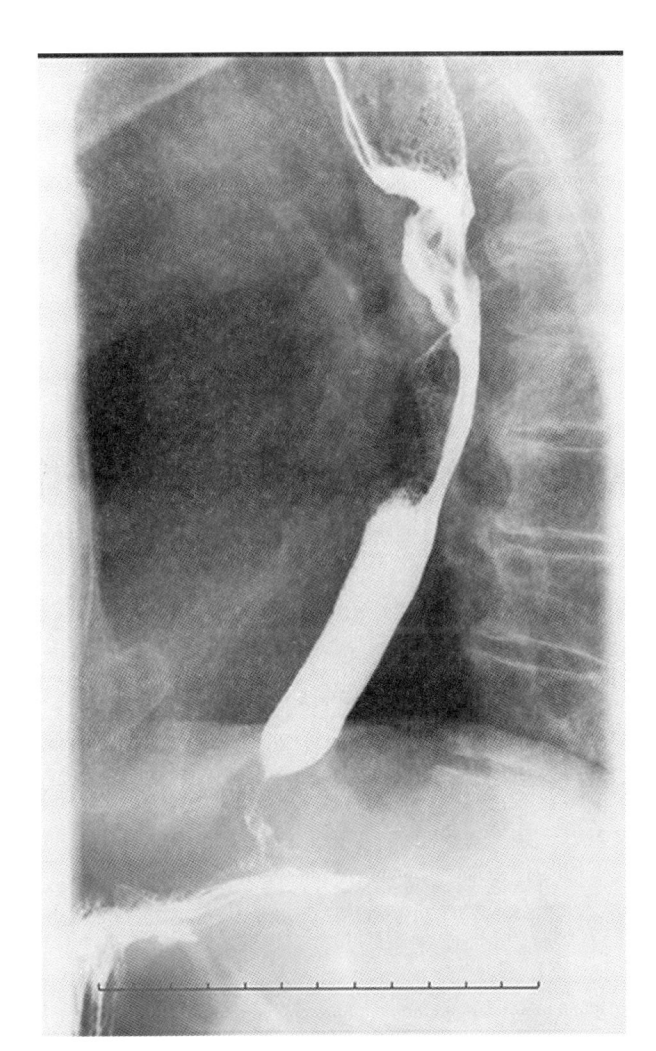

图 15-10　食管癌钡剂造影

（2）CT：具有较高的图像分辨率，不仅可清楚显示病灶的形态、大小、位置，还能观察病变与周围组织的关系，有无远处转移、淋巴结转移等，可有效提高病变的检出率。检查受外界干扰因素影响较少，且无创伤、耗时短、费用相对低廉。CT 平扫和 CT 动态增强扫描相结合可提供清晰的食管病变解剖学细节，可精准定位肿瘤及评价肿瘤与周围组织的关系。2019 年《NCCN 食管癌和食管胃结合部癌诊疗指南》推荐 EUS、CT、PET/CT 作为进展期食管癌的常规检查。针对 T4b 食管癌，CT 诊断主动脉侵犯的准确度、敏感度和特异度分别为 91.3%、33.3% 和 93.1%，EUS 诊断主动脉受侵犯的准确度、敏感度和特异度分别为 98.7%、87.5% 和 99.3%。另外，2019 年版《NCCN 食管癌和食管胃结合部癌诊疗指南》推荐食管癌放化疗后可以采用 PET/CT 或胸腹部 CT 增强扫描进行疗效评估，内镜及活检可以作为备选检查方法。食管癌常见的影像学表现为管壁增厚、僵硬，渐进性高强化，并可以观察有无淋巴结肿大（图 15-11）。

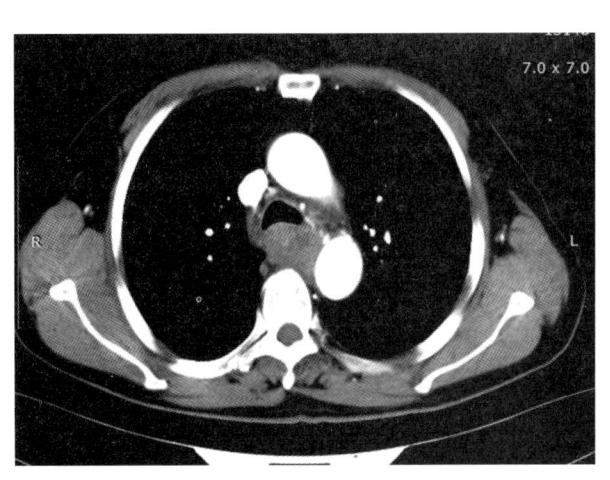

图 15-11　食管癌 CT 增强扫描

（3）MRI：目前，MRI在食管癌的应用主要包括解剖和功能成像两个方面，解剖成像常用于食管癌的T分期，主要检查技术包括高分辨率（high resolution，HR）T_2WI扫描和增强扫描，后者多用于肿瘤治疗疗效的评估，所应用的主要技术为DWI和动态增强MRI（dynamic contrast enhanced MRI，DCE-MRI）。在BLADE-TSE T_2WI序列图像中，食管肌层和外膜的低信号与周围高信号脂肪的高对比特性对食管外膜受侵与否的判断十分有效。Radial VIBE是自由呼吸模式下的3D梯度回波技术，抑制运动伪影效果佳，结合动态增强技术明显强化的食管黏膜信号与食管肌层低信号之间的对比，有利于判断黏膜受侵程度。Radial VIBE成像序列对T1/T2期食管癌的分期准确性和EUS相仿（90.5%～100% vs 100%）。然而，虽然目前MRI对于T1a和T1b期食管癌也显示出较好的鉴别能力，但普及性不及EUS，尚待进一步推广。对于T3/T4期食管癌的分期准确性高于EUS（81.8%～90.9% vs 68.2%）。MRI对进展期食管癌的分期诊断有一定价值。1.5T MRI心电门控序列区分≤T4a期和T4b期肿瘤的敏感度、特异度和准确度分别为86%～100%、67%～84%和75%～87%，诊断支气管或主动脉侵犯的正确率为67%～100%。尽管NCCN等指南未将MRI推荐为常规检查手段，但其评价T4b食管癌的诊断准确性与CT相近，而且具有无辐射、多参数成像等优势，食管癌分期诊断的应用前景值得期待。DWI属功能成像技术，兼具细胞水平解剖和功能成像优势，不仅能依据淋巴结径线值及形态的变化，还能结合淋巴结代谢方面的参数值以诊断淋巴结转移，在食管癌N分期中有较高的应用价值。

（4）PET/CT：文献报道PET/CT诊断食管癌的灵敏度、特异度、准确度分别为77.8%、92.9%、84.4%，CT诊断的灵敏度、特异度、准确度分别为61.1%、71.4%、65.6%。（2020年中国临床肿瘤学会《食管癌诊疗指南》）建议对超声怀疑淋巴结转移者行超声引导下淋巴结穿刺活检。与检查价格昂贵的PET/CT对比，颈部超声检测淋巴结转移的敏感度和特异度无显著差别。食管癌M分期关系到肿瘤治疗方案的正确制定及其预后评估，PET/CT为全身显像扫描技术，其M分期病灶定位准确性高，且能对不常见转移部位和不典型转移病灶做出较为全面的分析和判断。

（5）影像组学：是指高通量地从CT、MRI和PET中提取并分析大量高级的定量影像学特征的一种新兴技术，其本质是一项多种影像互相结合、多种学科互相交叉的技术，主要包括影像数据的获取及重建、影像分割及感兴趣区（region of interest，ROI）勾画、影像特征的提取和量化、特征的选择、分析建模5个方面的内容。影像组学在食管癌中的初步应用包括肿瘤分期、疗效和预后分析。与传统影像形态学的改变相比，应用影像组学特征不仅能提高诊断准确率，还能提供传统影像特征无法提供的信息，因此影像组学的发展对食管癌的评估具有广阔的应用前景。

3. 食管淋巴瘤 原发性食管淋巴瘤是一种极为罕见的疾病，其发病机制尚不清楚。正常食管黏膜缺乏结构性淋巴组织，但由于持续的慢性炎症，淋巴滤泡可能出现并积聚在食管黏膜中，以形成黏膜相关淋巴组织。临床表现无特异性，主要有吞咽困难、体重减轻、呕血等。

（1）造影：黏膜下肿物可能与平滑肌瘤或其他良性肿瘤难以鉴别。

（2）CT：食管淋巴瘤的胸部CT表现为非特异性、管壁增厚等特征，类似于食管癌等其他常见肿瘤。然而，CT对于评估食管肿块的腔外部分、纵隔延伸、瘘管形成和淋巴结的状态很有价值。

4. 食管黑色素瘤 原发性食管黑色素瘤是发生于食管黏膜上皮基底层中的黑色素细胞的恶性肿瘤，临床极为罕见，占食管恶性肿瘤的0.1%～0.3%。

（1）造影：食管腔内息肉状和结节状肿块，也可因来源于黏膜下层而表现为表面光滑的肿块，与食管的交界面呈钝角。较食管癌发生梗阻的时间较晚。

（2）CT：可以明确食管肿块的范围，可以观察肿块与邻近组织的关系，明确有无纵隔侵犯，并有助于发现肿大的淋巴结。增强扫描病灶强化明显，但对于性质判断帮助较小，最终与食管癌、肉瘤、平滑肌肉瘤等一些肿瘤相鉴别时仍需其他方面的检查帮助。

5. 食管肉瘤 是源于间叶组织的恶性肿瘤，约占消化道肉瘤的8%，约占食管恶性肿瘤的0.5%。按组织学特点，食管肉瘤包括平滑肌肉瘤、纤维肉瘤、横纹肌肉瘤、骨肉瘤和免疫缺陷患者的 Kaposi 肉瘤等。其中纤维肉瘤最多见。

（1）造影：肿瘤好发于食管中下段，常发自食管一侧壁，呈较大的充盈缺损，表面可见小龛影，较大时表现为巨大肿物，表面黏膜破坏，基底部管壁受侵僵硬；病变处食管腔显著扩张，可似团状异物。一般病变大小与梗阻情况不成正比，瘤蒂较长者，肿物可随吞咽上下移动，容易被误诊为良性病变。一般较少侵及肌层。

（2）CT：局部食管壁增厚，并可观察到食管腔内肿块，虽然对病变鉴别诊断帮助不大，但可清楚显示有无外侵，淋巴结有无肿大（图 15-12）。

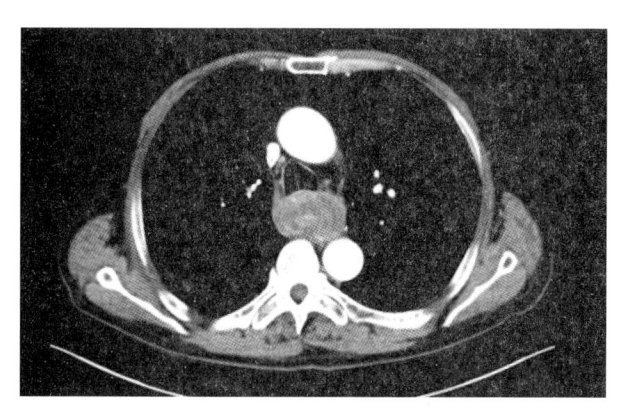

图 15-12 食管肉瘤 CT 增强扫描

6. 食管胃结合部腺癌 食管胃结合部（esophagogastric junction，EGJ）在传统意义上被认为是"贲门部"，目前解剖学观点认为 EGJ 是管状食管与囊状胃的结合部，位于 His 角水平，是一个非常短的解剖学区域，病理学观点认为食管鳞状上皮和胃柱状上皮交界处是 EGJ。

（1）造影：对判断肿瘤位置、大小及分型有重要意义。有研究提示气钡双重对比造影和胃镜检查对胃癌的检出率近似。目前随着临床对胃肠道肿瘤治疗技术手段的多元化发展及个体化治疗概念的提出，对术前影像学评价也提出了更高要求，不仅局限于检出和诊断，还要为术式预测及可切除性评价提供重要信息。通过上消化道双重对比造影可观察食管壁运动状态及软硬，从而客观判断正常食管黏膜与癌肿瘤的交界。

（2）CT：AEG 显示鸟嘴样结构，结合冠状位和矢状位还能显示 His 角及膈肌食管裂孔位置，在断层图像上应注意鉴别食管裂孔疝造成的贲门胃底部上移，继而形成食管裂孔区消化道壁增厚的假象。AEG 在 CT 上主要表现为以贲门为中心的凸向胃腔内的溃疡性肿块。癌性溃疡主要占据贲门口部及其下方的胃小弯流入道，一般不像其他部位溃疡那样宽大。另外，CT 可以有效对占位进行 N 分期，从而影响是否开胸的决策。而肿瘤与毗邻脏器的关系也是临床对其可切除性评估的重要指标，运用 MPR 多角度判断脂肪间隙，对临床具有重要指导价值（图 15-13）。

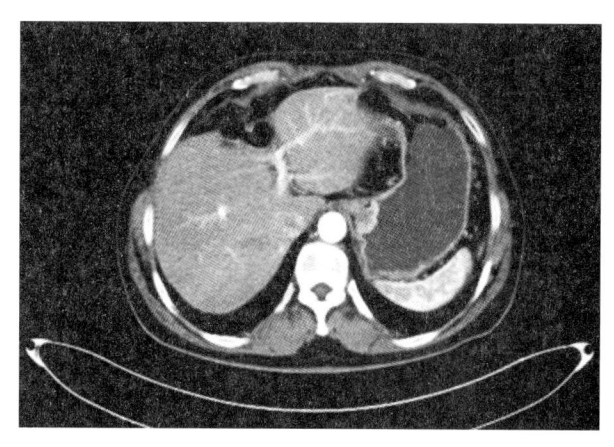

图 15-13 食管胃结合部腺癌 CT 增强扫描

（3）MRI：CT 软组织分辨率相对较低，有时难于明确肿瘤和毗邻脏器的关系，MRI 高软组织分辨率可以提供更准确的信息。另有研究提示，DWI 可为 AEG 新辅助化疗提供功能定量评效指标。

综上所述，多种影像学手段整合运用可有效提高 AEG 检出率和诊断水平，提高原发灶和转移淋巴结的分期能力，辅助术式预测及可切除性评价，以及早期预测和评价新辅助化疗疗效，为 AEG 个体化治疗提供依据。

（郭　钒）

第三节 实验室检测

一、食管癌

食管癌（EC）是世界范围内最常见的一种发病率和恶性度均高的恶性肿瘤，中国食管癌的发病人数占世界发病人数的70%以上。2018年约有570 000例新病例［男女比例为（2～2.5）:1］和508 500例死亡。食管癌的组织学类型主要包括食管鳞状细胞癌（ESCC）和食管腺癌（EAC），其中90%是ESCC。EC患者缺乏有效的诊断学标志物和治疗靶标，这是其中的一部分预后不良的原因。因此，寻找生物标志物以改善EC的临床预后迫在眉睫。针对食管癌患者的实验室检查包括一般实验室检查和肿瘤标志物检查。

（一）一般实验室检查

食管癌患者的实验室常规检查是为了评估患者的一般状况及是否适于采取相应的治疗措施，包括血常规、肝肾功能、肝炎、梅毒、艾滋病等抗原抗体检查，以及凝血功能等其他必要的实验室检查。食管癌骨转移时，患者血液碱性磷酸酶或血钙升高；肝转移时可出现血液谷氨酰转肽酶、碱性磷酸酶、谷草转氨酶、乳酸脱氢酶或胆红素升高。晚期吞咽困难的食管癌患者，可用前白蛋白和白蛋白水平评估患者营养状况。

（二）肿瘤标志物检查

1. 临床已开展食管癌相关标志物　临床常用于食管癌辅助诊断、预后判断、放疗敏感度预测和疗效监测的肿瘤标志物有细胞角蛋白片段19、癌胚抗原、鳞状上皮细胞癌抗原和组织多肽特异性抗原等。

细胞角蛋白片段19（cytokeratin-19-fragment，CYFRA21-1）是细胞角蛋白CK19的可溶性片段，是一种上皮源性肿瘤标志物，26.7%～58.1%的EC患者可表现为升高，其升高亦可见于肺鳞状细胞癌、宫颈癌等以鳞癌为主要病理学表现的肿瘤，以及可见于乳腺癌、肺腺癌等以腺癌为主要病理学表现的肿瘤。肺炎、慢性支气管炎、消化性溃疡、肝良性疾病等也可出现轻度升高。CYFRA21-1可应用于EC患者放化疗的监测。

鳞状上皮细胞癌抗原（squamous cell carcinoma antigen，SCC）是鳞状上皮癌的重要肿瘤标志物。但其在正常的鳞状上皮细胞内也可存在，并不是恶性肿瘤细胞所特有。当恶性肿瘤发生时，SCC可以通过细胞增殖而入血，导致SCC值异常增高的现象。在临床上SCC升高多见于宫颈鳞状细胞癌、肺鳞状细胞癌、头颈部鳞状细胞癌等，而且随着疾病的进展，SCC值也可升高。但在部分非肿瘤及炎性疾病中，SCC值也可有一定程度升高，如肝炎、肝硬化、肺炎、肾衰竭和肺结核等。因此，临床上需要进行鉴别诊断。30%～50%的EC患者伴有SCC值升高。

癌胚抗原（carcinoembryonic antigen，CEA）是从大肠癌组织分离获得的一种糖蛋白，广泛存在于内胚叶起源的消化系统肿瘤，也存在于正常胚胎的消化管组织中，在正常人血清中也可有微量存在。CEA是一个广谱性肿瘤标志物，能反映多种肿瘤的存在，对大肠癌、乳腺癌和肺癌的疗效判断、病情发展、监测和预后判断是一个较好的肿瘤标志物，但其特异性不强，灵敏度不高，对肿瘤早期诊断作用不明显。CEA诊断EC的灵敏度和特异度均为30%～40%。

组织多肽特异性抗原（tissue polypeptide specific antigen，TPSA）是存在于胎盘和大部分肿瘤组织细胞膜和细胞质中的一种单链多肽。在恶性肿瘤患者血清中的检出率达70%以上，但其增高与肿瘤发生部位和组织类型无相关性。TPSA水平与食管癌的TNM分期呈正相关，血清TPSA水平从ⅡB期开始高于正常范围，随后逐渐上升。无论是用于EC的早期诊断，还是指导食管癌TNM分期，皆具有重要价值。

上述标志物整合检测可提高中晚期EC诊断和预后判断及随访观察的准确度。目前应用于EC早期诊断的肿瘤标志物尚不成熟。

2. 潜在肿瘤标志物

（1）循环肿瘤细胞和 ctDNA 检测在食管癌中的应用：循环肿瘤细胞（circulating tumor cell，CTC）是指由肿瘤原发灶或转移灶脱离进入血液循环系统的肿瘤细胞。EC 早期临床症状表现不明显，大部分患者出现吞咽不适而就诊时已处于中晚期，且影像学检查很难发现 2mm 以下病灶，而内镜检查因创伤性大，部分患者无法耐受，CTC 采用外周血检测的方法，创伤小、简捷方便、利于食管癌早期诊断。CTC 具有不同的表型，包括上皮型、间质型和上皮间质混合型等。其检出水平与原发肿瘤浸润深度（T 分期）、脉管内癌栓形成、淋巴结转移状态（N 分期）密切相关，与患者年龄、性别、肿瘤位置等无明显关系。因此，CTC 阳性的 EC 患者易发生淋巴结转移与远处转移，预后欠佳。间质型 CTC 对 EC 预后的监测价值可能更大。CTC 的检测与 EC 患者的疗效评估及预后复发监测也有一定关联。

虽然目前对 CTC 的富集与检测还无统一标准，也对灵敏度及特异度提出了挑战，但随着对 CTC 更深入的研究，CTC 有望成为一种可行性好、特异度和灵敏度高的新型诊断技术。

ctDNA 是指来源于坏死或凋亡癌细胞的 DNA 片段、增殖活跃肿瘤细胞或 CTC 分泌的 DNA 片段，是进入外周血液循环的一种游离 DNA 片段。ctDNA 长度为 150～200 个碱基对。其起源和分子释放机制仍知之甚少。在正常和恶性细胞中，ctDNA 被认为源自细胞凋亡和坏死或与外泌体的分泌有关。5-羟甲基胞嘧啶（5hmC）是新型癌症表观遗传标记，ctDNA 5hmC 用来诊断 EC，敏感度为 93.75%，特异度为 85.71%（AUC=0.972），表明其潜在可用于 EC 微创诊断。ctDNA 遗传图谱与癌症的状况显示了 4 个基因突变的诊断功能（*TP53*、*FAT3*、*MLL3* 及 *AJUBA*），在 cfDNA 和肿瘤组织利用这些突变诊断 EC，灵敏度、特异度分别可达 78.9% 和 100%。

（2）非编码 RNA 检测在食管癌中的应用

1）miRNA：是一类非编码的小分子 RNA，长度为 18～22 个核苷酸。它们通过靶向作用于 miRNA，抑制 miRNA 的翻译和（或）降解，得以在转录后水平调节基因表达。miRNA 是理想的候选生物标志物，由于其在组织中高度稳定。在血浆中，miRNA 被包含在 RNA 结合多蛋白复合物和（或）外泌体中，使 miRNA 不易被降解。miRNA 在许多方面都起着举足轻重的作用，包括癌症发展。在 EC 中，miRNA 已被证实参与了从起始到转移扩散的各个阶段。几种 miRNA 在食管癌前病变，即 Barrett 食管中表达有差异。此外，许多研究已经表明，食管鳞状细胞癌和食管腺癌中许多癌基因 miRNA 和抑癌基因 miRNA 表达水平有变化。miRNA 不仅可以作为诊断和预后工具，而且还可以作为预测性生物标志物对抗癌疗法的反应，并作为潜在的治疗靶标。

miR-92a 属于 miR-17-92 基因簇，在多种恶性肿瘤中高表达，与肿瘤的发生、发展、凋亡和转移密切相关。Ng 等研究显示，EC 血浆内存在大量差异表达 miRNA，其中高水平表达的 miR-17-3p 和 miR-92a 与 EC 发展密切相关，同时 EC 患者术后血浆内 miR-17-3p 和 miR-92a 表达显著降低。miR-92a 能够区别 EC 与其他消化道癌症，推测 miR-92a 可能是 EC 潜在的早期诊断标志物。miR-92a 诊断 EC 的敏感度为 82.2%，特异度为 85.7%（AUC=0.860）。文献报道的其他在 EC 中表达有差异的 miRNA 见表 15-1。

表 15-1 食管癌前病变和食管癌 miRNA 表达情况

疾病	状态	miRNA
癌前病变	上调	miR-215、miR-31-5p、miR-98、miR-15b-5p、miR-197-5p、miR-320c、miR-638、miR-92a-3p
	下调	miR-424、miR-663b、miR-502-5p、miR-206、miR-200 家族、miR-125a-5p、miR-125b
食管癌	上调	miR-675-3p、miR-21、miR-92a、miR-155、miR-543、miR-27a、miR-200a、miR-20b、miR-371-373、miR-9、miR-183、miR-223
	下调	miR-200b、miR-124、miR-126、miR-148a、miR-26a、miR-199 家族、miR-195、miR-27a、miR-375、miR-133b、miR-143、miR-125b

资料来源：Zarrilli G, et al. Int J Mol Sci, 2021, 22（7）：3640.

2）lncRNA：长度超过 200 个碱基对，缺乏蛋白编码能力，通过调控致癌和抑癌途径，在肿瘤的发生、发展和转移中发挥关键作用。很多研究已经明确了某些特定非编码 RNA 在 EC 发生中的分子贡献，揭示了多种 miRNA 和 lncRNA 参与 EC 的发生和进展，在 EC 进程中发挥重要作用。这些非编码 RNA 可作为食管癌新型肿瘤标志物，在食管癌早期诊断、治疗、预后评估等方面有重要意义。一项研究检测 147 例 ESCC 患者的 10 个 lncRNA 用以评估对 ESCC 的诊断，发现血浆 POU3F3 的诊断率最高，灵敏度为 72.8%，特异度为 89.4%。结果表明，血浆 POU3F 可能作为一种 ESCC 诊断的潜在生物标志物。而且，将 POU3F3 与 SCC 联合应用检测 ESCC 能够提高诊断的灵敏度，尤其对于早期 ESCC，灵敏度为 85.7%，特异度为 81.4%。

3）circRNA：是一种特殊的内源性非编码 RNA，3' 和 5' 端之间通过共价键形成闭环结构，主要位于细胞质或储存于外泌体中。其闭环结构不受 RNA 外切酶影响，表达更稳定且不易降解。越来越多研究表明，circRNA 在 EC 的进展中发挥重要作用，并可作为诊断、疗效监测和预后判断的标志物。EC 患者的血浆和组织中 circ_0004771 的表达上调，ROC 曲线分析显示 circ_0004771 具有较好的诊断价值，其表达水平与 T 等级（原发性浸润）和血管浸润相关，表明 circ_0004771 可用作判断预后的指标。目前，CEA 是 EC 最常用的诊断标志物之一。研究表明，circGSK3β 和 CEA 的联合应用可能会提供一种新的 ESCC 早期诊断的生物标志物，并且血浆 circGSK3β 可能是 EC 复发/转移有价值的预测指标。学者还发现 circ_0000654、circPVT1、circ_0006168、circ_0004370、TTC17、circ_0067934、circ_0006948、circ_0030018、circ_100876、circ-DLG1 和 circ-SLC7A5 在 EC 中上调并且与不良预后有关。

（3）外泌体检测在食管癌中的应用：外泌体（exosome）是一种具有纳米级尺寸囊泡结构的细胞分泌物，可以从包括红细胞在内的多种细胞（T 细胞、B 细胞、树突状细胞和肿瘤细胞）中分泌出来，并且广泛分布在各种体液中，如血液、尿液和唾液。外泌体包含各种类型的生物活性物质，包括蛋白质、脂质、DNA 片段和 RNA，如 miRNA、circRNA、长链非编码 RNA 和 miRNA。研究表明，这些外泌体中所含的生物活性物质可能会参与免疫反应、抗原呈递、细胞通信、转运蛋白质和 RNA 及许多其他生理过程。因此，外泌体可能在各种疾病的诊断和治疗中起关键作用，多项研究表明，外泌体与 EC 的发生发展有密切关联。目前外泌体诊断 EC 主要是基于对外泌体中 miRNA 和蛋白质的检测。

1）外泌体 miRNA

A. miR-93-5p：EC 患者 miR-93-5p 的表达水平是健康对照的 1.39 倍，提示 ESCC 患者血浆 miR-93-5p 的上调增加了 EC 的风险。进一步数据分析显示，miR-93-5p 的表达与患者的生存期有关。因此，miR-93-5p 可以成为 EC 诊断和预后判断的血浆生物标志物。

B. miR-1246：在许多恶性肿瘤中均有表达。血清 miR-1246 诊断 ESCC 的敏感度和特异度分别可达到 57.4% 和 67.4%。

C. miR-21：EC 患者中 miR-21 的相对表达量较健康对照组高 2.95 倍。此外，回归分析表明，miR-21 表达水平越高，EC 的发生率越高。

D. miR-223-3p：在 T2 分期的食管腺癌患者中高表达，并且高于 T3 腺癌。但 miR-223-5p 的水平在 EA 和 ESCC 中没有统计学差异。

2）外泌体蛋白：stathmin-1 蛋白是一种胞质磷蛋白，在外泌体中含量丰富，并且可以进入外周血，在血清标本中能检测到。由于其在细胞周期中特有的微管解聚活性，在细胞的增殖和分化及肿瘤发生中起重要作用。研究表明，ESCC 伴淋巴结转移患者血清 stathmin-1 蛋白水平明显高于无转移患者。若将诊断临界值设置为 4.47ng/ml 时，ESCC 的 stathmin-1 阳性率约为 81.0%。

因此，stathmin-1 可作为 ESCC 的血清学生物标志物。

（4）细胞因子检测在食管癌中的应用：蛋白质改变与临床、病理的密切联系揭示有些分子可作为 ESCC 潜在的生物标志物。在与炎症有关的所有蛋白质中，细胞因子在癌症发展中起重要作用，因此可成为 EC 的标志物。

ESCC 的细胞因子网络富含促炎因子、生长因子和趋化因子。有 22 种细胞因子与 ESCC 临床、病理和生存率有关。重要细胞因子有 VEGF-A、VEGF-C、VEGF-D、bFGF、HGF、MIF、TGF-β、IL-6、IL-8、FasL、Midkine、IL-18、PDGF-BB、CTGF 及 CXCL12。VEGF 家族成员 HGF、bFGF 在 ESCC 中高表达，表明它们在肿瘤生长、血管生成和转移过程中的潜在作用。血清 VEGF-A、C、D 成员，IL-8、IL-6、IL-18、TGF-β、HGF、FasL 和 PDGF-BB 等的浓度与肿瘤进展、淋巴结转移和远处转移有关。需要注意的是，IFN-γ 和 IL-2 在 ESCC 中明显降低。细胞因子主要检测方法为免疫组化和 ELISA。

（5）体液肿瘤标志物：主要是指癌细胞分泌或脱落及宿主对体内新生物反应而产生的，最终进入到体液或组织中的物质。通过检测其存在与否或测定其含量，作为诊断肿瘤、分析病程、指导治疗、监测复发或转移、判断预后的辅助指标。

核型蛋白（karyopherin α2，KPNA2）是一种核膜蛋白，属于核转运蛋白 α 家族的重要成员，它能介导细胞核到细胞质穿梭。KPNA2 在多种癌症中高表达，而在正常组织中不表达或低表达，与肿瘤的不良预后有关。其检测的灵敏度为 76.7%，特异度为 75%。KPNA2 可能在 ESCC 的临床中具有重要意义。

高迁移率蛋白（high-mobility group box-1，HMGB1）是一种非组蛋白染色体结合蛋白，在真核细胞 DNA 的复制、转录、重组等过程中发挥重要调控作用。研究发现，HMGB1 在 ESCC 组织中高表达，其阳性率为 84.6%，灵敏度显著高于其他几种标志物，而特异性和 SCC 结果相当。因此，HMGB1 可作为食管鳞癌诊断、预后判断和术后复发监测的标志物。

MMP 是一个锌和钙依赖的蛋白水解酶家族。目前人类已发现过 24 个 MMP 的膜锚定或分泌形式。它们被分为胶原酶、膜型基质金属蛋白酶等。MMP1 是一种胶原酶分泌蛋白，其中关键特性是它们能够切割间质胶原酶和许多其他细胞外基质（ecm）和非 ecm 分子。MMP1 特异性降解成纤维细胞生长因子结合蛋白、胰岛素样生长因子结合蛋白 2、3、5 和 TGF-β 结合蛋白并释放这些蛋白。在肿瘤发生过程中，MMP 通过细胞黏附力的丧失、细胞分裂的解除和细胞凋亡的逃避，介导肿瘤的转移，影响肿瘤的发生和生长。研究显示，MMP1 在 EC 患者中显著升高，其过表达促进 EC 细胞的生长和转移。与传统指标相比，MMP1 显示出更高的灵敏度和稍低的特异度。在早期患者中 MMP1 和 SCC 联合的灵敏度最高，可达 68.80%。

近年来，尚未发现明确的 EC 诊断高敏感度和高特异度的标志物。尽管某些新型食管癌标志物表现出一定的特异度和灵敏度，但受制于实验水平和模型的限制，其临床诊断效果还存在局限性。两种和两种以上 EC 肿瘤标志物整合检测比单一肿瘤标志物检测更加灵敏和特异。这为今后开展食管癌肿瘤标志物临床应用研究提供了方向，开展 EC 肿瘤标志物的整合检测将为 EC 的早筛、诊治等临床工作提供更为灵敏、准确的检测手段。

二、食管良性肿瘤

食管良性肿瘤很少见，在食管肿瘤中仅占 1%。发病年龄较食管癌小，进展缓慢，病程长。平滑肌瘤是最常见的食管良性肿瘤，占 50%～60%，此外尚有起源于黏膜层和黏膜下层的息肉、脂肪瘤、纤维脂肪瘤、乳头状瘤等。实验室检查一般无特殊表现，手术治疗预后良好。

三、感染性食管炎

感染性食管炎常见于糖尿病、肿瘤及接受放化疗、HIV 感染及使用广谱抗生素的患者，亦可见于免疫力正常的个体。真菌、病毒和细菌均能引起感染性食管炎，其中念珠菌、单纯疱疹病毒和巨细胞病毒最常见。

念珠菌是感染性食管炎最重要的病原体，包括白念珠菌和非白念珠菌。可通过分泌物和组织标本的涂片及培养结果辅助诊断。但检出念珠菌未必是感染，也可能为定植，若组织标本内查见出芽生殖和假菌丝延伸，结合内镜下表现和临床症状可确诊。部分患者血清 1，3-β-D 葡聚糖水平升高，白细胞计数和炎症指标如 C 反应蛋白等轻度升高或无明显变化。值得注意的是，念珠菌和非白念珠菌药敏结果有一定差异，后者尤其是光滑念珠菌、克柔念珠菌和热带念珠菌对氟康唑和伊曲康唑等唑类药物的敏感度有下降趋势，需结合药敏结果选择治疗药物。

曲霉菌是环境腐生菌，广泛存在于自然界，易分离自土壤、水、某些植物和空气。若患者存在肺功能改变，吸入可定植或引起侵袭性或过敏性肺疾病，还可通过血流播散到其他部位。食管炎分泌物或组织涂片显微镜下可查见有分隔、锐角分枝（约为45°）的真菌菌丝。培养可见丝状真菌生长，菌落表面为天鹅绒状、絮状、条带状，乳酸棉酚蓝染色可见有分隔的菌丝和分生孢子梗，后者末端通常有顶囊，其上形成瓶梗，瓶梗末端产生链状分生孢子。通常经形态学和分子鉴定到种以确诊。抗原检测方面，半乳甘露聚糖是曲霉细胞壁上主要的多糖成分，其和1,3-β-D葡聚糖检测均为阳性时需考虑曲霉菌食管炎。核酸扩增方法检测曲霉菌DNA具有更高的灵敏度和特异度，但目前临床应用较少。

隐球菌是机会致病菌，通常由呼吸道吸入后引起感染，初感染灶多为肺部，未经治疗或治疗不当时可播散至全身其他部位，播散至食管引起食管炎。隐球菌食管炎分泌物或组织涂片可见带有荚膜的圆形孢子，真菌培养呈酵母样菌落，略湿润，可通过质谱鉴定确诊。在血清学检测方面，血清隐球菌抗原阳性，建议同时监测滴度变化来评估治疗效果，半乳甘露聚糖和1,3-β-D葡聚糖为阴性。

四、病毒性食管炎

单纯疱疹病毒（HSV）是DNA病毒，由衣壳蛋白组成二十面体。HSV有8个型别，HSV-1是最常见的引起食管炎的型别，HSV-2次之。HSV可通过DNA扩增、显微镜镜检、血清学试验及病毒分离培养检测。DNA扩增法的灵敏度和特异度高，是许多实验室的首选方法。显微镜检测是将病变组织标本经苏木精和伊红染色后查见核内包涵体，该方法被广泛使用，但是敏灵度和特异度较低。血清学试验主要检测血液中的IgM和IgG抗体，该方法存在假阴性和假阳性，需要用其他方法来确认。分离培养较少用于临床实验室。

五、巨细胞病毒

巨细胞病毒（CMV）属疱疹病毒科，为DNA病毒，由核心、二十面体衣壳和包膜构成。CMV各年龄段均可感染，在多种体液，包括唾液、尿液、乳汁、泪液、血液和精液中检出，表明其可通过多种途径传播。胃肠道巨细胞病毒病最常发生于艾滋病、器官移植、长期透析及接受化疗、皮质类固醇、免疫抑制药物等治疗的免疫力低下的患者，在免疫功能正常的患者中也有报道。最常见的胃肠道CMV感染的表现是结肠炎和食管炎。CMV食管炎的诊断需结合临床病史、内镜表现、组织学特征和实验室检查结果。食管病变组织标本和全血适合于CMV DNA检测。新近感染还可检测血清中特异的IgM或者间隔2周的IgG检测。显微镜检查可以发现核内包涵体，具有"猫头鹰眼"征。

人乳头瘤病毒、EB病毒、带状疱疹病毒亦会引起食管炎，但临床较为少见。临床表现为吞咽困难、胸骨后烧灼感等，与其他病毒性食管炎难以区分，主要通过病变部位组织特异性病毒核酸检测相鉴别。

六、细菌性食管炎

细菌性食管炎可由口、咽部的正常菌群引起，包括革兰氏阳性菌、革兰氏阴性菌及厌氧菌。链球菌属是食管最常见的定植菌，然而在长期存在反流、炎症的患者中微生物构成会发生改变，革兰氏阴性厌氧菌增加。组织需氧和厌氧培养可检测病原菌，但在多种细菌生长时，区分感染菌和定植菌难度较大。经验性用药宜选用广谱抗生素。

食管结核的病原体为结核分枝杆菌，在胃肠道结核中，食管感染仅占0.3%，多为纵隔淋巴结、椎体结核病变侵袭蔓延导致。典型的内镜外观呈现边界不规则的浅表灰色溃疡，大多数常位于食管中段。特异性检测手段较多，组织抗酸染色查抗酸阳性杆菌，分子生物学方法检测结核 DNA，免疫学方法检测结核抗体及 γ 干扰素释放试验，以及结核分枝杆菌培养等。非结核分枝杆菌性食管炎也有报道，需要注意的是非结核分枝杆菌需鉴定到种水平，不同种对抗生素的敏感度差异很大，治疗方案也不尽相同。

（周　磊　贺文芳）

第四节　基因检测

一、食管癌的基因检测

一项研究针对 EADC 患者进行了全外显子组测序的多中心研究，发现 26 个显著突变的基因，其中 *TP53* 和 *CDKN2A* 最为显著，其他已知的突变包括 *SMAD4*、*ARID1A* 和 *PIK3CA*，新发现的重要突变包括 *SPG20*、*TLR4*、*ELMO1* 和 *DOCK2*。在这项分析中，EADC 的突变频率很高，中位突变率为 9.9mut/Mb，高于结直肠癌的突变频率（5.6mut/Mb）。此外，研究还发现染色体重塑酶的突变。这种高突变负荷表明 EADC 患者可能对免疫治疗有反应。

根治性手术被认为是食管癌患者获得长期生存的最佳治疗选择，然而无论是否进行了根治性切除和扩大淋巴结清扫，大多数患者仍然因为局部 - 区域复发和（或）远处转移影响预后。因此，通过筛选转移及预后相关分子标志物来鉴别高危患者，将有助于指导精确的术后辅助治疗，从而提高食管癌患者的生存率。

Sun 等评估了 82 例接受了 Ivor-Lewis 食管切除术和双野淋巴结清扫的 pN0 食管癌患者区域淋巴结转移（LNM）状态。术后前 3 年，37 例（45.1%）LNM 患者的黏蛋白 1（MUC1）表达异常，所有患者中 MUC1 阳性患者 LNM 发生率为 73.9%，而 MUC1 阴性患者 LNM 发生率为 33.9%。Sun 等进一步研究证实，MUC1 和血管内皮生长因子 -C（VEGF-C）的过度表达与 pN0-ESCC 患者 LNM 相关。Shi 等发现，在 153 例伴有 LNM 的 ESCC 患者中，C-C 趋化因子受体 7（CCR7）和 MUC1 阳性患者的 LNM 发生率为 59%，而 CCR7 和 MUC1 阴性患者 LNM 发生率为 11.5%。这表明 MUC1 和 CCR7 共同预测疾病预后比单一因素更有效。

Sun 等回顾性研究了 122 例 pN0 期的 ESCC 患者，发现 73 例患者中肿瘤坏死因子 α 诱导蛋白 8（TNFAIP8）与 LNM 相关。此外，Kim 等检查了 138 例胸部 ESCC 患者的组织标本，发现 Raf-1 激酶抑制蛋白（RKIP）表达与 LNM 呈显著负相关。微管不稳定蛋白 stathmin（STMN1）过表达也可预测 pN0-ESCC 患者的 LNM，TNFAIP8 和 STMN1 的高表达与术后 3 年 LNM 发生率相关。此外，磷酸酶和张力蛋白同源物（PTEN）与 LNM 呈负相关，在 pN0-ESCC 患者中，RKIP 和 PTEN 的高表达与 LNM 的低发生率相关。

下面将对上述转移及预后相关基因分别进行阐述。

（一）PTEN

PTEN 是蛋白酪氨酸磷酸酶家族的成员，通过其磷酸酶产物的作用发挥抑癌基因的作用。它参与调节细胞周期，从而防止细胞生长和分裂过快。与邻近组织相比，ESCC 肿瘤组织的 PTEN 表达较低。Li 等报道 PTEN 表达水平较低，与晚期肿瘤（T）、淋巴结（N）和肿瘤 - 淋巴结转移（TNM）分级有关。然而，Sun 证明 PTEN 的表达与 ESCC 等级无关。此外，无 PTEN 表达的 ESCC 患者 LNM 为 60.5%，而有 PTEN 表达的 ESCC 患者 LNM 为 36.1%。Lu 等还得出结论，与 PTEN 阴性 ESCC 患者相比，PTEN 阳性 ESCC 患者具有更高的 3 年总生存率和无病生存率。提示 PTEN 可作为 pN0 食管鳞癌 LNM 的预测指标。

PTEN 在 ESCC 中受 miRNA（miR）调控。miR-21、miR-130b、miR-141-3p、miR-18a 和 RhoE 都能降低 PTEN 蛋白的表达水平，激活磷酸

肌醇-3 激酶（PI3K）-Akt 通路，从而加速肿瘤细胞的生长、侵袭和迁移。miR-21 和 miR-130b 通过直接抑制 PTEN 蛋白表达发挥作用，而 miR-18a 通过降低 PTEN 表达增加 Akts6k1 磷酸化和 cyclind1 表达，导致肿瘤细胞增殖。富含亮氨酸的重复序列和免疫球蛋白样结构域蛋白 1 通过激活 ESCC 细胞系中的丝裂原活化蛋白激酶（MAPK）/细胞外信号调节激酶（ERK）途径降低 PTEN 表达，U0126 抑制剂可抑制 PTEN 表达。

PTEN 也与上皮-间充质转化（EMT）有关。转化生长因子-β1（TGF-β1）激活 PTEN-PI3K 通路，诱导 ESCC 细胞发生 EMT，而 sineoculis 同源框同源物 1 通过 TGF-β 通路维持肿瘤基底细胞，并与 42 例和 85 例 ESCC 患者中 ESCC 的 LNM 相关。此外，电离辐射通过 PTEN 依赖性途径介导 KYSE-150/RR 细胞的 EMT，并伴随细胞迁移和侵袭的增加。

另外，PTEN 与化疗敏感度有关。通过抑制 miR-141-3p 的表达，可使耐药 ESCC 细胞株 EC9706R 恢复对氟尿嘧啶和奥沙利铂的化疗敏感度。这种逆转由 PTEN 表达水平增加引起。同样，通过 PTEN/AKT 途径抑制 cyclinb1 也可增加 ESCC 细胞对顺铂和紫杉醇的敏感度。

（二）MUC1

MUC1 是一种糖蛋白，其胞外区具有广泛的 O-连接糖基化。黏蛋白排列在肺、胃、肠、眼和其他一些器官上皮细胞的顶端。它们通过防止病原体进入细胞来保护身体免受感染。表面 MUC1 在淋巴结中不典型表达，因此其在食管鳞癌患者淋巴结中的表达提示局部淋巴结复发。Sun 和 Shi 均证明术后淋巴结 MUC1 阳性的 ESCC 患者 LNM 发生率明显高于 MUC1 阴性的 ESCC 患者，MUC1 与 T、N、TNM 等级呈正相关。

CCR7 有两个配体：CCL19/ELC 和 CCL21。CCR7 在各种淋巴组织中表达并激活 B 和 T 淋巴细胞。CCR7 刺激树突状细胞成熟，参与 T 细胞向淋巴的归巢节点。在 ESCC 细胞系中，CCL21 与 CCR7 结合并激活 ERK1/2-Sp1，然后 Sp1 与 MUC1 启动子结合上调基因表达，从而促进肿瘤细胞的迁移和侵袭能力。MUC1 还上调基质金属蛋白酶 13（MMP13）诱导 ESCC 肿瘤细胞转移。miR-1291 通过与 MUC1 的 3′ 非翻译区结合而负调控 MUC1 的表达。

（三）血管内皮生长因子 C

血管内皮生长因子 C（VEGF-C）是血小板源性生长因子/VEGF 家族的一员。其主要功能是诱发淋巴管生成，作用于淋巴管内皮细胞，促进肿瘤细胞的存活、生长和迁移。较高的 VEGF-C 表达与较高的 T、N 和 TNM 分级有关。此外，ESCC 患者外周血 VEGF-C 浓度明显高于健康志愿者，VEGF-C 浓度越高，LNM 发生的可能性越大。另外，Song 等证明，CCR7 和 VEGF-C 表达阳性的 ESCC 患者的 LNM 发生率显著高于 CCR7 和 VEGF-C 表达阴性的患者。

淋巴管生成和趋化性迁移是 LNM 的关键。Liu 等证明 VEGF-C 短发夹（sh）RNA 降低 VEGFR-2 和 VEGFR-3 的磷酸化，导致移植 ESCC 细胞的裸鼠瘤生长抑制。研究人员发现转导蛋白 β 样 1 X 连锁受体 1（TBL1XR1）、激酶相互作用蛋白 1（AKIP1）、缺氧诱导因子 1α、NF-κB 和 sirtuin 1 正调控 VEGF-C 的表达，而 NOTCH 1 则负调控 VEGF-C 的表达。TBL1XR1 与 VEGF-C 启动子结合并增加其表达，随后激活 AKT 和 ERK，诱导淋巴管生成。AKIP1 还与 VEGF-C 启动子结合，并与 SP1、AP2 和 NF-κB 一起发挥作用。增加 VEGF-C 八聚体-结合转录因子 4 可增强 VEGF-C 启动子活性，激活 VEGFR-3，诱导 EMT，最终促进食管癌转移。此外，Hong 等发现 alVEGF-C 下调 Dicer 蛋白和 miR-326 的表达，上调 cortactin 的表达，刺激 ESCC 细胞的侵袭和迁移。

（四）转移相关蛋白 1

转移相关蛋白 1（MTA1）与肿瘤进展和血管生成相关，其蛋白表达与 ESCC 进展等级相关。因此，MTA1 的高表达与晚期食管鳞癌的分级及淋巴结转移的可能性有关。MTA1 高表达也与高密度微血管和低分化鳞癌有关。无 MTA1 的 5 年总生存率为 69.9%，而无 MTA1 的 5 年总生存率仅为 50.7%，提示 MTA1 可作为食管癌的诊断和预后指标。

(五) TNFAIP8

TNFAIP8 是 TNF-α 介导的细胞凋亡的抑制因子，其表达受 NF-κB 激活的诱导。在 TNFAIP8 蛋白高表达的 pN0-ESCC 患者中，术后 3 年内 LNM 的发生率为 43.8%，而 TNFAIP8 低表达患者的发生率为 20.4%。TNFAIP8 使用小干扰 RNA 后，细胞凋亡增加，癌细胞侵袭和迁移能力降低，MMP1 和 MMP9 表达显著降低。TNFAIP8 还与 TNM 分级、LNM、淋巴侵犯和静脉侵犯有关，提示它可能是 ESCC 未来的有效治疗靶点。

(六) RKIP

RKIP 是磷脂酰乙醇胺结合蛋白家族的成员，通过与 Raf-1 激酶的相互作用破坏 MEK1/2、ERK1/2 和 NF-κB 信号通路的调节。当蛋白激酶 C 磷酸化时，RKIP 也显示抑制 G 蛋白偶联受体激酶 (GRK)。RKIP 调节多种细胞过程，其下调与包括 ESCC 在内的不同人类癌症相关，其中 RKIP 蛋白表达显著低于相邻组织。RKIP 基因 5′ CpG 岛启动子甲基化显著诱导基因沉默和 ESCC 的发生。此外，与 RKIP 高表达相比，RKIP 低表达与复发风险增加显著相关 ($P<0.001$)，也与 ESCC 患者的无病生存期和总生存时间缩短有关。

据报道，RKIP 下调 GRK-2、LIN28 和 MMP-14 mRNA 表达水平，抑制 TE-1 ESCC 细胞的迁移和侵袭，同时降低 RKIP 表达下调 E-cadherin，上调 NF-κB 和 p53，最终刺激癌细胞的侵袭和迁移。因此，RKIP 表达是影响食管鳞癌总生存率的一个独立因素，可作为疾病转归的预测指标。

(七) STMN1

STMN1 也称为代谢物和癌蛋白，对细胞骨架的调节非常重要，细胞骨架是细胞质组织、细胞分裂和细胞运动所必需。更具体地说，STMN1 在调节细胞周期中至关重要。在用 Ivor Lewis 食管切除术切除的 174 例 pN0 期食管癌患者中，57.47% 的患者 STMN1 过表达，同时 LNM 的发生率明显高于 STMN1 平均值的患者。姜文鹏等证明肿瘤组织中 STMN1 的表达明显高于健康组织，而 STMN1 过表达与肿瘤长度、浸润深度、TNM 分级、LNM 及预后有关。

据报道，STMN1 过表达也激活 PI3K 途径，发现 PI3K 抑制剂 LY294002 可降低 STMN1 蛋白的表达，与 p-Akt (S473) 的下调一致。STMN1 shRNA 抑制 ESCC-EC9706 细胞中 STMN1 的表达，阻滞细胞周期 G_2/M 期，下调 Bcl-2 和 survivin 蛋白表达，激活 caspase-3，最终诱导细胞凋亡。

STMN1 磷酸化可由化疗药物调节。例如，用紫杉醇处理 EC0156 细胞导致 STMN1 的稳定磷酸化和受损细胞迁移。另外，STMN1 的表达水平决定了其对化疗的敏感度。因此，通过转染 Eca109 和 TE-1 细胞的 shRNA 沉默 STMN1，紫杉醇的敏感度分别增加了 191.4 倍和 179.3 倍，长春新碱的敏感度分别增加了 21.3 倍和 28.4 倍。朱等报道，STMN1 siRNA 转染的 Eca109 细胞通过 G_2/M 期阻滞对紫杉醇和长春新碱的敏感度增加。此外，STMN1 基因敲除增强了 ESCC 细胞对多西紫杉醇和辐射的敏感度。因此，STMN1 可作为 ESCC 治疗的靶点和预测预后的生物标志物。

(八) caveolin-1

caveolin-1 是一种细胞表面的穴样内陷中的主要膜内在蛋白，在保持穴样内陷的完整性、小泡运输、信号转导中起一定作用。它的整合素亚单位与酪氨酸激酶 FYN 连接，与 Ras-ERK 途径结合，促进细胞周期进程。它也是 Ras-p42/44 MAPK 的负调节因子。食管鳞癌组织中 caveolin-1 的表达明显高于癌旁组织，而 caveolin-1 的阳性表达与病理分期 pT、pN、pM 和 pTNM 有关。caveolin-1 阳性的 ESCC 患者其总生存时间也明显短于 caveolin-1 阴性的患者 ($P=0.010\,5$, $P=0.021\,5$)。

在 15 个食管癌细胞系 (TE1～TE15) 中检测 caveolin-1 表达升高，而在健康食管上皮细胞系 Het-1A 中没有检测到异常表达。此外，据报道，ESCC 细胞系 TE1 和 TE13 的 caveolin-1 表达高于 EC109 和 Eca109。TE1 和 TE13 细胞的运动能力、迁移和侵袭能力明显强于 EC109 与 Eca109 细胞。抑制 Rho/ROCK 通路可抑制 caveolin-1 和磷酸化 caveolin-1 的表达，减少癌细胞的迁移和侵袭。提示 Rho/ROCK 通路的激活通过调控 caveolin-1 促进 ESCC 的转移。因此，caveolin-1 可作为预测疾病转归的预后指标。

（九）干扰素诱导跨膜蛋白 3

干扰素诱导跨膜蛋白 3（IFITM3）是干扰素诱导跨膜蛋白家族的重要成员，影响细胞的增殖、迁移和侵袭。它通过调节 Wnt-β-catenin 信号通路发挥作用，并参与控制 G_0/G_1 检查点处的细胞周期。Jia 等发现，IFITM3 在 pN0-ESCC 患者肿瘤组织中高表达率为 56.7%，IFITM3 高表达患者的 3 年生存率为 50.8%，而低表达患者的 3 年生存率仅为 26.7%。最近，IFITM3 高表达的ⅡA 期 ESCC 患者的 5 年生存率为 78.7%，而 IFITM3 低表达的患者为 64.9%。因此，IFITM3 对ⅡA 期 ESCC 患者 5 年生存率的影响小于 pN0 期患者，提示 IFITM3 只能作为 pN0-ESCC 患者 LNM 的预测指标。IFITM3 表达的下调在体外显著抑制胃癌细胞的迁移、侵袭和增殖，使细胞阻滞在 G_0/G_1 期，并减少细胞周期 S 期的数量。此外，IFITM3 的沉默逆转了 EMT 过程，降低了 MMP-2 和 MMP-9 的表达。综上所述，IFITM3 可能是 pN0 食管鳞癌患者 LNM 的预测因子，也是食管鳞癌的潜在治疗靶点。

与其他 6 种生物标志物相比，PTEN、STMN1 和 TNFAIP8 对疾病预后的影响更大，因此可能更适合在 ESCC 治疗后预测 LNM。

二、食管间质瘤的基因检测

免疫组化分析是 GIST 病理诊断和鉴别诊断的重要工具，其诊断主要基于 CD117（KIT 免疫反应性）和其他一些标志物：DOG1、CD34、h-钙结蛋白、S-100、结蛋白及细胞角蛋白 8 和 18。胃肠道 GIST 中 CD117 和 CD34 的阳性率分别为 80%~90% 和 60%~70%，呈弥漫性或强阳性表达，联合应用 CD117 和 CD34 可将几乎所有 GIST 与其他肿瘤区分开来。与胃肠道其他部位 GIST 相似，食管具有较高的 GIST 中 CD117 和 CD34 阳性率。Fei 等研究发现，食管 GIST 中 CD117 的阳性率为 100%（29/29），CD34 阳性率为 72.4%（21/29）。同时，GIST 也可表达平滑肌肌动蛋白（SMA）、结蛋白（desmin）和 S-100 等，食管 GIST 中 SMA 阳性率为 51.7%（15/29）。根据这些标志物，有学者将 GIST 分为 4 个亚型：平滑肌瘤分化型、神经分化型、平滑肌瘤与神经分化型或无分化型。DOG-1（discovered on GIST-1）是一种高度敏感、特异的 GIST 诊断标志物。DOG-1 单克隆抗体的使用提高了食管 GIST 诊断的准确性和特异性。食管 GIST 中 DOG-1 阳性率可以达到 90%~100%。对于 CD117 阴性的食管 GIST 患者，DOG-1 与血小板衍生生长因子受体 a（PDGFRA）联合应用有助于疾病诊断。Fei 等报道，29 例食管间质瘤中 DOG-1 的阳性率达到 100%；Miettinen 等检测了 10 例食管 GIST 患者，其中 DOG-1 阳性 9 例（91.4%），CD117 阳性 10 例（100.0%）。不过 DOG-1 免疫反应与肿瘤部位和组织学亚型无显著相关性。DOG-1 和 CD117 在食管间质瘤中的表达与食管间质瘤的恶性程度相关，提示联合检测 CD117 和 DOG-1 可提高食管间质瘤的诊断准确率。

Ki-67 抗原也称为 Ki-67 或 MKI67，编码人类 Ki-67 蛋白的基因是 *MKI67*。Ki-67 是一种与细胞增殖相关的核蛋白，与核糖体 RNA 转录相关。在细胞周期的 G_1、S、G_2 和 M 期均有表达，Ki-67 蛋白在 M 期位于染色体表面，间期时限于细胞核内，而休眠（G_0）细胞不表达 Ki-67。因此，Ki-67 就成为细胞增殖指数，能够标记处于分裂增殖状态（G_1 期）的癌细胞，处于分裂增殖期癌细胞的比例越多，Ki-67 指数越高。在肿瘤中 Ki-67 指数高，代表肿瘤细胞增殖快，恶性程度较高，患者预后较差。

三、食管黑色素瘤的基因检测

原发性胃肠道恶性黑色素瘤相当罕见，大多数胃肠道黑色素瘤位于肛门直肠和口腔，而食管、胃或肠黏膜黑色素细胞可能引起原发性病变的频率较低。原发性食管黑色素瘤占所有食管肿瘤的 0.1%~0.2%，这些肿瘤来源于食管鳞状上皮内的基底黑色素细胞病灶。黑色素细胞在 2.5%~8% 的正常食管组织中可见，主要集中在食管的中、下 1/3。因此，原发性食管恶性黑色素瘤大多位于食管中下部。

重要的诊断和预后考虑也可以从免疫组化得

出。原发性食管恶性黑色素瘤通常对人黑色素瘤蛋白45（human melanoma black 45，HMB-45）抗体、S-100蛋白和Melan-A呈阳性染色。Schizas等系统分析了93例食管黑色素瘤患者，发现HMB-45抗体、S-100蛋白和Melan-A的阳性预测值较高（分别为100%、100%和100%）。同样，对于皮肤黑色素瘤，S-100蛋白的过度表达预示生存不良。研究还发现瘤体巨大、有溃疡及下段食管肿瘤更容易复发（P值分别为0.018、0.013和0.027），不过由于术前免疫组化结果仅15例，不足以得出明确结论。另外，Uetsuka、Suzuki和Kakudo等报道了3例原发性食管恶性黑色素瘤，其对雌性激素（孕激素和雌激素）受体呈阳性染色。然而，文献中没有其他病例报道女性类固醇激素的免疫组化分析。因此，激素治疗食管黑色素瘤的作用仍有待确定。

四、食管淋巴瘤的基因检测

消化道是淋巴瘤最常见的淋巴结外部位，占所有病例的5%~20%，消化道淋巴瘤通常继发于广泛的淋巴结疾病。然而，原发性消化道淋巴瘤罕见，仅占所有消化道恶性肿瘤的1%~4%。食管淋巴瘤是一种罕见的疾病，占所有消化道淋巴瘤的不到1%。

原发性食管淋巴瘤占食管淋巴瘤总数的0.2%以下。原发性食管淋巴瘤发生于食管。继发性食管淋巴瘤可通过直接延伸或转移发展。大多数累及食管的淋巴瘤被认为是邻近部位的继发性受累。食管淋巴瘤多起源于成熟的B细胞，多为弥漫性大B细胞淋巴瘤（DLBCL）和结外边缘区B细胞淋巴瘤。原发性食管Burkitt淋巴瘤（BL）是消化道非霍奇金淋巴瘤（NHL）中最少见的一种。广泛的文献检索没有发现一例原发性食管BL。

值得注意的是，BL的组织学特征是在分散的苍白吞噬细胞-巨噬细胞中存在大量凋亡细胞，这一特征导致了细胞的"星空"显微镜外观，并由分散在原始圆形单形和深嗜碱性淋巴母细胞中的吞噬细胞-组织细胞形成。BL中的肿瘤细胞通常强烈表达B细胞分化标志物（CD20、CD22和CD19）及CD10和Bcl-6。Bcl-2和TdT在肿瘤细胞中的表达通常为阴性。近100%的Ki-67染色阳性细胞证实BL的高分裂活性。

（周　威）

第五节　食管测压

高分辨率测压（high resolution manometry，HRM）的工作原理：采用电容式压力传感器，其结构类似于物理学中的平板电容器。其原理是当组成平板电容器的两极板面积和两极板间的电介质固定后，其电容量（C）的变化与两极板的距离（d）成反比，当时加在电极板上的外力（F）发生变化时，会引起极板发生变形，极板间距（d）发生变化，则电容量（C）随着外力（F）的变化而变化。

一、适应证

1. 疑有食管动力障碍性疾病，如贲门失弛缓症、弥漫性食管痉挛，非特异性食管动力障碍，系统性疾病伴食管症状，如硬皮病、糖尿病、慢性特发性假性小肠梗阻等。

2. 不明原因的吞咽困难，非心源性胸痛。

3. 动力障碍性疾病治疗（药物和手术）的疗效评估。

4. pH或者pH-阻抗监测前食管下括约肌定位。

5. 抗反流手术前排除食管动力障碍性疾病。

6. 近端胃手术后，评估不同消化道吻合重建方式的抗反流效果。

二、禁忌证

1. 鼻咽部或食管梗阻。

2. 对迷走神经刺激耐受差者。

3. 严重的器质性疾病，病情未控制者。

4. 凝血功能障碍者。

5. 不能合作者。

6. 相对禁忌证，如食管静脉曲张、食管肿瘤或溃疡。

三、测压方法和程序

（一）检查前准备

1. 患者接受检查前1周需停用影响食管动力的药物，如促动力药、镇静剂、泻剂、抗抑郁药物、抗胆碱能药物等。

2. 检查前禁食12小时，禁水6小时。

3. 检查前应与患者交流，让患者了解此检查的意义及检查过程，以减轻患者不必要的紧张与恐惧心理，更好地配合医师顺利完成整个检查过程。

4. 熟悉患者病情、病史、症状、用药史及过敏史等。

5. 签署知情同意书。

6. 测压系统包括测压导管、数据采集模块、数据采集软件和分析软件。

7. 附属材料包括水溶性润滑剂、麻醉喷雾剂、杯子、吸管、胶布、纸巾、10ml注射器、无菌手套、污物盆。

（二）检查方法要点

1. 电极校准分为体温校准和压力校准，体温校准每周1次，压力校准则需每次检查前进行1次。

2. 使用电极保护套起到消毒的作用，可以保护电极，其次可以避免交叉感染。

3. 经鼻插入电极导管时务必使电极前端插入胃内，保证胃内有3～5个的压力通道，当患者食管过长时无法同时显示咽部、食管上括约肌、体部、食管下括约肌和胃内时，优先保证胃内、食管下括约肌、食管体部的压力显示。

4. 数据采集与保存。

5. 电极导管的消毒、保存。

高分辨率食管压力测定参数及原发性和继发性食管动力异常高分辨率食管压力特点见表15-2和表15-3。

表15-2　高分辨率食管压力测定参数

测压部位	参数范围
LUES（cm）	3～4
UESP（mmHg）	40～100
EBRP（mmHg）	比胃压低2～4mmHg
DCI（mmHg·s·cm）	500～5000
CFV（cm/s）	<9
LESAA（mmHg）	109±45
LESAD（s）	2.7～5.4
LLES（cm）	2～4
LESRP（mmHg）	13～43

LUES.食管上括约肌长度；UESP.食管上括约肌静息压；EBRP.食管体部基础压；DCI.食管远端收缩积分平均值；CFV.收缩前沿速度；LESAA.食管下括约肌以上（3.0cm与7.0cm）波幅平均值；LESAD.食管下括约肌以上（3.0cm与7.0cm）持续时间平均值；LLES.食管下括约肌长度；LESP.食管下括约肌静息压

资料来源：侯晓华.消化道高分辨率测压图谱.北京：科学出版社，2014.

表15-3　原发性和继发性食管动力异常高分辨率食管压力特点

食管动力异常	食管下括约肌	食管体部
原发性动力异常		
贲门失弛缓症	约大于45mmHg或松弛不完全	基础压升高，缺乏蠕动收缩
弥漫性食管痉挛	正常或异常	间断出现的同步收缩（≥20%） 重复收缩（≥3个波峰） 时限延长（6秒） 逆向蠕动
胡桃夹食管	可能升高	远端收缩波幅>180mmHg 远端收缩时限>6秒
LES高压症	LESP>45mmHg	可表现为高波幅
无效食管动力		远端收缩低波幅≥30%
LES低压症	LESP<10mmHg	
继发性食管动力障碍		

续表

食管动力异常	食管下括约肌	食管体部
系统性硬化	降低	远端食管收缩力降低
Chagas 病	同贲门失弛缓症	同贲门失弛缓症
特发性假性肠梗阻	中、远端食管收缩降低	
胃食管反流病	降低	无效蠕动收缩增加

资料来源：侯晓华.消化道高分辨率测压图谱.北京：科学出版社，2014.

四、并发症及处理

1. 因动作粗暴、不规范受试者鼻咽部损伤或出血　此时应停止插管，鼻腔局部压迫止血，若出血量大，建议到耳鼻喉专科就诊。

2. 食管损伤或穿孔　极其少见，X 线对比剂检查可明确诊断。处理：禁食水，抗感染，密切观察病情变化，必要时转外科治疗。

3. 导管插入气管　受试者出现剧烈咳嗽、憋喘，甚至窒息，此时应立即拉出导管，多数受试者症状即可改善，若出现气管痉挛，可适当应用解痉药。

4. 血管迷走综合征　出现晕厥、低血压，应立即停止插管，观察受试者反应，必要时输液，应用血管活性药物。

五、操作失败原因

1. 患者不能与医师配合。

2. 操作者插管技术不熟练或动作粗暴，导致受检者局部损伤。

3. 插管过快，使电极导管在食管内折叠。

（王　乔）

第六节　24 小时 pH 测定

24 小时 pH 测定是将一微型探头经鼻插入食管下括约肌上方 5cm 处，记录 24 小时中所有反流活动。24 小时食管 pH 监测能详细显示酸反流、昼夜酸反流规律、酸反流与症状的关联及患者对治疗的反应，使治疗个性化，推荐在内镜检查和 PPI 试验后仍不能确定反流时应用。

检测指标：①总酸暴露时间，24 小时总的、立位、卧位 pH ＜ 4 的总时间百分比；②酸暴露频率，pH ＜ 4 的次数；③酸暴露的持续时间，反流持续时间 ≥ 5 分钟的次数和最长反流持续时间。根据 pH 监测的有关参数由计算机计算酸反流积分，如 DeMeester 总评分（正常值 ≤ 14.72）。

一、适应证

1. 内镜检查无异常，但有明显胃食管反流症状者。

2. 胃食管反流病药物或手术治疗前、后的评估。

3. 食管源性胸痛，即胃食管反流病或原发性食管动力障碍性疾病所引起的发作性胸痛。

4. 胃食管结合部肿瘤行不同食管胃吻合术式的抗反流效果评估。

二、禁忌证

1. 鼻咽部或食管梗阻。

2. 对迷走神经刺激耐受差者。

3. 老年、体弱、严重的器质性疾病，病情未控制者。

4. 凝血功能障碍者。

5. 不能合作者。

6. 相对禁忌证，如食管静脉曲张、食管肿瘤或溃疡。

三、检查方法和程序

（一）检查前准备

1. 患者检查前1周均停用可能影响食管运动功能、胃酸分泌的药物，如抗胆碱酯酶药物和抑酸制剂等。

2. 胃镜检查4小时后方可进行此检查。

3. pH监测前先行食管压力测定确定食管下括约肌定位（电极置于食管下括约肌食管下括约肌上方约5cm处）。

4. 监测前禁食4～6小时。

5. 检查前应与患者交流，让患者了解此检查的意义及检查过程，以减轻患者不必要的紧张与恐惧心理，使患者更好地配合医师顺利完成整个检查过程。

6. 熟悉患者病情、病史、症状、用药史及过敏史等。

7. 签署知情同意书。

8. pH监测系统包括电极导管、数据监测模块、数据采集和分析软件。

9. 附属材料包括pH分别为7.0和4.0的缓冲液（用于校准）、5#电池、消毒湿巾、麻醉喷雾剂、杯子、胶布、纸巾、10ml注射器、无菌手套、污物盆。

（二）检查方法要点

1. 录入患者相关信息。

2. 电极校准时分别用pH为7.0和4.0的缓冲液来校准电极，电极pH校准需每次检查前进行一次。

3. 经鼻插入电极时务必使电极前端放置在食管下括约肌上方5cm处（根据食管压力测定确定食管下括约肌定位）。也可采用pH梯度定位法将电极前端经鼻、食管插入胃内后（胃内pH通常为2左右），缓慢拉回电极（速度约为1cm/s），当pH<4突升至pH>5时判断为胃食管交界处即食管下括约肌，测量其距门齿长度，反复3次，取其平均值将电极再拉回5cm固定即可。

4. 数据采集与保存。数据采集期间患者活动不受限制，照常进食，禁食酸性食物或饮料，患者需严格记录起床、卧床、坐位时间、三餐时间、症状发生时间及持续时间。监测结束后，数据传入计算机，经专用软件进行分析。

主要分析指标：DeMeester总评分（正常值≤14.72），24小时酸反流时间（小时），24小时酸反流次数，24小时酸反流百分比，>5分钟的长反流次数，长反流时间（小时），卧位酸反流时间（小时），立位酸反流时间（小时），餐后酸反流时间（小时）。

5. 电极的消毒、保存。

四、注意事项

1. 插管前询问患者有无不适，告知患者检查中管道通过咽喉部的注意事宜，以及管道通过此部位可能出现的反应和机体的不适应感，如恶心、呕吐、呛咳，属正常反应。通过咽喉部有恶心、欲吐等反应时做吞咽动作，插管时动作轻柔，尽量减少患者的不适感。

2. 患者检查前1周停用抑酸剂，否则影响数据的准确性。

3. pH电极放置的位置是决定监测数据准确性的关键。通过食管测压法获得食管下括约肌位置是最理想的方法，但因部分医院监测条件有限或者患者拒绝食管测压，可采用pH梯度改变法确定食管下括约肌位置。此外，还可以行纤维胃镜检查或在X线透视下置管，但这些方法都不够精确。

4. 对于部分胃食管反流病患者，反复检查可能无酸性反流，此时需要注意有无碱性反流。

5. 每次监测时注意电池电量，必要时每次使用新电池。

6. 对于监测模块上的按钮，患者不能随意错按。

（王　乔）

参考文献

柴宁莉，李隆松，邹家乐，2020. 中国食管良恶性狭窄内镜下防治专家共识意见(2020, 北京). 中华胃肠内镜电子杂志，7(4): 165-175.

樊代明，2016. 整合医学：理论与实践. 北京：世界图书出版公司.

樊代明, 2021. 整合医学: 理论与实践 7. 北京: 世界图书出版公司.

樊代明, 2021. 整合肿瘤学·基础卷. 北京: 世界图书出版公司.

樊代明, 2021. 整合肿瘤学·临床卷. 北京: 科学出版社.

姜春萌. 2020. 消化内镜技术的发展与应用. 大连医科大学学报, 42(3): 193-197.

李鹏, 王拥军, 陈光勇, 等, 2017. 中国巴雷特食管及其早期腺癌筛查与诊治共识 (2017, 万宁). 中华内科杂志, 56(9): 701-711.

路菲凡, 李昌达, 史永军, 2021. 贲门失弛缓症的诊断与治疗研究进展. 中华消化病与影像杂志 (电子版), 11(2): 72-77.

徐克, 龚启勇, 韩萍, 2018. 医学影像学. 北京: 人民卫生出版社.

中国临床肿瘤学会指南工作委员会, 2020. 中国临床肿瘤学会 (CSCO) 食管癌诊疗指南 2020. 北京: 人民卫生出版社.

中国医院协会介入医学中心分会, 2021. 医学影像学在食管癌治疗决策中应用的专家共识, 中华介入放射学电子杂志, 9(1): 1-8.

中华医学会消化内镜学分会超级微创协作组, 中国医师协会内镜医师分会, 北京医学会消化内镜学分会, 2021. 中国贲门失弛缓症诊治专家共识 (2020, 北京). 中华消化内镜杂志, 38(4): 256-275.

中华医学会消化病学分会, 2020. 2020 年中国胃食管反流病专家共识. 中华消化杂志, 40(10): 649-663.

Ajani JA, D'Amico TA, Bentrem DJ, et al, 2019. Esophageal and esophagogastric junction cancers, version 2.2019, NCCN clinical practice guidelines in oncology. J Natl Compr Canc Netw, 17(7): 855-883.

Axon A, 2020. Fifty years of digestive endoscopy: successes, setbacks, solutions and the future. Dig Endosc, 32(3): 290-297.

Bennett AE, O'Neill L, Connolly D, et al, 2020. Perspectives of esophageal cancer survivors on diagnosis, treatment, and recovery. Cancers, 13(1): 100.

Bhat AA, Nisar S, Maacha S, et al, 2021. Cytokine-chemokine network driven metastasis in esophageal cancer; promising avenue for targeted therapy. Mol Cancer, 20(1): 2.

Cao S, Zhang W, Shen P, et al, 2020. Low STMN1 is associated with better prognosis in Asian patients with esophageal cancers: a meta-analysis. J Gastroenterol Hepatol, 35(10): 1668-1675.

Chapelle N, Ben Ghezala I, Barkun A, et al, 2021. The pharmacotherapeutic management of gastroesophageal reflux disease (GERD). Expert Opin Pharmacother, 22(2): 219-227.

Chen H, Fu Q, Sun K, 2020. Characteristics and prognosis of primary malignant melanoma of the esophagus. Medicine (Baltimore), 99(28): e20957.

Chen Y, Wang D, Peng H, et al, 2019. Epigenetically upregulated oncoprotein PLCE1 drives esophageal carcinoma angiogenesis and proliferation via activating the PI-PLCε-NF-κB signaling pathway and VEGF-C/ Bcl-2 expression. Mol Cancer, 18(1): 1.

Dhakras P, Uboha N, Horner V, et al, 2020. Gastrointestinal cancers: current biomarkers in esophageal and gastric adenocarcinoma. Transl Gastroenterol Hepatol, 5: 55.

Im WR, Lee HS, Lee YS, et al, 2020. A regulatory noncoding RNA, nc886, suppresses esophageal cancer by inhibiting the AKT pathway and cell cycle progression. Cells, 9(4): 801.

Kalff MC, Fransen LFC, de Groot EM, et al, 2020. Long-term survival after minimally invasive versus open esophagectomy for esophageal cancer: a nationwide propensity-score matched analysis. Ann Surg, 27: 802-811.

Kong Q, Li G, Yin G, et al, 2021. Long noncoding RNA WDFY3-AS2 represses the progression of esophageal cancer through miR-18a/PTEN axis. J Oncol, 2021: 9951010.

Koulaouzidis A, Marlicz W, Wenzek H, et al, 2020. Returning to digestive endoscopy normality will be slow and must include novelty and telemedicine. Dig Liver Dis, 52(10): 1099-1101.

Lasota J, Kowalik A, Felisiak-Golabek A, et al, 2019. Primary malignant melanoma of esophagus: clinicopathologic characterization of 20 cases including molecular genetic profiling of 15 tumors. Mod Pathol, 32(7): 957-966.

Liang G, Wang H, Shi H, et al, 2020. Porphyromonas gingivalis promotes the proliferation and migration of esophageal squamous cell carcinoma through the miR-194/GRHL3/PTEN/Akt axis. ACS Infect Dis, 6(5): 871-881.

Liang Y, Mao Q, Wang L, et al, 2021. CircIMMP2L promotes esophageal squamous cell carcinoma malignant progression via CtBP1 nuclear retention dependent epigenetic modification. Clin Transl Med, 11(9): e519.

Liu B, Chen H, Zhang W, et al, 2019. A novel technique for removing large gastric subepithelial tumors with ESD method in the subcardia region. Oncol Lett, 18(5): 5277-5282.

Ma JJ, Zhang YT, Deng H, et al, 2020. Thymoquinone inhibits the proliferation and invasion of esophageal cancer cells by disrupting the AKT/GSK-3β/Wnt signaling pathway via PTEN upregulation. Phytother Res, 34(12): 3388-3399.

Patel A, Yadlapati R, 2021. Diagnosis and management of refractory gastroesophageal reflux disease. Gastroenterol Hepatol (N Y), 17(7): 305-315.

Quiroga-Centeno AC, Bautista-Parada IR, Tapias LF, et al, 2021. Primary esophageal non-Hodgkin's lymphoma: demographics, clinical characteristics, histopathologic types, and survival in 179 patients from the SEER program and systematic review of the literature. Esophagus, 18(4): 734-742.

Su LL, Chang XJ, Zhou HD, et al, 2019. Exosomes in esophageal cancer: a review on tumorigenesis, diagnosis and therapeutic potential. World J Clin Cases, 7(8): 908-916.

Su M, Tang J, Zhang B, et al, 2021. LncRNA GACAT3 promotes esophageal squamous cell carcinoma progression through regulation of miR-149/FOXM1. Cancer Cell Int, 21(1): 478.

Wang J, Luo FF, Huang TJ, et al, 2021. The upregulated expression of RFC4 and GMPS mediated by DNA copy number alteration is associated with the early diagnosis and immune escape of ESCC based on a bioinformatic analysis. Aging (Albany NY), 13(17): 21758-21777.

Xiao K, Ma X, Wang Y, et al, 2021. Diagnostic value of serum tumor-associated autoantibodies in esophageal cancer. Biomark Med, 15(15): 1333-1343.

Xue C, Cai XL, Jia J, 2021. Long non-coding RNA double homeobox A pseudogene 8: a novel oncogenic propellant in human cancer. Front Cell Dev Biol, 9: 709069.

Yuan Z, Wang X, Geng X, et al, 2021. Liquid biopsy for esophageal cancer: is detection of circulating cell-free DNA as a biomarker feasible?. Cancer Commun (Lond), 41(1): 3-15.

Zang B, Wang W, Wang Y, et al, 2021. Metabolomic characterization reveals ILF2 and ILF3 affected metabolic adaptions in esophageal squamous cell carcinoma. Front Mol Biosci, 8: 721990.

Zarrilli G, Galuppini F, Angerilli V, et al, 2021. miRNAs involved in esophageal carcinogenesis and miRNA-related therapeutic perspectives in esophageal carcinoma. Int J Mol Sci, 22(7): 3640.

Zeng Q, Zhu Z, Song L, et al, 2020. Transferred by exosomes-derived MiR-19b-3p targets PTEN to regulate esophageal cancer cell apoptosis, migration and invasion. Biosci Rep, 40(11): BSR20201858.

Zhang DL, Yang N, 2020. TNFAIP8 regulates cisplatin resistance through TAF-Iα and promotes malignant progression of esophageal cancer. Eur Rev Med Pharmacol Sci, 24(9): 4775-4784.

Zhang H, Zhao H, He X, et al, 2020. JAK-STAT domain enhanced MUC1-CAR-T cells induced esophageal cancer elimination. Cancer Manag Res, 12: 9813-9824.

Zhang X, Lu N, Wang L, et al, 2020. Circular RNAs and esophageal cancer. Cancer Cell Int, 20: 362.

Zhang Y, Deng H, Chen G, et al, 2020. Clinicopathological and prognostic value of circulating tumor cells in esophageal carcinoma: a meta-analysis. Ann Palliat Med, 9(6): 4271-4282.

Zhao Q, Zhu X, Ke JM, et al, 2021. Circular RNA BMI1 serves as a potential target for diagnosis and treatment in esophageal cancer. Technol Cancer Res Treat, 20: 15330338211033075.

Zhu J, Ma S, Chen R, et al, 2021. Biological correlates before esophageal cancer screening and after diagnosis. Sci Rep, 11(1): 17015.

Zhu Q, Huang L, Yang Q, et al, 2021. Metabolomic analysis of exosomal-markers in esophageal squamous cell carcinoma. Nanoscale, 13(39): 16457-16464.

Zhu Y, Fu L, Jing W, et al, 2019. The value of magnetic resonance imaging in esophageal carcinoma: Tool or toy?.Asia Pac J Clin Oncol, 15(3): 101-107.

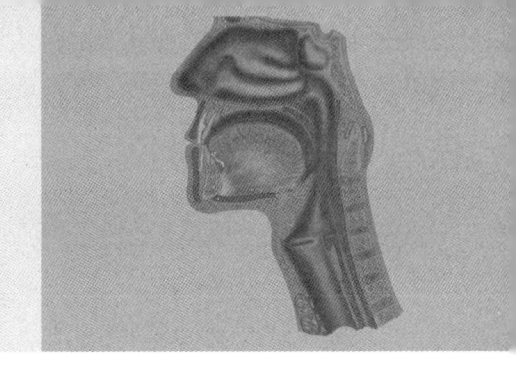

第16章 食管疾病的临床诊断

第一节 食管良性非肿瘤性疾病

一、贲门失弛缓症

（一）症状学诊断

吞咽困难是最主要的也是最常见的主诉，多数患者呈进行性加重。以胃灼热、反流为主要症状的患者早期往往被认为是胃食管反流病而延误诊断。由于食物长期存留于食管内，且食管下括约肌压力升高，食管缓慢扩张。随着患者的不断进食，食管内潴留的食物越来越多，反流也越发加重，不管是餐中还是餐后都可能出现反流，甚至睡眠时也出现反流。这时反流物很容易被误吸入呼吸道，引起咳嗽及吸入性肺炎等，且常迁延不愈。胸骨后疼痛多在进食后出现，可向肩胛区和胸背部放射。病程较长者可出现频繁呕吐、吞咽困难逐渐加重、消瘦等症状。

（二）食管钡剂检查

目前该检查是应用最广泛、最便捷的诊断方法。在病变早期，食管尚无扩张，食管下括约肌压力尚无明显升高，钡剂仍能较顺利地通过食管进入胃内。随着病情加重，食管钡剂检查才会表现出典型的"鸟嘴"样或"萝卜根"样改变。

（三）电子胃镜

电子胃镜下可见食管弯曲及延长，管腔扩张甚至伴憩室样膨出或呈乙状结肠型，大量的食物和唾液等残留于腔内，管壁蠕动减弱或消失，常可见多个痉挛性收缩环，贲门口紧闭，张力升高。

（四）食管高分辨率测压术

高分辨率测压术是诊断贲门失弛缓的金标准，根据食管测压结果，如芝加哥分类所述可分为3个类型：Ⅰ型经典EA，无加压迹象；Ⅱ型全食管加压；Ⅲ型食管远段剧烈失弛缓或≥20%的吞咽伴痉挛性收缩。

（五）超声内镜

超声内镜能够对食管管壁层次结构精确成像，可鉴别由淋巴结肿大、静脉瘤、瘢痕狭窄、系统性硬化、肿瘤等所致的假EA或继发性EA，避免误诊、误治。

二、胃食管反流

（一）症状学诊断

胃灼热和反酸是胃反流性疾病（GERD）的典型症状。胃灼热是一种胸骨后的烧灼感，可从胸骨柄放射到颈部或喉咙底部。通常在进食后30～60分钟，特别是在饱餐或进食富含脂肪或酸性食物的膳食后发生胃灼热，服用抗酸药物可以缓解症状。反酸是指酸性胃内容物反流入口腔中。如果患者在4～8周或更长时间内每周至少出现2次这些症状，则须考虑GERD的诊断。但是，其他疾病如消化性溃疡、嗜酸性粒细胞性食管炎、功能性胃灼热、食管癌或胃癌等,也有类似的症状。GERD 有时仅仅表现为非典型症状或食管外症状,如非心源性胸痛、吞咽困难、呼吸系统表现(咳嗽和支气管哮喘)、耳鼻咽喉疾病(发音困难、咽喉清除和咽部感染)和口腔疾病(牙齿糜烂、口疮和口臭)等,故临床上依据临床症状来诊断 GERD 极易出现误诊及漏诊。

(二)内镜检查

长期以来,内镜检查一直是评估和诊断 GERD 的主要工具。内镜不但可以鉴别诊断其他疾病,如消化性溃疡、食管念珠菌病、胃癌和嗜酸性粒细胞性食管炎,还可对 GERD 进行反流严重程度的分级。国际上常用洛杉矶(LA)分类法评估反流性食管炎(RE)的严重程度。正常:食管黏膜无破损;A 级:食管黏膜有破损,但无融合,病灶长径＜0.5cm;B 级:食管黏膜有破损,病灶长径＞0.5cm,但无融合;C 级:食管黏膜破损且融合范围小于食管周径的 75%;D 级:食管黏膜有破损且融合范围大于食管周径的 75%。当内镜检查提示有糜烂性食管炎(黏膜连续性溶解≥3mm,纤维蛋白和炎症细胞沉积)或 Barrett 食管时,GERD 的诊断可基本上成立。然而,由于非糜烂性反流病(NERD)是 GERD 的主要形式,故约 70% 具有典型 GERD 症状的患者没有 GERD 的内镜证据,正常的内镜检查诊断敏感度并不高。随着色素内镜、放大内镜、共聚焦激光纤维内镜、i-scan 技术等新显像模式的特殊内镜的开展应用,内镜诊断 NERD 的敏感度得到极大的提高。

1. 色素内镜 对于简单内镜下难以识别的食管黏膜病变,通过碘、甲苯胺蓝、Lugol 液等色素染色后,病变更易被识别和诊断。由于病变的上皮缺乏糖原,病变处遇碘后较难显色,从而显示出病变的范围。而甲苯胺蓝在正常食管黏膜很难着色,病变部则可有不同程度蓝染。有研究显示,对有反酸、胃灼热症状的常规胃镜检查阴性者进行 Lugol 液染色,病灶处可显现条纹状着色不良及未着色的变化,经黏膜组织活检后显示固有层炎症细胞浸润,提示存在食管炎症。

2. 放大内镜检查 通过高分辨放大胃镜,可以有效发现在普通内镜下看似正常的微小改变(如增大的细胞间隙、发白或微红的黏膜、上皮水肿性改变等炎症性改变),从而以此辅助诊断 GERD。

3. 共聚焦激光纤维内镜 可以更加直观、清晰地观察上皮内乳头毛细血管形态、管径的变化及鳞状上皮间隙增宽情况,可为 NRED 的诊断提供新的实用、有价值的方法。

4. i-scan 技术 通过应用最先进的计算机增强滤波器,动态多模式地显示隐藏的血管和可能异常的组织结构,可用于诊断 GERD 的微小变化。

(三)食管 pH 监测

食管 pH 监测直接监测食管酸暴露程度、反流发作的频率,以及探究症状与反流发作之间的关联性。通常用于评估进行药物治疗后症状仍不缓解的患者,特别是那些有典型症状而内镜检查阴性者,如食管 pH 监测到食管内过度酸反流,则可以确诊。24 小时食管 pH 监测过去曾被认为是胃反流性疾病的金标准,但其受限于不能监测弱酸性或非酸性的反流。经鼻导管 pH 测试,患者耐受性较差,且只能监测 24 小时,但它可分辨酸性和非酸性(弱酸性或弱碱性)的反流。多通道腔内阻抗与 pH 监测相结合可根据气体、液体正向或反向通过电极时的 pH 和电阻来确定反流物的性质。多项研究证实,阻抗联合 pH 监测的检出率比单独使用 pH 监测更高,对 GERD 的诊断敏感度及特异度均高于 90%。现在,无线 pH 监测系统已经越来越受欢迎(Brave 胶囊)。无线胶囊减少了患者的不适,允许更长的记录时间,并且患者无须携带导管,可更加准确地反映异常酸反流的情况,诊断 GERD 的准确性更高。潜在的缺点是需要内镜辅助置入胶囊、胶囊费用昂贵等,较难在我国普及。无论使用何种 pH 监测系统,症状指数(SI)或症状关联概率(SAP)都可用于评估症状-反流的关联程度,从而明确症状与 GERD 之间的关系。

(四)质子泵抑制剂诊断性试验

当临床上疑诊 GERD,但患者没有相关症状时,可采用 PPI 进行诊断性治疗(建议服用标准剂量 PPI,2 次/天,疗程为 2 周)。该方法具有简便、无创、经济、灵敏度高(81%)的优点,但特异度偏低。有研究指出，部分PPI试验有效者可能归因于安慰剂效应或存在其他酸性消化性疾病。同时，对于一些弱酸性反流的GERD患者，PPI试验结果可能为阴性，20%～40%的GERD患者可能对PPI治疗无效。

（五）高分辨率测压

高分辨率测压（HRM）常用于评估食管运动障碍。尽管HRM可清楚显示GERD患者抗反流屏障（胃食管交界处）的破坏和食管蠕动功能的障碍，但这些异常并无特异性。因此，多项指南均表明食管测压诊断GERD的价值有限，不推荐其作为GERD的常规诊断手段。目前，HRM的用途主要用于抗反流手术的术前检查，排除贲门失弛缓症或硬皮病（抗反流手术的明确禁忌证）等食管动力障碍性疾病。

（六）食管钡剂造影

食管钡剂造影曾是GERD的筛查试验，通过造影观察食管钡剂是否反流来诊断GERD，但其灵敏度及特异度较差。因此，2014年《中国胃食管反流病专家共识意见》和2015年世界胃肠病学组织（WGO）《胃食管反流病全球指南》不再推荐该检查用于GERD的诊断。然而，食管钡剂造影在吞咽困难的鉴别诊断，如诊断弥漫性食管痉挛、贲门失弛缓症、食管环等，以及对抗反流手术后的患者评估吞咽困难程度方面仍有重要意义。

（七）食管超声造影

食管超声造影是目前较新的一种辅助诊断GERD的技术，具有较高的可行性及临床应用价值，可以动态地观察食管蠕动清除功能、腹段食管的长度及His角、食管黏膜层有无破溃或中断，同时可以直观显示胃食管的反流情况（若5分钟之内，反流频数≥3次、总反流时间≥3秒则多为病理性反流）。

（八）唾液胃蛋白酶原检测

GERD反流内容物中的主要物质包括胃酸和胃蛋白酶。在一次反流发生后，大量灭活的胃蛋白酶可长期残留在食管和咽喉内壁上，当再次发生反流时，较低的pH使胃蛋白酶活化（胃蛋白酶最适pH为2.0），黏膜结构被破坏。人体胃蛋白酶浓度的分布极易受各种因素的影响，如日常活动量、饮食习惯等。鉴于胃蛋白酶本身的高稳定性、唾液样本采集的便利性及非侵入性等特点，唾液胃蛋白酶的检测已被提出作为GERD辅助诊断的新方法。

三、食管憩室

（一）临床症状

咽食管憩室的症状通常具有特征性，包括颈段食管吞咽困难、未消化的食物反流、频繁误吸、吞咽嘈杂（咕噜声）、口臭和声音变化。98%的患者存在吞咽困难，多达1/3的患者发生肺部误吸。

（二）辅助检查

咽食管憩室的诊断很容易通过食管钡剂造影进行。除非症状的某些特征或食管造影引起怀疑其他疾病（恶性肿瘤或GERD），否则不建议进行内镜检查、24小时pH监测和食管测压。尽管这些憩室可以达到令人印象深刻的大小，但决定症状严重程度的是食管上括约肌功能障碍的程度，而不是憩室的绝对大小。在大多数有症状的情况下，无论憩室的大小如何，都需要进行治疗。

四、食管异物

（一）临床表现

食管异物的临床表现大多为异物阻塞感、吞咽困难、疼痛，可有恶心、呕吐等胃肠道反应。疼痛的位置与异物嵌顿的位置通常一致，异物越接近食管上口，疼痛的位置也越靠近颈部。若患者存在发热，则提示并发感染；呕血或呕吐物带有血块，除提示黏膜存在损伤外，还需警惕大血管破损。

（二）辅助检查

1.喉镜　根据患者吞入异物病史及临床表现，

先行口腔及喉镜检查，观察口内及咽部是否有异物，若发现异物位于食管入口上方，可尝试直接取出异物。

2. 影像学检查　食管穿孔的CT扫描表现包括食管壁水肿和增厚、食管周积液伴或不伴气泡、纵隔增宽，以及腹膜腔、腹膜后或小网膜囊的积气和积液。近年来，有学者提出多排螺旋CT检查能清楚地显示嵌顿于胸部的尖锐食管异物，能够更好地辅助诊治合并有并发症的患者。也有推荐双源CT作为更高阶的食管异物辅助影像学诊断手段。基层医院过去常用口服钡剂、吞入钡棉来提高能透X线的异物检出率，但硫酸钡覆盖在异物上，容易掩盖异物本身的形状。除此以外，若存在潜在的穿孔，硫酸钡可经穿孔部位流入食管周围组织如颈部软组织、纵隔等，因其不易被清除，可能会对后续的感染控制造成不良影响。2019年发布在《世界急诊医学杂志》上的紧急食管异物处理指南中指出，对于食管异物的患者，不推荐使用对比剂检查作为首选诊断方式，而对于食管完全梗阻或不能吞咽的患者，不推荐使用钡剂、泛影葡胺等对比剂进行异物的诊断，因其不仅会影响后续内镜操作视野，甚至有误吸风险。

3. 内镜　若喉镜或影像学检查未能发现异物，可考虑行内镜检查，进一步明确异物是否嵌顿，且内镜下发现异物后可进一步评估是否能直接移除异物，是明确诊断和移除异物的首要措施。近年来，对于穿入食管壁，在普通内镜下难以察觉、定位的异物，还可用超声辅助内镜进行定位诊断和标记，以便于后续手术治疗。

五、食管腐蚀伤

（一）食管X线钡剂检查

食管X线钡剂检查是诊断食管腐蚀伤的重要方法，一般主张在急性期消退后，在伤后1周左右进行。可以了解食管损伤的大致范围。可见到黏膜不规整、局部痉挛、充盈缺损或狭窄。食管穿孔时使用碘油或水溶性碘制剂造影可见对比剂外溢。定期做造影检查以评估狭窄发展情况及治疗的效果。

（二）内镜检查

内镜检查可直接观察到食管损伤的程度和部位，主张在伤后1周进行，这时肉芽组织正在形成，穿孔的危险性较小，必要时尚可同时行扩张治疗。24～48小时行食管内镜检查可早期明确损伤的严重程度，及时做出比较正确的处理对策，而且有经验的内镜专家进行这项检查并无多大危险。

六、食管穿孔及破裂

（一）临床表现

自发性食管破裂具有在过度进食或饮酒后出现严重的胸骨后胸痛及呕吐的经典病史。初期临床症状主要表现为剧烈的恶心、呕吐，之后出现烧灼样、撕裂样胸痛。甚至还有少数病例可出现进行性呼吸困难、休克、张力性气胸的非典型表现。伴随疾病的发展，后期则可能引发液气胸、胸膜炎，表现为呼吸困难、胸闷气短、发绀甚至休克等。食管穿孔及破裂常伴有呕吐、胸痛和皮下气肿，即Mackler三联征。因此，它经常被误诊为急性主动脉综合征、心膜炎、心肌梗死、肺栓塞及自发性肺气肿。未经治疗的病例可能在24～48小时迅速进展至中毒性休克。

（二）胸部X线检查

在患者病情允许时，可拍摄胸部正侧位片，胸部X线片可见患者颈部皮下气肿、纵隔气肿、纵隔偏移及液气胸等临床表现，若有食糜自破裂口进入胸腔，还可见"食团漂浮征"。疾病早期，食管破裂后产生的气体聚集在横膈或者主动脉左侧上，其在X线中可呈现出"V"形的透亮区域，称为"V"形征，个别患者可能会出现心包积气征或者气腹征。

（三）胸部CT检查

CT结果可作为诊断、鉴别诊断食管破裂疾病的主要依据。其在胸腔积液的密度差异方面的诊断效果远优于胸部X线检查。CT检查发现食管腔外气体是诊断本病的最重要征象。食管破裂的CT影像学表现为食管周围环状低密度影的食管腔外气体，伴纵隔积气积液、胸腔积液、液气胸、纵隔偏移及胸部皮下气肿。若破口较大，有时可直接显示食管连续性中断及缺损口。

（四）食管造影

食管造影首选水性对比剂，观察对比剂外溢状况可评估食管破裂的位置，为临床诊断食管破裂最有价值的辅助检查之一。食管造影结果为阴性，亦不能排除食管存在破口，需结合胸部CT检查结果进行综合判断。

（五）胸腔穿刺

患者影像学检查或体征提示液气胸时，胸腔穿刺常可抽出浑浊且伴有酸味的液体，有时甚至可见食糜。当患者一般状况较差，无法行相关影像学检查时，可嘱患者口服亚甲蓝，若穿刺出蓝色胸腔积液，也可帮助诊断。

（六）胸腔彩超

胸腔彩超一般作为在紧急情况下使用的重要诊断手段，能够显示患侧积液，伴有内部自由漂浮的线性回声，与血气胸一致，可帮助首诊医师初步判断。

（七）内镜

食管内镜在食管破裂诊断方面具有很高的敏感度。当胸部X线、胸部CT或食管造影检查未见明显破裂征象时，可考虑行食管内镜以在直视下判断，部分研究者认为食管内镜是前述检查无效时的最佳诊断手段，但也有研究者认为当患者黏膜水肿时行食管内镜检查无法看到食管破裂位置。另外，若患者存在破口持续性出血时严禁行食管内镜检查。因此，食管内镜在诊断自发性食管破裂中常不作为首选辅助检查，需要临床医师根据实际情况做出判断。

七、食管静脉曲张

（一）内镜检查

内镜检查是评价食管胃静脉曲张的金标准。在内镜检查中不仅可以直观下观察食管有无静脉曲张，还可测量曲张静脉距门齿的距离，明确曲张静脉的条数、形态、有无红色征、是否出血及病变性质和黏膜色泽变化，并可及早采取干预措施。指南建议：无静脉曲张的代偿期肝硬化患者每2~3年行内镜检查1次，有轻度静脉曲张者每1~2年行内镜检查1次，建议失代偿期肝硬化患者每年检查1次。因此，肝硬化患者有必要进行常规的内镜检查，其不足之处在于内镜不能了解肝硬化门静脉高压患者血流动力学的改变，因为内镜的观察范围局限于黏膜内和黏膜下血管，不能明确是否有与其相连的壁外曲张静脉和贯通静脉，以及门静脉高压的其他侧支血管。

（二）超声内镜检查

通过超声内镜可直接观察食管黏膜，又可进行实时超声扫描。因此，在评判门静脉高压侧支循环的变化时，不仅可以观察到常规内镜下可见的食管胃静脉曲张表现，还可以检测到普通内镜下所不能观察的食管壁内外的血管影像。但由于超声内镜观察视野较局限，不能全面了解肝硬化侧支循环，结果受操作者个人医疗技能及临床经验等因素影响较大，其应用在很多地区受到一定限制。

（三）彩色多普勒超声

彩色多普勒超声可以通过粗略测量门静脉及脾静脉宽度、脾脏长径、食管壁的厚度等来初步诊断食管胃底静脉曲张及判断静脉曲张的严重程度。研究认为门静脉主干宽度≥14mm或脾静脉宽度≥9mm可作为诊断门静脉高压症的指标。

彩色超声检查有静脉血流信号，即食管壁均有不同程度增厚，食管表面或黏膜面凹凸不平，根据食管壁增厚＞5mm，黏膜面及表面凹凸不平，即可诊断食管静脉曲张，并可根据食管壁的厚度初步判断食管静脉曲张的严重程度。

（四）X线钡剂检查

X线钡剂检查是检测食管静脉曲张既方便又安全的检查方法。在食管钡剂检查中可了解食管的黏膜皱襞、张力蠕动等方面的改变。由于食管静脉淤血增粗，钡剂检查中可观察到黏膜皱襞增宽，随着静脉淤血、曲张程度的加重，增粗曲张的静脉突入管腔内。但食管钡剂检查的食管静脉曲张检出率明显低于内镜，尤其是在肝功能 Child-Pugh 分级的 A、B 级两者间有明显的统计学差异，且易出现漏诊。

（五）CT 门静脉成像

CT 门静脉成像是目前公认的显示门静脉较好的方法，在门静脉期就以最佳时段完成整个腹部的扫描，从而在快速扫描的同时通过外周静脉引入对比剂，当靶血管内对比剂浓度达到峰值时进行螺旋扫描并采集容积数据，将其送工作站进行薄层重建并得出二维或三维的血管模型，此检查可以较好地显示门静脉的侧支血管的存在、部位、分布和扩张程度。

（六）磁共振检查

MRI 可通过三维成像能统览门静脉系统的全貌，可准确显示门静脉系统解剖影像及各血管之间的空间关系。而且 MRI 门静脉成像可进行门静脉血流方向的判断，对诊断门静脉高压，尤其是食管胃静脉曲张有重要意义。

（七）脾门静脉核素显像

放射性核素扫描是一种无创性检查方法，主要观察药物行踪，了解药物被注入人体后在人体的分布及代谢速度，从而了解病灶或脏器的情况。当肝硬化门静脉高压致门 - 腔侧支循环开放时，肝血流量减少，肝显像不清楚，而直肠上部血液大量经分流回心脏，致心脏提前于肝显像，并可显示侧支循环。经皮脾门静脉核素显像既可显示门静脉形态、肝灌注时相及侧支循环，又能测定门 - 体分流指数。

（八）数字减影血管造影

数字减影血管造影（DSA）可以清楚显示血管走行，且空间分辨率较好，在临床上可应用该检查诊断门静脉高压食管胃静脉曲张。目前多层螺旋 CT 血管门静脉造影检查作为无创性诊断方法逐步取代了 DSA。

八、食管炎

食管炎泛指食管黏膜受刺激或损伤后发生水肿、充血等炎症改变，严重者可导致糜烂、溃疡形成。

（一）病因及发病机制

根据起病因素不同可分为以下几种。

1. **反流性食管炎（RE）** 是胃十二指肠内容物反流入食管引起的食管炎症，是最常见的食管炎类型，属于胃食管反流病的一部分，有反流而食管没有炎症时称为非糜烂性反流病。

2. **放射性食管炎** 常发生在放射治疗后，尤其是放疗剂量过大时，多因射线本身的电离等作用造成食管损伤。

3. **感染性食管炎** 多发生在免疫功能减低的患者，如行癌症化疗、器官移植后抗排斥药物治疗、长期应用广谱抗生素、长期口服激素的患者，以及重症糖尿病、艾滋病患者等。最常见的病原体是白念珠菌，其他的致病菌还包括单纯疱疹病毒 1 型、巨细胞病毒等。

4. **药物性食管炎** 常见于服药不当的患者，如卧床服药或服药时饮水过少，药片贴附在食管黏膜上释放出腐蚀性成分，造成食管炎症、溃疡甚至坏死。老年人或本身有食管狭窄或动力障碍的患者，更易发生药物性食管炎。常见的药物有多西环素、四环素、氯化钾、非甾体抗炎药、阿仑磷酸钠、铁剂等。

5. **腐蚀性食管炎** 吞服化学腐蚀剂造成食管严重损伤引起的炎症。儿童常见于意外误服，成人则多见于自杀。常见的腐蚀剂有各种强酸、强碱、消毒水等。

6. **嗜酸性粒细胞性食管炎（EoE）** 是一种免疫因素介导的慢性食管炎症，青少年和儿童好发，50% 的患者曾患过敏性疾病，如过敏性鼻炎、食物过敏、特应性皮炎、支气管哮喘等。食管黏膜活检表现出以嗜酸性粒细胞浸润为主的炎症改变。

（二）临床表现

不同类型的食管炎表现不同，常见的临床症状有反酸、胃灼热、胸痛、吞咽痛、吞咽困难等。

1. 反酸　胃内容物在无恶心和不用力的情况下反流入咽部和口腔，含酸味，有时只有酸水，称为反酸。

2. 胃灼热　胸骨后烧灼感，可向上延伸至咽喉部，是胃食管反流病的典型症状。

3. 吞咽痛　吞咽时的疼痛感，特征是因吞咽动作而加重，严重时即使只咽下唾液也可有痛感。常见于感染性、药物性或放射性食管炎。

4. 胸痛　胸骨后疼痛，可与吞咽相关，需注意排除心源性胸痛。

5. 吞咽困难　吞咽时无法将所吞咽物质送入胃内，可由食管痉挛或食管狭窄等引起。液体及固体食物均可发生，早期通常对固体食物吞咽困难，随着疾病发展，逐渐出现对液体食物的吞咽困难。

（三）常用检查

1. 内镜检查　是诊断各种食管炎最准确的方法，不仅可以诊断食管炎，还可以评估食管炎的严重程度、有无并发症及鉴别其他疾病（如内镜下活检鉴别食管癌）。食管炎内镜下表现为食管黏膜充血、水肿、表面糜烂及浅小溃疡，有时可见食管狭窄，内镜通过受阻。

2. 上消化道X线钡剂检查　受损食管黏膜皱襞粗乱，有时可见小龛影及食管管腔狭窄、对比剂潴留。

3. 食管反流监测　24小时食管pH监测、食管pH-阻抗监测等，用来判断有无胃食管反流。

4. 食管测压　可以检测食管动力，了解抗反流屏障功能的情况，但无法确诊胃食管反流。

（四）诊断

1. 病史　详细询问病史，明确病因。是否经口摄入（包括误服）各种强酸强碱类物质；是否服用有刺激性药物；是否吞咽鱼刺等异物等。

2. 典型的临床症状　如反酸、胃灼热、胸痛、吞咽痛、吞咽困难等。

3. 内镜及活检　为诊断金标准。可以直接观察到食管黏膜的炎症改变，并可取活检组织进行病理学检查。

九、食管溃疡

食管溃疡发生在食管炎或食管的异位胃黏膜的基础上，是由各种不同原因所致的以食管黏膜层、黏膜下层甚至肌层破坏缺损为主要临床表现的一类炎性病变。发病年龄以中老年为主，病灶部位多位于食管中下段。

（一）病因

食管溃疡的病因复杂多样，常见病因包括反流性食管炎、食管异物损伤、长期置胃管引起的食管溃疡、食管静脉曲张治疗术后溃疡、食管癌、Barrett食管、食管克罗恩病、药物性损伤、食管感染、不明原因的特发性食管炎等。其中，反流性食管炎是食管溃疡的最常见原因，我国一项纳入274例患者的回顾性分析显示，反流性食管炎所致的食管溃疡占所有食管溃疡的39.8%。

（二）临床表现

常见的症状是吞咽困难、胸骨下段后方烧灼感和高位上腹部痛。吞咽困难多考虑食管痉挛所致，可随炎症的消退而消失，继而随炎症的消退和溃疡的愈合遗留瘢痕，可引起狭窄而发生吞咽困难。溃疡疼痛的特点是部位高，在剑突后，呈深钻痛，向背部和肩胛间区放射；疼痛常发生于进食或饮水时，可在平卧、弯腰时诱发或加剧，服抗酸剂可缓解。其他症状还有反酸、嗳气、恶心、呕吐、呕血、黑便等。

（三）常用检查

1. 内镜及活检　内镜检查是发现和诊断食管溃疡的首选方法，可明确溃疡的部位、形状、大小；内镜下活检可明确溃疡病变性质，鉴别良、恶性。

2. X线钡剂检查　发现食管龛影即可诊断食管溃疡，其他如充盈缺损、黏膜中断破坏等也提示有溃疡可能。其中，良性溃疡病变龛影正面观呈椭圆形、圆形，边缘光滑整齐；切线位龛影突向腔外，周围有水肿带，黏膜可达龛影边缘，局部管壁可有不同程度的狭窄。如为不规则龛影，则多考虑溃疡型食管癌可能。

（四）诊断

1. 病史　详细询问病史，有助于明确病因。例如，是否经口摄入（包括误服）各种强酸强碱类物质，是否服用刺激性药物，是否吞咽鱼刺等异物。

2. 典型的临床症状　如吞咽困难、胸骨下段后方烧灼感和高位上腹痛等。

3. 内镜及活检　为诊断金标准。可明确溃疡的部位、形状、大小、性质。

（五）几种食管良性溃疡的特点及诊断要点

1. 反流性食管炎　是引起食管良性溃疡的最常见原因，是指胃内容物（包括十二指肠液）反流入食管，酸性物质导致食管黏膜破损引起的慢性炎症，可导致食管溃疡、狭窄甚至癌变。

诊断要点：①典型症状，胃灼热和反流；②伴随食管外表现，胸痛、咳嗽、咽喉炎、哮喘、牙侵蚀等，有时只有胸痛，与心绞痛症状相似；③内镜下表现，多位于食管下段，呈条形充血、水肿、糜烂或溃疡；④病理呈非特异性炎症表现；⑤其他辅助检查，如X线钡剂检查、24小时食管pH监测可提示反流存在；⑥抑酸治疗有效。

2. 腐蚀性食管炎　常见病因是服用强酸、强碱及农药等。食管的损伤程度与腐蚀剂的性质、浓度和接触时间成正比，与吞服速度成反比。急性期内镜检查为相对禁忌证，内镜下可表现为充血肿胀及糜烂溃疡等，慢性期可表现为瘢痕狭窄。腐蚀性食管炎的X线造影表现以食管狭窄程度重、病变范围广等为特点，与药物性质关系不大。

3. 食管贲门黏膜撕裂综合征（Mallory-Weiss syndrome，MWS）　系剧烈干呕、呕吐和腹内压骤然增加等原因导致食管远端和贲门部黏膜撕裂而引起的以上消化道出血为主的一组综合征。内镜下见食管至贲门黏膜有纵行撕裂，呈线状，长度为0.5～5.0cm，深度达黏膜层及黏膜下层，表面有活动性出血或血痂附着，周边黏膜充血、水肿。

4. 表皮剥脱性食管炎　是一种少见的以食管表皮损伤为表现的食管炎症，患者多为青壮年，进食后反复剧烈呕吐，开始呕吐食物，随后呕鲜血，伴咽喉部不适或胸骨后疼痛。内镜表现为食管黏膜缺损，多为条带状缺损，充血糜烂，有些病例可见部分未完全脱落的游离黏膜。本病病因尚未完全明确，但多与进食过快或进食粗糙、干燥的食物有关。内镜是确诊的有效手段。由于只累及黏膜，因此修复较快，很少发生食管瘢痕狭窄。

5. 药物性食管炎　是引起食管损伤最常见的原因，好发于食管中段生理狭窄处，下段也可累及。常见损伤食管的药物包括高酸性的药物，如抗生素（四环素）、硫酸亚铁及维生素C等；局部腐蚀性药物，如非甾体抗炎药、氯化钾、奎尼丁、氟尿嘧啶等。

诊断要点：①特殊病史，明确有服用易致食管损伤的药物史；②存在药物性食管炎的高危因素，如睡前服药或半卧位服药，服药时饮水少、老年人、有食管狭窄的患者；③内镜下表现，呈片状或条索状充血、糜烂、溃疡；④停药有效。

6. 病毒性食管炎　食管病毒感染常见于肿瘤、艾滋病、使用免疫抑制剂等免疫力低下的患者，多为单纯疱疹病毒，水痘-带状疱疹病毒及巨细胞病毒较少见。

诊断要点：①临床表现，胸骨后疼痛；部分伴全身酸痛、咽喉痛等上呼吸道感染症状。②内镜检查，好发食管中上段，典型钻孔样或浅表界限清楚溃疡。溃疡可单发或多发，呈较规则的圆形或椭圆形，溃疡底清洁。溃疡主要发生在食管黏膜层和黏膜下层，即使溃疡面很大，也很少浸及黏膜下层以下。③病理学检查见病毒包涵体，免疫组化或血清学检查时病毒抗体阳性。

7. 真菌性食管炎　是指食管感染以白念珠菌为主的真菌所致的炎症。一般情况下白念珠菌不会导致食管炎，当机体状况发生一定变化，如长期大量使用广谱抗菌药物、长期接受激素或抗肿瘤药物治疗、慢性病、营养不良、年老体弱致机体免疫力低下等情况时，易继发真菌性食管炎。内镜的典型表现为黏膜上皮被覆乳白色或黄白色假膜，假膜剥脱后则呈现充血水肿的黏膜面、糜烂面或局限性溃疡。食管涂片查真菌有助于诊断。

8. 食管结核　包括原发性食管结核和继发性

食管结核，很少见，占消化道结核的0.2%～1.0%，临床常见的是继发性食管结核。常见的病因包括吞咽带菌的痰液、由咽喉部结核直接蔓延、血液和淋巴的转移，以及来自其他相邻组织，如纵隔淋巴结和脊柱等的侵犯。

诊断要点：①临床表现无特异，可表现为吞咽困难、胸骨后烧灼痛等；伴随有低热、盗汗等结核中毒症状，体重减轻。②特殊病史，结核病史或其他部位结核证据。③实验室检查，红细胞沉降率增快，C反应蛋白升高，结核菌素试验（PPD）强阳性，结核感染T细胞斑点试验（T-SPOT）阳性。④内镜表现，典型肠结核多表现为环形溃疡，但食管溃疡很难见到典型的环形溃疡。病变主要为隆起型和溃疡型，在病变的发展过程中两种病变类型可相互转变。隆起型病变在内镜下多表现为黏膜下肿物，表面可见溃疡或凹陷，部分病例的表面黏膜光滑、完整，需与食管间质瘤相鉴别。溃疡型病变有食管黏膜破溃，形成较小、底较平坦的溃疡，部分溃疡可伴有颗粒样增生性改变，可有窦道形成。内镜下多次活检或活检深取溃疡底可提高阳性率，必要时也可行碘染或淋巴结活检。⑤超声内镜，表现为壁内占位或全层增厚，病变内部回声不均匀且边界不清楚，占位可浸润至壁外，常伴纵隔内肿大、钙化的淋巴结。⑥病理学检查，目前几乎很难查见典型的干酪样坏死肉芽肿。抗酸染色、组织结核杆菌PCR及组织送结核培养有助于进一步诊断。⑦诊断性抗结核治疗有效。

9. 食管克罗恩病　克罗恩病（Crohn disease, CD）可累及从口腔到肛门的各段消化道，但多以末端回肠及其邻近结肠为主，仅17.5%的患者以食管病变为首发表现，儿童食管多见。

诊断要点：①临床表现无特异性，可表现为吞咽梗阻、胸骨后疼痛不适感、反酸等。②伴随症状可有发热、营养不良、体重下降，部分可有关节炎、口腔溃疡或结节性红斑等肠外表现。③内镜检查示病变多分布于食管中下段，表现为黏膜充血水肿，糜烂溃疡，假息肉形成或卵石样改变，食管壁以僵硬、狭窄和梗阻等改变为主，病变类型交叉、重叠，多种形态并存，以节段性、跳跃式分布居多。溃疡多呈纵行。超声内镜提示食管全程增厚。④病理检查示非干酪样肉芽肿，但由于CD常累及食管全层，仅通过内镜黏膜取材以获得典型病理的可能性较小。⑤影像学检查，钡剂造影及胸部CT检查可显示食管狭窄、管壁增厚等特征。⑥血清学指标，红细胞沉降率增快、C反应蛋白升高，外周型抗中性粒细胞胞质抗体（pANCA）、抗酿酒酵母抗体（ASCA）、抗大肠杆菌膜外孔蛋白C抗体（anti-OmpC）、抗细菌鞭毛蛋白抗体（anti-CBirl）等阳性可协助诊断，特别是ASCA的诊断特异度较高，但敏感度较低。⑦有家族史。克罗恩病的发病呈明显的种族差异和家族聚集性，提示CD具有明显的遗传易感性。*NOD2/CARD15*基因是人类克罗恩病第一个易感基因，而最近的全基因组关联研究（genome wide association study, GWAS）报道了71个CD相关的易感基因及位点。

10. 食管白塞病　白塞病是一种原因不明的慢性复发性多系统损害性疾病，青壮年女性多见，主要的病理基础为血管炎，可以累及全身大、中、小各级血管。10%～50%的白塞病可累及消化道，以末端回肠及回盲部多见，食管少见。

诊断要点：①临床表现各异，如吞咽梗阻、胸骨后疼痛不适感等，严重时可发生溃疡穿孔甚至大出血等并发症。②伴随食管外表现，复发性口腔溃疡、生殖器溃疡和眼葡萄膜炎（口-眼-生殖器三联征）等；累及回盲部和结肠的患者可出现腹痛、便血。③内镜表现，溃疡单发或多发，或深或浅，大小不等，边缘充血，边界多较清楚，多呈圆形或椭圆形。溃疡过深和反复发作可并发消化道出血、穿孔或瘘管。④病理表现，小血管炎，但黏膜活检很难获得典型表现。⑤其他辅助检查，X线表现与非特异性溃疡相同。CT可见食管壁增厚，管腔狭窄。红细胞沉降率增快、C反应蛋白含量升高，部分患者冷球蛋白阳性，血小板凝集功能增强，HLA-B51阳性率为57%～88%。若消化道多发阿弗他溃疡，临床有原因不明反复发作的口腔或生殖器溃疡者，应考虑白塞病的可能。

11. 嗜酸性粒细胞性食管炎　是一种以嗜酸性粒细胞浸润食管壁为特征的炎性疾病，好发于具有过敏性体质或过敏相关家族史的儿童及青壮年。

诊断要点：①临床表现无特异性，可表现为吞咽困难、胃食管反流病样症状。②内镜表现，Kim 等报道内镜表现为食管环（44%）、食管狭窄（21%）、线性裂隙（48%）、白斑（27%）、黏膜苍白或血管纹理减少（41%）、糜烂性食管炎（17%）。也有部分 EoE 患者并无明显的内镜下食管黏膜异常，单独以内镜表现作为诊断标准的敏感度为 15%～48%。虽然任何一种表现都不能确诊 EoE，但若出现多于 1 种以上的表现则提示 EoE 的可能。③病理组织中嗜酸细胞为 15 个 /HPF。④其他，有多项研究表明，肥大细胞在 EoE 患者体内转录失调导致大量表达，产生多种可促进嗜酸性粒细胞聚集及食管组织重塑的细胞因子，从而加重炎性反应。因此，肥大细胞可作为诊断及监测 EoE 的一项重要指标。同时外周血嗜酸性粒细胞、IgE、皮肤过敏原试验也可以协助诊断。⑤抑酸治疗无效。

十、Barrett 食管

Barrett 食管是食管胃反流病的并发症，内镜下可见食管鳞状上皮与胃柱状上皮的交界线（齿状线，又称 Z 线、SCJ）相对于胃食管结合部上移 ≥ 1cm，病理证实食管下段的复层鳞状上皮被化生的柱状上皮所替代的一种病理现象。Barrett 食管有胃底上皮样化生、贲门上皮样化生和特殊肠型化生 3 种组织学类型，其中伴有肠上皮化生者属于食管腺癌的癌前病变。至于不伴有肠化生者是否属于癌前病变，目前仍有争议。早期 Barrett 食管腺癌是指来源于 Barrett 食管黏膜并局限于食管黏膜层的腺癌，不论有无淋巴结转移。

（一）病因

Barrett 食管的具体发病原因尚不明确。在一定程度上，胃食管反流病会增加患该病的概率，当胃内容物回流到食管时会对食管造成损害，在食管恢复的过程中，其他细胞可代替原本食管的正常细胞，从而导致 Barrett 食管的出现。

国内外食管腺癌相关危险因素及流行病学调查研究显示，Barrett 食管的危险因素如下：①年龄 > 50 岁；②男性；③ Barrett 食管家族史；④长期胃食管反流症状（> 5 年）；⑤重度吸烟史；⑥肥胖（BMI > 25kg/m^2 或中心性肥胖）。而 Barrett 食管腺癌的危险因素如下：①年龄 > 50 岁；② Barrett 食管的长度进行性增加；③中心性肥胖；④重度吸烟史；⑤未使用质子泵抑制剂；⑥未使用非甾体抗炎药及他汀类药物。对于具有 3 条及以上 Barrett 食管或食管腺癌危险因素者，应进行胃镜筛查。

（二）临床表现

Barrett 食管的临床表现缺乏特异性，主要表现为胃食管反流病的症状，如胃灼热、反酸、胸骨后疼痛和吞咽困难等。少数患者没有症状，只是胃镜检查时偶然发现。

（三）诊断

内镜及内镜下活检是诊断 Barrett 食管的金标准。Barrett 食管的诊断需满足以下 2 个条件：①内镜下可见食管鳞状上皮与胃柱状上皮的交界线相对于食管胃结合部上移 ≥ 1cm；②活检病理检查证实，食管下段正常的复层鳞状上皮被化生的柱状上皮所替代，可伴或不伴有肠上皮化生。

对于食管胃结合部的确定，一般将近端胃黏膜皱襞起始部定义为食管胃结合部。内镜医师在诊断 Barrett 食管时，要应用 Prague CM 分型描述化生改变的范围。其中，"C"代表全周型化生黏膜的长度；"M"代表非全周的化生黏膜的最大长度。对于可疑 Barrett 食管或食管腺癌，推荐使用靛胭脂或冰醋酸（浓度为 1.5%～2%）喷洒染色，使病变显露以进行靶向活检，提高诊断率。同时，在取材时，对于全周型病变建议纵向每隔 2cm 的四壁分别活检 1 块，舌型病变每 2cm 最少活检 1 块，且总取材组织不少于 8 块。

十一、食管良性狭窄

广义上来说，所有非肿瘤因素所致的食管腔狭窄均可以称为食管良性狭窄，包括先天性食管狭窄和继发性非肿瘤性食管狭窄。临床上，食管良性狭窄（esophageal benign stricture）通常指由食管手术、食管炎、食管损伤、感染等非肿瘤因素所致的管腔狭窄，内镜下评估狭窄部的直径＜1cm或常规型号镜身（直径约1cm）不能通过，常伴有不同程度的吞咽困难。

（一）病因

1. 手术　包括食管内镜下切除术、食管外科切除术、食管静脉曲张硬化治疗等。其中，大面积食管早癌ESD术后狭窄的发生率为56%～76%，而全环周病变术后狭窄率高达100%；接受外科手术的食管癌患者，术后吻合口狭窄的发生率为0.5%～16%。

2. 蠕动功能障碍　食管下括约肌松弛，可致胃食管反流、严重的反流性食管炎，由于反复的炎症刺激及瘢痕形成，可导致食管狭窄。

3. 食管损伤　包括异物损伤、长期进食过烫食物所致热损伤、放射治疗所致辐射损伤、酸碱腐蚀性损伤等均可导致食管黏膜瘢痕形成，进而形成食管狭窄。

4. 感染　主要为真菌性食管炎，尤其是念珠菌性食管炎，控制不佳、反复迁延不愈可致食管狭窄。

5. 嗜酸性粒细胞性食管炎　是一种以嗜酸性粒细胞浸润为主要特征的慢性食管炎症，病因不明，在临床上表现为反酸、胃灼热、吞咽困难等相关症状，内镜下常可见食管下段狭窄。

（二）临床表现

吞咽困难是食管狭窄的主要症状，此外吞咽时伴有疼痛感、体重减轻及进餐后食物反流等。

（三）常用检查

食管造影可见食管狭窄的部位、程度和长度；内镜检查可直观了解食管内壁情况，能发现食管狭窄，观察病变组织的外观，同时内镜下取活检有助于明确病变性质。

（四）诊断

有吞咽困难症状，食管造影或内镜检查提示食管狭窄，同时内镜活检明确病变性质，排除肿瘤或外压所致狭窄后，可确诊。

十二、缺铁性吞咽困难综合征

缺铁性吞咽困难综合征又称为Plummer-Vinson综合征。缺铁性吞咽困难综合征是由于食管腔内的一层薄的隔膜所致，根据其在食管的部位不同分为上食管蹼、中食管蹼、下食管蹼。本病的主要症状为间歇性吞咽困难。多数是在吃硬食时出现。患者感到有食物停留在上胸部。常有消瘦、苍白，时有发红，舌质红而光滑，舌乳头消失，多数缺齿或完全无牙、口角皲裂、匙状指甲、脾大甚至巨脾。

十三、食管息肉

（一）临床表现

食管息肉的临床表现与息肉堵塞食管腔的严重程度有关。常见症状为进食吞咽困难、呕吐、胃内容物反流等，有些患者会出现胸骨后疼痛。肿瘤压迫气管，会有咳嗽、呼吸困难、哮喘等症状。有些息肉会发生恶变而形成溃疡，引起患者呕血、黑便等症状。少数患者咳嗽时可将息肉呕至口腔，这类患者的息肉往往较大，蒂较长，呕吐至口腔内堵塞咽喉部而引起窒息。

（二）实验室及其他辅助检查

1. 食管镜　通常可以明确诊断，并有可能发现瘤蒂的位置，有助于诊断和治疗。食管息肉可表现为突向管腔、表面光滑的肿块，有时伴有表面黏膜糜烂。如息肉小于2cm，可用内镜圈套器切除，如大于8cm或息肉呈卵圆形，则经颈部切口切除息肉。术前须确定其附着点，以便确定手术入路，通常经食管镜检查可确定。

2. 食管钡剂造影　可见食管腔内有一长条状、香肠状或棒状缺损，略有分叶，表面光滑，随吞咽动作上下移动，钡剂在充盈缺损的两端有分流现象。息肉堵塞管腔和食管腔内有食物残渣滞留时，可误诊为贲门痉挛或狭窄。

（刘书尚　郑吉阳）

第二节 食管肿瘤

一、食管良性肿瘤

（一）食管平滑肌瘤

1. 临床表现　食管平滑肌瘤的临床表现没有特异性，病程可较长，瘤体较小时常无症状，常于体检时发现，肿瘤较大可引起管腔狭窄、梗阻，表现为吞咽困难或进食梗阻感，此外还有上腹痛或不适、反酸、胃灼热、胸骨后疼痛等少见症状，偶有引起上消化道大出血的报道。

2. 实验室及其他辅助检查

（1）X线食管钡剂造影：是食管平滑肌瘤的首选检查，典型表现为边缘光滑、完整的圆形或卵圆形充盈缺损，部分边缘可呈分叶状，上下缘可见弓状或环形钡剂环绕，即"环形征"，具有特征性。

（2）食管镜检查：可发现1cm以上的肿瘤，并对肿瘤的部位、大小、数目形态有进一步的了解。在食管镜下一般可见食管腔内隆起型改变，黏膜完整光滑，色泽正常。但多不主张咬取活检，以免损伤表面的正常黏膜，使之与肿瘤表面粘连，给手术造成困难。

（3）超声内镜：具有内镜与超声检查双重功能，既可通过内镜观察病灶的外部形态，又可通过超声对病灶进行扫描。平滑肌瘤是最常见的黏膜下病变，其多位于黏膜层或黏膜肌层，为低回声占位病变，与肌层低回声带延续，病变边界清楚、体积较小者内部回声均匀。

（4）CT：可表现为边缘整齐的圆形或卵圆形的软组织肿块，密度均匀，黏膜无破坏，有时病灶内可伴少许点状钙化影，肿块与周围组织分界清晰，可轻度压迫、推移邻近气管；增强可见均匀强化。CT可区分肿瘤与邻近结构的关系或侵犯程度，并提供与食管外压性疾病相鉴别的诊断信息。

（5）病理学检查：平滑肌瘤的确诊有赖于活检病理组织学检查。在平滑肌瘤中，Desmin（D33结蛋白）及SMA（神经源性标志物）高表达。

（二）食管血管瘤

1. 临床表现　发病初期往往无明显症状，随着病变体积的增大，病变向管腔内生长时可造成梗阻症状，如食管异物感、哽噎感、进行性吞咽困难或者胸骨后不适等；病变体积增大到一定程度时也可向管壁外生长，压迫邻近组织，诱发胸闷、胸痛、咳嗽、呼吸困难等；病变位于食管下段时可引起腹部不适的症状；病变形成溃疡或者外在作用导致血管瘤破裂时可引起疼痛或者出血。

2. 实验室及其他辅助检查

（1）X线食管钡剂造影：可表现为食管一侧壁边缘光滑锐利的充盈缺损，向腔内凹陷，充盈缺损表面的食管黏膜光滑完整，无中断、破坏，食管的管壁柔软且伸缩自如。该项检查对食管黏膜下的占位、食管肿瘤的诊断有一定帮助，具有一定参考价值，但不能和其他黏膜下的肿瘤相鉴别，并且也无法确定肿瘤在黏膜下的准确分界。

（2）内镜及超声内镜：内镜检查可以明确肿瘤的部位、大小、形态和数目，是诊断食管良性肿瘤必要的检查。食管血管瘤内镜可表现为局部黏膜隆起，呈结节状或分叶状，黏膜下见紫蓝色包块，质地柔软可塑，有时呈蚯蚓样屈曲，与食管静脉曲张不易区别，禁忌活检，以免引起大出血。超声内镜检查可清晰显示食管壁的结构，根据肿瘤与管壁层次及其回声特点可提供组织起源的线索，准确测量瘤体大小和生长方式，并结合回声水平的高低对判断肿瘤的性质有一定的帮助。

（3）CT及MRI：胸部CT扫描或者MRI检查对诊断虽有一定的帮助，但不是常规的检查方法，该检查有助于观察病变与邻近组织的关系，常作为肿物浸润转移及发现食管外浸润病变的重要辅助检查方法。可表现为食管壁的局限性的软组织肿块，其密度及信号均匀，有时可以在肿块内部见到钙化或静脉石；可在T_1WI上呈稍长T_1信号，在T_2WI上呈长T_2信号；形态可以呈圆形或卵圆形，也可见不规则形态；增强后肿瘤多明显强化，肿瘤与周围结构境界清楚，无侵犯。CT

及 MRI 可以明确血管瘤的范围、大小，但不能了解食管的黏膜有无破坏、中断。

（4）病理学检查：典型病理组织学特征为大小不等的毛细血管呈小叶状增生，基质水肿，松散水肿的纤维组织中含有丰富的扩张毛细血管。按组织学类型可分为海绵状血管瘤、毛细血管瘤、错构瘤和动静脉畸形。

二、恶性肿瘤

（一）食管间质瘤

消化道间质瘤（gastrointestinal stromal tumor, GIST）是消化道最常见的间叶源性肿瘤，起源于卡哈尔（Cajal）细胞或其同源干细胞，好发年龄为 40～70 岁，中位发病年龄为 60 岁，没有性别差异，常见发病部位为胃和小肠，结直肠和食管则较为少见，也有极少数发生于胰腺、胆囊、网膜、肠系膜、腹膜后、膀胱和子宫。食管间质瘤（esophageal stromal tumor, EST）是 GIST 的一部分，根据文献报道，在 GIST 中食管间质瘤占 1%～5%，好发部位为食管中下段。

1. 临床表现　食管间质瘤的症状与肿瘤的位置、大小和生长方式等因素有关，常见症状有进食不适、吞咽困难、胸骨后隐痛等，没有很强的特异性。查体常没有阳性体征。部分食管间质瘤患者并无症状，肿瘤在体检中被意外发现。

2. 内镜检查　可以直观地观察肿瘤。食管间质瘤在普通内镜下常表现为黏膜下的隆起型病变，但肿瘤全貌通常难以获得，常规的活组织检查也不易取到病变组织。因此，内镜检查只能作为食管间质瘤的初步检查手段。超声内镜（EUS）可进一步观察病灶的来源层次、体积大小、回声特点、邻近淋巴结、与周围脏器的关系等情况，对诊断的意义更大。若能同时进行细针穿刺活检（FNA），则 EUS-FNA 可进一步得到瘤灶的病理诊断。

3. 影像学检查　CT 是一项重要的检查方法。CT 能判断食管间质瘤的发生部位、体积大小、生长方式，还能观察瘤体内有无出血和坏死，以及肿瘤对邻近器官的侵犯情况。但受限于 CT 的空间分辨率和组织分辨率，体积小的肿瘤易被漏诊，边界不清楚或与食管壁相连较少的肿瘤不易被确定位置和来源。危险度为极低危和低危的食管间质瘤在 CT 增强扫描中没有明显的强化，而中高危的食管间质瘤则有明显的强化，强化方式为不均匀强化。在 CT 检查中，肿瘤的体积、外形、生长方式及坏死情况与其恶性程度密切相关。根据食管间质瘤的 CT 征象，临床医师可初步判断肿瘤的恶性程度，并进一步指导治疗方案的选择。

近年来，CT 与核医学技术结合，产生了 PET/CT 这一新的检查手段。CT 依靠其空间分辨率的优势，可以准确地定位病灶，PET 则通过核素标记的脱氧葡萄糖摄取情况，提示病灶的代谢状态。PET/CT 检查可以在肿瘤发生解剖学变化之前，率先发现其代谢活性的改变，从而将增殖异常的肿瘤与正常组织区分开，使食管间质瘤被检出的概率得以提高。但由于 PET/CT 的费用高昂且检查较为耗时，在我国尚未广泛应用于食管间质瘤的诊断。

另外，有研究将 CT 与分形分析相结合，推出了 CT 分形分析（CTFA）技术。CTFA 通过对数字图像的纹理或异质性的量化分析，对肿瘤的复杂性和异质性进行判断，从而进一步评估肿瘤的生物学特征和治疗后的反应。研究显示，CTFA 较传统的 CT 检查对肿瘤的早期诊断更有优势。

MRI 具有良好的组织分辨率，在判断肿瘤的组织特征、与周围结构的关系及远处转移方面较 CT 更具优越性。通过多平面成像、弥散加权成像等技术，MRI 不仅能够准确地定位病灶，还可将食管间质瘤与其他肿瘤加以鉴别。此外，对于肝转移灶的显示，以及判断肿瘤对药物治疗的反应，MRI 也颇具优势。

4. 病理学检查　病理活检仍然是食管间质瘤确诊的金标准。在显微镜下，食管间质瘤的组织细胞通常呈梭形或上皮样，也有少部分表现为混合型。食管间质瘤作为 GIST 的一部分，是一种潜在恶性的肿瘤类型，没有明确的良、恶性界限。判断 GIST 恶性程度的指标包括肿瘤的生长部位、直径和核分裂象。临床实践当中，通常使用这三个指标划分危险度分级来表示其恶性程度，目前使用较为广泛的分级标准是改良的美国国立卫生院（NIH）危险度分级标准。对于食管间质瘤，由于其来源为胃外，在肿瘤大小和核分裂象计数相当时，它比常见的胃间质瘤恶性程度更高。当肿瘤直径＜2.0cm，核分裂象计数≤5个/50HPF时，其危险度分级为极低危。当肿瘤直径为2.1～5.0cm，核分裂象计数≤5个/50HPF时，其危险度分级达低危。当肿瘤直径＜5.0cm、核分裂象计数在（6～10）个/50HPF时，其危险度分级为中危。而当肿瘤直径＞2.0cm、核分裂象计数＞5个/50HPF，或肿瘤直径为5.1～10.0cm、核分裂象计数≤5个/50HPF，或肿瘤满足直径＞10cm、核分裂象计数＞10个/50HPF、肿瘤破裂3个条件当中任意一个时，其危险度分级均为高危（表16-1）。

表16-1 原发GIST切除术后危险度分级（NIH 2008改良版）

危险度分级	肿瘤大小（cm）	核分裂象计数（个/50HPF）	肿瘤原发部位
极低	≤2	≤5	任何部位
低	2.1～5	≤5	任何部位
中	2.1～5	6～10	胃
	＜2	6～10	任何部位
	5.1～10	≤5	胃
高	任何	任何	肿瘤破裂
	＞10	任何	任何部位
	任何	＞10	任何部位
	＞5	＞5	任何部位
	＞2且≤5	＞5	非胃原发
	＞5且≤10	≤5	非胃原发

除了镜下的形态学观察，免疫组化检测也是食管间质瘤诊断的重要方法。近年来，随着对GIST研究的深入，人们相继发现多个具有诊断意义的标志物。其中，CD34在GIST中的阳性率约为70%，且还可表达于血管内皮细胞及成纤维细胞，特异性不足，只能作为诊断的支持标志物，确诊时还需联合其他标志物。CD117是 c-kit 基因的表达产物，在GIST中的阳性率达95%，且其很少表达于平滑肌瘤、神经鞘瘤等其他间叶源性胃肠道肿瘤。较CD34而言，CD117是一个更为特异的标志物。然而，部分GIST病例呈CD117阴性表达，要进行诊断还需要结合其他标志物。DOG1由 CCND1-EMS1 基因簇编码，是一种钙调节氯化物通道蛋白。在血小板源性生长因子受体α（PDGFRA）基因突变型的GIST中，CD117呈低表达，而DOG1则呈高表达，这对CD117阴性及 c-kit、PDGFRA 基因突变分析无法确认的GIST病例具有较大的诊断意义。此外，DOG1在GIST中表达的特异性也较高。故而，CD117和DOG1联合检测是目前诊断GIST的常用手段。肿瘤细胞增殖核抗原Ki-67可反映肿瘤细胞的分裂和增殖活性，可以作为GIST危险度及预后的判断指标，但其临界值的设定与GIST危险度或预后的相关性尚无定论。另外，还有一些标志物与CD117、CD34、DOG1等联合用于GIST的免疫组化诊断，如琥珀酸脱氢酶B（SDHB）、SMA、S-100、Desmin等。

5.基因检测　近年来，基因检测也越来越多地被用于包括GIST在内的肿瘤诊断中。对于一些疑难病例，基因检测具有重要的诊断价值。此外，基因检测还可预测分子靶向药物的疗效，指导临床治疗方案的选择。有研究显示，GIST常表现出 c-kit 或 PDGFRA 基因的获得性突变，而 c-kit 与 PDGFRA 基因结构相似、功能相近，且紧密连锁。二者通过相似的下游信号转导通路共同参与细胞增殖的调节。少数病理诊断符合GIST的病例不存在 c-kit 或 PDGFRA 基因突变，即野生型GIST（wtGIST），对分子靶向药物伊马替尼常不敏感。wtGIST根据 SDHB 基因突变的存在与否，可以进一步分为 SDHB 缺陷型和非 SDHB 缺陷型。

在非 *SDHB* 缺陷型当中，还有 *BRAF* 突变、*NF1* 相关性、*K/N-RAS* 突变、四重野生型等。Nannini 等研究显示，四重野生型的 wtGIST 病例可携带 *TP53*、*ARID1A*、*COL22A1*、*NTRK2* 等基因突变及 *FGFR1-TACC1*、*FGFR1-HOOK3* 等融合基因，但其在 GIST 发病机制中所起的作用尚待进一步确定。随着对 GIST 相关基因及信号通路的进一步研究，GIST 的诊断和分子靶向治疗必将有新的发现。

（二）食管鳞状细胞癌

食管鳞状细胞癌（ESCC）简称食管鳞癌，是起源于食管鳞状上皮的恶性肿瘤，是食管癌的主要类型之一，在我国占食管癌的 90% 以上。我国食管癌的流行病学特点为男性高于女性，农村高于城市，且有明显的地区差异。流行病学研究显示，吸烟和重度饮酒是引起食管癌的重要因素。国外研究显示，对于食管鳞癌，吸烟者的发生率增加 3～8 倍，而饮酒者增加 7～50 倍。在我国食管癌高发区，主要致癌危险因素是致癌性亚硝胺及其前体物和某些真菌及其毒素。

1. 临床表现　食管鳞癌的主要症状为吞咽食物时有哽噎感、异物感、胸骨后疼痛，或明显的吞咽困难等。早期食管鳞癌的症状一般不明显，常表现为反复出现的吞咽食物时有异物感或哽噎感，或胸骨后疼痛。一旦上述症状持续出现或吞咽食物有明显的吞咽哽噎感或困难时提示食管鳞癌已为中晚期。当患者出现胸痛、咳嗽、发热等，应考虑有食管穿孔的可能。当患者出现声音嘶哑、吞咽梗阻、明显消瘦、锁骨上淋巴结肿大或呼吸困难时常提示为食管鳞癌晚期。

查体时大多数食管鳞癌患者无明显相关阳性体征。当患者出现有头痛、恶心或其他神经系统症状和体征，骨痛、肝大、胸腔积液、腹水、体重明显下降、皮下结节、颈部淋巴结肿大等提示有远处转移的可能。

2. 内镜检查　在普通内镜观察下，早期食管鳞癌可以表现为食管黏膜病灶，具体如下：①红区，即边界清楚的红色灶区，底部平坦；②糜烂灶，多为边界清楚、稍凹陷的红色糜烂状病灶；③斑块，多为类白色、边界清楚、稍隆起的斑块状病灶；④结节，直径在 1cm 以内，隆起的表面黏膜粗糙或糜烂状的结节病灶；⑤黏膜粗糙，指局部黏膜粗糙不规则、无明确边界的状态；⑥局部黏膜上皮增厚的病灶，常遮盖其下的血管纹理，显示黏膜血管网紊乱、缺失或截断等特点。对上述形态特征有充分的认识，在检查时注意观察黏膜的细微变化，对可疑病灶多点活检是提高早期癌症检出率的关键。然而，多数早期食管鳞癌在普通内镜下表现不典型，可能会被漏诊，病灶范围亦不清晰，因而检查中结合色素或电子染色的方法进行观察有助于提高病变检出率。中晚期食管鳞癌的内镜下所见比较明确且容易辨认，主要表现为结节状或菜花样肿物，食管黏膜充血水肿、糜烂或苍白发僵，触之易出血，还可见溃疡，部分有不同程度的管腔狭窄。如 CT 显示食管病变位于胸中上段或颈段，与气管膜部或左主支气管关系密切，应同时做纤维支气管镜检查以观察气管、支气管是否受侵。

色素内镜可将各种染料散布或喷洒在食管黏膜表面后使病灶与正常黏膜在颜色上形成鲜明对比，更清晰地显示病灶范围，并指导指示性活检以提高早期食管鳞癌诊出率。色素内镜的常用染料有碘液、甲苯胺蓝等，可单一染色，也可联合使用。

超声内镜（EUS）下早期食管鳞癌的典型表现为局限于黏膜层且不超过黏膜下层的低回声病灶。EUS 可清楚显示食管壁层次结构的改变、病变的浸润深度及其与邻近脏器的关系，T 分期的准确度可达 74%～86%，但 EUS 对病变浸润深度诊断的准确度易受病变大小及部位的影响。EUS 诊断局部淋巴结转移的敏感度为 80%，明显高于 CT（50%）及 PET（57%），但特异度（70%）略低于后二者（83% 和 85%）。EUS 对食管鳞癌腹腔淋巴结转移的诊断敏感度和特异度分别为 85% 和 96%，均高于 CT（42% 和 93%）。EUS 联合 FNA 可进一步提高对可疑淋巴结转移的诊断效能。

3. 影像学检查　气钡双重对比造影是目前诊断食管鳞癌最直接、最简便、最经济而且较为可靠的影像学方法。食管气钡双重对比造影可发现早期黏膜表浅病变，对中晚期食管鳞癌诊断价值更大，对于食管鳞癌的位置和长度判断较直观。但对食管外侵诊断正确率较低，对纵隔淋巴结转移不能诊断。

CT是对食管鳞癌分期及预后判断的较好方法之一，在了解食管鳞癌外侵程度，是否有纵隔淋巴结转移及判断肿瘤可切除性等方面具有重要意义。CT的分辨率高，特别是多排螺旋CT，扫描速度极快，数秒内即可完成全食管扫描，避免了呼吸及心跳等运动伪影；多期动态增强扫描的最小扫描层厚为0.5mm，用于判断食管鳞癌位置、肿瘤浸润深度、肿瘤与周围结构及器官的相对关系、区域淋巴结转移及周围血管肿瘤侵犯，为临床上准确分期提供可靠的依据。除可以在术前明确病变范围、淋巴结有无转移、远处有无转移等情况，CT也可用于术后（放化疗后）疗效评价，不足之处有组织分辨率不高，无法准确评估肿瘤外侵情况及小淋巴结转移情况。关于临床分期，CT判断T分期的准确度达58%左右，判断淋巴结转移的准确度达54%左右，判断远隔部位如肝、肺等处转移的准确度达37%～66%。

MRI的组织分辨率高，可以多方位、多序列成像，对食管鳞癌病灶局部组织结构显示优于CT。特别是高场强磁共振设备的不断普及和发展，使磁共振扫描速度大大加快，可以和CT一样完成薄层、多期相动态增强扫描，对病变侵犯范围、与周围器官的关系及淋巴结的检出率均有提高。另外，功能成像技术（如弥散加权成像、灌注加权成像和波谱分析）均可为病变的检出和定性提供有价值的补充信息。MRI的组织分辨率高，多平面、多参数扫描可以比CT能更有效评估肿瘤分期；不足之处在于扫描时间较长，受呼吸及心跳伪影干扰较多，一般不用于疗效评价。

超声检查通常并不能显示食管病灶，对食管鳞癌患者的超声检查主要应用于颈部淋巴结、肝脏、肾脏等部位及脏器转移瘤的观察，为肿瘤分期提供信息。超声还可用于胸腔、心包积液的检查及抽液体前的定位。超声引导下穿刺可对颈部淋巴结、实质脏器的转移瘤进行穿刺活检，获得标本进行组织学检查。

PET/CT可确定食管鳞癌原发灶的范围，了解周围淋巴结有无转移及转移的范围，准确判断肿瘤分期。与胃镜及螺旋CT相比，^{18}F-FDG PET/CT在食管鳞癌病灶检测方面有更高的敏感度及特异度，因而能更精确地进行TNM分期。在常规检查阴性的患者中，PET可以发现15%～20%的患者存在远处转移。另外，PET/CT还可用于食管鳞癌的疗效评价，术前放疗及化疗均推荐应用PET/CT检查，目前认为PET/CT是用于评估治疗效果和预后指标前景发展很好的检查工具。

4. 病理学检查 是食管鳞癌诊断的金标准。食管镜检查刷片细胞学或组织活检为鳞癌，或临床诊断为食管癌，同时食管外转移病变（锁骨上淋巴结、皮肤结节等）经细胞学或组织活检诊断为食管鳞癌转移病灶，则可确诊食管鳞癌。

5. 肿瘤标志物 目前常用于食管鳞癌辅助诊断、预后判断、放疗敏感度预测和疗效监测的肿瘤标志物有细胞角蛋白片段19（CYFRA21-1）、癌胚抗原（CEA）、鳞状细胞癌（SCC）抗原和组织多肽特异性（tissue polypeptide specific antigen，TPS）抗原等。上述标志物联合应用可提高中晚期食管鳞癌诊断和预后判断及随访观察的准确度。目前应用于食管鳞癌早期诊断的肿瘤标志物尚不成熟。

6. 食管鳞癌的引流淋巴结分组及TNM分期 食管鳞癌的区域淋巴结名称和部位描述见表16-2。

表16-2 食管癌的区域淋巴结名称和部位

编码	名称	部位描述
1	锁骨上淋巴结	位于颈静脉切迹与锁骨上
2R	右上气管旁淋巴结	位于气管与无名动脉根部交角与肺尖之间
2L	左上气管旁淋巴结	位于主动脉弓顶与肺尖之间
3P	后纵隔淋巴结	位于气管分叉之上，也称上段食管旁淋巴结

续表

编码	名称	部位描述
4R	右下气管旁淋巴结	位于气管与无名动脉根部交角与奇静脉头端之间
4L	左下气管旁淋巴结	位于主动脉弓顶与气管隆嵴之间
5	主肺动脉窗淋巴结	位于主动脉弓下、主动脉旁及动脉导管侧面
6	前纵隔淋巴结	位于升主动脉和无名动脉前方
7	气管隆嵴下淋巴结	位于气管分叉的根部
8M	中段食管旁淋巴结	位于气管隆嵴至下肺静脉根部之间
8L	下段食管旁淋巴结	位于下肺静脉根部与食管胃交界之间
9	下肺韧带淋巴结	位于下肺韧带内
10R	右气管支气管淋巴结	位于奇静脉头端与右上叶支气管起始部之间
10L	左气管支气管淋巴结	位于气管隆嵴与左上叶支气管起始部之间
15	膈肌淋巴结	位于膈肌膨隆面与膈脚之间（膈上）
16	贲门周围淋巴结	位于食管胃交界周围的淋巴结（膈下）
17	胃左淋巴结	位于胃左动脉走行区
18	肝总淋巴结	位于肝总动脉走行区
19	脾淋巴结	位于脾动脉走行区
20	腹腔淋巴结	位于腹腔动脉周围

食管鳞癌的分期分类见表16-3。

表16-3 食管鳞癌的分期分类（AJCC 2017年第8版）

T-原发肿瘤	
Tx	原发肿瘤无法评价
T0	无原发肿瘤的证据
Tis	高度异型增生，局限于上皮内
T1	肿瘤侵及固有层、黏膜肌层或黏膜下层
T1a	肿瘤侵及固有层或黏膜肌层
T1b	肿瘤侵及黏膜下层
T2	肿瘤侵及固有肌层
T3	肿瘤侵及外膜
T4	肿瘤侵及邻近结构
T4a	肿瘤侵及胸膜、心包膜、奇静脉、横膈或胸膜
T4b	肿瘤侵及邻近结构，如主动脉、椎体、气管等
N-区域淋巴结	
Nx	区域淋巴结不能评价
N0	无区域淋巴结转移
N1	1~2个区域淋巴结转移
N2	3~6个区域淋巴结转移
N3	≥7个区域淋巴结转移
M-远处转移	
M0	无远处转移
M1	有远处转移
G-分化程度	
Gx	无法评估分化程度
G1	高分化
G2	中分化
G3	低分化，未分化
L-肿瘤位置（指肿瘤的中心）	
Lx	无法定位
上段	颈段食管，至奇静脉的下缘
中段	奇静脉下缘，至下肺静脉下缘
下段	下肺静脉下缘，至食管胃交界

（三）食管肉瘤

原发于消化道的肉瘤不多见，而发生于食管的肉瘤则更为少见。间质瘤作为食管肉瘤中发病比例较高的一种类型，前文已专门述及。食管肉瘤的主要组织类型还有癌肉瘤和平滑肌肉瘤。发病比例相对较低的组织类型则包括脂肪肉瘤、血管肉瘤、纤维黏液肉瘤、筋膜纤维肉瘤、恶性纤维组织细胞瘤、横纹肌肉瘤、尤因肉瘤、卡波西肉瘤等。

和食管间质瘤类似，其他食管肉瘤的主要症状也包括进食哽噎或异物感、胸骨后疼痛、胸闷等，查体多无阳性体征。内镜检查是食管肉瘤的主要检查手段之一，结合内镜下穿刺活检可获得病理诊断，是确诊的金标准。而CT、PET/CT、MRI等检查则能帮助人们进一步了解肿瘤的位置、大小、浸润深度、与周围组织结构的关系及远处转移情况，也是不可或缺的检查方法。

（四）原发性食管恶性黑色素瘤

原发性食管恶性黑色素瘤（primary malignant melanoma of the esophagus，PMME）是发生于食管的罕见且预后极差的恶性肿瘤。文献报道称恶性黑色素瘤仅占原发性食管恶性肿瘤的0.1%～0.2%。由于发生部位罕见，缺乏特异性临床表现，且部分肿瘤组织形态学缺乏色素，容易被误诊为分化差的其他类型的恶性肿瘤。约50%的病例明确诊断时已发生转移。多见于60～70岁男性，男女比例为2.02∶1。大于90%的PMME发生于食管中、下段。临床无特异性表现，主要症状为进行性吞咽困难；上消化道钡剂、胸部CT等检查不易与食管癌相鉴别；临床常误诊为食管癌。

1. 病理　PMME好发于食管中下段，多呈息肉样生长，也可呈串珠状、结节状及菜花状等，一般不伴有溃疡形成。因含有色素数量多少不等，肿瘤可表现为多种颜色，如黑色、褐色、棕色及白色等。PMME病理诊断标准：①肿瘤应具备黑色素瘤的特征性组织学表现，瘤细胞内可含有黑色素；②肿瘤应该是起源于食管鳞状上皮的交界性改变区；③邻近肿瘤的食管上皮组织内能找到含有黑色素的细胞，证实这种改变为交界性改变；④经仔细检查，可以排除皮肤、眼球及其他部位黏膜的原发性恶性黑色素瘤，免疫组化染色S-100或HMB-45阳性。

2. 临床表现　原发性食管恶性黑色素瘤多见于食管中下段，早期临床症状与食管癌相似，主要表现为胸骨后疼痛、吞咽困难、进食梗阻、反酸呕吐及体重减轻等，发病机制目前尚不明确。有学者认为，反流性食管炎造成食管上皮下黑色素细胞增生是原发性食管恶性黑色素瘤形成的关键因素。但由于发病率较低，目前尚无法明确其病因。原发性食管恶性黑色素瘤进展迅速，超过50%的患者在临床确诊时已发生转移扩散，转移部位包括食管、纵隔、贲门周围淋巴结等，食管黏膜在胃镜下通常有黑色素沉着，并伴不规则的凹凸状态，在诊断过程中应注意与原始神经外胚层肿瘤、肉瘤样癌或癌肉瘤、食管低分化鳞状细胞癌及转移性食管恶性黑色素瘤相鉴别。原发性食管恶性黑色素瘤的诊断标准为源于食管鳞状上皮的交界性改变区，组织学表现具有黑色素瘤特征，免疫组织化学染色HMB-45和（或）钙结合蛋白S-100呈阳性，且排除皮肤等其他部位发生的原发性恶性黑色素瘤。转移性食管恶性黑色素瘤与原发性食管恶性黑色素瘤的免疫组织化学特征性标志物及组织学一致，但原发性食管恶性黑色素瘤患者肿瘤组织周围的正常鳞状上皮可见黑色素增生，而转移性食管恶性黑色素瘤患者则无此表现。

3. 辅助检查

（1）影像学检查：钡剂造影以硫酸钡作为对比剂，一般用于检查消化道病变，具有无创、无不良反应、安全性高的特点。原发性食管恶性黑色素瘤患者的钡剂造影常表现为多发息肉状或结节状充盈缺损，肿瘤组织表面可见大小不一的龛影，一般由溃疡造成，但较罕见，表面呈分叶状，常偏侧生长，且病变处管腔狭窄，周围脂肪间隙模糊，上方食管可发生轻度扩张，正常食管与肿瘤分界清晰，不易对纵隔产生侵犯及发生纵隔淋巴结增大。多层螺旋CT因具有扫描剂量低、速度快等特点，目前被广泛应用于临床。多层螺旋CT具有较好的空间分辨率，可显示肿瘤部位肿块组织的大小、位置、边界及管腔受压、扭曲、淋巴结转移等，且图像多呈明显强化，钙化较罕见，有利于早期的定位诊断。但早期原发性食管恶性黑色素瘤影像学检查结果与食管癌非常相似，多数患者易被误诊为食管癌，因此临床应辅以内镜检查、免疫组织化学检查等进行确诊。

（2）内镜检查：原发性食管恶性黑色素瘤在内镜下主要表现为基底较宽的分叶状、息肉样等肿块，部分病变的肿瘤组织表面可见溃疡，因色素沉着程度不同而呈黑色、灰色等不同颜色，多数为单发病变，但仍有少数病例为多发性病灶或周围卫星病灶，且食管中下段较常见。由于原发性食管恶性黑色素瘤侵袭性强度不同而导致其在超声内镜下有不同程度的改变，可表现为起源于黏膜层的不均质低回声影。然而，在内镜活检操作过程中很难获取合适的病变组织进行诊断，普通活检取样较表浅，而盲目深度活检则可能导致消化道出血等并发症。而内镜超声检查可有效获取满意的病理组织，同时可选择合适的穿刺路径，避开血管，具有并发症少、微创的特点。因此，目前临床普遍在内镜超声引导下以细针吸取细胞的方式进行病理及免疫组织化学检查，以准确判断疾病性质，并确诊原发性食管恶性黑色素瘤。

4. 临床诊断　胃镜下原发性食管恶性黑色素瘤病灶表现为食管黏膜病变、肿物溃烂、息肉等病变，约61.4%具有典型的食管色素沉着病变，但并不是所有食管病变均有色素沉着。胃镜下食管壁存在其他病变损伤时（卫星损伤），需考虑黑色素瘤在食管壁内发生了转移。在定性诊断方面，胃镜活检常被误诊为低分化癌，特别是当病变食管黑色素瘤细胞很少或没有黑色素颗粒时，只有54%的病例在术前能精确诊断为原发性食管恶性黑色素瘤。当病变无色素沉着时，需与以下疾病进行鉴别：低分化癌、胃肠道间质瘤、其他恶性间质肿瘤（如平滑肌肉瘤）、恶性周围神经鞘瘤（包括黑色素细胞性神经鞘瘤）和非霍奇金恶性淋巴瘤。

5. 鉴别诊断

（1）食管低分化鳞状细胞癌：肿瘤细胞分化程度低，组织学上难以与原发性食管恶性黑色素瘤相鉴别，主要依靠免疫组化染色区分；低分化鳞状细胞癌表达CK等上皮标记，而HMB-45阴性，与原发性食管恶性黑色素瘤相反。

（2）转移性食管恶性黑色素瘤：原发与转移性恶性黑色素瘤组织学及免疫组化染色表现均相同，需仔细寻找有无其他部分可疑病灶，如皮肤、眼、肛门等；原发病例常可见肿瘤周围正常鳞状上皮及上皮下黑色素细胞增生，转移性病例缺乏这一表现。

（3）肉瘤样癌或癌肉瘤：大体表现呈息肉样肿物，镜下可见梭形细胞形态，梭形细胞与上皮样细胞有过渡，或上皮样细胞与梭形细胞有明确界限。免疫组织化学肉瘤样癌或癌肉瘤均可呈CK及Vimentin阳性，但HMB-45及S-100阴性可鉴别。

（4）原始神经外胚层肿瘤（primitive neurotodermal tumor，PNET）：是一种高度恶性的小圆形细胞肿瘤，肿瘤细胞核深染、染色质丰富，胞质少或无，有些瘤细胞大，核多形、圆形或多角形，但核仁不多见，核分裂多少不等；与PMME的鉴别主要依靠免疫组化，前者CD99及NSE阳性，而黑色素HMB-45、S-100及Melan A均阴性，PMME与之相反。

6. 治疗

（1）手术治疗：目前原发性食管恶性黑色素瘤患者的首选治疗方式仍是手术治疗，对于吞咽困难或疼痛症状较重、无肿瘤远处转移或广泛转移的确诊患者，应及时行外科手术治疗。由于原发性食管恶性黑色素瘤具有沿食管纵轴转移的倾向，应采用根治性全食管切除术或接近全食管切除术及食管-胃颈部吻合术治疗。早期原发性食管恶性黑色素瘤患者确诊后根据黑色素瘤的浸润深度及分期决定合适的安全切缘后，尽快实施手术根治性切除可显著改善患者预后。有研究显示，术后通过放化疗及药物治疗等辅助治疗可控制肿瘤复发，但原发性食管恶性黑色素瘤的恶性程度较高，生长速度快，侵袭性强，在患者出现症状并最终确诊时往往已为疾病进展期，常有淋巴管播散转移，此时手术切除的临床疗效显著下降。

（2）放化疗治疗：放化疗在临床上主要用于有较高手术风险、全身功能状况不佳、有明确的转移灶及不配合手术治疗的原发性食管恶性黑色素瘤患者，部分患者在经过单纯放疗后可能达到姑息性治疗的效果。但目前临床单纯放疗的总体疗效并不理想，同时恶性黑色素瘤对化疗药物的敏感度较低，一般不作为常规治疗方案。有研究表明，部分原发性食管恶性黑色素瘤患者接受根治性放疗后，平均生存期仅为1.5个月，仅有1例患者在经过单纯放疗后生存期达到4.1年。原发性食管恶性黑色素瘤对放疗中度敏感，术前对患者行放疗可能会提高肿瘤的手术切除率。对于中晚期原发性食管恶性黑色素瘤患者，临床一般采用综合治疗模式以延长患者生存期。

（3）基因靶向治疗：恶性黑色素瘤发生突变的基因可能与人种的不同存在一定关联，白种人易发生 BRAF 基因突变，而黄种人常发生 Kit 基因突变。基因靶向治疗在恶性黑色素瘤治疗方面取得了一定进展，研究的相关位点包括与促分裂原活化的蛋白激酶通路相关的 c-kit、BRAF 及神经母细胞瘤 RAS 病毒致癌基因同系物基因突变等。其中，Kit 基因突变抑制剂伊马替尼是对 Kit 基因突变具有针对性的小分子靶向药物，理论上会对荧光原位杂交检测显示的 4q12 扩散或 Kit 发生突变的转移性黑色素瘤产生疗效。BRAF 基因突变抑制剂包括索拉非尼、维罗非尼和达拉非尼等。索拉非尼为非选择性 BRAF 激酶抑制剂，最初用于治疗肺癌，其对 BRAF、c-kit 等基因也有抑制作用。索拉非尼可抑制 Raf-1、BRAF 的丝氨酸/苏氨酸激酶活性，且不良反应轻微，在肿瘤细胞生长、发展过程中具有分子开关样的作用，同时具有较好的耐受性。BRAF V600E 和 BRAF V600K 是临床最常见的突变类型，维罗非尼和达拉非尼对发生 BRAF V600E 基因突变的患者疗效较好。维罗非尼和达拉非尼对超过 50% 的 BRAF V600E 基因突变患者有效。

（4）生物免疫治疗：近年来，对免疫通路有抑制作用的免疫治疗及细胞免疫是临床上新兴的治疗手段。作为细胞毒性 T 淋巴细胞相关抗原 4（cytotoxic T lymphocyte-associated antigen 4，CTLA-4）单抗，易普利姆玛是延长中晚期恶性黑色素瘤患者生存期的首选药物，易普利姆玛为负性调节蛋白，主要表达于 T 细胞表面，通过与 CTLA-4 特异性结合，阻断 B7 与 CTLA-4 的结合，提高 T 细胞活性，去除免疫抑制，从而对肿瘤细胞产生抑制作用；另外，程序性细胞死亡受体 1 及程序性细胞死亡配体 1 等单克隆抗体在恶性黑色素瘤治疗的临床试验研究中也取得了重要进展。尼鲁单抗可竞争性结合程序性细胞死亡受体 1，解除肿瘤细胞对 T 细胞的抑制作用，使 T 细胞发挥正常杀伤肿瘤细胞的功能。免疫细胞治疗主要包括自然杀伤细胞、T 淋巴细胞及树突状细胞。自然杀伤细胞可识别组织内不表达肿瘤细胞或复合体相容性低的肿瘤细胞，通过释放穿孔素等方式对肿瘤细胞产生杀伤作用，树突状细胞是功能最强的抗原呈递细胞，可对静息状态下的 T 细胞产生激活作用，诱导免疫应答，以消除黑色素瘤。

（五）食管淋巴瘤

食管淋巴瘤是指原发于食管部位的结外淋巴瘤，伴有局部肿块的形成，占所有淋巴瘤的比例不足 1%，是一种极其罕见的胃肠道淋巴瘤。食管淋巴瘤多为非霍奇金淋巴瘤，其中以 B 细胞性淋巴瘤最为常见，约占 78%。食管淋巴瘤可分为原发性和继发性两种，继发性食管淋巴瘤通常由胃底淋巴瘤向上侵犯或纵隔淋巴瘤直接侵犯形成。食管淋巴瘤通常发生于食管的中、下段的黏膜下淋巴组织，症状大多是非特异的，患者的临床表现主要取决于肿瘤的位置及大小。患者可表现为恶心、呕吐、吞咽困难、食欲缺乏、消瘦等症状。近年来，食管淋巴瘤的发生率有所上升，多见于中老年男性。食管淋巴瘤因其临床表现及实验室检查均不具有特异性，确诊需要依赖内镜活检和（或）术后组织病理学检查，且该病发病率低，早期诊断较为困难，所以容易受到忽视，容易造成误诊、漏诊，延误患者的治疗。目前的治疗手段主要包括手术、放疗、化疗及自体干细胞移植等。

1. **病因及发病机制**　目前，食管淋巴瘤的病因及发病机制仍不明确，可能是机体与环境的共同作用，使机体的调控机制发生异常，引起淋巴细胞异常增殖及分化。目前已发现的病因主要包括染色体畸变、病毒感染、理化因素、免疫系统异常，具体如下所述。

（1）染色体畸变：大多数食管淋巴瘤可发生染色体畸变，包括染色体数目异常和染色体结构畸变（如易位、插入或缺失）。

（2）病毒感染：反转录病毒如人类 T 淋巴细胞病毒 I 型是食管淋巴瘤的病因。EB 病毒在其发病机制中的作用目前仍有争议。研究表明，食管淋巴瘤在免疫功能低下的患者中最为常见，HIV

感染可能是其发生的危险因素。

（3）物理、化学因素：长期或大剂量辐射可引起食管淋巴瘤的发病率增加。

（4）免疫系统异常：如器官移植后长期应用免疫抑制药物引起免疫功能下降或 HIV 感染后引起的免疫缺陷。

2. 病理

（1）组织病理：绝大多数的食管淋巴瘤为 B 细胞性非霍奇金淋巴瘤，原发于食管的 T 细胞性淋巴瘤较为罕见。根据 1999 年 WHO 的病理分类，食管淋巴瘤可分为下列 4 种基本类型：①黏膜相关淋巴组织（mucosa associated lymphoid tissue，MALT）淋巴瘤，被盖区外的中心性细胞（centrocyte-like cell，CCL）在淋巴细胞的作用下发生聚集、增生，进而引起的淋巴上皮发生病变而形成的异常组织结构；②弥漫大 B 细胞淋巴瘤（diffuse large B-cell lymphoma，DLBCL），大淋巴细胞呈弥漫性生长，肿瘤细胞在血管周隙特征性分布，细胞形态类似于中心母细胞；③外套细胞淋巴瘤，肿瘤细胞由小至中等大小的淋巴细胞构成，肿瘤细胞的形态较为单一，胞质较少，核轻度不规则，核仁不明显，可见核分裂象；④周围 T 细胞型淋巴瘤，肿瘤细胞由大小不等的多形性细胞组成，伴有多种非肿瘤反应细胞，如嗜酸性粒细胞、浆细胞、组织细胞等。该病理类型在食管淋巴瘤中比较罕见。

（2）大体病理：①隆起型，食管壁内的肿瘤呈结节状或息肉状向腔内隆起，可呈扁平状，表面食管黏膜多表现正常。当肿瘤体积较大时，其表面黏膜可形成糜烂或表浅溃疡。②溃疡型，食管隆起型病变和浸润型病变的中央形成单发的较大溃疡；可呈多发的、比较表浅的溃疡。③浸润型，食管的病变黏膜发生局限性或弥漫性浸润性病变。④局限性浸润，食管局部黏膜隆起、增厚或呈折叠状。⑤弥漫性浸润，肿瘤细胞在黏膜下广泛浸润，使管壁变厚、变硬，可引起管腔狭窄。⑥结节型，食管的黏膜表面形成多发或弥漫性结节状隆起及结节，可伴有较表浅的黏膜糜烂。

3. 临床表现

（1）症状：其症状与肿瘤的大小、部位及肿瘤本身的病理类型有关，一般不具有特异性。患者早期一般无任何症状，随着肿瘤体积的增大，中晚期患者可表现为胸骨后不适感及进行性吞咽困难，患者还可出现吞咽疼痛、恶心、呕吐、夜间反流等非特异性症状，个别患者还可出现发热、盗汗、便血、贫血、腹痛、剑突下疼痛等症状。

（2）体征：一般情况下，查体无明显阳性体征。

（3）并发症：①局部并发症，食管穿孔、食管纵隔瘘；②全身并发症，患者可出现发热、盗汗、体重下降等全身表现。

4. 辅助检查

（1）血常规检查：患者白细胞计数及分类正常，无特异性表现。

（2）影像学检查：胸部 X 线检查正常，无纵隔淋巴结肿大；CT 检查可示广泛食管管壁明显增厚，表面光滑，管腔变窄，周围脂肪间隙清晰，但不能作为食管淋巴瘤的诊断标准。

（3）病理检查：可作为该病诊断的金标准。

5. 诊断和鉴别诊断

（1）诊断标准：根据 DAWSON 诊断标准，原发性食管淋巴瘤的诊断必须符合以下条件，全身无病理性淋巴结肿大；胸部 X 线检查正常，无纵隔淋巴结肿大；白细胞计数及分类正常；手术证实病变局限于食管部位淋巴引流区域淋巴结；肝脏、脾脏正常。

（2）鉴别诊断：食管淋巴瘤需要与食管平滑肌瘤、贲门失弛缓症、食管间质瘤、食管癌等相鉴别。

6. 治疗 食管淋巴瘤的治疗原则是针对病变局限或术前诊断不明确但无手术禁忌证的患者采取手术切除联合放化疗，针对不可切除病变采取综合治疗手段，即放疗 + 化疗 + 生物免疫治疗。

（1）手术治疗：对于病变局限的患者，首选手术切除，切除范围根据病变具体情况适当扩大，以免食管切缘有肿瘤组织残留而影响手术的疗效，同时清扫引流区淋巴结。

（2）放疗：一般单次量为 150cGy，总量为 40～60Gy。

（3）化疗：首选 CHOP 方案，即环磷酰胺 + 多柔比星 + 长春新碱 + 泼尼松。

（4）生物免疫治疗。

(5）中医中药治疗。

7. 预后　患者的预后与肿瘤的组织学类型，以及患者的身体状况、年龄等相关，综合治疗手段可改善食管淋巴瘤患者的预后。

（卫江鹏　孙　豪　郑高赞）

第三节　食管胃结合部肿瘤

食管胃结合部癌是发生在食管远端与胃近端连接部位的癌症，病理类型以腺癌为主，鳞癌少见。食管胃结合部腺癌（adenocarcinoma of esophagogastric junction）由于其特殊的发病位置及独特的生物学行为，预后较差。近年来，随着对上消化道肿瘤认识提高及内镜筛查技术普及，食管胃结合部腺癌的检出率呈上升趋势。在胃癌发病率和死亡率呈现下降趋势的背景下，食管胃结合部腺癌的发病率却在世界范围内逐年升高，成为近年来消化肿瘤研究领域的热点。

一、食管胃结合部腺癌的定义

食管胃结合部是连接食管和胃的部位，解剖学上称为贲门，与胃的其他部分没有明显的界限。这一部位的恶性肿瘤有多种名称，包括食管胃结合部腺癌、胃底贲门癌、近端胃癌、贲门癌和远端食管癌。事实上，这一部位的恶性肿瘤的病理类型也各异，其中可能包括腺癌、鳞状细胞癌及食管胃结合部腺癌。食管胃结合部腺癌的概念最初由德国外科医师 Siewert 提出，指的是 Z 线近端或远端 5cm 以内的腺癌。他注意到这一现象是因为食管胃结合部腺癌的发病率在西方国家很高且不断增长。事实上，许多中国医师也注意到了这一疾病，并进行了多项相关研究。然而，由于其定义相对混乱，食管胃结合部腺癌仍饱受争议或缺少专门研究。一个标准化的定义将是食管胃结合部腺癌学术研究的关键所在。WHO 分类因"贲门癌"称谓含糊不清且有时易引起误导而拒绝使用；相反，推荐根据肿瘤大小使用"近端胃癌"或"胃体癌"称谓，但尚未提出这一部位肿瘤的清晰定义。同样，国际抗癌联盟（Union for International Cancer Control，UICC）肿瘤分类也未区分贲门癌与其他胃癌。在中国，食管胃结合部腺癌包括远端食管腺癌和贲门腺癌这一观点被广泛接受。然而，所谓"贲门癌"也未被清晰定义，其与胃癌的关系也不确定。

食管癌与胃癌在发病机制、生物学行为和治疗上显著不同，而作为贲门上下部位腺癌的近端胃癌和远端食管癌有着类似的生物学行为。因此，在诊断、治疗和预防方面进行统一考虑更为可行。根据 Siewert 的观点，食管胃结合部腺癌位于 Z 线近端或远端 5cm 内。我们认为近端边缘易于确定，因为食管长度相对确定；相反，远端边缘更易受胃的大小所影响。一般来说，成年人适度充盈的胃平均长度（从胃底到大弯下部）为 25～30cm，而胃的大小、形态随胃充盈度、身体姿势、体形变化各异。此外，体内和体外测量标本常产生显著不同的结果；单用距离不能可靠地确定肿瘤类型。相反，日本胃癌协会（Japanese Gastric Cancer Association，JGCA）的胃癌分类在这方面更加有用。根据日本胃癌分类（第3版），胃在解剖上由小弯和大弯三等分点连接线分成上（U）、中（M）、下（L）3部分。因此，我们推荐结合日本分期和 Siewert 定义，食管胃结合部腺癌为位于胃近端 1/3 和食管下部（Z 线上 5cm 以内）腺癌的统称。这涵盖贲门癌、远端食管癌、近端胃癌和胃底贲门癌。标准化的食管胃结合部腺癌定义将有利于科学研究和学术交流。

二、流行病学

近30年，食管胃结合部腺癌的发病情况在欧洲、北美洲及东亚地区均呈现逐渐增高趋势。荷兰的研究显示，在 19 年时间跨度里，男性食管胃结合部腺癌发病率由（2～4）/10 万增至（4～8）/10 万；英国的研究显示，在 1984～1993 年，其食管胃结合部腺癌在胃癌中的比例由 29.1% 升至

52.2%；美国 SEER 数据库显示自 1970 年始食管胃结合部腺癌的发病率增高了 2～5 倍，尤其以男性为主；日本胃癌协会和日本食管协会的联合调查研究显示，在 2001～2010 年，660 个中心的食管胃结合部腺癌年均手术例数由不足 150 例逐年增加至 320 例。日本国立癌症中心的资料显示，食管胃结合部腺癌在胃癌中的比例在 40 年间由 2%～3% 升至 10%；我国的食管胃结合部腺癌发病趋势同样如此，华西医院的大样本回顾性研究显示，1988～2012 年，食管胃结合部腺癌比例由 22.3% 增至 35.7%，甚至在食管胃结合部腺癌传统高发地区，食管胃结合部腺癌的发病率依旧呈现逐年增高的趋势。食管胃结合部腺癌，尤其是远端食管癌，在西方国家患病率日益增加。美国远端食管癌发病率在过去 10 年里增长了 6 倍，从 20 世纪 90 年代末成为食管癌的主要类型。与此类似，从 20 世纪 70 年代中近端胃癌比例也大幅增加，而远端胃癌比例下降。远端食管癌发病率增加可能与胃食管反流病和 Barrett 食管有关；尽管如此，贲门癌的病因仍有诸多争议。与贲门癌相似，食管鳞癌在中国非常普遍。食管胃结合部连接着食管终端和胃的起始部分，大致相当于食管下括约肌下缘，而与 Z 线（即食管下部鳞状上皮与柱状上皮的界线）不一致。在食管和贲门癌发病率高的河南省进行的一项调查显示，内镜下 Z 线上移（≥3cm）、组织病理学不规则、组织病理学不明确的比例分别为 12%、10% 和 1%。Z 线上移患者食管下部基底细胞增生和间变频率显著增加。同时，贲门慢性浅表性胃炎和慢性萎缩性胃炎伴肠化的发病率显著高于无 Z 线上移者。在高流行区域的正常人中，Barrett 食管和反流性食管炎检出率分别为 0.5%～2.4% 和 5.0%～6.0%。贲门癌中，肠型约占 60%，主要见于伴有肠化、萎缩性胃炎、活动性胃炎或贲门炎的患者。正如临床报道所显示的那样，中国和西方国家近端胃癌、贲门癌和远端食管癌的总比例占胃癌的 30%～40%，远高于日本和韩国。因此，与西方国家相比，中国的食管胃结合部腺癌有独特的病因，也显著不同于胃癌高患病率的日本、韩国和其他东亚国家/地区。

三、病因

（一）一般病因

目前食管胃结合部腺癌的病因还不明确，胃食管反流、肥胖、吸烟、幽门螺杆菌感染等是其主要危险因素，慢性炎症是其共同作用机制，其他危险因素包括饮酒、雌激素水平及应用非甾体抗炎药等。研究表明，高膳食纤维与食管胃结合部腺癌发生风险降低有关，而高脂饮食则与食管胃结合部腺癌发生风险增加有关。

（二）基因突变

食管胃结合部腺癌患者常出现染色体不稳定相关的位点拷贝数变异，如氨激酶受体基因 *EGFR*、*HER-2*、*FGFR*、*MET* 等扩增，也可出现肿瘤抑制基因 *TP53*、*ARID1A*、*SMAD4* 等突变，其中 *TP53* 基因突变较常见，其他染色体不稳定包括染色体碎裂、易位、倒位等基因组学研究使食管胃结合部腺癌的病因更加清晰，为食管胃结合部腺癌的早期诊断、治疗及预后评估提供了参考。

四、分型

（一）Siewert 分型

Siewert 分型是 Siewert 等依据胃食管结合部的解剖学特点所提出的，也称 Munich 分型。他们认为，远端食管癌和贲门癌都属同一疾病，都属于胃食管结合部癌。食管胃结合部腺癌是指肿瘤的中心在解剖学贲门远近各 5cm 范围内的癌。可以分为三型：①Ⅰ型，远端食管癌，位于食管胃结合部 1～5cm 处；②Ⅱ型，贲门癌，位于食管胃结合部 1～2cm 处；③Ⅲ型，贲门下癌，位于食管胃结合部下 2～5cm 处。

目前 Siewert 分型是较为公认的分型方法。

（二）Liverpool 分型

英国利物浦（Liverpool）的 Dolan 等对远端食管癌和贲门癌的临床流行病学、病理学和分子机制等进行研究后也指出，两者是同一种疾病，并根据临床流行病特点提出了 Liverpool 分型。此分型把自咽至十二指肠间的上消化道分为食管、食管胃结合部和胃3部分，又将食管以胸廓入口和第8胸椎为界分为上、中、下3部分，胃以角切迹为界分为近侧胃、远侧胃和重叠部分胃（近，远侧各超过50%者）3种。此分型中的食管下1/3癌、食管胃结合部癌和近侧胃癌即Siewert等定义的食管胃结合部腺癌。

五、症状

早期胃食管结合部肿瘤患者没有明显临床症状，所以早期诊断较为困难。而胃食管结合部肿瘤由于其解剖位置的特殊性，临床上可见到食管癌和贲门癌的症状。

（一）一般症状

1. 出血　食管胃结合部肿瘤会出现呕血、便血的情况，如果肿瘤侵犯了大血管可能会导致致命性大出血。

2. 梗阻　患者可能会呕吐黏液，因为食管胃结合部肿瘤的浸润和炎症反应会导致食管腺和唾液腺分泌增加，当黏液滞留到食管中可能引起反流甚至呛咳，最后可能出现吸入性肺炎。

3. 吞咽困难　此症状是食管胃结合部肿瘤中较为典型的症状，如果出现吞咽困难则说明肿瘤已侵及食管周径2/3以上。

4. 疼痛　当肿瘤向中心以外开始侵犯，引起食管周围纵隔炎时，会出现胸骨后或背肩胛区持续性钝痛，当出现腹痛时，应警惕肿瘤穿孔的可能。

5. 声音嘶哑　当肿瘤直接侵犯或转移至淋巴结压迫喉返神经后，患者会出现声音嘶哑的症状。

6. 体重下降　患者因疼痛，吞咽困难等症状导致进食困难，从而引起营养不良、身体消瘦，当癌症发展至晚期，肿瘤广泛扩散，患者可能会出现厌食症状。

（二）肿瘤分期症状

1. 初期症状　①胸骨后胀闷或轻微疼痛。这种症状并非持续发生，而是间歇性或在劳累后及快速进食时加重；②吞咽食物时的异物感；③吞食停滞或顿挫感；④胸部胀闷或紧缩感，且常伴咽喉部干燥感；⑤心窝部、剑突下或上腹部饱胀和轻痛，以进干食时较明显，呈间歇性。

2. 中期症状　介于早期症状和晚期症状之间，呈进行性发展。有中度恶病质、贫血、水肿、全身衰竭，肝、肺、脑等重要器官转移及腹腔、盆腔转移，引起腹水甚至血性腹水、肝衰竭、昏迷、消化道梗阻等。

3. 晚期症状　中晚期患者可见贫血、低蛋白血症、消瘦甚至脱水。如果腹部出现包块、肝大、腹水征、盆腔肿物（直肠指检），均为不适于手术的征象。晚期病例除吞咽困难，还可出现上腹和腰背持续隐痛，表明癌瘤已累及胰腺等腹膜后组织，是手术禁忌证。

六、并发症

1. 食管气管瘘。
2. 纵隔脓肿。
3. 肺炎。
4. 肺脓肿。
5. 主动脉穿孔大出血。
6. 呼吸困难。
7. 声音嘶哑。
8. 膈肌矛盾运动。

七、检查

（一）X线钡剂造影检查

早期表现为细微的黏膜改变，可发现龛影及不很明显的充盈缺损；晚期显示病变很明确，包括软组织影、充盈缺损、黏膜破坏、龛影、下段食管浸润及胃底部和胃体上部浸润。对于胃食管结合部肿瘤的诊断，螺旋CT并不优于X线气钡双重造影。

（二）内镜检查

该检查可了解病变部位、长度、食管狭窄程度，并可获取病变组织做病理学检查，是诊断食管胃结合部肿瘤的最有效方法。

（三）腹部超声检查

在食管胃结合部肿瘤的诊断中，腹部超声主要用于观察胃的邻近脏器（特别是肝、胰）受浸润情况及淋巴结转移情况。

八、分期

食管胃结合部腺癌的分期分类见表 16-4。

表 16-4　食管胃结合部腺癌的分期分类（AJCC 2017 年第 8 版）

T- 原发肿瘤	
Tx	原发肿瘤无法评价
T0	无原发肿瘤的证据
Tis	高度异型增生，局限于上皮内
T1	肿瘤侵及固有层、黏膜肌层或黏膜下层
T1a	肿瘤侵及固有层或黏膜肌层
T1b	肿瘤侵及黏膜下层
T2	肿瘤侵及固有肌层
T3	肿瘤侵及外膜
T4	肿瘤侵及邻近结构
T4a	肿瘤侵及胸膜、心包膜、奇静脉、横膈或胸膜
T4b	肿瘤侵及邻近结构，如主动脉、椎体、气管等
N- 区域淋巴结	
Nx	区域淋巴结不能评价
N0	无区域淋巴结转移
N1	1～2 个区域淋巴结转移
N2	3～6 个区域淋巴结转移
N3	等于或多于 7 个区域淋巴结转移
M- 远处转移	
M0	无远处转移
M1	有远处转移
G- 分化程度	
Gx	无法评估分化程度
G1	高分化
G2	中分化
G3	低分化、未分化

（卫江鹏　王伟东）

参考文献

樊代明, 2016. 整合医学：理论与实践. 北京：世界图书出版公司.

樊代明, 2021. 整合医学：理论与实践 7. 北京：世界图书出版公司.

樊代明, 2021. 整合肿瘤学·基础卷. 北京：世界图书出版公司.

樊代明, 2021. 整合肿瘤学·临床卷. 北京：科学出版社.

国家卫生健康委员会, 2019. 食管癌诊疗规范 (2018 年版). 中华消化病与影像杂志 (电子版), 9(4): 158-192.

李鹏, 王拥军, 陈光勇, 等, 2017. 中国巴雷特食管及其早期腺癌筛查与诊治共识 (2017, 万宁). 中华内科杂志, 56(9): 701-711.

李双喜, 李子禹, 2019. 食管胃结合部基本概念的变迁及辨析. 中华普通外科杂志, 34(4): 289-292.

徐小元, 丁惠国, 贾继东, 2016. 肝硬化门静脉高压食管胃静脉曲张出血的防治指南. 实用肝脏病杂志, 19(5): 641-656.

中华医学会消化病学分会, 2020. 2020 年中国胃食管反流病专家共识. 中华消化杂志, 40(10): 649-663.

中华医学会消化内镜学分会, 中国医师协会内镜医师分会, 北京医学会消化内镜学分会, 2020. 中国食管良恶性狭窄内镜下防治专家共识意见 (2020, 北京). 中华胃肠内镜电子杂志, 7(4): 165-175.

Ajani JA, D'Amico TA, Almhanna K, et al, 2015. Esophageal and esophagogastric junction cancers, version 1.2015. J Natl Compr Canc Netw, 13(2): 194-227.

Alsop BR, Sharma P, 2016. Esophageal Cancer. Gastroenterol Clin North Am, 45(3): 399-412.

Bakhos CT, Abbas AE, Petrov RV, 2020. Tailoring endoscopic and surgical treatments for gastroesophageal reflux disease. Gastroenterol Clin North Am, 49(3): 467-480.

Boikos SA, Pappo AS, Killian JK, et al, 2016. Molecular subtypes of KIT/PDGFRA wild-type gastrointestinal stromal tumors: a report from the National Institutes of Health Gastrointestinal Stromal Tumor Clinic. JAMA Oncol, 2(7): 922-928.

Brito-Zerón P, Bari K, Baughman RP, et al, 2019. Sarcoidosis involving the gastrointestinal tract: diagnostic and therapeutic management. Am J Gastroenterol, 114(8): 1238-1247.

Bure I, Braun A, Kayser C, et al, 2017. The expression of hematopoietic progenitor cell antigen CD34 is regulated by DNA methylation in a site-dependent manner in gastrointestinal stromal tumours. Int J Cancer, 141(11): 2296-2304.

Chevallay M, Bollschweiler E, Chandramohan SM, et al, 2018. Cancer of the gastroesophageal junction: a diagnosis, classification, and management review. Ann N Y Acad Sci, 1434(1): 132-138.

Chirica M, Kelly MD, Siboni S, 2019. Esophageal emergencies: WSES guidelines. World J Emerg Surg, 14: 26.

Chu Jacqueline N, Yarze Joseph C, 2021. Management of peptic strictures. Am J Gastroenterol, 116(2): 427-428.

Codipilly DC, Fang HF, Alexander JA, et al, 2018. Subepithelial esophageal tumors: a single-center review of resected and surveilled lesions. Gastrointest Endosc, 87(2): 370-377.

Daiko H, Kato K, 2020. Updates in the 8th edition of the TNM staging system for esophagus and esophagogastric junction cancer. Jpn J Clin

Oncol, 50(8): 847-851.

Dellon ES, Liacouras CA, Molina-Infante J, et al, 2018. Updated international consensus diagnostic criteria for eosinophilic esophagitis: proceedings of the AGREE conference. Gastroenterology, 155(4): 1022-1033.e10.

Dong T, Zhao LL, Fan ZH, 2019. Thoracoscopic and endoscopic cooperative surgery for a giant esophageal leiomyoma. Dig Endosc, 31(5): 590.

Ferrari D, Bernardi D, Siboni S, et al, 2021. Esophageal lipoma and liposarcoma: a systematic review. World J Surg, 45(1): 225-234.

François S, Waldbillig C, Lasser L, et al, 2020. Giant fibrovascular polyp of the esophagus. Gastrointest Endosc, 91(2): 442-443.

Güler B, Özyılmaz F, Tokuç B, et al, 2015. Histopathological features of gastrointestinal stromal tumors and the contribution of DOG1 expression to the diagnosis. Balkan Med J, 32(4): 388-396.

Huss S, Pasternack H, Ihle MA, et al, 2017. Clinicopathological and molecular features of a large cohort of gastrointestinal stromal tumors (GISTs) and review of the literature: BRAF mutations in KIT/PDGFRA wild-type GISTs are rare events. Hum Pathol, 62: 206-214.

Ishihara R, 2019. Prevention of esophageal stricture after endoscopic resection. Dig Endosc, 31(2): 134-145.

Jung MK, Schmidt T, Chon SH, et al, 2020. Current surgical treatment standards for esophageal and esophagogastric junction cancer. Ann N Y Acad Sci, 1482(1): 77-84.

Kahrilas PJ, Bredenoord AJ, Carlson DA, 2018. Advances in management of esophageal motility disorders. Clin Gastroenterol Hepatol, 16(11): 1692-1700.

Katzka DA, Kahrilas PJ, 2020. Advances in the diagnosis and management of gastroesophageal reflux disease. BMJ, 371: m3786.

Kuroda S, Choda Y, Otsuka S, et al, 2019. Multicenter retrospective study to evaluate the efficacy and safety of the double-flap technique as antireflux esophagogastrostomy after proximal gastrectomy (rD-FLAP Study). Ann Gastroenterol Surg, 3(1): 96-103.

Lima C, Maymone W, Fazecas TM, 2018. Boerhaave's syndrome: the role of conventional chest X-ray. Radiol Bras, 51(5): 337-338.

Liu X, Qiu H, Wu Z, et al, 2018. A novel pathological prognostic score (PPS) to identify "very high-risk" patients: a multicenter retrospective analysis of 506 patients with high risk gastrointestinal stromal tumor (GIST). J Gastrointest Surg, 22(12): 2150-2157.

Nasi A, Queiroz NSF, Michelsohn NH, 2018. PROLONGED Gastroesophageal reflux monitoring by impedance-phmetry: a review of the subject pondered with our experience with 1, 200. Arq Gastroenterol, 55Suppl 1(Suppl 1): 76-84.

Orditura M, Galizia G, Lieto E, et al, 2015. Treatment of esophagogastric junction carcinoma: an unsolved debate. World J Gastroenterol, 21(15): 4427-4431.

Qumseya B, Sultan S, Jamil L, 2019. ASGE guideline on screening and surveillance of Barrett's esophagus. Gastrointest Endosc, 90: 335-359.e2.

Rice TW, Ishwaran H, Ferguson MK, et al, 2017. Cancer of the esophagus and esophagogastric junction: an eighth edition staging primer. J Thorac Oncol, 12(1): 36-42.

Rustgi AK, El-Serag HB, 2014. Esophageal carcinoma. N Engl J Med, 371(26): 2499-2509.

Sakakibara Y, Nakazuru S, Akasaka T, 2019. A case of Behçet's disease with esophageal ulcers. Gastrointest Endosc, 89(2): 430-431.

Savarino E, de Bortoli N, De Cassan C, 2017. The natural history of gastroesophageal reflux disease: a comprehensive review. Dis Esophagus, 30(2): 1-9.

Sharma P, Shaheen NJ, Katzka D, et al, 2020. AGA clinical practice update on endoscopic treatment of Barrett's esophagus with dysplasia and/or early cancer: expert review. Gastroenterology, 158(3): 760-769.

Smith CD, 2015. Esophageal strictures and diverticula. Surg Clin North Am, 95(3): 669-681.

Triadafilopoulos G, Akiyama J, 2016. Emerging endoscopic techniques for the identification of esophageal disease. Expert Rev Gastroenterol Hepatol, 10(5): 605-613.

Trinh VQ, Yachimski PS, 2020. Esophagus with extensive nodularity. Gastroenterology, 159(3): 835-837.

Tsai SJ, Lin CC, Chang CW, et al, 2015. Benign esophageal lesions: endoscopic and pathologic features. World J Gastroenterol, 21(4): 1091-1098.

Urabe M, Haruta S, Ohkura Y, et al, 2019. Clinicopathological presentations and surgical outcomes of esophageal melanoma. Asian Cardiovasc Thorac Ann, 27(7): 548-553.

Wang S, Sun S, Liu X, et al, 2020. Endoscopic diagnosis of gastrointestinal melanoma. Scand J Gastroenterol, 55(3): 330-337.

Wu GX, Ituarte PHG, Paz IB, et al, 2015. A population-based examination of the surgical outcomes for patients with esophageal sarcoma. Ann Surg Oncol, 22 Suppl 3: S1310-S1317.

Xu XW, Huang CJ, Mou YP, et al, 2018. Intra-corporeal hand-sewn esophagojejunostomy is a safe and feasible procedure for totally laparoscopic total gastrectomy: short-term outcomes in 100 consecutive patients. Surg Endosc, 32(6): 2689-2695.

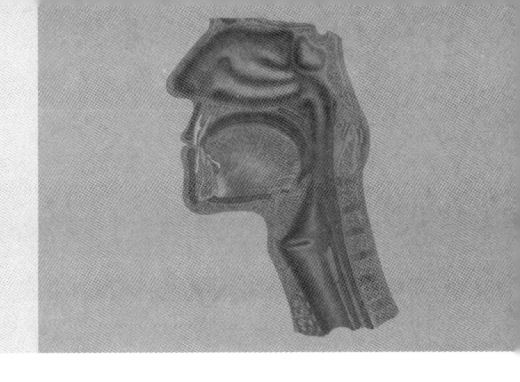

第 17 章　食管疾病的临床治疗

第一节　药物治疗

一、胃食管反流病

药物治疗的目的是减少反流，缓解症状，降低反流物质对黏膜的损害，增强食管黏膜的抗反流防御功能，起到预防、治愈食管炎并防止其复发的作用。

（一）抑酸药

1. 质子泵抑制剂（PPI）　抑酸效应强且持久，疗效确切，是治疗 GERD 的首选药物。通常疗程为 4～8 周，对于重度食管炎（LA-C 和 LA-D 级）及合并 Barrett 食管或食管裂孔疝的 GERD 患者，可适当延长疗程或增加用量。临床上常用的此类药物有埃索美拉唑、奥美拉唑、兰索拉唑、泮托拉唑和雷贝拉唑等。

2. H_2 受体拮抗剂（H_2RA）　治疗 GERD 的疗效不如 PPI，目前仅推荐用于下列情况：NERD 患者症状缓解后的维持治疗；PPI 治疗期间存在夜间反流客观证据者。夜间酸突破的定义是 PPI 2 次/天饭前服用，夜间（22:00 至次日 6:00）胃内 pH < 4.0 的连续时间 > 60 分钟。临床常用的此类药物有西咪替丁、雷尼替丁、法莫替丁及尼扎替丁等。

（二）促胃肠动力药

对于伴有腹胀、嗳气等动力障碍症状的患者，促胃肠动力药治疗效果显著，且其作用优于抑酸药。常用药物有多潘立酮、西沙必利、莫沙必利、红霉素等。

（三）黏膜保护剂

黏膜保护剂能黏附于食管黏膜表面，通过其物理屏障作用抵御反流的胃内容物对食管黏膜的毒性作用。常用的黏膜保护剂有硫糖铝、铝碳酸镁、米索前列腺醇等。

（四）其他药物

研究表明，食管下括约肌功能降低及一过性食管下括约肌松弛是 GERD 患者反流的主要病理生理基础，很多学者正致力于寻找能改善这一机制的药物来治疗胃食管反流病。阿托品和吗啡是最早应用的此类药物，其他包括 CCKa 拮抗剂如 loxiglumicle，NO 合成酶抑制剂如 NG- 单甲基 -L- 精氨酸，GABAB 受体激动剂如巴氯芬等。

研究表明，一些 GERD，尤其是 NERD 患者高发焦虑抑郁，而精神心理因素对消化道疾病发生、发展具有不可忽视的作用。因此，建议在临床诊疗过程中对 NERD 患者和难治性 GERD 患者进行焦虑抑郁状态评估，若存在焦虑抑郁状态时，或在使用质子泵抑制剂治疗效果不佳时，可考虑建议患者使用抗焦虑抑郁药物以改善 GERD 相关症状，从而提高患者生活质量。

（五）维持治疗

PPI 和 H_2 受体拮抗剂均可用于维持治疗，PPI

为首选药物，维持治疗的剂量因人而异，以调整至患者无症状的最低剂量为宜。可分为按需治疗和长期治疗。NERD 和轻度食管炎可采用按需治疗，即有症状时用药，症状消失时停药。对于停药后症状很快复发且持续、重度食管炎、食管狭窄、Barrett 食管患者，需长期治疗。研究表明，长期以奥美拉唑（20mg，1 次 / 天）作为维持剂量，可将 GERD 的复发率从 54%～75% 降至 11%～23%。一项 26 个月的随访研究显示，长期应用促动力药西沙必利（20mg，1 次 / 天）能有效防止反流症状的复发。

二、Barrett 食管

Barrett 食管的治疗原则是控制胃食管反流、消除症状，以及预防或治愈高级别上皮内瘤变、早期食管腺癌。

（一）抑酸药

目前国际指南已达成共识，针对伴有 GERD 症状的 Barrett 食管患者推荐服用标准剂量 PPI（1 次 / 天）。对于治疗后 GERD 症状仍不能消除的 Barrett 食管患者，PPI 服用量应增至 2 次 / 天。目前尚无证据显示哪一类药物可以使化生的柱状上皮逆转或者有确切的证据证明可以预防其癌变。因此，不推荐预防性使用 PPI 来预防食管异型增生和食管腺癌。H_2 受体拮抗剂可通过阻断壁细胞上的 H_2 受体，抑制基础胃酸和夜间胃酸的分泌，从而减少酸暴露，但持续作用比较短暂，且在使用 2 周后可出现受体耐受现象，抑酸作用降低。

（二）其他药物

近年来，新型钾离子竞争性酸阻滞剂（P-CAB）较传统 PPI 具有起效快、抑酸作用强、不良反应少等优势，未来将成为治疗 Barrett 食管反流症状的热点药物。黏膜保护剂、促胃肠动力药、抗酸药物等对控制 Barrett 食管症状也具备一定疗效。黏膜保护剂主要有减少反流物对消化道黏膜的刺激，减轻症状并保护黏膜的作用。促胃肠动力药可促进胃排空，防止胃及十二指肠内容物反流至食管，从而减轻食管炎症。抗酸药物为弱碱性物质，口服后在胃内直接中和胃酸，使胃蛋白酶活性降低，减轻胃液对黏膜的侵袭作用。

（三）预防药物

流行病学研究表明，阿司匹林、非甾体抗炎药、他汀类药物与降低食管腺癌风险有关，但目前尚无高质量的随机对照试验证实上述药物的作用，且服用这些药物存在一定的相关风险。因此，目前并未被各指南推荐作为常规化学预防 Barrett 食管癌变手段。此外，茶多酚、姜黄素、二甲双胍、维生素 A、端粒酶抑制剂等也可作为 Barrett 食管的化学预防药物。

三、贲门失弛缓症

相较其他治疗方法，药物治疗的效果最差。药物治疗的目的是降低食管下括约肌压力，促进食管排空，以缓解症状，提高生活质量。常用的药物包括钙通道阻滞剂、硝酸酯类药物及磷酸二酯酶抑制剂。

（一）钙通道阻滞剂

钙通道阻滞剂如硝苯地平，通过阻断钙离子进入细胞内，产生负性肌力，可使食管下括约肌静息压降低 30%～60%，通常在餐前 30～45 分钟舌下含服 10～30mg，服药后 20～45 分钟效果最佳，作用时间可持续 30～120 分钟，但多达 30% 的患者可出现头痛、直立性低血压和足部水肿。

（二）硝酸酯类药物

硝酸酯类药物如硝酸异山梨酯，通过肌球蛋白轻链去磷酸化抑制食管下括约肌收缩，可使食管下括约肌静息压降低 30%～65%，通常在餐前 10～15 分钟舌下含服 5mg，服药后 3～27 分钟药效最佳，作用时间可持续 30～90 分钟，但心动过速是服用硝酸异山梨酯的常见不良反应。

（三）磷酸二酯酶抑制剂

磷酸二酯酶抑制剂如西地那非较少应用于贲门失弛缓症的治疗，其通过抑制环磷酸鸟苷

（cGMP）的分解增强一氧化氮的作用，从而降低食管下括约肌压力和抑制食管远端收缩，主要不良反应包括胸痛、头痛、低血压和头晕。

总之，口服药物治疗的短期疗效尚可，但不能解决总体症状且有较高的症状复发率，也不能阻止疾病进展，且药物的不良反应较多且明显，患者耐受性较差，因此仅推荐用于采用其他确定性治疗手段之前的一种临时性方案及用于疾病的早期阶段、患者不愿意或不能接受其他治疗措施时的一种备选。

四、弥漫性食管痉挛

目前对本病尚无有效的治疗方法，原则上无症状者不需要治疗。症状轻微者可调节饮食习惯，并辅以药物治疗，但内科疗效常不佳且不持久。

（一）抗胆碱能药物

静脉注射抗胆碱能药物可缓解痉挛症状，但口服几乎毫无疗效。常用的药物有阿托品、东莨菪碱、山莨菪碱等。

（二）钙通道阻滞药

舌下含服或口服钙通道阻滞药能明显地抑制食管壁的收缩压力，减少食管收缩频率而不影响收缩振幅，也可减轻症状，终止胸痛发作。常用的药物有维拉帕米、硝苯地平、地尔硫䓬等。

（三）亚硝酸盐

亚硝酸盐可松弛食管平滑肌，对解除食管痉挛有效，但其临床应用效果尚有争议。方法为舌下含服硝酸甘油或硝酸异山梨酯等。可间断或规则用药，一般餐前应用效果好。

（四）抗焦虑药

有时应用镇静剂或催眠药可以缓解由于食管异常收缩产生的胸痛，但不降低食管压力，对精神紧张引起的食管源性胸痛有明显疗效。

（五）其他药物

肼屈嗪能制止氯贝胆碱引起的食管痉挛和疼痛，普萘洛尔能减少肌肉收缩频率。

五、食管裂孔疝

治疗的主要目的是降低腹腔压力，防止或减少反流，缓解症状，减少并发症。控制胃食管反流症状是药物治疗食管裂孔疝的基础，大多数患者可通过抑酸药来减轻或控制胃灼热、胸骨后疼痛等反流症状。

目前临床上最常用、最主要的治疗药物为质子泵抑制剂，常用药物有埃索美拉唑、奥美拉唑、兰索拉唑、泮托拉唑和雷贝拉唑等。症状较轻时也可选用 H_2 受体拮抗剂，如西咪替丁、雷尼替丁、法莫替丁及尼扎替丁等。对于食管裂孔疝伴GERD患者，早期使用质子泵抑制剂相对于 H_2 受体拮抗剂有更好的治疗效果。观察奥美拉唑与雷尼替丁治疗食管裂孔疝并GERD老年患者的疗效时发现，前者的临床总有效率明显高于后者，奥美拉唑的复发率明显偏低，两者安全性未见明显差异。

抑酸药对增加食管下括约肌压力、改善食管蠕动功能无效果。对于症状严重的食管裂孔疝患者，应联合使用促胃肠动力药物，如多潘立酮、莫沙必利等，以提高食管动力，促进胃排空以减少胃内容物反流对食管的刺激。长期使用质子泵抑制剂会出现多种副作用，耐受性逐渐降低。因此，对于那些症状严重、质子泵抑制剂治疗效果不明显的患者，可选择手术治疗。

六、食管贲门黏膜撕裂综合征

大多数食管贲门黏膜撕裂出血患者经药物治疗可以治愈。对于出血量较小，GB评分≤6分的患者，可采取非手术治疗。在一些特殊情况下，如失血性休克昏迷、已无法进行急诊内镜诊治的患者，应先非手术治疗，待病情稳定后再行内镜检查或手术。

（一）药物止血

1. **抑制胃酸分泌** 只有当胃内pH > 6.0以上时，才能有效形成血小板聚集及血液凝固，所以须快速提升胃内pH，通常静脉给予抑酸药，目前临床上多采用质子泵抑制剂。

2. 加强黏膜保护　可口服硫糖铝、双八面体蒙脱石（思密达）、复方谷氨酰胺（麦滋林）等。

3. 静脉使用止血类药物　氨基己酸、氨甲苯酸（止血芳酸）、血凝酶（立止血）、垂体加压素等。

4. 口服止血药物　0.8%去甲肾上腺素生理盐水溶液、凝血酶等。

（二）止呕

呕吐剧烈者可以给予止呕药，如甲氧氯普胺（胃复安）、吗丁啉、莫沙必利等。有研究报道，在基础治疗基础上使用奥曲肽注射液可缩短总住院时间、凝血酶转阴时间，降低再出血率，具体操作时应注意剂量、给药途径及速率、治疗周期，以保证良好的效果。

七、食管癌常用药物治疗

食管癌预后差，死亡率高。局部晚期不可切除性和转移性食管癌无法治愈，治疗目标是缓解症状和延长生存期。晚期食管癌的姑息治疗包含了局部治疗和全身性治疗。全身性治疗对转移性肿瘤患者最适宜。在所有食管癌患者中，鳞状细胞癌（squamous cell cancer，SCC）和腺癌共占93%，但食管癌的组织学及解剖学分布在过去30年里变化很大。在20世纪70年代，SCC约占所有食管癌患者的70%，其中22%的肿瘤位于胸段食管上1/3段或颈段食管。自20世纪70年代中期，美国SCC发病率稳步下降，而在男性白种人中，腺癌发病率在1974~1994年升高了350%。在20世纪90年代初期，腺癌超过SCC成为主要的组织学类型。同时，食管癌的位置也逐渐发生变化。当前，86%的食管癌起自胸段食管下1/3段，13%起自胸段食管中1/3段，仅1%起自胸段食管上1/3段或颈段食管。

20世纪70~80年代，食管癌的组织学类型以SCC为主，当时人们尝试将最初针对头颈部SCC研发的化疗药物用来治疗食管癌，包括氟尿嘧啶、顺铂、丝裂霉素、甲氨蝶呤、长春地辛和博来霉素。氟尿嘧啶+顺铂经常被作为安全有效的标准治疗方案，研究重点探讨了在氟尿嘧啶+顺铂作为骨干药物的基础上加用第三种药物的益处。

随着组织学及解剖学分布的流行病学变化，晚期胃癌和食管癌的治疗趋于一致，自20世纪90年代中期以来，多数临床试验纳入了食管癌、胃癌或EGJ癌患者（无论组织学如何）。虽然目前SCC患者在大部分临床试验入组的患者中只占少数，但在各种细胞毒化疗方案治疗的转移性食管胃癌患者中，组织学亚型对缓解率和生存期似乎没有重大影响。

然而，人们逐渐认识到SCC与腺癌之间生物学通路基因组改变的差异，因此上述结论正在演变。随着分子靶向治疗和免疫治疗的问世，SCC和腺癌的治疗再次出现差异。以HER-2为靶点的治疗（如曲妥珠单抗）和以血管内皮生长因子为靶点的治疗（如雷莫芦单抗）只适用于腺癌。无论程序性细胞死亡配体1（programmed cell death ligand 1，PD-L1）的表达水平如何，采用免疫检查点抑制剂的免疫疗法似乎均可有效治疗SCC，但该治疗方式适用于哪些人群仍需进一步深入研究。

（一）术前化疗

临床试验研究了术前单独化疗治疗局部晚期食管癌的效果。在OEO2试验中，802例可切除食管癌患者被随机分配到术前化疗（术前接受2个周期的氟尿嘧啶和顺铂）组或无辅助化疗组，术前化疗组的中位生存期为16.8个月，单纯手术组的中位生存期为13.3个月，2年生存率分别为43%和34%。长期随访证实了术前氟尿嘧啶和顺铂化疗的生存获益，术前化疗组的5年生存率为23%，而单独手术组的5年生存率为17.1%（HR=0.84；95% CI为0.72~0.98；P=0.03）。

OEO2试验显示术前接受氟尿嘧啶和顺铂化疗的患者2年生存率和中位生存期都有所增加。然而，另一项大型随机试验未能证明该方案的生存优势。在INT-113试验中，可切除食管癌患者（n=440）随机接受术前氟尿嘧啶和顺铂治疗或仅接受手术治疗，中位随访55.4个月后中位总生存期（OS）无差异（14.9 个月 vs 16.1 个月；$P=0.53$）。

（二）术后化疗

术后化疗在可切除食管癌中的价值仍不确定，因为Ⅲ期随机对照试验缺乏证明生存获益的证据。卡培他滨和奥沙利铂术后化疗的数据来自涉及Ⅱ期或ⅢB期胃癌患者的Ⅲ期CLASSIC试验。在本研究中，未接受术前治疗的患者被随机分为两组，一组是单纯行胃切除术伴D2淋巴结清扫（$n=515$），另一组是行胃切除术伴D2淋巴结清扫术后化疗（$n=520$）。中位随访34.2个月，术后卡培他滨和奥沙利铂化疗显著改善了所有疾病分期的3年无病生存率（74%，单独手术组为59%，$P<0.001$）。术后化疗组估计的5年无病生存率为68%，而单纯手术组为53%（$P<0.0001$）。

（三）一线治疗

对于局部晚期或转移性食管癌或食管胃结合部腺癌患者，全身治疗可缓解症状、改善生存、提高生活质量。两种细胞毒性药物联合的方案毒性较低，因此推荐为疾病晚期患者首选的一线全身治疗方案。三种细胞毒性药物联合的方案仅推荐用于身体健康、体能良好并能经常进行毒性评估的患者。奥沙利铂由于毒性较低，相较顺铂作为优先选择。对于HER-2阳性转移性腺癌患者，建议在一线化疗中加入抗HER-2治疗（如曲妥珠单抗）。

铂类药物联合卡培他滨作为晚期或转移性食管癌一线治疗方案的推荐，是从涉及晚期胃癌患者的试验中推断出来的。一项Ⅲ期随机试验（ML 17032）评估了卡培他滨联合顺铂（XP）与氟尿嘧啶联合顺铂（FP）的疗效发现，卡培他滨在晚期胃癌患者的一线治疗中并不劣于氟尿嘧啶。此外，一项Meta分析的结果表明，卡培他滨联合治疗的晚期胃食管癌患者的中位总生存期优于氟尿嘧啶联合治疗的患者，尽管两种治疗之间的无进展生存期没有显著差异，因此卡培他滨联合奥沙利铂也是食管癌晚期或食管胃结合部腺癌一线治疗的首选方案。GO2 Ⅲ期试验显示，低剂量卡培他滨和奥沙利铂方案（60%的标准剂量）在无进展生存期方面并不差，在老年和（或）虚弱的晚期胃食管癌患者（$n=514$）中，毒副作用显著降低，总体治疗效果更好（$n=514$）。因此，在老年和（或）体弱的晚期或转移性疾病患者中可以考虑采用此低剂量治疗方案。

伊立替康为基础的方案同样被尝试应用于食管癌的一线治疗。一项随机Ⅲ期研究的结果比较氟尿嘧啶联合伊立替康（FOLFIRI）或顺铂与氟尿嘧啶在晚期胃癌或食管胃结合部腺癌（$n=337$）患者中的研究结果表明，FOLFIRI在无进展生存期方面非劣效于氟尿嘧啶（FOLFIRI在6个月和9个月的无进展生存期分别为38%和20%，而氟尿嘧啶的无进展生存期分别为31%和12%）。重要的是，FOLFIRI比ECF（表阿霉素+顺铂+氟尿嘧啶）毒性更小，耐受性更好。Ⅱ期试验时Wolff等发现FOLFIRI在局部晚期或转移性鳞状细胞癌或食管腺癌患者中也有获益（$n=25$），33%的患者获得部分缓解；38%的患者病情稳定，8%的患者病情进展。

顺铂+氟尿嘧啶+多西他赛（DCF）在局部晚期或转移性食管癌患者中也有治疗效果。一项国际Ⅲ期研究（V325）随机化疗了445例未经治疗的晚期胃癌或食管胃结合部腺癌患者，分别接受DCF或顺铂、氟尿嘧啶治疗，发现氟尿嘧啶中加入多西他赛可显著改善进展时间、中位总生存期和客观缓解率（ORR）。然而，DCF与毒性增加有关，包括骨髓抑制和感染并发症。

（四）二线及后续治疗

二线或后续治疗方案的选择取决于之前的治疗所应用的药物和患者的体力状态PS评分。除化疗外，抗血管生成药物（单药或联合化疗）可以作为治疗的选择。免疫检查点抑制剂如纳武利尤单抗和帕博利珠单抗，也被纳入食管鳞癌二线治疗方案。而三线以上治疗由于缺乏标准的治疗方案，应根据患者一般状况及既往治疗情况进行谨慎选择，对于存在NTRK基因融合的患者来说，恩曲替尼或拉罗替尼是合适的选择。

二线或后续治疗首选化疗方案包括单药多西他赛、紫杉醇和伊立替康。一项随机Ⅲ期试验（COUGAR-02）显示，与单独的积极控制症状相比，单药多西他赛 12 个月中位总生存期显著增加（分别为 5.2 个月 vs 3.6 个月；HR=0.67；P=0.01）。此外，接受多西他赛治疗的患者的疼痛、恶心、呕吐、吞咽困难和便秘症状减轻。一项比较紫杉醇和伊立替康二线治疗晚期胃癌患者的随机Ⅲ期试验发现，两组中位总生存期相似（紫杉醇组为 9.5 个月，伊立替康组为 8.4 个月；HR=1.13；P=0.38）。

双药联合方案 FOLFIRI 二线治疗在转移性食管癌患者中也显示出积极和良好的耐受性，一项Ⅱ期试验研究（FOLFIRI）在 40 例难治性或复发食管癌或胃癌患者中的疗效和毒性，报道了 ORR 为 29%，中位总生存期为 6.4 个月。

在靶向治疗方面，ToGA 研究是首个评估曲妥珠单抗治疗 HER-2 阳性晚期胃癌和 EGJ 腺癌疗效与安全性的随机前瞻性Ⅲ期试验。在这项试验中，594 例 HER-2 阳性、局部晚期、复发或转移性胃或 EGJ 腺癌患者随机接受曲妥珠单抗+化疗（顺铂+氟尿嘧啶或卡培他滨）或单独化疗。两组中位随访时间分别为 19 个月和 17 个月。结果显示 HER-2 阳性患者在化疗中加入曲妥珠单抗后中位总生存期显著改善（分别为 13.8 个月 vs 11 个月；P=0.046）。本研究确立了曲妥珠单抗联合化疗作为 HER-2 阳性转移性食管胃腺癌患者的标准治疗方案。

由于发病机制，食管胃结合部鳞癌通常被认为是一种"热"肿瘤，成为潜在的免疫治疗收益人群。纳武利尤单抗是一种单克隆 PD-1 抗体，已获批用于治疗既往氟尿嘧啶和铂类化疗后无法切除的晚期、复发或转移性食管鳞癌患者。基于国际Ⅲ期 ATTRACTION-3 试验的结果，纳武利尤单抗对比化学治疗（至少一种以氟尿嘧啶和铂类为基础方案）的难治性或不耐受的晚期食管鳞癌患者，患者（n=419）随机 1:1 接受纳武利尤单抗或研究者选择的化疗（多西他赛或紫杉醇）。与接受化疗的患者相比，接受纳武利尤单抗的患者中位总生存期明显改善（10.9 个月 vs 8.4 个月；P=0.019）。重要的是，无论肿瘤 PD-L1 表达水平如何，都能观察到中位总生存期获益。纳武利尤单抗组的 ORR 为 19.3%，化学治疗组为 21.5%，中位缓解时间分别为 6.9 个月和 3.9 个月。

免疫检查点抑制剂作为一种新型治疗方式，在食管癌中获得了良好的治疗效果，但不同免疫检查点抑制剂的作用机制存在差异，其有效性需要大型临床研究的证据。KEYNOTE-059 试验的队列 2 和队列 3 调查了一线帕博利珠单抗联合氟尿嘧啶和顺铂或作为单一药物的疗效。中位随访时间分别为 13.8 个月和 17.5 个月后，联合治疗组的 ORR 为 60%，而单一治疗组的 ORR 为 25.8%。KEYNOTE-061 Ⅲ期试验直接比较了帕博利珠单抗单药治疗与化学治疗在一线氟尿嘧啶和铂类药物联合治疗后进展的晚期胃癌或食管胃结合部腺癌患者。PD-L1 阳性肿瘤（CPS 评分≥1）患者随机接受帕博利珠单抗（n=196）或标准剂量紫杉醇（n=199）治疗。帕博利珠单抗组中位总生存期为 9.1 个月，紫杉醇组为 8.3 个月（P=0.042 1）。中位无进展生存期分别为 1.5 个月和 4.1 个月。

在食管鳞癌的治疗中，免疫检查点抑制剂同样获得了可期的效果。在单组 KEYNOTE-180 Ⅱ期试验中，评估了帕博利珠单抗在 121 例既往 2 线进展性疾病患者中的疗效，ORR 为 9.9%，食管鳞癌（63 例）患者的 ORR 为 14.3%。KEYNOTE-181 Ⅲ期试验评估了帕博利珠单抗与研究者选择的化疗（多西他赛、紫杉醇或伊立替康）作为二线治疗的 628 例晚期鳞状细胞癌，食管腺癌或食管胃结合部腺癌患者。401 例食管鳞癌患者（包括 222 例 PD-L1 CPS 评分≥10 的患者）被随机分为帕博利珠单抗组或化疗治疗组。帕博利珠单抗显著改善中位总生存期（9.3 个月 vs 6.7 个月；P=0.007）和 12 个月的总生存率（43% vs 20%）。

（杨静悦　纪洪辰　柳金强）

第二节 内镜治疗

一、胃食管反流病

GERD 患者的内镜表现多样,内镜手术并非适合于所有的 GERD 患者。存在病理性酸反流且 PPI 有效的患者方可考虑内镜治疗,对于 PPI 无效的患者,需要非常谨慎,必须经过反流监测,确认存在 PPI 控制力度不够的病理性酸反流才能进一步考虑内镜手术。目前用于 GERD 内镜治疗的方法主要有射频治疗、注射或植入技术,以及内镜腔内胃食管成形术 3 类。射频治疗详见本章"第三节介入治疗"。

(一)经口内镜下胃底折叠术

经口内镜下胃底折叠术(TIF)是近年来新兴的内镜下抗反流手术,该手术是在内镜下将齿状线附近食管胃结合部的全层组织通过牵引器旋转下拉 4～5cm 并加固固定,形成一个胃腔内全层抗反流阀瓣,达到治疗食管裂孔疝、增加食管下括约肌压力的目的。相对于腹腔镜下胃底折叠术,创伤更小。TIF 可在短期内改善患者症状,减少 PPI 使用,目前已成为治疗 GERD 的热门技术,但其远期疗效尚需验证。TIF 系统包括 Bard、GERDX、EsophyX 和 MUSE 系统。在我国,有少数患者接受 Bard 内镜缝合系统治疗,后因远期疗效问题而极少使用,GERDX 和 EsophyX 尚未进入中国市场,MUSE 系统已在我国开展临床试验。MUSE 系统的原理是内镜下多次、不同角度地将胃底钉合至食管胃结合部上方约 3cm 食管处,以形成强有力的抗反流阀瓣和恢复 His 角而达到抗反流效果。

(二)内镜下注射治疗

内镜下注射治疗是在内镜下用注射针于食管下段-贲门局部黏膜下注射生物相容性物质或硬化剂,以增加食管下括约肌压力,达到抗反流的目的。根据不同注射材料,包括 Enteryx 法、Gatekeeper 法、Durasphere 法。前两者由于安全性问题已被停用。Durasphere 疗法是在内镜下于食管齿状线附近 4 个象限黏膜下层注射 Durasphere 材料,以增加食管下括约肌压力。尽管 Durasphere 法已获得美国 FDA 批准,但目前治疗 GERD 的研究较少,多为小样本、短期试验,有待进一步行大样本对照研究及长期随访以观察其确切疗效及安全性。

(三)其他抗反流内镜技术

1. 经口内镜下贲门缩窄术(PECC) 是令狐恩强教授于 2013 年首次报道治疗 GERD 的新技术。其原理是在食管胃结合部近端套扎和固定黏膜及肌层以形成皱褶,随后组织缺血、坏死、脱落、修复,之后形成瘢痕,造成贲门缩窄而达到抗反流效果。目前的临床研究表明 PECC 治疗 GERD 有一定的近期效果,安全性较好、花费低,但远期疗效和并发症还需进一步大样本研究明确。

2. 反流黏膜切除术(ARMS) 是日本学者报道的利用传统 ESD 技术治疗 GERD。其原理是内镜下切除部分贲门处黏膜,黏膜在愈合过程中瘢痕挛缩,贲门缩小而达到抗反流效果。ARMS 治疗 GERD 有一定近期疗效,且安全性好,但缺乏大样本的研究支持,且部分患者术后狭窄引起吞咽困难也进一步限制其推广应用。

二、Barrett 食管

目前,内镜下治疗是逆转 Barrett 食管的主要措施,也是大多数指南推荐的方法。内镜治疗的适应证包括异型增生(上皮内瘤变)的 Barrett 食管、早期 Barrett 食管腺癌。治疗方法包括内镜下根治切除治疗和内镜下毁损治疗。

(一)内镜下根治切除治疗

该治疗包括内镜下高频电圈套切除术、内镜下黏膜切除术(EMR)和内镜黏膜下剥离术(ESD)。食管胃结合部的 0～Ⅰp 型腺瘤性病变和息肉等可应用高频电圈套器切除术。

1. EMR　适用于切除病变直径＜2cm的Barrett食管、结节型异型增生和浅表食管腺癌（T1a）。EMR是一种安全有效的内镜切除术，利用食管黏膜下层与肌层松散、易分离的特点，从而达到完整切除Barrett食管黏膜、保留肌层的目的。目前EMR常用的切除方式包括注射切除法（标准EMR）、透明帽法、套扎器法、分片切除法。EMR术式的选择应根据Barrett食管病变范围而定，其中注射切除法适用于切除病变范围较小的Barrett食管，但操作难度稍大；透明帽法适用范围同注射切除法，缺点是易切除过深，有引发出血、穿孔的危险；分片切除法适用于病变范围较大的Barrett食管，但若Barrett食管病变范围≥2cm时则不适用，因逐片切除所获得的标本不能对切缘情况做出准确评价。亦有研究显示，EMR局部复发率较高。

2. ESD　是在EMR基础上发展而来的，适用于切除病变直径≥2cm的Barrett食管、边缘病变型Barrett食管、广泛异型增生和黏膜内癌。因其可对直径≥2cm的病灶进行完整切除，有利于术后的病理评估，更好地确定治疗的疗效及是否需要进一步治疗。但食管的操作空间比较小、食管黏膜层较薄、黏膜下层血管丰富等，食管ESD治疗难度较大。其主要并发症包括出血、穿孔及狭窄。随着器械及技术的发展，还出现了隧道式黏膜剥离术，一般用于长度在4cm以上的环周型病变，可克服经典ESD切除后无法对切缘进行精确评估的缺点，但术后容易出现食管狭窄。

（二）内镜下毁损治疗

内镜下毁损治疗主要包括光动力疗法、射频消融、冷冻消融、氩离子束凝固和多极电凝术，详见本章"第三节介入治疗"。

三、贲门失弛缓症

随着微创观念的深入，内镜下治疗贲门失弛缓症得到广泛应用。内镜治疗手段主要包括内镜下气囊扩张术和支架置入治疗（参见本章"第三节介入治疗"部分）、镜下注射A型肉毒杆菌毒素和经口内镜下肌切开术。

（一）内镜下气囊扩张术

内镜下气囊扩张术（EPD）是目前临床一线使用的最为有效的非手术治疗方式。其原理为在X线透视下将圆柱形球囊置入食管内，穿过食管下括约肌，再使用手持压力计注气，在食管胃结合部膨胀气囊，气囊膨胀至足够压力（通常为7～12psi），持续15～60秒，使括约肌肌纤维断裂无法收缩，从而降低贲门处压力，缓解食管远端梗阻并改善患者症状。常用的气囊直径包括3.0cm、3.5cm及4.0cm。不同直径的气囊，其术后疗效也不同。目前，在多数试验中，气囊扩张术多采用3.0cm进行2次治疗，且间隔2～4周进行3.5cm气囊扩张，当症状缓解不足时应用4.0cm气囊予以附加扩张。此法短期疗效明显，并具有安全性高、简单易行、可于门诊操作、费用低、可重复性、创伤小、术后食管反流发生率较低等优点。但长期疗效差，复发率高。气囊扩张相关的并发症包括胸痛、吸入性肺炎、出血、一过性发热、食管血肿、黏膜撕裂等，食管穿孔为最严重并发症，发生率约为1.9%。

（二）肉毒杆菌毒素注射

肉毒杆菌毒素是肉毒梭状芽孢杆菌释放的一种神经毒素，A型肉毒杆菌毒素目前多用于治疗各种肌张力障碍的骨骼肌疾病，通过阻断胆碱能神经末梢乙酰胆碱释放，从而抑制肌肉收缩。1993年首次报道通过上消化道内镜于食管下括约肌处注射肉毒杆菌毒素，以缓解食管下括约肌收缩，降低食管下括约肌压力，治疗贲门失弛缓症。此方法短期疗效尚可，但其长期疗效较差、复发率高。研究表明，1个月后患者症状缓解率高达75%～80%，但1年后仅35%～48%的患者症状得到缓解。该治疗方法的并发症包括穿孔、黏膜损伤、出血、胸痛等。且有证据表明，反复注射可能会影响远期手术治疗效果。因而，肉毒杆菌毒素注射主要用于接受更有效治疗措施前的临时缓解症状、高危患者或有气囊扩张、肌切开术等治疗禁忌证的患者。

（三）经口内镜下肌切开术

经口内镜下肌切开术（POEM）是自2008年

后发展起来的治疗贲门失弛缓症的微创内镜技术，通过上消化道内镜在食管建立黏膜下隧道、切开食管及食管下括约肌内环肌，达到与 Heller 肌切开术一样的目的，具有创伤更小、恢复快、效果好、手术费用低的特点，并具有较好的安全性和可接受的并发症发生率。因而在临床上迅速应用、普及，已逐渐成为治疗贲门失弛缓症的一线方法。POEM 术后反流发生率较高是 POEM 技术的一大缺陷，其他的并发症还包括皮下气肿、纵隔气肿、气胸、气腹、胸腔积液、黏膜损伤、出血、肺部感染等。对于不能忍受全身麻醉、有凝血功能障碍、门静脉高压或计划在手术领域进行放疗、消融或黏膜切除的患者，由于穿孔或出血的风险增加，则不宜行 POEM。

四、食管异物

消化内镜处理食管异物时相比于传统手术，具有创伤小、费用低、恢复快、并发症少等优点，成为此类疾病的首选治疗方法。

（一）食管异物内镜处理时机

处理时间取决于患者的年龄、临床表现、异物的大小、尖锐程度及嵌顿位置等。美国消化内镜学会将异物取出分为三类。

1. 急诊取出　引起食管完全梗阻的异物；食管中的盘状电池嵌顿；边缘尖锐的食管异物。

2. 限期（24 小时内）取出　钝性食管异物；未引起食管完全梗阻的异物；长径＞6cm，且位于十二指肠或以上消化道内的异物；在内镜可到达范围内的磁体。

3. 择期取出　如硬币；直径＞2.5cm 的胃内异物；胃内的盘状或柱状电池，若未引起症状，可观察 48 小时，若超出 48 小时未自行排出，则需行胃镜取出。

（二）常见食管异物内镜处理方式

1. 短、钝异物　绝大多数短、钝异物可通过异物钳、圈套器、取石网篮、取石网兜等取出。若食管内异物不易直接取出，可推入胃内调整方位后再试行取出。

2. 长异物　长度≥6cm 的异物（如笔、牙刷、餐具等）不易自然排出，常用圈套器或取石网篮钳取。

3. 尖锐异物　鱼刺、禽类骨头、义齿、枣核、牙签、回形针、刀片等尖锐异物易损伤黏膜、血管而导致穿孔等并发症，内镜下取出时可考虑使用保护器材以降低黏膜损伤风险。

4. 金属性异物　除常规钳取器械外，可尝试在磁性异物钳吸引下取出。危险性较大或取出难度较高的金属性异物，可在 X 线透视下行内镜处理。硬币是儿童中最常见的金属性异物，虽然食管内硬币大多数能自然排出，但建议择期内镜处理，不易取出者可推入胃内。

5. 腐蚀性异物　腐蚀性异物极易引起食管、胃大面积损伤甚至坏死。因此，一旦确诊需立即行急诊内镜处理。纽扣电池是最常见的腐蚀性异物，其损伤食管后可能造成食管狭窄，须在数周内复查内镜，若狭窄形成，应尽早扩张食管。

6. 磁性异物　当多个磁性异物或磁性异物合并金属异物存在于上消化道内，各物体之间相互吸引，压迫消化道管壁，容易造成缺血坏死、瘘管形成、穿孔、梗阻、腹膜炎等严重的胃肠道损伤。除常规钳取器械外，也可尝试在磁性异物钳吸引下取出。

7. 食管内食物团块　可在内镜下取出或推入胃内待其消化后自然排出。不易完整取出的食物团块，可用异物钳、圈套器等捣碎后再行处理。除使用钳取器械外，部分异物可尝试在外套管或透明帽负压吸引下取出。

8. 毒品包裹　不应尝试使用内镜取出，若在取出过程中造成毒品泄漏将是致命的。此类患者应住院观察，若出现肠梗阻或怀疑包裹破裂，需立即行外科手术治疗。

五、食管裂孔疝

目前国内外治疗食管裂孔疝的方法多种多样，除药物保守治疗和传统的外科治疗外，内镜下微创治疗也逐渐被人们认可。常用的内镜下治疗方法如下。

（一）经口内镜下胃底折叠术

自 2000 年起，内镜下缝合与折叠的概念逐渐被引入。TIF 是在内镜可视条件下，将胃壁折叠并缝合至食管末端来完成抗反流操作的一项新兴技术。内镜治疗并不能解决食管裂孔疝的存在，并且在较大的食管裂孔缺损中禁止使用，但由于对反流症状的有效控制，目前其也用于对食管裂孔疝的临床治疗。Toomey 等对比分析 TIF 与 Nissen、Toupet 胃底折叠术，结果发现 TIF 的症状缓解率及安全性较好，且可缩短手术时间和住院时间。

（二）内镜下贲门缝合术

内镜下贲门缝合术是利用美国 BARD 内镜缝合系统，内镜直视下在食管胃结合部缝合贲门黏膜，通过缩窄贲门口起到抗反流的作用。可环形缝合，亦可纵行缝合，具有创伤小、操作简单、安全等优点。但也有报道指出，该技术的长期疗效不尽如人意。因此，关于该技术的手术适应证及远期临床效果有待进一步研究。

（三）内镜下药物注射法及内镜下黏膜切除术

内镜下药物注射法是在内镜直视下将药物注射于食管下括约肌周围，使局部产生炎症反应，组织纤维化，形成瘢痕，调节食管下括约肌张力，从而起到抗反流作用。内镜下黏膜切除术是通过切除胃食管连接处周围黏膜使局部产生瘢痕，从而收紧食管胃结合部形成人造抗反流瓣膜以达到抗反流的目的。但相关研究目前国内外报道较少，远期疗效也有待进一步评估。

六、食管贲门黏膜撕裂综合征

内镜下止血是食管贲门黏膜撕裂综合征的重要治疗手段，对于活动性出血患者可应用去甲肾上腺素（8mg/100ml）、肾上腺素（1∶10 000）、凝血酶（2U/10ml）喷洒治疗直至出血停止，此方法治愈率为 80.5%～90.0%，再出血率为 14.2%～24.1%。对于喷洒治疗后仍有活动性出血的患者，可在出血点周围黏膜注射小剂量肾上腺素（1∶20 000）治疗，其机制是黏膜下注射肾上腺素可激动 α 受体，可使开放的血管立即收缩，同时促进血小板凝聚和血栓形成。对于止血效果差的患者可用钛夹止血或直接用圈套器套扎。

文献报道氩离子束凝固术（APC）是治疗食管贲门黏膜撕裂综合征的较好方法，但在使用时要注意不能距离病灶太近，以病灶上方 0.5～0.8cm 切线方向为宜，每次发射氩离子束时间为 1～3 秒。APC 较微波、热极、药物喷洒等方法起效更快、疗效更佳、更安全可靠，尤其适用于妊娠期患者。而对于妊娠期大于 9 个月的患者，除 APC 止血治疗外，还需同时行剖宫、输血等治疗，以防胎儿因缺血缺氧而窒息。有研究回顾性分析了内镜下应用 APC 的止血效果，结果显示 92.32% 的患者止血成功，且在 1 个月内均再无活动性出血。

目前内镜治疗食管贲门黏膜撕裂综合征已成为一种趋势，但并不适用于所有患者。对于无活动性出血的患者行非手术治疗即可，患者如年龄＞45 岁，诊断不明确，合并心血管疾病、肝硬化、凝血功能障碍，多出血迅猛，急诊内镜治疗效果常不理想，应考虑急诊外科手术治疗。

（郭英豪　张　瑞）

第三节　介入治疗

一、胃食管反流病

射频治疗是目前开展较为广泛的 GERD 内镜下治疗方法，已有较多的循证医学证据证实射频治疗具有较好的疗效。美国 FDA 于 2000 年批准内镜下射频技术用于治疗 GERD。

内镜下射频治疗是将 Stretta 射频治疗针经活检孔道送达齿状线附近刺入食管下端的肌层，通过热电偶自动调节输出能量，作用的靶组织是固有肌层，利用射频电流造成食管胃结合部及贲门肌层局部的热损伤而达到肌层"纤维化"目的，从而增加食管下端肌层张力，降低食管胃结合部组织顺应性，从而起到抗反流作用。其防反流机制主要有两方面。

（1）肌层损伤导致的纤维化使组织绷紧，增加食管下括约肌厚度及压力，对餐后胃部扩张的抵抗力增加。

（2）通过射频破坏某种神经组织，减少一过性食管下括约肌松弛发生的频率。

射频治疗主要用于18岁以上、明确诊断GERD且PPI治疗有效的患者。同时要求患者无长度＞2cm的食管裂孔疝等解剖结构学异常、严重食管炎（洛杉矶分级C、D级）、Barrett食管及不能耐受麻醉的合并症。此外，存在食管不典型增生、门静脉高压和（或）食管胃底静脉曲张、食管狭窄和食管溃疡的患者也不适合接受内镜治疗。经术前测压评估，存在其他动力障碍疾病和严重的食管体部蠕动失败的患者需排除，食管下括约肌压力过低（如低于5mmHg）的患者也不宜接受射频治疗。

研究显示，Stretta射频治疗可显著改善患者胃灼热症状，降低患者反流性食管炎发病风险和食管酸暴露时间，并且减少了50%以上患者抑酸药用量，显著提高了患者的生活质量，疗效可持续较长时间，且具有较好的安全性和可重复性，与其他GERD的治疗方式并不冲突，甚至可在胃底折叠术失败后进行。

二、Barrett食管

内镜下介入治疗具有创伤小、可重复性、切除率较高等优点，并且能有效地降低食管腺癌的发生率。主要包括光动力疗法、射频消融、冷冻消融、氩离子束凝固和多极电凝术。

（一）光动力疗法

光动力疗法（PDT）是利用光敏剂选择性存留在恶变组织中，通过选择合适波长的光促进细胞活性氧物质的生成，进而杀死靶细胞。由于成本较高和相关的不良反应，PDT目前已较少使用，但PDT在伴有高级别上皮内瘤变的Barrett食管中预防癌变的有效性较好。在一项多中心研究中，77%的Barrett食管病例通过PDT根除了高级别上皮内瘤变，在5年随访期内85%的病例维持缓解。PDT的主要并发症为食管狭窄（20%）、光过敏（18%）、心脏并发症（2%）和食管穿孔（1%）。

（二）射频消融

射频消融（RFA）主要是通过高频振荡、离子振动、传导电流和欧姆耗损转变为热能，使细胞破坏、组织凝固。有报道称RFA对伴或不伴有高级别异型增生的Barrett食管有较好的疗效。与PDT相比，RFA的耐受性更高、费用更低、不良事件发生率更低。RFA术后胸痛较常见，其他可能的并发症包括出血、黏膜撕裂、食管狭窄、呕吐、心律失常等。

（三）冷冻消融

冷冻消融（CSA）主要通过在Barrett食管黏膜表面以非接触的方式喷洒液氮或液态二氧化碳，使黏膜冷冻坏死，消除靶组织。冷冻消融可以安全有效地根除Barrett食管合并高级别上皮内瘤变。目前认为，以下情况冷冻消融优于RFA疗法：食管腔过小或过大，RFA球囊无法与食管壁充分接触；迂曲食管；治疗后Barrett食管远端食管狭窄。

（四）氩离子束凝固

氩离子束凝固（APC）是一种非接触性单极电装置，当氩气探头与组织达到合适的距离，氩气即被高频电活化、离子化，将电离子通过电极传输到组织表面，产生热效应。APC是一种安全、有效的治疗Barrett食管的方法，且操作简便，临床疗效肯定，已被许多国家应用于Barrett食管的内镜治疗。APC治疗的并发症主要是食管狭窄、胸骨后不适、黏膜下积气、迟发性穿孔，甚至导致死亡。

（五）多极电凝术

多极电凝术（MPEC）是通过内镜活检通道的探头传递电能到病变黏膜，达到破坏组织、治疗疾病的目的。多次应用 MPEC 治疗成功消融整个 Barrett 食管的概率通常为 80%～90%。MPEC 治疗的并发症主要是出血、一过性的胸部不适、吞咽困难和食管狭窄等。MPEC 治疗 Barrett 食管后需定期内镜检查和活检。

三、贲门失弛缓症

暂时性内镜下支架置入术是一种贲门失弛缓症的替代疗法。原理为将放置在食管贲门狭窄部位的特制的金属支架在 3～7 天逐步、缓慢打开，其释放出的均匀压力使食管下括约肌的肌组织进行缓慢、规律的撕裂，使食管下括约肌压力下降，从而使吞咽变得顺畅。

置入的支架一般在放置 3～7 天后通过内镜取出。由于扩张过程持续数天，能够缓慢释放压力，扩张强度较球囊扩张更均匀、持久，支架可使食管下括约肌肌纤维更对称、充分地撕裂，可减少瘢痕形成，降低修复后再出现狭窄的可能性，从而获得更好的临床疗效并降低复发率，提高患者的耐受性。

据文献报道，平均支架放置时间可达 2～6 周，如果无明显并发症，甚至可达 8 周。尽管支架的临床效果与支架的扩张时间密切相关，但如果支架置入时间超过 1 周，支架周围组织增生，当支架取出时，会导致更多的并发症如疼痛、出血等。且由于食管黏膜和支架金属部件之间的接触导致肉芽组织形成，不利于二次扩张，且易发生穿孔、移位等，故长期支架置入的方法逐渐被淘汰。

一项纳入 4 篇 RCT 研究的 Meta 分析结果显示，球囊扩张和支架置入治疗贲门失弛缓症在短期内均同等有效。从长期来看，支架置入治疗贲门失弛缓症较球囊扩张的效果更好，但并发症相对较高。因而，在临床诊疗过程中应综合考虑疗效、风险及患者的身体状况和需求后选择。

四、食管狭窄

临床上食管狭窄根据病情程度分为恶性和良性，食管良性狭窄根据治疗难易程度又可分为简单性食管狭窄和复杂性食管狭窄。食管恶性狭窄通常由晚期食管癌引发，由于 90% 以上的食管癌患者在确诊时已经是中晚期，总体 5 年生存率低于 20%，支架置入作为恶性食管狭窄的姑息治疗选择之一，已被欧洲胃肠道内镜学会定为最佳治疗方案。

良性食管狭窄的治疗途径主要分为内镜下扩张、药物注射及支架置入术。支架置入术是将食管支架置于病变狭窄处，通过支架自身径向支撑力扩张狭窄部位，具有长期疗效。欧洲胃肠道内镜学会推荐，对于良性食管狭窄，可在内镜下扩张失效的情况下使用暂时性自膨胀支架，达到预期的扩张效果后再度取出支架。

国外有研究者通过是否放置食管支架组的对比研究发现，支架置入能有效减少额外扩张治疗，但并发症更加严重，并发症类型为移位、再狭窄、胸痛、食管反流和出血等，其中支架移位发生频率较高，因而在针对不同程度食管狭窄的手术操作过程中应考虑支架的支撑力度和实际操作的稳定性。但也有研究者认为，考虑到内镜下扩张作用时间只在数秒到数分钟，以支架置入食管的方式可通过延长作用时间达到长期的扩张效果，因而被认为是一个更高效的治疗途径。我国王会忠等研究比较了球囊扩张术和支架置入术治疗食管良恶性狭窄的效果，结果显示支架置入术治疗食管良恶性狭窄的效果与传统球囊扩张术效果基本相当，但在术后远期随访中，支架置入术复发率明显低于球囊扩张术。

五、食管气管瘘

内镜下支架置入治疗是食管气管瘘的主要治疗手段，其他消化内镜介入治疗方式包括金属夹夹闭瘘口、氩离子束凝固术、生物蛋白胶局部灌注封堵瘘口等，多适于治疗小瘘口或与食管支架置入联合应用。

（一）支架选择

对于无手术指征的恶性食管气管瘘和部分良性食管气管瘘患者可采用内镜下支架置入。一般采用全覆膜或部分覆膜的自膨式金属支架，支架需封闭瘘口且与周围管壁贴合良好，支架覆膜不易破损，稳定性好、不易移位并能长时间维持一定张力。食管支架上下缘需超出瘘口 2cm 以上，直径一般选择 1.7～2.0cm。另外，支架上缘预计可放置到食管入口附近者应选择直径更小且上缘无喇叭口的支架。

（二）置入原则

支架置入需根据食管气管瘘的类型及具体情况确定，可单用食管支架或气管支架，也可联合置入食管支架和气管支架。欧洲胃肠道内镜学会建议首选覆膜自膨式金属支架置入治疗恶性食管气管瘘，但关于支架置入的最佳时间尚不明确，应根据个体差异具体制订。

食管气管瘘患者食管狭窄明显而气管无狭窄时可单独放置食管支架，如效果不佳可考虑放置多枚食管支架。食管无明显狭窄时单独放置食管支架移位率较高，可采用食管无覆膜联合覆膜双金属支架置入的方式，前者起到固定作用，后者起到封堵瘘口的作用；此时也可单纯放置气管支架。食管气管瘘患者食管和气管均存在中重度狭窄，或者单独使用食管或气管支架封闭瘘口不能实现时，可采用食管和气管支架联合置入的治疗方式，此时应先置入气管支架，再置入食管支架，避免食管支架对气管的压迫而加重气管狭窄，加剧患者呼吸困难甚至威胁生命。另外，当食管气管瘘的瘘口位于颈部食管时，放置食管支架可能会引起较严重的疼痛和异物感，影响吞咽功能，但随着覆膜金属支架工艺的改进和内镜技术的提高，食管上段食管气管瘘并非支架置入的禁忌证，如食管上段食管气管瘘经内镜和影像学等评估后确实无法放置食管支架时可考虑置入气管支架。另外，良性食管气管瘘可采用短期置入食管支架的治疗方式，但不推荐特定类型的支架，支架放置的时间应根据个体差异确定。良性食管气管瘘多选择食管覆膜自膨式金属支架；生物可降解支架也可用于治疗良性食管气管瘘，但临床数据有限。食管支架一般不适用于胸腔胃瘘和吻合口瘘等广义上的食管气管瘘，因为此时食管支架封堵困难，只能考虑单纯气管支架置入封堵瘘口，也可先置入气管支架后酌情置入食管支架，并且食管支架可能需要根据患者情况进行定制或采用特殊设计的支架。

（柳金强）

第四节　手术治疗

手术治疗仍是食管癌的首选治疗手段。食管癌的手术方法类型较多，手术入路的选择与肿瘤范围、位置、有无转移情况、食管重建方式、手术医师个人习惯等有关。经胸入路有经左胸、右胸入路，目前主要采用经右胸入路，如 McKeown 三切口手术入路、Ivor-Lewis 手术入路，术野清晰，便于清扫上纵隔的淋巴结，也是目前临床主要的手术入路方式，术后给予胸内吻合术或颈部吻合术。颈部吻合术适用于有颈部淋巴结转移风险、多病灶或高位切除手术患者，能够延长患者生存期，但是术后吻合口漏发生率高。胸内吻合术适用于无转移的局限病灶患者，术后吻合口漏发生率较颈部吻合术低。有些也选择经左胸入路，因其创伤性小，术后并发症少，患者恢复时间短，适用于早期病灶位于食管中下段的食管癌患者。另外还包括开放手术、微创食管癌切除术（MIE）及机器人辅助微创食管癌切除术（RAMIE）互相搭配的各种杂交术式等。

随着社会经济的发展，医疗技术的更新及医疗知识的普及，微创手术取代传统开放式手术治疗是必然趋势。目前，在食管癌的诊断和治疗中，外科微创技术有着不可取代的地位。微创手术对施术者技术、医疗设备要求高，手术医师要熟知不同手术方法的适应证、禁忌证，熟练掌握微创手术技巧。需要配合有效的麻醉技术、通气技术，根据患者的病灶位置、大小、严重程度、身体状况等合理选择手术入路、手术方式，提高对周围淋巴结的完全清扫率，减少病灶残留，提高患者生存率，减少手术并发症。

据统计，2018 年我国新发食管癌病例达

30.7万，发病率居所有癌症第6位，死亡率居第4位。随着腔镜微创技术的发展及对食管癌淋巴结转移规律的研究，微创食管癌切除术成为应用最为广泛的食管癌手术方式。Luketich等2000年首次报道了胸腹腔镜联合微创食管癌切除术（minimally invasive esophagectomy，MIE）病例，2009年美国NCCN临床指南已将MIE列为标准食管癌术式之一。MIE不仅具有创伤小、并发症低、住院时间短等优势，其疗效也被国内外大多数学者所肯定。微创手术类型较多，以下将重点介绍食管癌根治的几种常用术式。

一、微创McKeown食管癌根治术

胸腔镜和腹腔镜联合手术是真正意义上的微创手术，因为联合使用胸腔镜和腹腔镜技术减少了患者开腹和开胸的手术危险，避免感染发生的同时手术创口小，帮助患者能尽快恢复，减轻患者手术痛苦，同时可以缩短住院时间。微创McKeown食管癌根治术是治疗食管鳞癌最主要的方式之一。McKeown操作涉及3个部分，即右胸、腹部和左颈，吻合在颈部进行。McKeown手术可以看作在Ivor-Lewis术式基础上手术范围向颈部延伸，该术式最先由McKeown报道并因此得名。McKeown术式的优势是食管切除范围最大，淋巴结清扫范围最广，可以做到颈胸腹三野淋巴结清扫，而且吻合在颈部进行，技术难度小，学习曲线短，因此该术式适用于中胸段、上胸段及累及颈段的食管癌。该术式的缺点是颈部吻合口瘘和喉返神经损伤发生率高，且术中需要变换体位，手术时间略长。

（一）McKeown食管根治术特点

1. 手术适应证　术前心、肺、脑、肝、肾等脏器功能评估可耐受开胸手术者或者心肺功能较差但可以耐受腔镜微创手术切除者；食管病变期别为T1b～3N0～1M0，CT和超声内镜显示病变无明显外侵且可以完整切除者；局部晚期病例（T3～4aN0～1M0）经术前化疗、放疗或放化疗后降期者。

2. 胸腔镜操作要点　患者体位为左侧倾斜45°俯卧位，术者位于患者腹侧。Trocar孔位置分别为右侧腋前线第6肋间为进镜孔，并给予8mmHg压力的CO_2形成人工气胸，然后取腋中线第8肋间偏后为副操作孔，腋中线第4肋间为主操作孔，腋后线第6肋间为助手辅助暴露孔。将胸腔镜操作分为3个部分：奇静脉弓悬吊、食管的游离及纵隔淋巴结的清扫，下面按顺序逐一介绍。

（1）奇静脉弓悬吊：将奇静脉弓充分游离松解后，用Hemo-lock在奇静脉弓近脊柱缘钳夹阻断，然后用Hemo-lock将奇静脉悬吊于壁胸膜，于近心端用Hemo-lock夹闭。最后用超声刀靠近近心端凝断奇静脉弓。奇静脉弓悬吊避免了奇静脉弓残端对术野的遮挡，可清晰暴露其下方走行的右支气管动脉、胸导管及其下后方的胸上段食管旁淋巴结，便于解剖清扫。

（2）食管的游离：食管的游离过程以奇静脉弓为界，分为上下两区，奇静脉弓下方食管游离遵循以下原则：先后再前，先易后难，先游离后清扫。先后再前指的是靠近降主动脉缘用电钩打开纵隔胸膜，因CO_2人工气胸的作用使食管与周围组织的界限易于辨认。交替使用超声刀及电钩等能量平台游离食管后壁及左侧壁，最后将食管向外下旋转，完成食管前壁的游离。最后于食管和心包之间打开纵隔胸膜，完成食管的游离。游离食管的顺序尽可能在一个平台完成操作，尽量避免来回翻转，节省游离时间；游离食管过程要轻柔，避免对食管的损伤，同时要遵循"无瘤原则"，避免直接钳夹或挤压肿瘤。在游离奇静脉弓上方食管时，也遵循食管的游离顺序。游离食管后壁及左侧壁时，尽量将食管向外翻转，分离切断食管与气管的共有系膜，保护好主支气管膜部。上段食管与胸导管关系密切，游离时注意保护；同时注意左喉返神经的"危险三角"，尽可能靠近食管游离。

（3）纵隔淋巴结的清扫：右喉返神经旁淋巴结清扫技巧，首先沿迷走神经向上游离纵隔胸膜，靠近右锁骨下动脉处用无损伤钳钳夹颈胸交界处胸壁组织，保持适当张力，显露锁骨下动脉。沿右喉返神经走行方向，用分离钳小心逐层游离，将喉返神经的食管支及附近的滋养血管"镂空"，

使之成为树状结构,应用腔镜剪刀将这些结构剪断,如果右喉返神经走行清晰可见并在保持一定安全距离的前提下,也可用超声刀将"镂空"的组织离断,完整清除右喉返神经周围淋巴结及脂肪组织。同时注意保护喉返神经的被膜,避免将神经整根完全裸露而出现神经的脱髓鞘反应。

左喉返神经在胸腔走行较长,深在于食管气管间沟内,游离显露神经可采用"卷帘法":食管悬吊以后,第一助手借助五叶拉钩将气管隆嵴及主气管向前下方牵拉,保持一定张力并游离足够空间,电钩靠近主气管软骨环边缘打开系膜组织,向上下两侧延伸,分离出左喉返神经后,同样用分离钳将喉返神经的食管支及喉返神经附近的滋养血管"镂空",应用腔镜剪刀将食管支及滋养血管剪断,在喉返神经走行清晰可见并在保持一定安全距离的前提下,同样也可用超声刀将"镂空"的组织离断,完整清除左喉返神经周围淋巴结及脂肪组织。食管周围淋巴结、左右肺门淋巴结、气管隆嵴下及膈上食管裂孔区淋巴结清扫相对简单。

3.颈段食管的游离及离断 胸部操作完毕后,患者翻身取平卧位,肩部垫高,颈部略后仰,头偏向右侧。充分显露颈部操作区域。颈部切口选择胸骨切迹上方1cm作为最低点,沿胸锁乳突肌前缘做一长约3cm手术切口,逐层切开显露颈段食管,用钳夹闭后离断,食管近端夹闭备用,远端缝合固定灭菌食管吊带备用。

4.腹腔镜部分操作要点 患者取法式位,术者站于患者左侧,第一助手站于患者右侧,扶镜手站于两腿中间。游离胃采用5孔法,进镜孔1个(脐下1cm),主操作孔1个(左侧腋前线肋弓下2cm),副操作孔1个(左侧锁骨中线脐上2cm),显露孔2个(右侧锁骨中线与肋弓交点下方1cm,右侧腋前线脐上3cm)。

(1)腹腔镜游离胃的操作要点:进镜孔插入Trocar后,建立人工气腹(压力为12mmHg),进腹腔后,从胃网膜右血管弓外侧开始游离,助手左手持肠钳,右手持胃钳,提起血管弓侧大网膜,术者用超声刀打开大网膜后,向左沿血管弓外侧游离,依次离断胃网膜左动脉、胃短动脉、脾胃韧带,然后沿胃网膜血管弓向右游离至幽门下,至此胃大弯侧游离结束。

游离胃左动脉区时,助手左手用肠钳将胃体向左上方挑起,右手用胃钳提起胃左血管,协助显露胃左动静脉。术者沿胰腺上缘用超声刀打开胰腺被膜,分离胃左血管周围脂肪组织,一并清扫胃左动脉旁、肝总动脉旁及脾动脉旁淋巴结。充分显露胃左静脉及动脉,用Hemo-lock双重夹闭后,用超声刀离断。随后助手将肝左叶向上挑起,术者在幽门上缘近端游离出胃右血管,远端用Hemo-lock夹闭后再用超声刀离断。术者左手挑起小网膜,右手用超声刀向上游离小网膜并切断肝胃韧带至右侧膈肌脚。然后游离腹段食管及食管裂孔周围组织,最后切开膈食管腹膜,将颈部离断的食管经食管裂孔下拉至腹腔,腹腔镜游离胃部分的操作完毕。

(2)管胃的制作:在上腹正中线切开一长约5cm的切口,将食管及胃向外拉出腹腔,助手将胃底向上牵拉,术者应用直线切割闭合器制作管状胃,一并切除胃小弯及贲门,管状胃不宜过宽或过窄,切缘距胃大弯侧宽约4cm,使用浆肌层间断包埋缝合。最后,管状胃最顶端应用丝线固定于食管吊带,由食管吊带将管状胃经膈肌裂孔及食管床向上拉至颈部与食管吻合。

5.颈部吻合 食管胃颈部吻合是MIE最关键、最基本的操作步骤,目前常用吻合器械吻合。拟切断食管处以荷包钳钳夹,穿过荷包线后松开荷包钳,置入吻合器钉座,在钉座的中心杆上收紧并结扎荷包线。靠近荷包线去除多余食管。然后在胃底最高点切开胃壁,置入吻合器组件,于胃大弯拟吻合处穿出,吻合器主件与钉座中心杆连接。旋转主件尾部旋钮,确定吻合口周围无其他组织后按下把手,完成吻合。逆时针旋松旋钮,缓慢退出吻合器,用直线切割缝合器闭合胃壁切口,浆肌层间断包埋吻合口及残端,吻合结束。

(二)研究现状

研究发现,McKeown和Ivor-Lewis两种术式在食管癌患者术后住院时间、ICU时间及术中淋巴结清扫数量等方面并无显著差异,不过McKeown组患者的喉返神经损伤率较高。但是,喉返神经旁淋巴结是食管鳞癌最常见的转移部位之一，有效彻底的喉返神经旁淋巴结清扫可以显著提高患者术后生存率。然而，上纵隔空间小、解剖复杂，喉返神经旁淋巴结清扫难度大，左喉返神经极易损伤，引起患者术后恢复困难甚至产生严重并发症。该术式取得了满意的效果，目前已经成为食管癌的首选手术方式。

二、全腔镜下 Ivor-Lewis 食管癌根治术

微创食管癌手术经过多年的发展和普及，其远近期疗效已被广泛认可。相对微创 McKeown 食管癌根治术，全腔镜下 Ivor-Lewis 食管癌根治术在近期疗效，特别是在吻合口瘘、吻合口狭窄和喉返神经损伤方面具有明显优势。目前在解决了胸腔镜下胃食管胸内吻合的技术问题后，对于中下段食管癌、胃食管结合部癌患者，基于上腹右胸的微创手术方式（Ivor-Lewis 术式），已逐渐成为标准术式之一。

1.手术过程及特点　全身麻醉后，患者取平卧位，在腹部置入腹腔镜，使用超声刀游离胃，同步清扫腹腔区域淋巴结，腔镜下使用闭合器与缝合切割器制作管胃；完成管制作后，患者改为左侧卧位，胸腔镜右胸进入游离食管，清扫胸内淋巴结，打开膈肌将管状胃提至胸内与食管行右胸内吻合。胸腹腔镜联合 Ivor-Lewis 手术具有术野清晰、创伤小、淋巴结清扫范围广、不易损伤喉返神经及吻合口瘘发生率低的优点，其术后吞咽困难、反流、倾倒综合征等并发症的发生率低于颈部吻合。

2.腹腔镜下管状胃制作　目前临床上开展的微创 Ivor-Lewis 食管癌根治术腹部均辅助小切口，其管状胃的制作多数是将腹段食管离断后拖出腹腔制作管胃。全腔镜下 Ivor-Lewis 食管癌根治术在腹腔镜下游离胃并制作管胃，腹部无须辅助小切口，进一步减少了腹部切口。对于胃残端采用腹腔镜下缝合技术间断加缝，有效避免了残端出血的发生。

3.胸腔镜下胸内吻合技术　食管癌术后的近期主要并发症包括吻合口瘘、吻合口狭窄和喉返神经损伤。相对于颈部吻合而言，胸内吻合的吻合口血供较好，吻合口张力相对较低，同时避免了颈部喉返神经的显露，因此胸内吻合的吻合口瘘和喉返神经损伤的发生率低于颈部吻合。吻合口狭窄是食管癌术后较常见的远期并发症，对术后患者的生活质量影响较大。吻合口狭窄的发生主要与吻合方式、吻合部位及是否发生吻合口瘘有关。由于胸内吻合的吻合口瘘发生率相对较低，在一定程度上导致了吻合口狭窄发生率低于颈部吻合。

三、腔镜辅助经食管裂孔食管切除术

经食管裂孔食管切除术（transhiatal esophagectomy，THE）是欧美国家较多采用的一种术式，腹腔部分游离胃和食管中下段，颈部游离食管颈段及中上段，吻合在颈部完成，手术过程不经过胸膜腔。现在，THE 可借助腹腔镜完成原先开腹手术部分，或借助纵隔镜完成原先颈部开放手术操作的部分，或腹腔镜与纵隔镜联合实现完全的腔镜下操作，统称为腔镜辅助 THE。THE 的突出优势是不进入胸腔操作，也不需要建立人工气胸，对心肺干扰损伤小，术后心肺并发症发生率低，而且手术过程中无须变换体位，手术时间短。但是，腔镜辅助 THE 的不足之处是纵隔淋巴结清扫不足，对有外侵的肿瘤切除困难，而且颈部吻合口并发症及喉返神经损伤发生率高，操作空间狭小、技术难度高、学习曲线长。

（一）手术适应证

该术式主要适用于心肺功能差、胸腔广泛致密粘连且肿瘤局限的早期食管癌患者。

（二）注意事项

经裂孔手术切除无法彻底进行纵隔淋巴结清扫，因此此类手术方式减轻了开胸给患者带来的手术创伤，但由于显露限制，无法系统性地清扫胸内淋巴结。本术式适用于食管癌早期且分化程度高的患者、部分胃食管交界和食管下段肿瘤患者，临床适应证较为有限。此类手术的优势在于可以缩短手术时间和患者住院时间，减轻开腹手

术给患者带来的创伤，减轻手术给呼吸系统等带来的不利影响，且术中出血少，死亡率低。

四、机器人辅助微创食管癌切除术

机器人辅助微创食管癌切除术（robot-assisted minimally invasive esophagectomy，RAMIE）的辅助食管微创手术游离食管和胃的手术方式与 McKeown MIE 和 Ivor-Lewis MIE 大致相同。RAMIE 在淋巴结清扫方面可取得与三切口开胸手术同样的效果，其灵巧的机械臂可以比胸腔镜手术清除更多的上纵隔淋巴结。而且机器人手术器械能够避免手术操作中认为的不必要抖动，能够实现手术操作的高度灵巧性和手术动作的精确性与协调性，更加适合像食管癌根治术这种在狭小空间中进行的精细手术操作。术后胸部疼痛发生率低，对肺部影响小，在减少肺部并发症方面优势明显。由于机器人手术设备昂贵，需要使用较多一次性高值耗材，总费用高，故其推广应用受到限制。

（一）手术过程

RAMIE 的手术步骤如下。

（1）使用机器人右侧进胸，探查肿瘤位置及周围淋巴结情况，在完成胸段食管分离和清扫食管旁淋巴结后，切开膈肌裂孔及放置胸管引流，完成胸部手术。

（2）患者转为平卧位后游离胃及食管下段至膈上，并清扫腹腔区域淋巴结，撤离机器人系统。从上腹正中切口拉出分离的胃，在腹腔外制成管状胃。

（3）在左侧颈部纵向斜切口行管状胃与食管吻合，术毕。

（二）研究现状

据文献报道，RAMIE 具有较高的肿瘤完全切除率和淋巴结清扫力度，其术后肿瘤局部复发率可降低。回顾性对照研究结果也发现，机器人组较胸腹腔镜组患者喉返神经旁淋巴结清扫数目更多且术后总住院时间更少，而手术时间、出血量及术后并发症等比较无明显差异。因此认为，达芬奇机器人手术系统辅助食管癌根治术治疗食管鳞癌安全可行，手术时间与胸腹腔镜联合微创食管癌切除术相当，但喉返神经旁淋巴结清扫更彻底。总之，RAMIE 安全有效，近期疗效良好且清扫淋巴结更彻底，但目前尚缺乏前瞻性随机对照研究，以上结论及远期疗效尚待进一步验证。此外，机器人手术在远程教学、手术观摩上的优势突出。

五、结肠代食管术

结肠代食管术（esophageal replacement with colon，ERC）被称为食管外科"皇冠上的明珠"，也是食管重建的最后一种选择。ERC 的操作复杂，吻合口瘘等并发症发生率较高，一直没有得到广泛开展。传统 ERC 常选择经右侧胸腹联合切口，手术创伤较大、术后恢复慢、术后肋间神经损伤等并发症较多，但随着胸腔镜微创技术的日益发展，使用胸腔镜微创技术游离胸腔食管并清扫纵隔淋巴结，开腹横结肠代食管行消化道重建，该技术可减少手术创伤、减轻术后疼痛、加速患者康复。

（一）技术特点

1. **手术适应证**　适用于胃大部切除术后食管癌、食管胃双原癌、食管化学烧伤、食管瘢痕性狭窄等疾病。

2. **应用胸腔镜技术处理食管及淋巴结**　近年来，随着国内外外科医师的不断努力，微创食管切除术得到蓬勃发展。与开放手术相比，微创食管癌切除术的术中出血量更少、术后疼痛较轻、术后并发症发生率更低、总住院时间缩短，优势显著。结合目前微创食管癌切除术的优势，采用独特胸腔镜技术游离胸腔食管，通过胸腔镜放大手术视野，食管及周围组织界限显露清晰，术者操作更加精准可靠，减少出血及损伤食管周围神经和胸导管等风险，有助于患者术后快速康复。

3. **横结肠代食管消化道重建**　横结肠不仅耐酸耐碱能力强，而且有足够的长度，可减少吻合口张力、降低术后吻合口瘘发生率。ERC 开展初期，通常将中结肠动脉作为横结肠段的供血选择，采用左结肠动脉升支作为移植横结肠段的供血血管。作为肠系膜下动脉的第一分支，左结肠动脉管腔较粗，伴行结肠上升，至结肠中动脉的左侧支处汇合形成粗大的边缘血管弓，血流丰富，且解剖变异较少。

4.使用机械吻合缩短手术时间　因ERC共有食管-结肠、结肠-胃、结肠-结肠3个吻合处，且食管断端与移植横结肠口径相差较大，通过手工吻合比较困难，术后出现吻合口瘘的风险较高。通过总结既往手术经验并充分试验，改进了手术方式，在确保移植结肠段足够长度的基础上，对ERC中3个吻合口均采用机械吻合器进行吻合，不仅增加吻合口抗张力强度，更可缩短手术时间、降低手术难度、缩短手术学习曲线。

（二）注意事项

手术中应先打通胸骨后隧道再离断拟移植结肠，可以在胸腔镜辅助下进行胸骨后隧道建立，并预置1根10号线备用于牵引移植结肠段；注意血管保护，结肠段的断端应直视到血管弓小动脉喷射状出血，而非静脉样渗血，更不能出现完全不见出血的情况；结肠-结肠吻合口选用足够直径的圆形吻合器做T型吻合，可减少因术后吻合口狭窄出现胃潴留、肠梗阻等并发症。此外，术后应进行充分的胃肠减压。

六、食管胃结合部腺癌手术治疗

食管胃结合部腺癌的发病率持续上升，外科手术仍是食管胃结合部腺癌综合治疗的基础。食管胃结合部腺癌分型多采用Siewert方法：Ⅰ型指肿瘤主体位于齿状线上1~5cm；Ⅱ型指肿瘤主体位于齿状线上1cm到齿状线下2cm；Ⅲ型指肿瘤主体位于齿状线下2~5cm。Siewert Ⅰ型食管胃结合部腺癌患者经胸手术较经腹可获得更好的预后，Siewert Ⅲ型参照胃癌的分期系统进行治疗策略的选择，但是Siewert Ⅱ型食管胃结合部腺癌的治疗争议很大。目前关于Siewert Ⅱ型食管胃结合部腺癌手术入路、切除范围、手术切缘及消化道重建等方面争议很大，有待进一步行大样本量研究。

（一）争议焦点

1.手术路径的选择　Siewert Ⅱ型食管胃结合部腺癌手术路径经胸、经腹径路各有优劣。经胸路径能够保证食管切缘安全，同时纵隔淋巴结清扫更为彻底，但并发症多，腹部淋巴结清扫不彻底，经腹手术胃周淋巴结清扫彻底，手术并发症少，但存在中、下纵隔淋巴结清扫不彻底、食管切缘阳性等风险增加的缺点。目前，手术路径的选择争议很大，按照肿瘤大小、肿瘤分期、侵犯食管距离、患者身体状况等综合决定，各类不同的观点可见报道。但一项发表于《新英格兰医学杂志》纳入220例食管胃结合部腺癌的RCT研究表明，对于Siewert Ⅱ型食管胃结合部腺癌，经右胸路径和经腹路径术后生活质量和5年总生存期均无差异。研究发现，与经胸入路比较，Siewert Ⅱ型胃癌经腹部入路手术可以显著减少手术并发症，提高远期存活率。

2.手术切除范围　对Siewert Ⅱ型食管胃结合部腺癌患者行全胃切除还是近端胃切除？本中心回顾性分析了笔者所在医院行根治性治疗且病理证实为Siewert Ⅱ型食管胃结合部腺癌，并具有完整随访资料的533例患者的临床病理资料发现，近端胃大部分切除和全胃切除术治疗的Siewert Ⅱ型食管胃结合部腺癌患者术后生存率相当，因此在保证切缘阴性和足够淋巴结清扫的前提下，应该选择保留部分胃组织的近端胃切除。梁寒等建议，肿瘤直径＞4cm，部位偏下或可疑淋巴结转移的Siewert Ⅱ型食管胃结合部腺癌，推荐行全胃切除术；病期较早、残胃≥1/2的Siewert Ⅱ型食管胃结合部腺癌可行近端胃切除术。

3.手术切缘问题　食管胃结合部腺癌手术时，因腹段食管较短、手术操作难度大，上切缘距肿瘤的距离多少合适？目前，我国专家共识建议，分期为cT1的Siewert Ⅱ型食管胃结合部腺癌，建议食管切缘距离肿瘤上缘≥2cm。分期≥cT2的Siewert Ⅱ型食管胃结合部腺癌，建议食管切缘距离肿瘤上缘≥5cm，但证据级别不高。胸外科专家认为上切缘距离≥5cm，胸外科专家组赞同率为100%；胃肠外科专家认为上切缘距离≥3cm，胃肠外科专家赞同率为63.6%。食管切缘距离与手术路径选择直接相关，分期≥cT2的Siewert Ⅱ

型食管胃结合部腺癌，经右胸路径，切缘距离建议≥5cm，如经食管裂孔（Transhiatal，TH）路径，建议切缘距离≥3cm。

4.消化道重建方式　Siewert Ⅱ型消化道重建方式主要设计近端胃重建方式，故探寻近端胃切除术后合理的消化道重建方式一直是研究热点。

（1）食管残胃吻合：该术式操作简单、耗时较短，具有术中失血较少，只有一个吻合口，近似正常的消化道生理通路等优点。但该术式破坏了末端食管抗反流结构，如食管括约肌、膈肌角和His角等，容易导致慢性反流性食管炎及吻合口狭窄等并发症的发生，造成吞咽困难，严重影响术后患者的生活质量。

（2）食管-管胃吻合：该术式在不增加手术难度的基础上，控制术后反流效果更佳。其方法为应用切割闭合器在幽门上方约3cm处将残胃小弯裁剪，并贯穿加强缝合，保留胃大弯侧，将残胃制成管状，胃体宽度约4cm，同时保留胃右及胃网膜右血管主干。该术式虽然大大减低了食管反流的发生率，但是术后的反流症状没有得到完全的控制。

（3）空肠间置术：该术式是将一段空肠置于食管与残胃之间，既增加食管和残胃之间的距离，又增加胃液反流的难度，同时空肠本身碱性环境对酸性胃液有一定的中和作用，在残胃与食管之间构筑了一道抗反流通道。此术式不受残胃大小的限制，在保证根治的前提下，最大限度地保留了残胃储袋、食物研磨、内分泌的功能。但在间置肠管最佳长度和长期预后方面有待进一步研究。

（4）双肌瓣吻合（double-flap，Kamikawa吻合）：首先在残胃前壁"H"形切开胃壁浆膜层、肌层，长宽约3.5cm×2.5cm。在显露的黏膜下层最底端横行切开黏膜下层，此为真正吻合口，长度要与食管下段一致，食管黏膜和残胃黏膜用4-0可吸收线对接，最后把制作好的2个浆肌瓣膜折叠覆盖。

近端胃切除消化道重建方式主要的原则是首先保证肿瘤的R0切除，提高患者的生存时间；另外就是减少术后并发症，如反流性食管炎，从而改善患者术后生活质量。目前研究显示，没有一种重建方式适合于所有患者，必须根据患者不同的病情和自身的情况加以选择合适的消化道重建方式。

（二）注意事项

由于Siewert Ⅱ型食管胃结合部腺癌解剖位置的特殊性，给治疗决策、手术方式、淋巴结清扫范围、切除范围和手术切缘判定等带来一定的难度，对于这类患者更需要个体化的综合评估。随着近年来微创外科技术的发展，腹腔镜和胸腔镜等微创外科技术手段不断成熟并广泛应用于胃肠外科与胸外科，使得两者之间的手术界限逐渐融合，亦会进一步推动有关Siewert Ⅱ型食管胃结合部腺癌的微创治疗方案。同时由于诸多争议尚未达成共识，需要更多的前瞻性研究为临床决策提供指导。

（徐光辉）

第五节　放射治疗

一、治疗原则

在对肿瘤和患者基础状况充分评估的基础上，推荐基于多学科协作诊疗的综合治疗原则，以期合理应用个体化最优治疗手段，最大限度地提高患者生存率，降低不良反应，改善生存质量。

对于pTis～1aN0期患者，推荐内镜下黏膜切除术（EMR）或黏膜剥离术（ESD）（Ⅰ级推荐），或联合射频消融治疗（Ⅱ级推荐），也可行食管癌切除术，而内镜切除后辅以放疗也可达到根治目的（Ⅱ级推荐，2B类证据）。对于pT1b N0、cT1b～2 N0期非颈段患者，推荐手术切除（Ⅰ级推荐）。Ⅰ期鳞癌也可行根治性同步放化疗。

局部进展期可切除食管癌，手术仍是治疗的

基石。cT1b～2N⁺或cT3～4aN0/N⁺期患者，鳞癌与腺癌治疗原则不同。腺癌患者推荐新辅助放化疗（1A类证据），也可行新辅助化疗；拒绝手术或有手术禁忌者，建议行根治性同步放化疗（Ⅱ级推荐）。鳞癌患者推荐新辅助放化疗（1A类证据），颈段及拒绝手术者行根治性同步放化疗（1A类证据）。手术时机是新辅助放化疗结束后6～8周或新辅助化疗结束后3～6周。

局部晚期患者如cT4bN0N⁺，PS评分为0～1分者，推荐根治性同步放化疗（Ⅰ级推荐，1A类证据），对于有食管穿孔或大出血倾向者，慎重选择放疗；不能耐受同步放化疗者，建议行单纯放疗。PS评分为2分者，推荐最佳支持治疗或对症处理（Ⅰ级推荐）、单纯化疗（2B类证据）或姑息性放疗（2B类证据）。

无论是否接受过新辅助放化疗，R0切除的鳞癌患者术后辅助治疗存在争议，需定期监测；未行新辅助治疗的术后高危患者[淋巴结阳性和（或）pT3～4aN0期]，可考虑辅助放疗或放化疗。对于腺癌，接受过新辅助放化疗者，术后建议观察或术后化疗；未行新辅助治疗的，淋巴结阴性者均可考虑定期监测，但高危pT2（低分化、脉管癌栓、神经侵犯、<50岁中的任一项）、pT3～4a期可行以氟尿嘧啶为基础的化放疗（2B类证据）；淋巴结阳性者，建议行以氟尿嘧啶为基础的术后化疗（1A类证据）或放化疗（2B类证据）。

对于R1/R2切除但未接受新辅助放化疗者推荐辅助同步放化疗（1A类证据）或序贯化放疗（适用于不能耐受同步放化疗者，Ⅱ级推荐，2B类证据），或辅助化疗（Ⅲ级推荐，3类证据）。对于接受过新辅助放化疗的鳞癌患者推荐化疗、最佳支持治疗/对症处理或观察（2B类证据）；对于腺癌患者推荐再手术或观察（2B类证据）。

小细胞癌推荐采用以化疗为基础的综合治疗（2B类证据）；肉瘤样癌推荐以手术为主的综合治疗（2B类证据）；恶性黑色素瘤首选手术切除（2B类证据）；对于多原发癌，分别进行准确的分期、评估是治疗选择的前提。

对于放疗后局部复发转移者，综合评估后给予挽救性手术或再行放化疗。

二、手术适应证

食管癌根治性切除术适用于Ⅰ、Ⅱ期和部分Ⅲ期患者（颈段除外），对于局部进展期患者推荐进行新辅助治疗。

食管癌挽救性手术适用于放疗后局部复发、无远处转移、评估可切除、一般情况能耐受手术者。

三、放疗

（一）放疗适应证

1. 新辅助放化疗/放疗 主要适用于分期cT1b～2N⁺或cT3～4aN0/N⁺的患者，对于腺癌患者、非颈段食管鳞癌患者，新辅助放化疗均为Ⅰ级推荐。

2. 根治性放化疗/放疗

（1）cT1b～2N⁺或cT3～4aN0/N⁺颈段食管鳞癌或非颈段食管癌拒绝手术者。

（2）cT4bN0/N⁺患者。

（3）胸段食管癌仅伴锁骨上或腹膜后淋巴结转移者。

（4）经过术前放化疗/放疗后评估，不能手术者。

（5）存在手术禁忌证或手术风险大的患者，如高龄、严重心肺疾病者等。

3. 术后放化疗

（1）未接受过术前放化疗的R1、R2切除者。

（2）腺癌患者，未接受过术前放化疗，R0切除的N⁺者，或高危pT2N0、pT3～4aN0者。

（3）鳞癌患者，未接受过术前放化疗，R0切除的N⁺者，或pT3～4aN0者。

4. 姑息放疗

（1）晚期病变化疗后转移灶缩小或稳定，可考虑原发灶放疗。

（2）存在较为广泛的多站淋巴结转移，无法行根治性放疗者。

（3）远处转移引起临床症状者。

（4）为解决食管梗阻，改善营养状况的晚期患者。

（5）食管癌根治性治疗后部分未控、复发者。

（二）放疗禁忌证

患者一般状况差，伴恶病质；心肺功能差或合并其他重要器官系统严重疾病，不能耐受放疗；已有食管大出血或大出血先兆征象；食管瘘合并严重感染。

（三）制订放疗计划

1. 放疗技术选择　食管癌放疗可选择适形、调强、螺旋断层调强技术。适形放疗射线能量一般采用 6～8MV X 线，以 4～5 个射野为宜，以前后野权重为主，从而减少肺受量，侧野避开脊髓；固定野调强建议采用 6MV X 线，一般设 5～7 个射野，尽量避开穿射两侧肩膀；旋转调强一般采用 6MV X 线，2 个弧等中心共面照射，为降低肺受量特别是低剂量照射体积，可以考虑用 2 个非全弧，即避免横向穿射肺组织；螺旋断层调强可以在靶区层面通过设置屏蔽角度的方式，避免射线从肺两侧横向穿射。

2. 图像引导技术　食管癌放疗前影像引导包括二维和三维在线影像。建议前 3～5 次治疗先采集在线影像，后续每周采集 1 次。螺旋断层放疗由于摆位完成后进床会再次引入床沉降，对于中下段食管癌放疗，建议提高影像引导频次，每次选择不同层面进行 MVCT 扫描，以降低某一段解剖结构所受额外辐射剂量。

3. 定位技术规范

（1）食管癌 CT 模拟定位：患者仰卧于 CT 扫描床固定体架上，颈段、胸上段食管癌可采用头颈肩一体化热塑面膜固定，使双臂平行置于身体两侧。胸中、下段食管癌可采用真空负压袋固定，双手抱肘置额前，双腿自然并拢，全身放松。扫描条件设为轴位扫描，层厚一般为 3mm，扫描范围根据病变部位、范围设定。为了对呼吸运动进行管理，可以在进行 CT 扫描时配合如主动呼吸控制、四维 CT、呼吸门控等技术。颈段、胸上段食管癌标记点可放于下颌层面，胸中、下段食管癌标记点可放于胸部较平坦层面，且增加盆腔部位前部十字标记线，以便治疗前摆位时纠正躯干左右偏摆。

（2）食管癌 MRI 模拟定位：MRI 模拟定位时要保证装置、患者均处于磁安全的情况下，还应尽能避免线圈与患者身体接触，保证与 CT 定位过程体位、标记、扫描层厚的一致性。

首程放疗后的复位一般在放疗剂量为 40Gy 左右时。

4. 放疗靶区定义

（1）根治性放疗

1）大体肿瘤靶体积（GTV）：包括原发肿瘤（GTVp）及转移淋巴结（GTVn）。GTVp 为可见的食管病灶，应综合影像学 [食管造影、增强CT、MRI 和（或）PET/CT] 和内镜 [电子上消化道内镜和（或）腔内超声] 结果确定。GTVn 为可见的转移淋巴结，是 CT 和（或）MRI 显示的短径 ≥10mm（食管旁、气管食管沟 ≥5mm）的淋巴结，或 PET/CT 显示 SUV 值高（炎性淋巴结除外），或者虽然低于上述标准，但淋巴结有明显坏死、环形强化、强化程度与原发灶相仿、偏心钙化者，也作为 GTVn（2B 类证据）。

2）临床靶体积（CTV）：根据 NCCN 指南，根治性放疗推荐选择性淋巴结照射；对于靶区范围过大患者或 PS 评分较差、病期较晚、心肺功能不能耐受者，可考虑行累及野照射。累及野照射时，CTV 定义为 GTVp 前后、左右方向均外放 5～6mm，上下方向各外放 30mm，GTVn 各方向均外放 5～6mm（外放后将解剖屏障包括在内时需做调整）。选择性淋巴结照射时，除食管原发病灶和转移淋巴结区外，尚需包括淋巴结转移率较高的相应淋巴引流区域（淋巴结引流区分组可参照日本食管协会第 11 版标准），具体如下。

颈段：双侧 101，双侧 102，双侧 104、105、106 组。

胸上段：双侧 101，双侧 104、105、106、107、108 组。

胸中段：双侧 101，双侧 104、105、106、107、108，部分 110，腹部 1、2、3、7 组。

胸下段：107、108、110，腹部 1、2、3、7 组。

上段跨中段：双侧 101，双侧 104、105、

106、107、108组。

中段跨上段：105、106、107、108，部分110组。

中段跨下段：部分105，部分106、107、108、110，腹部1、2、3、7组。

下段跨中段：107、108、110，腹部1、2、3、7组。

3）计划靶体积（PTV）：在CTV各方向外放5mm，纵向外放可至8mm（实际外放可根据各中心质控数据自行决定）。

一般选择性淋巴结照射首程给予预防剂量之后需重复定位。若无新发病灶，则后续仅做累及野照射，至根治量。同期加量照射（SIB）技术亦有研究及临床应用，值得关注。

（2）新辅助放疗：目前国际上尚无专门针对新辅助放化疗的放疗靶区规定，建议依据根治性放疗累及野照射原则。勾画靶区时需考虑后续手术切除时吻合口的位置，应尽量避免吻合口位于照射野内，从而降低吻合口瘘的发生率。

（3）术后放疗：2020年NCCN指南不推荐食管鳞癌根治术后做辅助治疗，但根据国际上大宗病例报道的复发率、前瞻性分层研究的结果和大宗病例的回顾性分析结果，对于淋巴结阳性和（或）pT3～4aN0期食管癌、高危pT2N0腺癌，均有一致的结果即术后放疗的生存率高于单一手术组，且放疗部位的复发率明显降低，推荐行术后放疗或放化疗。

CTV：双侧锁骨上区及上纵隔区，即104、105、106、107组。如果下段食管癌且淋巴结转移数量≥3枚，采用单一放疗时，建议包括以下淋巴结区104、105、106、107组及腹部1、2、3、7组。如果为胸上段食管癌或上切缘≤3cm者，建议包括吻合口（2B类证据）。

5.放疗计划优化　适形计划射野遵循以下4个原则。

（1）从入射平面到靶区中心距离短。

（2）避开危及器官。

（3）射野边平行于靶区的最长边。

（4）与相邻射野夹角一般不小于40°（补量小野除外）。

另外，射野等中心点一般放置在肿瘤中心处，可考虑实际照射摆位情况进行微调。颈段及胸上段食管癌：颈段、胸廓入口处、胸上段食管由于其所在身体部位厚度差异大，食管位置距体表深度不一，如果解剖位置较深的靶区剂量不够，可增加一个补量小野。胸中、下段食管癌：分前后左右4个野或左前、右后、右前、左后、前5个野或在此基础上再加一个整体适形野（其中至少有2个野完全避开脊髓）；对于术后放疗的患者，射野应尽量避免穿过胸腔胃，如果无法避免穿过胸腔胃则应尽量减少穿过胸腔胃射野的权重。调强射野方案：颈段、胸上段食管癌可采用等角度分布，胸中、下段食管癌以减少肺照射体积为原则，可采用沿体中线两侧蝴蝶形布野，权重平均分配。

危及器官勾画主要包括脊髓、双肺、心脏、肝脏、气管、主支气管、胃。

（1）脊髓、双肺、心脏、肝脏受量限值，参照QUANTEC（2012）：放射治疗器官限量国际指南2012版，规定如下：①颈段脊髓≤45Gy，胸段脊髓≤50Gy。②双肺V_{20}≤30%时，有症状的放射性肺炎风险＜20%；双肺平均剂量（MLD）为7Gy、13Gy、20Gy、24Gy、27Gy时，有症状的放射性肺炎风险分别为5%、10%、20%、30%、40%。③心脏平均剂量＜26Gy时，心包炎风险＜15%；心脏V_{30}＜46%时，心包炎风险＜15%；V_{25}＜10%时，远期心源性死亡风险＜1%。④肝脏平均剂量为30～32Gy时，典型放射性肝病风险＜5%（适用于不存在既往肝病或肝细胞癌的患者）；＜28Gy时，典型放射性肝病风险＜5%（适用于既往有肝脏疾病或肝细胞癌的肝功能Child-Pugh A级患者，且排除乙肝病毒再激活患者）。

（2）气管、主支气管、胃量限值，参照文献规定如下：①气管邻近食管，即使采用调强适形精确放疗技术，仍难免接受高剂量。文献罕见关于常规分割下气管耐受剂量的报道，建议气管可耐受的最大剂量＜75Gy，并避免热点剂量（≥110%处方剂量）落入靶区内气管壁。②胃受照射后发生的严重不良反应包括溃疡和穿孔，在受照体积为1/3、2/3和全胃时，其TD5/5分别为60Gy、55Gy和50Gy，TD50/5分别为70Gy、67Gy和65Gy。建议接受40Gy的胃体积应小于全部胸腔胃的40%～50%。QUANTEC给出的胃受量限制为D100%＜45Gy，对应胃溃疡风险＜7%。

6. 特殊放疗手段的应用（2B类证据）

（1）质子、重离子放疗：基于质子、重离子治疗食管癌现有小样本的临床研究，建议有条件的中心审慎地开展相关临床研究和治疗。

调强适形放射治疗（IMRT）比被动散射质子治疗（PSPT）能够更好地减低心脏和肝脏受量。射束能量为150～250MV，靶区勾画参照IMRT相关标准要求。根治性同步放化疗推荐剂量为50.4Gy（RBE）/28f [5次/周，36～63Gy（RBE）]；单纯质子治疗可适当提高剂量62～98Gy（RBE）；危及器官剂量（肺平均剂量＜20Gy，全肺V_{20}＜30%，心脏V_{40}＜40%，肝脏V_{30}＜30%，脊髓最大剂量＜45Gy）。可采用X线联合质子束混合照射：X线剂量36Gy（16.2～60.0Gy，每次1.8～2.0Gy），质子束36Gy（RBE）[17.5～54.5Gy（RBE），每次2.5～3.7Gy（RBE）]。小样本量数据显示在食管癌放化疗后复发方面质子放疗有症状控制率高、不良反应小等优点，推荐剂量为54.0Gy（RBE）[50.4～61.2Gy（RBE）]。

重离子食管癌放疗应用以碳-12为主（仅有小样本临床研究）：日本碳离子放射肿瘤学研究组（J-CROS）治疗指南推荐Ⅱ、Ⅲ期食管癌新辅助放疗，剂量为33.6Gy（RBE）/8f；Ⅰ期食管癌根治性放疗，剂量为48.0～50.4Gy（RBE）/12f。重离子可能造成正常组织不可逆损伤，应注意正常组织的保护。

（2）后装腔内放疗：食管癌时后装腔内放疗不作为常规推荐，多为外照射的一种补充。对于放疗未控不宜外科手术者，建议后装补量10～20Gy；对于原发病灶放化疗后复发者，可采取后装结合外照射（外照射40～50Gy，后装3～5Gy/f，2～3次）或单纯后装照射（20～40Gy）。

（3）放射性粒子植入：^{125}I放射性粒子植入属于近距离放疗的范畴，在食管癌的治疗中占有一席之地，主要应用于以下方面。

食管癌并颈部和纵隔淋巴结转移放疗后复发的挽救性治疗：应采用TPS设计术前计划，建议采用3D打印共面或者非共面模板引导的方式。推荐粒子活度：0.4～0.8mCi；处方剂量：放疗后6个月内复发者100～120Gy，放疗后6个月以上复发者120～160Gy。术后应做剂量验证。

晚期食管癌的姑息性治疗：食管粒子支架是晚期食管癌的一种姑息性治疗方法，可迅速解除吞咽困难，改善生活质量，与普通支架相比能够延长食管的通畅时间，并不增加术后的并发症。适用于年老体弱不适合放疗、拒绝放疗或者放疗后复发伴严重吞咽困难的晚期患者。

（四）放疗剂量

1. 新辅助放化疗　40.0～50.4Gy，常规分割。目前尚无充分的循证医学证据显示低剂量与高剂量新辅助放疗的临床疗效有差异。

2. 根治性同步放化疗　50～60Gy，常规分割。前瞻性研究显示低剂量与高剂量根治性放疗组的局部控制率、生存率差异均无统计学意义，而部分回顾性研究提示高剂量放疗有利于提高食管鳞癌的局部控制率和生存率，但有争议。

3. 单纯放疗　60～70Gy，常规分割。

4. 术后放疗　R1/R2术后辅助放疗50～60Gy，常规分割。辅助同步放化疗50.4Gy。R0术后辅助放疗45.0～50.4Gy，常规分割。

（五）放疗并发症的防治

放疗最常见的并发症是放射性食管炎、肺炎、心脏损伤和骨髓抑制，脊髓损伤由于精确放疗的开展而极少发生。

1. 放射性食管炎　放疗2～3周时，多数患者会出现放射性食管炎，主要表现为吞咽疼痛、进食梗阻感加重、胸骨后烧灼感或不适，严重者可出现脱水、营养不良、电解质紊乱或体重下降，少数极重者可能出现食管出血、穿孔或其他危及生命的症状，尤其是高龄、颈段或胸上段病变、接受同期化疗或加速超分割放疗者出现得更早、更重。治疗原则为消炎、镇痛、修复受损的食管黏膜及营养支持治疗。如果不影响进食，可暂观察，进温热、无刺激的半流食，多饮水；中重度疼痛影响进食者，可给予静脉输注、抗炎药、激素、抑酸药及口服消化道黏膜保护剂如硫糖铝等处理，口服稀释后的利多卡因可达到黏膜表面麻醉效应，能减轻局部疼痛，但要注意过敏反应者。必要时需暂停放疗。

2. 放射性肺炎　急性放射性肺炎通常发生于

放疗开始后的3个月内，主要表现为发热（多为低热）、咳嗽（多为刺激性干咳）、胸痛和呼吸困难等，严重者常因为呼吸困难而死亡，但也有一部分患者只有影像学改变而无临床症状。查体多无明显肺部阳性体征，部分患者可有呼吸音粗糙、呼吸音减低或干、湿啰音，但无特异性。实验室检查、肺功能检测也无特异性。胸部X线或CT检查示与照射范围一致的弥漫性片状密度增高影或条索样改变，且不按肺野或肺段等解剖结构分布。部分患者的发生部位可超出照射野外，甚至弥漫分布于双肺。

诊断缺少特异性依据，多是根据患者接受胸部放疗后，参考正常肺组织受照体积和剂量，出现上述症状及肺部影像学改变，外周血中性粒细胞无明显增高，并排除其他原因。缺乏有效的治疗手段，糖皮质激素具有抑制免疫、减少渗出和促纤维化因子产生的作用，应尽早、足量、足疗程使用，临床症状明显好转后逐渐减量至停用。合并感染时，合理使用抗生素，并采用止咳祛痰、适当吸氧等对症处理。重在预防，主要是精确勾画靶区，优化放疗计划，尽量降低正常肺组织受照剂量和体积。

3. 放射性心脏损伤　是放疗后一系列心血管并发症的统称，主要包括无症状心肌缺血（隐匿性冠心病）、心律失常、心包炎、心绞痛、心肌梗死、缺血性心力衰竭，甚至猝死，潜伏期长。诊断主要依据是放疗后，经长时间的心血管疾病随访和心电图、心肌酶等心功能检查，超声心动图、冠状动脉CT血管成像、心脏MRI及心肌核素等影像学检查，发现冠状动脉、心肌及心包病变和心律失常等表现，并除外其他因素。心脏受照射体积和照射剂量是最重要的影响因素，吸烟、高血压、血脂异常、肥胖、糖尿病等也是高危因素，联合化疗可能会增加其发生率。

放射性心脏损伤缺少有效、特异的治疗方案。治疗原则为减少放射性心脏损伤的危险因素，给予抗炎、抗血栓及营养心肌治疗。他汀类药物是目前最有效的降脂药物，还具有抗炎、抗血栓形成和抗纤维化作用，可以减轻放射诱导的心肌纤维化；血管紧张素转化酶抑制剂（ACEI）能抑制心肌纤维化，阿司匹林具有抗血小板聚集的作用，但治疗放射性心脏损伤的价值仍需进一步证实。

4. 骨髓抑制　食管癌患者接受根治性放疗，尤其是同步放化疗时，可能造成骨髓抑制，建议白细胞计数$<3.0\times10^9$/L或血小板计数$<80\times10^9$/L时，应及时给予聚乙二醇化重组人粒细胞刺激因子、重组人白细胞介素11、重组人血小板生成素等进行相应处理。

（六）放疗后疗效评估及随访

放疗后疗效评估手段包括以下方面。

1. 食管造影　采用万钧教授提出的食管癌放疗近期疗效评价标准，根据食管病变处充盈缺损、溃疡及狭窄程度来评估原发病灶缓解情况。

2. CT检查　主要通过比较放化疗前后肿瘤长度、食管壁最大厚度、大体肿瘤体积及淋巴结体积等参数的变化来评价疗效。

3. 上消化道内镜或超声内镜　食管壁厚度<5mm、黏膜活检阴性可以判断肿瘤完全缓解，但敏感度仅为50%；超声内镜下活检发现残留肿瘤的敏感度为75%；超声内镜下细针穿刺活检术可提高淋巴结完全缓解判断的准确性。

4. MRI　放疗前后ADC值的变化对放疗的疗效有预测作用。

5. PET/CT　放疗前后SUV值的变化可评估疗效及预测预后。

6. 新辅助治疗后病理学评估　采用美国病理学家协会（College of American Pathologists, CAP）/NCCN标准。

7. 新辅助放化疗后疗效评估及随访　食管癌新辅助放化疗后，超声内镜下单点深度活检或细针穿刺可检测出局部残余病灶，食管造影可观察黏膜的变化，CT或MRI可评估原发灶及转移淋巴结的退缩情况，PET/CT可检测远处转移。

8. 根治性放疗/根治性放化疗/术后放疗后随访　放疗或放化疗结束后1~2年，每3个月复查1次，2~5年每6个月复查1次，5年后每年复查1次。复查的内容包括症状、体格检查及上述辅助检查，但目前并没有高级别循证医学证据来支持最佳的随访策略。

（赵丽娜　封　斌）

第六节 营养治疗

一、胃食管反流病患者的营养治疗

针对胃食管反流病患者，应根据患者病情及营养状态给予合理的营养治疗。病情较重时，可选择流质饮食以减少对食管黏膜的刺激。当出现吞咽困难时可予以肠外营养支持。

在食物选择上，谷物、肉类、蛋类、奶制品及蔬菜水果均可，注意均衡营养即可，烹调方式应以蒸煮炖为主，避免油炸。同时避免可以降低食管下括约肌压力的食物，以免影响药物治疗效果，如巧克力、咖啡、茶、辛辣刺激食物和高脂肪食品。因肥胖可增加腹内压，加重反流，肥胖者应减轻体重。同时也要注意饮食方式上的调整，避免餐后立即卧床和睡前进食。

胃食管反流病是人群中的常见病和多发病，当前治疗主要以抑酸药联合促胃肠动力药为主。药物治疗仅能缓解反流症状、促进黏膜愈合，并不能从机制上对GERD进行治疗，治疗后复发常见。长期抑酸药治疗的经济负担和药物副作用是胃食管反流病治疗上面临的巨大挑战。鉴于营养和饮食因素在胃食管反流病发生、发展过程中的特殊作用，通过饮食和营养治疗不仅可以增加药物疗效，还可有效地预防GERD的复发，改善患者预后。

二、食管癌患者的营养治疗

鉴于食管癌患者普遍存在营养不良且营养状态与患者的临床预后密切相关。因此，在食管癌治疗过程中，营养治疗不可或缺。营养治疗能够提高食管癌患者手术耐受力，降低术后并发症的发生率，促进机体快速恢复，提高生活质量，增强患者战胜病魔的信心。ESPEN指南推荐，营养支持治疗最好是在患者还没有出现严重营养不良时开始，预计会出现厌食和体重下降的患者也应该积极治疗。

（一）食管癌患者的营养诊断与评估

营养治疗之前，应首先进行营养诊断与评估。癌症患者营养不良的早期诊断是避免进一步并发症和提高生存率的关键。我国食管癌营养治疗指南建议对所有确诊的食管癌患者进行营养筛查并推荐使用营养风险筛查2002（nutritional risk screening 2002，NRS 2002）。NRS 2002是国际上第一个具有循证医学证据的营养风险筛查工具，并被多项指南和专家共识推荐为包括食管癌在内的住院肿瘤患者最合适的营养风险筛查方法。其主要包括体重指数、近期体重变化、近期膳食摄入情况和疾病严重程度4个方面。对于存在营养风险的患者，需进一步接受营养状况评价，主要的评价工具为患者参与的主观全面评定（patient-generated subjective global assessment，PG-SGA）。对于存在营养不良的患者，还需要进一步进行包括应激程度、炎症反应、能量消耗水平、代谢状况、器官功能、人体组成、心理状况等方面的综合测定。癌症营养支持的目的是维持或恢复营养状态，提高对积极抗癌治疗的耐受性，改善机体功能，提高生活质量。因此，在营养治疗之前，还应评估影响食物摄入的可治疗问题（如口干、恶心、呕吐、嗅觉和味觉变化、食管黏膜炎、便秘、腹泻、吸收不良等消化道症状及急慢性疼痛和心理困扰）。

（二）食管癌患者的基础营养改善

根据食管癌患者各个阶段不同的临床表现，基础营养改善策略也稍有不同。基本原则为少量多餐，患者一般对体积小的食物耐受性最好，因此营养含量高的食物应少量多次供应，可根据患者具体情况，将每日所需摄入量分为5~6顿小餐。

吞咽困难为食管癌常见症状，对于吞咽困难的患者建议少量多次地给予质软易咀嚼或者糊状食物，嘱咐患者充分咀嚼、吞咽，避免食物在嘴里聚集。若患者食用糊状食物时仍存在吞咽困难，可考虑给予高热量、高蛋白的口服营养补充剂（oral nutritional supplements，ONS）。存在反流症状的患者应采取高蛋白、低脂饮食，在进食时保持坐位，避免摄入含咖啡因、乙醇、薄荷等食物，避免吸烟，必要时使用 H_2 受体拮抗剂和抗酸剂进行药物治疗。有早饱症状的患者应少量多次摄入高热量、高蛋白且营养价值较高的食物，避免摄入高脂、高纤维、低热量的食物及碳酸饮料。

接受化疗和（或）放疗的患者往往存在一系列营养不良的表现，主要与化疗和放疗的毒副作用有关，包括恶心、呕吐、腹泻、腹痛、黏膜炎、吞咽疼痛、厌食等。针对接受放化疗所出现的毒副作用，饮食方面也需特别注意。对存在厌食的患者，提供的餐饮应该种类丰富，营养价值高，并在患者有进食诉求时提供。对于有食管黏膜炎或口腔黏膜炎的患者，应避免吸烟、饮酒及食用坚硬的或辛辣、酸性、油炸食品等刺激性食物，以免加剧黏膜炎疼痛，或由于唾液分泌过少而导致的口腔干燥。膳食应为柔软、多汁、易咀嚼的食物，以减少对黏膜的刺激。对有恶心、呕吐表现的患者，应避免摄入辛辣刺激、冷热混合及有特殊气味的食物，以免刺激胃肠道，加剧恶心、呕吐症状，建议进食无特殊气味并且脂肪含量较低的易消化食物，增加液体摄入量以弥补体液损失，必要时使用止吐药物，如恩丹西酮、甲氧氯普胺等。有腹泻症状的患者，应增加液体摄入量，防止机体脱水。同时避免食用含有不溶性膳食纤维的食物，如芹菜、果皮和根茎类蔬菜，以及小麦糠、玉米糠、糙米、燕麦全谷类食物，以防其促进胃肠道蠕动，加快食物排泄，加重腹泻症状。可选择食用大麦、豆类、胡萝卜、海带、魔芋、苹果、柑橘等富含可溶性膳食纤维的食物，必要时使用相应药物，如蒙脱石散等治疗。

接受手术的食管癌患者，可能出现倾倒综合征、胃潴留等并发症。针对术后和（或）存在术后并发症的患者，饮食方面也有部分建议。对于术后结肠或空肠造口的患者，应早日开始肠内营养，以减少术后相关并发症，首选在术中放置空肠造口管进行肠内营养。当患者恢复经口进食时，应从液体到糊状饮食过渡进食，并嘱咐患者小口充分咀嚼后吞咽。对于存在倾倒综合征的患者，建议限制碳水化合物的摄入，且少食多餐，并逐渐增加摄入量。有胃潴留的患者应限制高脂肪食物的摄入量，并在少量多次进食的同时保持坐位，必要时使用刺激胃蠕动和胃排空的药物辅助治疗。

（三）食管癌患者的营养治疗途径

临床上，医师在为食管癌患者选择营养治疗途径时，应综合多方面因素。除要考虑疾病因素外，还应估计患者心理及社会因素。营养支持的方式分为肠内营养和肠外营养支持。

1. 肠内营养　当患者的营养摄入不足以满足机体需要时，只要患者的消化道功能基本正常且能耐受肠内营养制剂，就应首先进行肠内营养治疗。肠内营养方式更符合人体的生理状态，能够维护肠道屏障的完整性，增加机体免疫力，减少术后并发症的发生，进而缩短住院天数，降低医疗成本。

口服营养补充剂属于肠内营养支持的一种方式，在吞咽功能允许前提下，口服营养补充剂是食管癌患者肠内营养的首选途径。典型的口服营养补充剂由三大营养素和多种微量元素组成，其形式多样，可以为粉末状半固体制剂，也可以为液体配方。最近一篇对癌症患者进行的关于化疗和放疗期间口服营养支持对临床结果影响的荟萃分析显示，在治疗期间，特别是在口服富含 ω-3 多不饱和脂肪酸（PUFA）的高蛋白配方食物之后，对体重稳定性有积极的效果。

对因食管梗阻或放化疗食管黏膜炎等导致的中-重度吞咽困难者，可行管饲营养治疗。管饲可以通过鼻胃管或胃造瘘术实现。经鼻置管具有无创、简便、经济的优点，但也较易发生误吸、鼻窦炎等并发症，因此经鼻管饲仅适用于管饲时间短于4周的食管癌患者。对于手术患者，应尽可能术中空肠造瘘置入营养管；而非手术患者，则应使用经皮内镜胃造瘘实现肠内营养。

2. 肠外营养　当患者胃肠道功能受损、存在肠内营养禁忌无法完成肠内营养时，则需选择补充性肠外营养或全肠外营养。对于严重的营养问题而导致的短期胃肠衰竭，肠外营养有时也可作为一种过渡疗法。

依据患者是否同时行肠内营养，肠外营养分

为全肠外营养和部分肠外营养。根据导管尖端是否插入腔静脉，又可分为经外周静脉和经中心静脉两个途径。目前，肠外营养在临床上应用广泛，是安全、有效的营养治疗方式。对于因接受化疗而影响进食的食管癌患者，全肠外营养显示出较好的辅助治疗效果，可提高患者对化疗的耐受力。但对于无营养风险的住院患者，肠外营养支持治疗并不能使患者获益，反而会增加并发症的发生率。因此，应严格掌握肠外营养的适应证。

值得一提的是，无论通过肠内营养还是肠外营养途径来进行营养支持，都可以给予免疫营养来进行营养补充。免疫营养是指补充特定的营养物质，包括精氨酸、ω-3多不饱和脂肪酸、核苷酸和谷氨酰胺。研究者认为，这些营养素会影响患者对手术应激的免疫和炎症反应，并刺激蛋白质合成，特别是免疫增强饮食（IMPACT®）被认为可以显著降低选择性胃肠道感染并发症的风险。在ESPEN指南中，对于接受大型腹部癌症手术（如食管切除术、胃切除术和胰十二指肠切除术）且具有明显严重营养风险的患者，使用富含精氨酸、ω-3多不饱和脂肪酸和核苷酸的免疫调节配方剂为A级推荐。多篇荟萃分析表明，肠内注射免疫营养素可显著降低接受消化道恶性肿瘤择期手术患者术后感染并发症的发生率和杂合性丢失（LOH）及患者住院时间，且在伴有营养不良的术后感染并发症的高危人群中显示出更大获益。

此外，在接受放化疗的晚期食管癌患者中，免疫营养支持治疗可以有效减少患者的炎症细胞因子水平并改善免疫功能。为研究补充谷氨酰胺是否会维持或增强晚期食管癌新辅助放化疗患者的全身淋巴细胞功能和保护肠道屏障，日本的研究人员对晚期食管癌患者在放化疗开始时和随后的28天内以30g/d的剂量进行补充谷氨酰胺治疗。所有患者均接受氟尿嘧啶和顺铂组成的纵隔放疗与化疗。该研究显示，在放化疗期间，口服谷氨酰胺补充剂可保护淋巴细胞并减弱晚期食管癌患者的肠道通透性。

但是，免疫营养对食管癌患者的作用仍然存在争议。在一项多中心随机对照研究中，在接受食管癌手术的患者中，术前、术后和围术期的免疫营养治疗没有提供高于标准营养治疗的益处，其他随机对照试验进一步证实了这一观点。另外4项随机对照试验观察发现免疫营养治疗对食管癌患者术后早期营养状况的改善、TNF-α水平的降低和淋巴细胞总数的增加等，但这些研究表明免疫营养和术后并发症无特殊相关性，近期的一项荟萃分析也证实免疫营养治疗并不能降低术后吻合口瘘的发生率。因此，还需要进行大规模随机对照试验进行相关验证。

三、嗜酸性粒细胞性食管炎的营养治疗

嗜酸性粒细胞性食管炎（EoE）是一种免疫介导的食管炎性疾病，与食管壁嗜酸性粒细胞沉积有关。EoE的病因目前尚不清楚，一般认为与食物抗原引起的过敏综合征有关。

有关EoE的描述最先见于20世纪90年代的病例报道，病理活检显示了食管嗜酸性粒细胞增多的独特临床表型。自最初报道以来，全球人口的EoE病例大幅增加，以发达国家和白种人为主。最近的荟萃分析数据表明，EoE的合并年发病率为3.7/10万·年，成人发病率（7/10万·年）高于儿童（5.1/10万·年），但中国尚缺乏确切的流行病学数据。EoE的临床症状多样，其中最常见的表现是上腹痛、反酸、胃灼热和吞咽困难。

EoE的自然病程较长，多数患者需要进行治疗。基于饮食抗原在这种疾病的发病机制中所起的作用，改变饮食是EoE的主要治疗方式。目前，EoE的初始饮食疗法有基于简单氨基酸给药的要素饮食和剔除饮食两种主要方式。饮食疗法的目标是确定有限数量的特定食物诱因，从而使饮食疗法个性化，以便长期维持。

要素饮食疗法的首次报道是在1995年，Kelly等试验性地对10名难治性儿童EoE患者进行氨基酸配方喂养，6周后，8例患儿得到了完全缓解。后续的多项研究均证实了要素饮食在减少组织学上的嗜酸性粒细胞增多症方面有效，治疗总有效率达90%。但是要素饮食往往需要采用鼻胃管的方式，因此患者体验差，且费用高昂，临床上难以推广。

剔除饮食包括靶向食物剔除饮食和经验性食

物剔除饮食。靶向食物剔除饮食是基于食物过敏原实验来识别过敏原，然后将其从饮食中剔除。但从目前的临床数据来看，靶向剔除饮食有效率低，平均有效率仅达 45%，在成人治疗中的有效率更低。经验性食物剔除饮食以 6 类食物消除饮食法（six food elimination diet，SFED）和 4 类食物消除饮食法（four food elimination diet，FFED）为主。FFED 主要剔除牛奶、鸡蛋、小麦及大豆，SFED 在 FFFD 的基础上剔除范围增加了花生/坚果和海鲜。既往研究提示，SFED 和 FFED 的有效率分别为 74% 和 64%。

饮食治疗有效避免了食物过敏原的摄入，从而解除了患者对慢性药物尤其是激素类药品的依赖。但是在长期应用中也显示出了诸多弊端。一是消除饮食的价格普遍高昂且不易获取；二是剔除治疗后需要反复的内镜检查来识别食物诱因。此外，长期的剔除饮食可能会导致患者的营养缺乏，影响生长发育。因此，在以饮食治疗为主的同时，也要注重激素类药物及新型生物制剂的使用。多管齐下，以达到减轻症状、防止并发症、改善生活质量的治疗目标。

（李孟彬　吴　琼）

第七节　心理治疗

消化疾病常伴随心理疾病。在躯体疾病治疗的基础上，针对大部分心身疾病患者存在的焦虑及抑郁等情绪，在心理咨询和治疗的同时采用适当的心理治疗（必要时，合并药物治疗），对调节心身疾病或情绪活动有非常重要的作用。

一、药物治疗

心理治疗时采取精神类药物治疗是必要时的手段。抗抑郁药的主要作用原理是抑制脑内神经元对去甲肾上腺素及 5- 羟色胺的再摄取或破坏，使脑内突触间隙的递质量增加，从而有效地改善情绪状态。抗抑郁药物治疗胃食管反流病和癔球症的机制目前还不十分清楚。其可能是通过缓解患者的精神心理障碍产生抗焦虑抑郁、改善睡眠质量等作用，改变大脑皮质的功能状态，降低中枢神经系统对肠神经系统的干扰程度，从而诱导其食管敏感性降低及提高痛阈，促进原本紊乱的食管功能恢复；还可以促进脑-肠轴功能恢复正常，调节脑-肠肽的分泌水平恢复平衡，提高下丘脑-垂体-肾上腺轴的稳定性，减缓大脑情感和认知中枢对应激的反应性，提高患者的抗压能力，以及通过脑-肠轴互动，调节消化道运动及改善内脏感知过敏症状，联系不同水平的交互作用而发挥治疗作用。Tack 等发现西酞普兰能显著改善功能性胃肠病患者腹痛、腹胀等消化道症状及全身躯体化症状，同时对患者情绪也有显著的改善，明显提高患者的生活质量。我国学者汪涛发现帕罗西汀可明显改善癔球症患者的症状及焦虑症状评分；Kirch 等对 35 例强化抑酸治疗无效的癔球症患者改用加巴喷丁（抗焦虑药）治疗，结果发现超过 57% 的患者自觉咽部症状明显缓解；小剂量阿米替林能有效缓解功能性胃肠病患者的临床症状及睡眠障碍；帕罗西汀能迅速减轻癔球症患者的症状，改善患者的焦虑抑郁情绪，明显提高患者的生活质量，且本药的不良反应少，患者的耐受性好，因此本药具有较高的安全性。

心身疾病的药物治疗应该特别注意必须经过专科医师诊断，根据患者心身疾病的种类和病情及情绪障碍状况选择适当的药物；用药应考虑患者的年龄、性别等因素，对老年患者一般不宜使用三环类药物，有器质性脑病及心血管疾病的患者可选择副作用较少的氟西汀类药物；应关注弱镇静类药物所产生的依赖性和突然停药所产生的戒断症状；心理咨询和治疗同时进行，可减少药物的剂量和使用时间，药物的合理应用可为心理治疗创造条件。

二、心理治疗

心身疾病的治疗中，心理咨询应作为一种主要的疗法贯穿于始终。在施行时必须建立良好的医患关系，对患者有同情感，并给予支持和保证；治疗目标必须适当；在耐心倾听患者倾诉基础上，根据生理和心理卫生知识对患者做针对性的解释，帮助患者改变对疾病的不正确态度，并动员家属和有关方面共同配合治疗。

（一）基本原则

对消化道疾病所致心理障碍的患者进行消化道原发疾病治疗的同时，可根据患者消化道疾病的性质和严重程度选择适合的心理治疗方法。心理治疗一般在急性期后或意识障碍恢复后进行。针对有幻觉妄想的患者，解释要切合时机，否则容易引起患者反感、抵触而拒绝治疗；针对具有抑郁、焦虑等情绪的患者，应以言语性解释、保证等为主；针对精神运动性抑制或缄默、木僵等患者，要加强行为训练。在综合医院中，心理治疗应具有充分的灵活性，根据患者消化道症状的变化随时调整治疗方案。

（二）支持性心理治疗

支持性心理治疗是各种特殊心理治疗的基础，对于消化道疾病患者，支持性心理治疗比较简单也较易被患者接受。治疗时，首先要耐心、诚恳听取患者及其家属的倾诉，建立良好的医患关系；同时结合心理测试结果以充分了解患者，有计划、有针对性地回答患者的咨询和疑问。其次要适当地向患者介绍消化道疾病相关知识，分析患者的思维活动和情绪变化，对患者不恰当的认知和情绪问题给予指导和纠正，对患者给予支持、疏导、安慰、鼓励，帮助患者良好应对疾病过程中出现的社会心理问题，使患者情绪稳定，增强适应能力。

（三）问题解决疗法

患者对自身消化道疾病有一定认识后，需要解决在现实生活中所面临的问题，而很多患者缺乏解决问题的能力，问题解决疗法可以帮助患者增强解决问题的能力，使其更好地适应社会。问题解决疗法（problem solving therapy，PST）较少关注和探讨症状背后的原因，而是集中在患者的问题和解决上。对于消化道疾病所致心理障碍患者出现的抑郁、焦虑等情绪问题，问题解决疗法可以作为一种辅助心理治疗手段。具体的过程包括明确与界定问题；确立目标；制订解决方案、评估方案、执行方案；评估效果，做出调整。

（四）认知行为治疗

认知行为治疗（cognitive-behaviour therapy，CBT）是目前心理治疗的主流，它关注患者对问题认识的不合理性，通过改变患者对自己和对所患胃肠道疾病的态度和想法来进行调节。首先对患者进行认识上的改造，使患者认识到原先的信念与客观事实不符，并帮助患者进行认识的重建。其次通过劝说、正确示范、放松训练等方法改善患者的抑郁、焦虑情绪。最后要进行行为训练，典型的方法是布置作业，使患者在日常生活中进行分析和实践。

（五）森田疗法

"顺其自然，为所当为"是森田疗法的基本治疗原则。森田理论要求把烦恼等当作人的一种自然感情，以顺其自然地接受和接纳它，消除思想矛盾，并对疑病素质的情感施加陶冶锻炼，使其摆脱疾病观念，打破精神交互作用，按照患者的消化道症状和体会使之体验顺从自然。森田疗法强调不能简单地把消除症状作为治疗目标，而应该把自己从反复想消除症状的泥潭中解放出来，重新调整生活。不要指望立即消除自己的症状，而是要学会带着症状去生活。

（六）其他

除了以上几种心理治疗方法外，根据患者消化道疾病的种类和程度，还可进行家庭治疗、集体心理治疗等。

三、预防与康复

心身疾病的个体预防包括提高自我认知能力，通过努力学习现代医学知识，加强个人修养，提高辨别能力，学会以不同角度观察问题；培养健全的性格，健全性格的养成除遗传外，还有赖于社会文化背景、家庭和学校教育、个体有目的的陶冶等；改善社会适应能力，有目的地丰富个人生活经历，学会缓解心理应激的技巧，如自我解脱和安慰等，提高个人的社会忍耐力；建立友善的人际关系，可增加社会支持的效果，帮助改善个体认知能力，缓解情绪体验强度，疏通负性情绪外泄的渠道；保持良好的情绪，有目的地培养个人良好的情绪防御机制，提高个体抵御挫折的能力。在应激作用条件下学会采用合理化、升华、抵消、回避、否认和幽默排泄等手段，消除内心产生的紧张、不安和痛苦，从而恢复心理上的平衡。

社会防御是通过改善个体生活的社会环境，达到预防心身疾病发生的目的。置于社会中的个体，无论分工、工作性质和条件社会地位如何，都难免遇到各种心理应激，从而影响心身健康。社会预防的目的就是通过社会力量，创造一个良好的工作环境和条件，改善个体应有的待遇，形成优良的社会氛围，特别是避免产生人为的精神创伤。

（黄　鹏　武圣君）

第八节　中医诊疗

中医食管病多以临床表现的描述来命名，包括痞满、胃痛、呕吐、呃逆、纳呆等中医内科病名。

一、食管病的中医辨证论治

（一）梅核气

梅核气以咽喉中有团块或异物感，吐之不出，吞之不下为主症，而没有吞咽困难或吞咽疼痛的症状。常指功能性食管疾病的癔球症。

1. 临床表现　喉部持续或间断的无痛性团块或异物感，没有吞咽困难或吞咽痛。

2. 诊断　喉部持续或间断的无痛性团块或异物感；没有吞咽困难或吞咽痛；电子内镜、上消化道钡剂、24小时pH监测或PPI试验性等理化检查有助于明确疾病诊断。肝功能、淀粉酶检验和B超、CT、MRI等检查可与肝、胆、胰疾病做鉴别诊断。

3. 辨证论治　辨虚实：初起多实，久病则虚实夹杂。实证以气郁、痰浊、血瘀为主，虚证以脾虚、阴虚多见。

4. 治疗原则　本病临床以实证多见，病久则见虚实夹杂之证。实证当区分气郁、痰浊、血瘀的轻重，施以理气、化痰、散瘀之法；本虚标实之证，但辨别脏腑寒热虚实，分别施以补气、养阴、温阳，兼以理气化痰散结之法。

5. 分证论治

（1）肝郁气滞证

症状：咽中异物感，状如梅核，吞之不下，吐之不出，症状随情绪改变而改善或加重。平素情绪抑郁；胸胁胀满；嗳气，或喜叹息；舌质淡红，苔薄白；脉弦。

治法：疏肝理气，解郁散结。

主方：柴胡疏肝散（《医学统旨》）加减。

药物：柴胡、枳壳、白芍、陈皮、川芎、香附、百合、乌药。

（2）痰气交阻证

症状：咽中异物感，状如炙脔，吞之不下，吐之不出，咽中多痰而黏，症状随情绪改变而改善或加重。平素情绪抑郁；胸胁满闷；纳呆；眩晕；呕吐痰涎；舌质淡红，苔白腻；脉弦滑。

治法：疏肝理气，化痰散结。

主方：半夏厚朴汤（《金匮要略》）加减。

药物：法半夏、厚朴、紫苏梗、茯苓、生姜、炙甘草、旋覆花、郁金、陈皮。

（3）痰瘀互结证

症状：咽中异物感，吞之不下，吐之不出，咽中涩滞疼痛；舌质瘀黯。病程日久；胸胁满闷，甚或疼痛；脘闷纳呆，或有疼痛；形体日渐消瘦；面色晦滞；苔腻；脉细或细涩。

治法：理气化痰，消瘀散结。

主方：血府逐瘀汤（《医林改错》）加减。

药物：桃仁、红花、柴胡、枳壳、生地黄、赤芍、川芎、桔梗、牛膝、僵蚕。

（4）肝郁脾虚证

症状：咽中异物感，吞之不下，吐之不出，情绪不畅、饮食不节或劳累可使症状加重。情绪抑郁或焦虑不安；倦怠懒言，神疲乏力；面色萎黄无华；便溏；舌质淡红，边有齿印，苔薄白；脉弦或弦细。

治法：疏肝健脾，理气散结。

主方：逍遥散（《太平惠民和剂局方》）合旋覆代赭汤（《伤寒论》）加减。

药物：柴胡、当归、白芍、茯苓、党参、白术、旋覆花（包煎）、代赭石（先煎）、薄荷、法半夏、生姜、炙甘草。

（5）阴虚痰结证

症状：咽中异物感，吞之不下，吐之不出，口燥咽干。更年期女性多见；五心烦热；潮热盗汗；渴而欲饮，饮不止渴；大便干结；舌体瘦小；舌红少津，少苔或无苔；脉细，或弦细，或弦细滑，或兼数。

治法：养阴清热，化痰散结。

主方：麦门冬汤（《金匮要略》）合百合固金汤（《慎斋遗书》）加减。

药物：党参、麦冬、法半夏、生地黄、百合、玄参、白芍、桔梗、浙贝母、牡丹皮、当归身、甘草。

（6）阳虚痰凝证

症状：咽中异物感，吞之不下，吐之不出，遇冷症状加重。老年患者多见；形寒肢冷；喜暖畏寒；面容虚浮；唾涎；便溏；舌淡胖；苔白，或白滑；脉虚弱。

治法：温阳通络，除痰散结。

主方：阳和汤（《外科全生集》）加减。

药物：熟地黄、白芥子、鹿角胶、肉桂、炮姜炭、麻黄、生甘草。

6. 转归预后　梅核气患者由于不存在器质性病变，不会对患者的生命造成威胁，但因咽喉中异物感时时存在，对患者造成困扰，影响患者的生活、学习，使患者的生活质量下降，严重时可能由此导致消瘦、衰弱，甚至精神异常。故应积极采取综合性治疗措施，并加强随访，减少梅核气复发的机会。

7. 预防与调摄

（1）健康宣教：梅核气是功能性食管疾病的一种，不存在器质性病变，更不是癌症，应耐心细致地对患者进行解释、劝导，解除患者的疑虑。加强健康宣教，保持心情舒畅，节制饮食，保持合理作息等，对于预防本病的复发可起到一定的作用。

（2）控制饮食：患者应避免食用番薯、芋头、马铃薯、豆类等产气食物，亦应避免食用肥甘厚味、刺激性食品，戒烟酒。气虚、阳虚体质者避免食用凉性食品，阴虚体质者避免食用辛辣食品。患者可常服用一些理气解郁、化痰散结之品，如新鲜金橘、橘饼、玫瑰花茶、绿萼梅茶、佛手片、牛蒡粥等，有较好的预防作用。

（3）保持心情舒畅：本病患者存在多种较严重的情绪障碍，如焦虑、抑郁、恐惧、症状躯体化等，应鼓励患者积极调整工作、生活状态，参加适宜的体育锻炼、娱乐活动，以分散注意力，解除思想顾虑。

（二）吐酸

吐酸是指胃中酸水上泛，随即吐出的病证，古代尚有"醋心""噫醋""吐酸""呕苦""吞酸""嘈杂""食管瘅"等记载。本病主要涵盖了西医学中的食管、胃、十二指肠以吐酸为主要临床表现的疾病，如胃食管反流病、急性胃炎、慢性胃炎、功能性消化不良、胃及十二指肠球部溃疡等疾病。

1. 临床表现　吐酸的临床表现多样，胃灼热、反酸、胸痛是最常见的典型症状；不典型症状有上腹痛、胃胀、嗳气、恶心等消化不良症状，或同时伴有咽喉不适、吞咽困难、睡眠障碍；食管外症状表现为慢性咳嗽、支气管哮喘、慢性喉炎、牙侵蚀症等，并发症包括上消化道出血、食管狭窄等。

2. 诊断　吐酸以酸水由胃中上泛，从口吐出为主要诊断依据；常伴有胃痛、嗳气、腹胀、嘈杂易饥等上消化道症状；多有反复发作病史，发病前多有明显的诱因，如外感风寒、饮食不当，情志不畅等；电子胃镜、上消化道钡剂、24小时pH监测或PPI试验性等理化检查有助于明确疾病诊断。肝功能、淀粉酶检验，以及B超、CT、MRI等检查，可与肝、胆、胰疾病做鉴别诊断。

3. 辨证论治　本病多由肝气郁结，胃气不和而发，其中有偏寒、偏热之差异。属于热者，多由肝郁化热所致；属于寒者，可因寒邪犯胃，或素体脾胃虚寒而成；饮食停滞之泛酸噫腐者，是食伤脾胃之故。临床首当辨寒热，次辨病在肝在胃，再辨是否兼夹食滞或痰湿。

4. 治疗原则　吐酸的临床治疗，常以调肝为根本，但必须根据寒热证型，或泄肝和胃，辛开苦降，或温中散寒，和胃制酸，夹食加消导和中，兼痰配化痰祛湿，并可适当加入海螵蛸、煅瓦楞子等制酸药。病位均不离脾、胃、肝三者，基本病机在于中焦升降失常，胃气上逆而致病。正是基于这种认识，"疏肝理气，和胃降逆"乃治疗本病的基本原则。

5. 分证论治

（1）肝胃郁热

症状：胃灼热、反酸、胸骨后灼痛、胃脘灼痛、脘腹胀满、嗳气或反食、易怒、易饥。舌红，苔黄，脉弦。

治法：清泻肝火，和胃降逆。

主方：柴胡疏肝散（《景岳全书》）合左金丸（《丹溪心法》）。

药物：柴胡、陈皮、川芎、香附、枳壳、芍药、甘草、黄连、吴茱萸。

加减：泛酸多者，加煅瓦楞子、乌贼骨、浙贝母；胃灼热重者，加珍珠母、玉竹。

（2）胆热犯胃

症状：口苦咽干、胃灼热、胁肋胀痛、胸背痛、反酸、嗳气或反食、心烦失眠、易饥、舌红，苔黄腻，脉弦滑。

治法：清化胆热，降气和胃。

主方：小柴胡汤（《医方集解》）合温胆汤（《备急千金要方》）。

药物：柴胡、黄芩、人参、甘草、半夏、生姜、大枣、竹茹、枳实、陈皮、茯苓。

加减：口苦、呕恶重者，加焦山栀、香附、龙胆草；津伤口干甚者，加沙参、麦冬、石斛。

（3）气郁痰阻

症状：咽喉不适如有痰梗、胸膺不适、嗳气或反流、吞咽困难、声音嘶哑、半夜呛咳、舌苔白腻、脉弦滑。

治法：疏肝理气，开郁化痰。

主方：半夏厚朴汤加减。

药物：半夏、厚朴、茯苓、生姜、紫苏叶。

加减：咽喉不适明显者，加苏梗、玉蝴蝶、连翘、浙贝母；痰气交阻明显者，酌加紫苏子、白芥子、莱菔子。

（4）瘀血阻络

症状：胸骨后灼痛或刺痛，后背痛，呕血或黑粪，胃灼热，反酸，嗳气或反食，胃脘刺痛，舌质紫暗或有瘀斑，脉涩。

治法：活血化瘀，行气止痛。

主方：血府逐瘀汤（《医林改错》）。

药物：桃仁、红花、当归、生地黄、川芎、赤芍、牛膝、桔梗、柴胡、枳壳、甘草。

加减：胸痛明显者，加制没药、三七粉、全瓜蒌；瘀热互结甚者，加牡丹皮、郁金。

（5）中虚气逆

症状：反酸或泛吐清水，嗳气或反流，胃脘隐痛，胃痞胀满，食欲缺乏，神疲乏力，大便溏薄，舌淡，苔薄，脉细弱。

治法：理气和胃。

选方：旋覆代赭汤（《伤寒论》）合六君子汤（《医学正传》）。

药物：旋覆花、代赭石、人参、生姜、半夏、大枣、甘草、陈皮、白术、茯苓。

加减：嗳气频者，加砂仁、豆蔻；大便溏薄甚者，加赤石脂、山药。

6. 转归预后　本病与生活方式和情志变化等关系密切，病情容易复发，但一般预后较好。

7. 预防与调摄

（1）情志调摄：吐酸患者通常存在一定程度的肝气郁结之象，所以保持心情舒畅尤为重要，宜疏导患者，修养积极乐观的心态，及时调节好心情，有利于疾病早日康复。

（2）饮食宜忌：对于肥胖的患者，要控制饮食，平衡营养，尽快减轻体重；减少高脂肪膳食的摄入，因高脂肪食物可促进小肠黏膜释放缩胆囊素，从而降低食管下括约肌张力，使胃内容物易反流；忌食咖啡、巧克力、薄荷，因这些饮食也可以降低食管下括约肌张力；禁烟、酒。长期大量摄入酒精可引起酒精性食管炎，吸烟也可能降低食管下括约肌张力；避免进食过冷、过热及甜酸辛辣等刺激性食物，以防止疼痛症状加重，导致病情反复。

（3）用药指导：避免服用可降低食管下括约肌张力的药物，常见的有溴丙胺太林、颠茄、阿托品、氨茶碱、烟酸、维拉帕米、硝苯地平、地西泮等。

（4）起居调摄：由于反流易发生在夜间，睡眠时应抬高床头15～20cm；睡前不进食，晚餐与入睡的间隔应拉长，不得少于3小时，以减少夜间食物刺激分泌胃酸；每餐后让患者处于直立位或于餐后散步，借助重力促进食物排空，避免剧烈运动。

（三）噎膈

噎膈是由于食管干涩，食管、贲门狭窄所致的以咽下食物梗阻不顺，甚则食物不能下咽到胃，食入即吐为主要临床表现的一类病证。"噎"即梗阻，指吞咽食物时梗阻不顺；"膈"即格拒，指食管阻塞，食物不能下咽到胃，食入即吐。噎属噎膈之轻证，可以单独为病，亦可为膈的前驱表现，故临床统称为噎膈。本病主要涵盖了西医学中的食管癌、贲门癌、贲门痉挛、食管-贲门失弛缓症、食管憩室、食管炎等。胃肠功能紊乱、胃神经官能症、胃食管反流征等疾病引起的食物难下不在本病证范围。

1.临床表现　本病初起出现进食哽噎感、异物感或停滞感，食后则消失，常在情志不舒时发生。初期时食物尚可下咽，进食固体食物时症状明显，随着症状日渐加重，进食流质类饮食亦发生困难，以致不能进食，或食后即吐，吐出物为食物、涎沫，量不大。本病常伴有进食时胸膈疼痛，粗糙固体食物更明显，严重者可有持续疼痛或出血、咳嗽、咳痰、气喘等。随着病情进展，患者表现为身体消瘦、乏力、面容憔悴、精神萎靡。噎膈病中也有的始终以吞咽食物梗阻不顺为主要表现，并无膈的病象。

2.诊断　进食时食管内有哽噎感、异物感或停滞感，甚则不能下咽到胃，或食入即吐；伴有胸膈疼痛或出血，乏力，消瘦，咳嗽，咳痰，气喘等；起病缓慢，常表现为由噎至膈的病变过程，常由饮食、情志等因素诱发，多发于中老年男性，特别是在高发区；食管、胃的X线检查，电子胃镜及病理组织学检查，食管脱落细胞检查，以及CT检查、PET-CT等有助于诊断。

3.辨证论治　①辨标本虚实：因忧思恼怒，饮食所伤，寒温失宜，导致气滞、痰结、血瘀阻于食管，食管狭窄所致者为实；因热饮伤津，房劳伤肾，年老肾虚，导致津枯血燥，气虚阳微，食管干涩者为虚。症见胸膈胀痛、刺痛，痛处不移，胸膈满闷，泛吐痰涎者多实；症见形体消瘦，皮肤干枯，舌红少津，或面色苍白，形寒气短，面浮足肿者多为虚。新病多实，或实多虚少；久病多虚，或虚实并重。邪实为标，正虚为本。②辨病情轻重：本病早期轻症仅有进食时哽噎不顺，全身症状不明显，病情较轻；疾病后期吞咽困难，呈进行性加重，食后即吐，甚则胸膈疼痛，滴水难入，病情较重。

4.治疗原则　依据噎膈的病机，其治疗原则为理气开郁，化痰消瘀，滋阴养血润燥，分清标本虚实而治。初起以标实为主，重在治标，以理气开郁，化痰消瘀为法，可少佐滋阴养血润燥之品；后期以正虚为主，或虚实并重，但治疗重在扶正，以滋阴养血润燥，或益气温阳为法，也可少佐理气开郁，化痰消瘀之品。但治标当顾护津液，不可过用辛散香燥之药；治本应保护胃气，不宜过用甘酸滋腻之品。存得一分津液，留得一分胃气，在噎膈的辨证论治过程中有着特殊的重要意义。

5.分证论治

（1）痰气交阻

症状：进食梗阻，脘膈痞满，甚则疼痛，情志舒畅则减轻，精神抑郁则加重，嗳气呃逆，呕吐痰涎，口干咽燥，大便艰涩，舌质红，苔薄腻，脉弦滑。

治法：开郁化痰，润燥降气。

方药：启膈散。

方中丹参、郁金、砂仁理气化痰解郁，沙参、贝母、茯苓润燥化痰，杵头糠和胃降逆。可加瓜蒌、半夏、天南星，以助化痰之力，加麦冬、玄参、天花粉，以增润燥之效。若郁久化热，心烦口苦，可加栀子、黄连、山豆根，以清热；若津伤便秘，可加增液汤和白蜜，以助生津润燥之力；若胃失和降，泛吐痰涎，加半夏、陈皮、旋覆花，以和胃降逆。

（2）津亏热结

症状：进食时梗涩而痛，水饮可下，食物难进，食后复出，胸背灼痛，形体消瘦，肌肤枯燥，五心烦热，口燥咽干，渴欲饮冷，大便干结，舌红而干，或有裂纹，脉弦细数。

治法：养阴生津，泻热散结。

方药：沙参麦冬汤。

方中沙参、麦冬、玉竹滋养津液，桑叶、天花粉养阴泄热，扁豆、甘草安中和胃。可加玄参、生地黄、石斛，以助养阴之力；加栀子、黄连、黄芩，以清肺胃之热。若肠燥失润，大便干结，可加火麻仁、瓜蒌仁、何首乌，以润肠通便；若腹中胀满，大便不通，胃肠热盛，可用大黄甘草汤，以泻热存阴，但应中病即止，以免重伤津液；若食管干涩，口燥咽干，可饮五汁安中饮，以生津养胃。

（3）瘀血内结

症状：进食梗阻，胸膈疼痛，食不得下，甚则滴水难进，食入即吐，面色暗黑，肌肤枯燥，形体消瘦，大便坚如羊屎，或吐下物如赤豆汁，或便血，舌质紫暗，或舌红少津，脉细涩。

治法：破结行瘀，滋阴养血。

方药：通幽汤。

方中桃仁、红花活血化瘀，破结行血，用以为君药；当归、生地黄、熟地黄滋阴养血润燥；槟榔下行而破气滞，升麻升清而降浊阴，一升一降，其气乃通，噎膈得开。可加乳香、没药、丹参、赤芍、三七、三棱、莪术破结行瘀，加海藻、昆布、瓜蒌、贝母、玄参化痰软坚，加沙参、麦冬、白芍滋阴养血。若气滞血瘀，胸膈胀痛，可用血府逐瘀汤；若服药即吐，难于下咽，可先服玉枢丹，可用烟斗盛该药，点燃吸入，以开膈降逆，其后再服汤剂。

（4）气虚阳微

症状：进食梗阻不断加重，饮食不下，面色苍白，精神衰惫，形寒气短，面浮足肿，泛吐清涎，腹胀便溏，舌淡苔白，脉细弱。

治法：温补脾肾，益气回阳。

方药：温脾用补气运脾汤，温肾用右归丸。

前方以人参、黄芪、白术、茯苓、甘草补脾益气，砂仁、陈皮、半夏和胃降逆。可加旋覆花、代赭石降逆止呕，加附子、干姜温补脾阳。若气阴两虚，加石斛、麦冬、沙参以滋阴生津。后方用附子、肉桂、鹿角胶、杜仲、菟丝子补肾助阳，熟地黄、山茱萸、山药、枸杞子、当归补肾滋阴。若中气下陷，少气懒言，可用补中益气汤；若脾虚血亏，心悸气短，可用十全大补汤加减。

噎膈至脾肾俱败阶段，一般宜先进温脾益气之剂，以救后天生化之源，待能稍进饮食与药物，再以暖脾温肾之方，汤丸并进，或两方交替服用。在此阶段，如因阳竭于上而水谷不入，阴竭于下而二便不通，称为关格，系开合之机已废，阴阳离决的一种表现，当积极救治。

6. 转归预后　若只出现噎的表现，病情多较轻而偏实，预后良好。若实转虚，由噎至膈，则病情较重，预后不良，甚则脾肾衰败，转为关格，危及生命。如《临证指南医案·噎膈反胃》曰："其已成者百无一治，其未成者，用消瘀去痰降气之药，或可望其通利。"

7. 预防与调摄　养成良好的饮食习惯，保持愉快的心情，为预防之要。如进食不宜过快，不吃过烫、辛辣、变质、发霉食物，忌饮烈性酒；多吃新鲜蔬菜、水果；宜进食营养丰富的食物，后期可进食牛奶、羊奶、肉汁、蜂蜜、藕汁、梨汁等流质饮食。树立战胜疾病的信心。

二、食管病国医大师及全国名中医经验方

（一）徐景藩对胃食管反流病的诊疗经验

国医大师徐景藩教授（以下尊称徐老）从医60余载，是第一、二、三批全国老中医药专家学术经验继承工作指导老师。徐老认为胃食管反流病病机有3条，证型分为4类。

1. 追本溯源，病有三因　徐老认为反流性食管炎病位虽在食管，病机却是胃逆，以气失和降为主。上逆之因有二：一者胃气当降不降，反而上逆，和降之所失宜，则胃酸作乱，上泛食管；再者因肝性刚直，郁则怒起，上逆之气更胜，且

肝脉"挟胃"，"上贯膈，布胁肋，循喉咙之后，上入颃颡"，由下而上胁迫胃气，使胃内容物逆行，从膈间沿食管直达于咽喉，可见泛酸、反食等症状。

情志失调，胃受肝劫。患者平素易怒，性急暴烈，急他人之不急，多为肝气盛，升发太过，且肝气属阳，极易变生肝火，猛火炊胃，胃液易升腾上泛。若患者平素易生太息，忧郁踌躇，虑他人之不虑，多为肝气不舒，郁久火现，横逆克胃。患者性情如此，不能自调，肝本气盛，随其肆意，胃受其劫，终致肝火犯胃。

肺气少降，肝亢胃逆。肺、肝二经循行，皆过中焦胃土，肺经起于中焦，肝经挟胃上行。察其经脉布散，肺经"下络大肠"与肝脉"上贯膈"上下相应，肝脉支者"复从肝别贯膈，上注肺"，两经相反相成，肺经亦有制约肝气上逆之功，体现"亢害承制"的规律。因此，肝气升发条达、肺气肃降清利也使脾升胃降，中焦和而不窒。但肺脉下行路径较短，肃降之力相对不足，何况肝性刚强，易动易升，病而上亢之时，更难制约，如王孟英言："肺胃无义肃降，肝胆并力上升，浊不下行，风自火出"。故肺气不降虽非主因，但深刻影响着肝胃之气的功能。因此，求得肺肝二经经气通利，升降相宜，气机舒展，胃气自得顺降。

胃液反流不仅是因胃气上逆，亦与肝肺气机失调密切相关。肝气过升，亦或肺气少降，使肝气相对过亢，肝肺气机失调导致胃气上逆，又因郁久化火有炎上之势，共致胃液反流至食管，形成疾病。

2. 证有四型，治分四法　"理气调升降"为胃食管反流病的治疗原则，升中有降，降中有升，升降得宜，对本病的治疗甚为重要。根据这个原则为四型、四法。

（1）辛开苦降，寒温并用：反流性食管炎主因胃气上逆。徐老喜用陈皮、法半夏、黄连、枳壳、枳实、刀豆壳、厚朴、赭石等和降胃气。陈皮、半夏为二陈汤、济生橘皮竹茹汤主药，善降胃气，化痰饮。陈皮辛香能行，《四圣心源》谓其"降浊阴而止呕哕，行滞气而泻郁满"；半夏辛温，李中梓的《雷公炮制药性解》曰："下气止呕吐……大和脾胃"。黄连味苦性寒，与半夏配伍有泻心之意，可奏辛开苦降之效。枳壳降胃气，除痞满，若上逆之气较甚，可换用枳实。刀豆壳味甘性平，归脾胃经，主下气，使用时量宜大。赭石重镇降逆，是旋覆代赭汤之主药，治疗胃气上逆亦有较好的疗效。徐老有云："理气化痰和降法，橘茹刀赭四气珍。"上述诸药，辛药温散，苦药清泄，辛开苦降，寒温并用，可行滞气、开气结、调气机、下逆气。

（2）疏肝泄木，柔刚并济：肝为刚木，最易郁滞，郁而不散，久必化热，治当疏泄并举。徐老认为酸在五行属木，为肝之味，肝气久郁者，当用解郁合欢汤，以理气疏肝；郁久化热者，多配用左金丸。徐老遵王旭高泄肝之法，善用苦、辛、酸三类药清泄肝火，疏解郁邪，并主张"以黄连为君"，以泻心火，实则泻肝，心肝火除，母子相安；黄连又可治热邪呕吐，与辛味之吴茱萸共成左金丸，为治疗反流性食管炎的基础方。同时合用辛味之柴胡、川芎、香附、佛手等，酸味之白芍，酸苦涌泄，可泄肝。用药时，清热泄肝之余不忘疏肝，方可顺其肝用，泄其过亢。辛药刚烈走窜，酸药柔和徐缓，刚柔并济，柔而不滞，泄而不损。酸苦辛合用疏肝泄木虽妙，亦需灵活变通，勿拘泥于一方。

（3）肃降肺气，治节有序：因"左强右弱"是升降失调的根本，当"清肃气道"，助肺气肃降，抵肝气上逆，恢复胃气息息下行之常态。朱丹溪《格致余论》曰："须养肺金以制木，使脾无贼邪之虑。"《临证指南医案》载："上升之气，自肝而出……治以养金制木，使土宫无戕贼之祸。"以临症来看，反流性食管炎常合并呼吸道症状，故泻肝热、敛肝气不效时，当肃降肺气以治之。食管虽是消化道，但位居胸中，病位可属上焦，徐老常配伍紫苏子、枇杷叶、杏仁、桑皮降肺气，牛蒡子清肺热，木蝴蝶、挂金灯、金果榄利咽喉，上述用药不仅可使咽喉部症状得缓，亦可理肺，从而舒畅中焦气机。正如王孟英《王氏医案续编》所说："俾一身治节之令，肝胆逆升之火，胃腑逗留之浊，枢机郁遏之热，水饮凝滞之痰，咸得下趋"，疾病自愈。

（4）制酸护膜，取性比类：胃中酸液，当随胃气下降为顺。徐老认为，泛酸虽多属热证，但临床也不乏气温骤降、受寒饮冷后泛酸者。因此勿拘泥于酸即是热之说。徐老制酸多用乌贼骨、煅瓦楞子、浙贝母等。乌贼骨制酸作用较强，兼能止血，研成细末吞服效佳。煅瓦楞子虽制酸作用较逊，但适用于胃中郁热而多酸者，入汤剂时打碎先煎。浙贝母与乌贼骨配伍，组成制酸名方乌贝散，浙贝母性寒，乌贼骨性温，两者配伍，温凉俱存，寒热均宜。乌贼骨、瓦楞子富含碳酸钙，可有效中和胃酸，而糊状制剂可以更好地黏附在食管黏膜，抵制胃酸侵蚀。并使用糊剂卧位服药法，对于食管有炎症、溃疡的患者，将药液浓煎，再掺入藕粉，文火加热，调成糊状卧服，使药物在食管处多做停留，直接作用于食管黏膜。临床研究发现，糊剂卧位服药法治疗反流性食管炎，能明显改善患者食管的炎症、症状及生活质量。

以上四法是基本治法，可视患者具体情况辨症加减。若病程日久化瘀，胸骨后刺痛者，合血府逐瘀汤，噎膈难下者，配莪术；若热久伤阴，或素体营阴不足，食管干涩灼热者，加用麦冬、玉竹、沙参；另有几味可宣通食管，如鹅管石、娑罗子、橘络、通草、急性子、威灵仙、王不留行等，可随症选用。

国医大师徐景藩诊疗消化系统疾病60余年，经验丰富，治疗反流性食管炎时注重理气调升降，调和肺、胃、肝紊乱之气，恢复正常气机升降，提出辛开苦降调胃气、柔刚并济泄肝木、肃降肺气助肝胃、制酸护膜抗侵蚀四法。

（二）徐景藩对食管癌的治疗经验

国医大师徐景藩（1927—2015）结合前人理论经验提出"噎乃膈之渐"观点，认为若吞咽欠利，尚能正常通过，进食不减，是为噎；若吞咽困难，进食减少，或久而复出，即是膈。对食管癌术后提倡以调和阴阳、调养脾肾、调畅气机、调补阴液、调营化瘀、调摄安和之"六调法"治疗。

1. 调和阴阳　噎膈发病病位在咽、食管，除胃以外，与肝、脾、肾有关。人体禀赋有阴阳偏胜，饮食及情绪因素均可引起疾病，烦劳抑郁损伤，暴怒伤阴，暴喜伤阳，则阴阳不相运行，呕逆不能食，关津不利，少阴藏水耗竭，无以濡润诸经，一任三阳转结，经以一阳发病，其传为膈。治疗应宣中、清上、实下，宣中则清阳畅，而春和之气升，药用半夏、瓜蒌、薤白等；清上则清肃降，而膀胱之液化，药用贝母、天花粉、百合等；实下则五液充，而三阳之结解，咽膈渐利，中州颇有复振之机。食管癌术后患者若出现胃脘不适、恶心欲吐、腹胀、腹水、下肢水肿等症状，此为反胃兼浮肿，是三阴三阳俱结之证。《伤寒论》曰："夫天地之气，胜复之作，不形于证诊。"此时不应拘泥于三阳、三阴之结，应辨证论治，在顾护阴液的基础上佐以温阳之药，体现了阴阳兼顾并调的治疗方法。

2. 调养脾肾　脾胃为中土之脏，仓廪之官，容受水谷，有坤顺之德；化生气血，有乾健之功。肾虚则真阳不足以煦和，真阴不足以濡润脾运，若相火不足，胃之阴阳不健，则饮食不入，故临床多见脾肾素亏，阴阳俱衰，出现胃呆纳少、二便不利之症。若患者噎膈已成，食入则吐，小便频数，属先后天之本已伤，治疗此类患者应调养先后天之本，临床选用肾气丸合大健脾丸。肾气丸出自《金匮要略》，方中以少量温阳药与滋阴药为伍，旨在阴中求阳，少火生气，全方以补为主，佐通散渗利，寓泻于补，使补而不滞。大健脾丸出自《古今医统》，主治脾胃虚弱，食停气滞，湿热内阻，胸膈痞满，食欲缺乏，体倦乏力。金匮肾气丸益火生阳，大健脾丸健脾宽膈，乃一助坤顺，一法乾健。针对脾肾两虚患者，常以淮山药、党参、白术、茯苓、甘草、煨木香研成极细末，加入等量米粉，温水调匀，煮成糊状服用。另可佐用胃爱散，胃爱散出自《普济方》引《十便良方》，主治脾胃久虚，中焦气滞，胸腹疼痛，不思饮食。

3. 调畅气机　食管质柔而薄，多种病理因素均可累及食管，引起通降失常，致炎症、溃疡甚至转成噎膈、癌症等。咽膈之间，清虚之所，若抑郁伤肝，木乘土位，则肝厥阴之气由胃系上升于喉，致喉间不利；肝气逆行反胃，胃气不克下行，反而上逆，致状如物阻，咯之不出；肺气不降，升降之机紊序，上逆于会厌之间，咽之不下，食入不运，口吐涎沫，渐成噎膈。在临床中，本症善用青皮白芍汤，该方出自《杂病源流犀烛》，主治风木太过、脾土受攻之证，方中以青皮破气引至厥阴，柴胡升发木郁，调达上行，佐以白芍酸收摄入肝经；人参制青皮、柴胡破散之性，俾之扶疏条达，而无偏胜之弊。肺胃相灌输，肺肠相表里，肠胃又同府，胃为浊阻，肺气不降，清阳无以展舒，津液不归正化，凝浊生痰，以致伤咽不通，脾胃俱亏，清浊混淆，饮食不下；肺肾皆伤，乙癸同源，阴阳有所偏胜，阳赖肾火以煦和，阴赖肾水以濡润，升降传输失职，以致食入反出。

4. 调补阴液 食管癌术后患者五液皆虚，胃阴亏损，胃口干涩，不能柔润，故多为喜柔润之阴证。润即为滋涵濡养之意，保护、濡润食管黏膜，修复病理损伤，使得脾胃阴液充润则胃纳脾运健旺，胃纳充而体气复。治疗食管癌术后或放化疗后气阴耗伤的患者多选用清润之剂，若患者术后吞咽食物干涩感明显，药用麦冬、沙参、石斛、玉竹、芦根等；若舌质干红，胸骨后灼痛不适，可配伍知母、天花粉、玄参；若不欲饮食，口干欲饮，可加用粟米清补胃气，太子参清养胃气，山药补养肺胃之气阴，并酌加藕汁、梨汁、甘蔗汁。部分患者大便成形，但舌红而光暗，此为脾阴虚，可选用山药、白扁豆、莲子肉等以滋补脾阴。食管癌术后大多为阴虚之证，但在滋阴过程中配伍芳香化湿之药很有必要，名曰"柔中带刚""刚柔相济"，多选用藿香、佩兰，藿香化湿醒脾、辟秽和中，佩兰芳香化浊、增进食欲，两者配伍效果明显。另外，肿瘤术后大多病势缠绵，只要辨证不误，均应使用缓中稍带通利之药，如急性子、牵牛子、通草等药物治疗，使药达病所。

5. 调营化瘀 老年食管癌患者阴血本亏，无血以濡经络；阳气又结，无气以调营卫，营卫枯，阴液与痰浊交阻上焦，久病成膈。所以高龄或晚期食管癌患者多见肌肤干枯、面色晦暗、舌质紫暗或青紫、脉象细涩等营血不足、瘀血内阻之证。在治疗此类患者时，一是选用通利药物，以通利扩张食管，如鹅管石配母丁香、赭石配石打穿、急性子配威灵仙等。二是食管柔空曲长，位于咽与胃之间，饮食之径，如曲径通幽之处，选用通幽汤进行治疗，以期润枯槁、通壅塞、调营血、开噎塞。方中当归身辛甘而润，与生地黄、熟地黄同用，以调营养血，润枯而行，有"槁者润之"之意；桃仁苦甘辛润，红花辛甘苦，两药配伍，可破结行瘀，祛瘀生新；槟榔与升麻，一升一降，

噎膈得通；甘草调和阴阳。全方共奏调营养血、破结化瘀、降逆通管之效。

6. 调摄安和 食管癌患者多年逾花甲，营血内枯，阴液已亏，加以肝气不和，肝脾两伤，胃不下降，食入梗阻，气结于上，津枯于下，关格成矣。嘱患者少量饮酒有利于流通血脉，但切忌多饮，平素可饮淡茶减少饮食对食管的刺激。食管癌多病程较长，病情缠绵难愈，延长药物在食管停留时间以增强疗效，故提出食管疾病糊剂卧位服药法，汤剂采用一日多次服法，且佐用代茶频饮之法。

（三）国医大师周仲瑛对食管癌的治疗经验

国医大师周仲瑛教授从事中医临床、教学、科研60余载，学验俱丰，精于肿瘤的诊治，疗效明显。周老认为癌邪为患，必挟毒伤人，创立了癌毒理论，为肿瘤的防治提供了有效的理论指导。

1. 癌毒理论的渊源

（1）癌毒是食管癌的根本病因：癌毒属于毒邪中的一种，具有暴戾性、隐匿性、难治性、多发性、内损性及依附性等特点。周老认为食管癌的发病总由癌毒留著食管为先，癌毒一旦留结，阻碍经络气机运行，津液不能正常输布，则留结为痰，血气不能正常运行，则停留为瘀，癌毒与痰瘀搏结，则形成肿块，或软、或坚硬如岩，推之不移。癌肿不仅耗损人体正气，损伤脏腑功能，而且容易流窜他脏，形成原发灶和转移灶。瘤体一旦形成，则狂夺精微以自养，致使机体迅速衰弱或失调，诸症蜂起。正气亏虚，更无力制约癌毒，而癌毒愈强，又愈益耗伤正气，如此反复，则癌毒与日俱增，机体愈益虚弱，终致毒猖而正损，难以恢复之恶境。尤其食管癌患者，局部癌肿阻塞食管，水谷精微无以充养，加之癌毒耗伤脏腑气血，终致气血津液消亡、阴阳离决，因此癌毒是食管癌的根本病因。

（2）结毒是食管癌局部发病的重要病因：周老将癌毒分为结毒及流毒两种，认为结毒形成原发灶，流毒形成转移灶，与西医关于癌症的原发灶与转移灶一致，有力地指导了临床辨病与辨证相结合治疗癌病。周老认为结毒为癌毒长久不去，

蓄积体内，耗散气血，并致痰浊、瘀血等有形之邪形成，并与之交结，导致食管癌原发病灶。又反过来阻滞机体水谷精微的吸收和气血津液的正常运行，导致痰浊、瘀血等病理因素的产生，癌毒可与这些病理因素相互胶结凝滞，兼夹为患。因此，结毒是食管癌局部发病的重要病因。

（3）流毒是食管癌转移扩散的重要原因：周老认为，流毒转移是恶性肿瘤的一大特点，癌毒形成后，易顺气血经络流注至远处脏腑组织，如上至脑髓、内至骨骼、外至皮肤等形成流毒，导致肿瘤转移病灶的发生。也就是周老所常说的癌毒"随气血运行而走注弥散，在至虚之处而留着滋生，与相关脏腑亲和而成"。因与相关脏腑亲和性的不同，故形成不同部位的肿瘤。现代医学证明，食管癌可通过局部侵犯、血管、淋巴管、种植等多种方式转移，食管癌常见的远处转移有腹腔淋巴结转移、肺转移、骨转移、肝转移等，中晚期食管癌患者常合并淋巴结及其他脏器的转移。可见，流毒是食管癌转移扩散的重要原因。

2. 消癌解毒法治疗食管癌的经验

（1）急则治标宜消癌解毒：周老认为食管癌总属本虚标实，癌毒是食管癌的一个重要致病因素，作为独特的病理产物，可进一步使病邪深重不解。癌毒一旦留结，阻碍经络气机运行，津液不能正常输布，则留结为痰，血液不能正常运行，则停留为瘀，癌毒与痰瘀搏结，则形成肿块，附于食管，推之不移，咽之不下，形成癌体；或毒邪壅盛，充斥三焦，流注他处，累及脏腑，耗损正气。正气已虚，更无力制约癌毒，而癌毒越强，越耗伤正气，如此反复，则癌毒与日俱增，机体更加虚弱，终致毒盛正损，气阴难复。因此周老指出，食管癌当以抗癌解毒为治疗原则，消癌解毒治疗应贯穿整个食管癌治疗过程，以祛除原有病因，缓解病损程度为主。并且周老在"癌毒"理论指导下，在辨证与辨病相结合的基础上，以消癌解毒为治疗原则，选择白花蛇舌草、半枝莲、漏芦、僵蚕、蜈蚣、八月札、太子参、麦冬和炙甘草等创制消癌解毒方。方中白花蛇舌草、半枝莲、漏芦、僵蚕、蜈蚣、八月札清热解毒、化痰散结、活血祛瘀；太子参、麦冬益气养阴，炙甘草调和诸药，全方祛邪扶正，攻补兼施。

（2）癌毒深重宜复法大方：周老认为，食管癌病理因素错综，邪盛多因，正虚多面，宜复法大方，多环节增效，但必须组合有序，主次分明，配伍严谨。在食管癌初期正虚不显时，以抗癌解毒配合化痰软坚、逐瘀散结为主；中期，兼有脏腑功能失调时，可适当配伍调理脏腑功能之品；晚期，正虚明显者，则以补益气血阴阳为主，兼顾抗癌解毒、化痰软坚、散瘀消肿。周老提出，"集数法于一方、熔攻补于一炉的复法大方"是针对食管癌的一种有效的、值得深入研究的治疗方法，能充分发挥中药多途径、多靶点、多环节的综合疗效优势。在临床治疗食管癌时，充分考虑到食管癌气、痰、瘀交结，阻隔于食管、胃脘的基本病理，时时注意开郁化痰，常用消癌解毒方配伍半夏厚朴汤。为提高疗效可酌加生半夏5～10g，先煎2小时，充分发挥半夏燥湿化痰、降逆止呕、消痞散结之功效，尽快消散局部癌肿，并且经长期应用未见明显毒副作用。

（3）胃主通降尤需顾护脾胃：中医学认为"胃主通降"，"脾胃乃后天之本"，"气血生化之源"，"有胃气则生，无胃气则死"，食管癌直接关系到水谷精微的摄入，因此周老认为当以保护脾胃为第一要务。我们在治疗食管癌时，遵周老之旨，时时注意顾护脾胃，以保生化之源不竭，脾胃不败。脾胃运化功能正常，既是积极治疗的结果，也为后续治疗提供良好的时机及药物摄入的有效途径。特别是放化疗期间，尤当特别注意顾护脾胃功能，既可减轻放化疗毒副反应，也为放化疗顺利进行提供保障。近几十年，人们通过临床及实验研究发现了一批清热解毒中草药有一定的抑瘤作用，如白花蛇舌草、半边莲、半枝莲、猫爪草、土茯苓、菝葜、漏芦、龙葵、虎杖、蒲公英、野菊花、山豆根、石上柏、白毛夏枯草、鱼腥草等，合理选用这些药物，将具有良好的治疗效果。但如果不加辨证，滥用寒凉，不仅不能化解癌毒，反致脾胃受损。因此，我们临床治疗食管癌，反对一味地大量使用苦寒药物，而且还提倡酌加谷芽、麦芽、神曲、山楂、稻芽、紫苏子等健脾消食之品，以确保脾胃功能正常。

总之，食管癌的治疗当时遵循国医大师周仲瑛的教诲，牢记癌毒是食管癌的根本病因，治疗食管癌当急则治标，采用复法大方消癌解毒，并且以顾护脾胃为第一要务，达到祛邪不伤正，既消癌解毒又不败脾胃。

（四）姚乃礼对胃食管反流病的治疗经验

姚乃礼教授是中国中医科学院主任医师，国家第四、五、六批老中医药专家经验继承工作指导老师，从事中医内科临床及研究工作40余载，对胃食管反流病的治疗有丰富的临床经验。

1. *病因病机*　姚教授认为气机失于调畅贯穿胃食管反流病的始终，"脾虚失运、气机失畅、胃失濡润、痰热互结"为其基本病机，在治疗胃食管反流病中注重调畅脾胃、肝胆、肺肠的脏腑气机，并重视痰、热等病理产物对气机升降的影响。

2. *治法治则*

（1）健运脾气：脾胃为气机升降的枢纽，主一身之气的调畅。饮食水谷入于胃，在脾之运化及胃之腐熟的作用下转化为清气和浊气，清浊各有归处，则生理功能正常。脾宜升则健，若素体脾胃不足，或因忧思、饮食等导致脾胃气虚，脾失健运，脾气不升，则导致胃食管反流病的发生。因此补益脾气，增强机体的动力，可恢复脾升胃降的功能。姚教授善用党参、太子参、白术、茯苓、黄芪等益气健脾，鸡内金、谷芽、麦芽消食健脾，并佐以荷叶升清阳之气。

（2）润降胃气：胃主受纳腐熟水谷，以降为顺，以通为用，胃气和降，腑气畅通，则胃的生理功能发挥正常；胃的通降异常，胃气不降或胃气上逆，则会出现反酸、嗳气、呃逆、反胃等病症，同时胃气郁滞日久也会影响脾之升清。《临证指南医案》言："所谓胃宜降则和者，非用辛开苦降，亦非苦寒下夺，以损胃气，不过甘平，或甘凉濡润，以养胃阴，则津液来复，使之通降而已矣。"胃气以降为和，治疗胃食管反流病当以润胃降气为法。姚教授临症常用旋覆花、代赭石通降胃气，北沙参、麦冬、太子参益胃养阴。

（3）疏理肝气：肝气具有疏通、畅达全身气机的作用，肝主疏泄，表现在促进脾胃运化和胆汁的分泌排泄。《血证论》曰："食气入胃，全赖肝木之气以疏泄之，而水谷乃化。"若肝失疏泄气失调达，日久郁结在内化火生热，进而横逆犯及脾土，肝胃郁热，胃失和降，上逆食管，亦会出现胃灼热、反酸、胸骨后烧灼感等症状。故姚教授用柴胡、枳壳疏肝理气，合欢花、厚朴花质轻力柔，理气而不伤胃阴。

（4）畅通腑气：六腑以通为用，以降为顺，脾胃肠腑相互贯通，若肠腑传导糟粕下行不畅，影响中焦气机通畅，在下表现为大便不畅，浊气上逆则会出现反酸、嗳气、胃胀等表现。因此，姚教授用厚朴、枳实、瓜蒌通畅腑气，瓜蒌配伍法半夏、黄连为小陷胸汤，有宽胸散结、清热化痰、下气通腑之功。

（5）肃降肺气：朱丹溪提出："吞酸者……伏于肺胃之间"，《四圣心源》亦说："胃逆则肺金不降，浊气郁塞而不纳。"肺气的肃降功能关系到大肠的通畅功能，而胃为六腑之大源，胃腑通降功能正常则六腑皆通，胃腑和则六腑和，故而肺气肃降与胃腑气机通降相互影响。姚教授治疗胃食管反流病时常选用杏仁、紫苏子、莱菔子降气化痰，竹茹、瓜蒌清热化痰，以肃降肺气，而使胃气得降，反流诸症得治。

（6）清化痰气：《诸病源候论·噫醋候》指出："噫醋者，由上焦有停痰，脾胃有宿冷，故不能消谷。谷不消则胀满而气逆，所以好噫而吞酸，气息醋臭。"脾失健运，聚湿成痰，痰气凝结，痰湿蕴热，交阻气道，影响气机，可发为反酸、嗳气、胃胀等症状。姚教授治疗胃食管反流病常用瓜蒌、杏仁通腑泄热、化痰降气，竹茹、胆南星清热化痰降逆。

胃食管反流病病位在食管，食管属胃气所主，而胃气的通降依赖脾气的上升、肝胆气的条达、肺气的肃降及肠腑气机的通畅。脾胃居于中州，以灌四旁，胃食管反流病的病理基础是脾胃气机失常，并与肝、胆、肺、肠腑之气机升降失常相关。姚教授治疗胃食管反流以恢复脾胃气机运化为本，协调肺胃、肝胃、胃肠气机的运行关系，并且重视痰热病邪对气机升降的影响。

（五）国医大师李振华对梅核气的治疗经验

李振华教授从医60余年，从教50余载，是我国著名中医学家、中医教育家，首届国医大师，全国首批老中医药专家学术经验继承工作指导老师，享受政府特殊津贴。李教授在治疗梅核气中分四型论治，具有较好的疗效。

1. 病因病机　本病多因情志不遂，饮食不节，致肝脾失调，痰气搏结，循经上逆，结于咽喉而成。多为虚实夹杂之证，痰气交阻为病之标象，脾虚肝郁方为其本。也有因于肺胃阴虚，火热炎上，气血结于咽喉而发病者，临床当以甄别。

2. 辨证纲要　梅核气之辨证，有气血虚实的不同，应注意以下辨证。

（1）辨虚实：七情所伤，肝郁气滞，咽中有异物感，胸胁胀满，形体壮实，脉弦而有力，病程短者，多为实证；饮食所伤，脾胃虚弱，咽中有异物感，腹胀纳差，倦怠乏力，面色萎黄，形体瘦弱，脉沉细无力者，多为虚证。

（2）辨气血：精神抑郁，胸闷气短，心烦易怒，多疑善感，咽中如有物梗阻，胁肋窜痛，时轻时重，其症状每因情绪变化而增减，多为气滞；气滞日久，临床表现为咽中不适，胸胁刺痛，月经有瘀块，舌紫暗有瘀斑，脉弦涩者，多为血瘀。

3. 分型论治

（1）脾胃虚弱

临床表现：咽中如有物梗阻，咯之不出，吞之不下，腹胀纳差，嗳气泛恶，倦怠乏力，大便溏薄，两胁胀满，面色萎黄，形体消瘦，舌质淡，体胖大，苔薄白或白腻，脉弦细。

方药：四君子汤合半夏厚朴汤加减。党参10g，白术10g，茯苓15g，橘红10g，半夏10g，厚朴10g，紫苏10g，郁金10g，香附10g，桔梗10g，山豆根10g，牛蒡子10g，甘草3g。

方中党参、白术、茯苓、甘草健脾益气，增补后天；橘红、半夏燥湿化痰，和胃降逆；厚朴、紫苏行气开郁，导滞除满；郁金、香附疏肝理气；桔梗、山豆根、牛蒡子清利咽喉。脾虚湿盛，大便次数增多者，加泽泻10g，薏苡仁30g，以健脾利湿；恶心欲呕者，加藿香15g，佛手12g，以芳香化湿；腹部胀甚者，加砂仁8g，枳壳10g，以醒脾宽中；脾虚食积者，加神曲12g，麦芽12g，鸡内金10g，以消食化积；湿郁化热者，加黄连5g，竹茹12g，以燥湿清热；咽干者，加麦冬15g。

（2）肝气郁结

临床表现：咽中有异物感，吐之不出，咽之不下，胁肋胀痛，胸脘满闷，善太息，心烦易怒，失眠梦多，妇女月经不调，症状每因情绪变化而增减，舌苔薄白，脉弦。

方药：柴胡疏肝散合四七汤加减。柴胡6g，陈皮12g，香附10g，白芍15g，枳壳10g，川芎8g，半夏10g，厚朴10g，茯苓15g，紫苏叶10g，桔梗10g，牛蒡子10g，生姜5g，甘草3g。

方中柴胡、香附疏肝解郁；白芍柔肝敛阴，甘草和中益气，两者相配调和肝脾，缓急止痛；枳壳、川芎行气消滞，活血通络；陈皮、半夏、茯苓、生姜健脾和中，化痰开结；厚朴、紫苏叶行气开郁，宽胸畅中；桔梗、牛蒡子清利咽喉。若胁痛甚者，加郁金10g，延胡索10g，川楝子12g，以增疏肝解郁之力。嗳气频作者，加柿蒂15g，刀豆子12g，以和降胃气。肝郁化火、口干口苦者，去川芎、生姜，加栀子10g，知母12g，以养阴清热。热扰心神，心急烦躁，失眠梦多者，加莲子心5g，夜交藤30g，以清心安神。气滞血瘀者，加丹参15g，桃仁10g，以活血化瘀。

（3）肺胃阴虚

临床表现：咽干少津，喉似物梗，唇燥口渴，干咳少痰，胃脘灼热，食欲缺乏，大便干结，每因语言多或食刺激性食物而加重，舌红少津，脉细数。

方药：沙参麦冬汤合桔梗汤加减。辽沙参15g，麦冬15g，玉竹12g，花粉12g，桑叶10g，生扁豆15g，桔梗10g，甘草5g，射干10g，山豆根10g。

方中辽沙参、麦冬、玉竹、花粉滋阴降火，生津润燥；桑叶宣散肺热，并能使养阴之药滋而不滞；生扁豆健脾和胃；甘草补中，调和诸药；桔梗、射干、山豆根清利咽喉。肺胃热盛，咽喉干燥疼痛者，加生地黄12g，牡丹皮10g，知母12g，以养阴清热，凉血活血；时作干呕者，加竹茹10g，陈皮10g，以和胃降逆；纳呆少食者，加山楂12g，鸡肉金10g，以开胃导滞；大便干燥者，加火麻仁15g，以润燥通便。

（六）国医大师李振华对胃食管反流病的治疗经验

李振华教授认为吐酸的病因有内外之分。内因为平素脾胃虚弱兼有痰浊内停，或饮食情志所伤。外因吐酸的病因有内外之分。内因为平素脾胃虚弱兼有痰浊内停，或饮食情志所伤。外因多责之寒邪犯胃或过食生冷，胃阳被遏，湿食郁而作酸。内外因素相互影响，脾胃素虚，易招外邪侵袭；寒邪直中进而损伤脾胃，内外之因互有关联。吐酸多因肝气郁结，胃失和降，脾胃损伤而发病，其中有偏热、偏寒之分，兼痰兼食之异。

1. 辨证纲要

（1）辨寒热：新病吐酸而有外邪者多为寒；经常吐酸伴见呕吐者多内有郁热；日久不已者多为脾胃虚寒；食后偶尔吐酸者多为食滞化热。热证吐酸，多伴嗳气腐臭，大便臭秽，口干渴心烦躁，舌红苔黄；寒证吐酸，时作时止，喜唾涎沫，四肢不温，大便稀薄。

（2）辨虚实：实证发病急，病程短，多由感受寒邪，饮食不节所伤，常伴嗳气臭腐，脘胁胀痛等；虚证发病缓，病程长，多为禀赋不足，或为劳倦内伤，脾胃虚弱所致，常兼神疲乏力，四肢不温，大便溏薄等。

2. 治疗原则　吐酸以和胃降逆制酸为主，针对不同症情选用或伍用益气、解郁、化痰、祛湿等法，使脾胃气旺，升降有序，而达止酸之效。

（1）寒湿中阻

临床表现：口吐酸水，胸膈满闷，胃脘痞塞，不思饮食，身重困倦，舌苔白滑或腻，脉沉缓。

方药运用：平胃散加味。苍术12g，厚朴10g，陈皮12g，甘草6g，干姜9g，大枣5枚，吴茱萸8g，乌贼骨12g。

本方有燥湿运脾，理气止酸之功，方选苍术为君药，以其苦温性燥，最善除湿运脾；以厚朴为臣，行气化湿，消胀除满；佐以陈皮理气化滞，甘草甘缓和中。配干姜、大枣温中健脾，加吴茱萸、乌贼骨温中止酸，诸药合用，使寒湿得化，气机调畅，脾胃复健，吐酸自除。

（2）饮食积滞

临床表现：吐酸频发，胃中烧灼，嗳气腐臭，胃脘胀满拒按，厌食，苔黄而腻，脉滑。

方药：曲麦枳术丸加味。神曲12g，麦芽12g，枳实10g，白术12g，煅瓦楞子15g，莱菔子12g，黄连3g，吴茱萸8g。

本方为枳术丸加神曲、麦芽而成，具有健脾消痞，消食导滞的作用。更以莱菔子行气消胀。食积易于化热故配黄连以清之，佐以煅瓦楞子、吴茱萸制酸和胃。若胃脘胀满，可加砂仁、木香以和胃除满。

（3）肝胃郁热

临床表现：吐酸时作，恶心呕吐，心烦易怒，口干口苦，胁肋胀痛，胃脘嘈杂，舌红苔黄，脉弦数。

方药运用：化肝煎合左金丸加减。黄连15g，吴茱萸5g，青皮、陈皮各15g，芍药20g，牡丹皮10g，栀子10g，泽泻9g，贝母10g。

本方重用黄连为主药，直折其肝火上炎之势；辅以吴茱萸，辛通下达以开郁结；配以青皮、陈皮理气疏肝和胃；合芍药柔肝养肝；佐以牡丹皮、栀子、泽泻清泻肝火，贝母清热止酸，共奏清泄肝火、和胃止酸之功效。

（4）脾胃虚弱

临床表现：呕吐酸水，纳差腹胀，喜温喜按，大便稀溏，倦怠乏力，少气懒言，舌质淡，苔薄白，脉弱无力。

方药运用：香砂六君子汤加味。党参15g，白术10g，茯苓15g，木香9g，砂仁6g，炙甘草6g，陈皮10g，半夏12g，乌贼骨10g，吴茱萸8g。

本方具有健脾益气，和胃降逆之功效。配吴茱萸温散肝郁而制酸。若胃脘疼痛甚，加川椒、豆蔻仁之类，以增强温中和胃之功；若脾虚不运，湿浊留恋中焦，苔腻，加藿香、佩兰、苍术。

（七）国医大师李振华对食管癌的治疗经验

李振华教授认为噎膈的病因有外因和内因两个方面。外因多由感受外邪；内因多因忧思暴怒、饮食伤脾而致。病机有虚、实之别，实者多为气滞、痰凝、瘀血；虚者多与阴津亏乏，气虚阳微有关，虚实之间互有关联。

1. 辨证施治

（1）辨别轻重：噎膈病轻者，仅有吞咽不顺，胸胁胀闷，情绪舒畅时可减轻，全身症状亦不明显，工作起居影响不大；重者，吞咽时胸膈疼痛，汤水难下，或食入即吐，滴水难进，甚至吐出物如赤豆汁，出现形体消瘦憔悴，精神疲惫等症。

（2）辨别虚实：主要从病程和主证区别。新病多实，或实多虚少；久病多虚，或虚中挟实。证见吞咽困难，梗阻不顺，疼痛者多实；食管干涩，少气懒言者多虚，食入即吐，涌吐痰涎者多实；后期津液干枯，格拒不入，吐涎沫者多虚。大便秘结，初起多实；日久肠枯便秘者多虚。

（3）辨别标本缓急：噎膈证以正虚为本。初起正虚未甚，若以气滞、痰凝、瘀阻、火郁为主证者，属标急，当以治标为主，治以行气散结、化痰祛瘀、清热解毒为主；若虚实夹杂，当攻补兼施；晚期正气大虚，病邪尚存，则以扶正培本为主，兼用祛邪之品。

2. 治疗原则　大凡初起标实者治以祛邪为主，据气郁、痰阻、血瘀之不同，治以开郁行气、化痰散结、活血化瘀之不同治法；后期多以本虚为主或虚实并重，治以扶正为主或攻补兼施。据阴虚、阳虚之异，治以滋阴、温阳之不同法则。

（1）痰气交阻

临床表现：吞咽梗阻，胸膈痞满，嗳气或呃逆，精神郁闷，或呕吐痰涎，大便不畅，舌淡红苔薄腻，脉弦滑。

方药：启膈散加味。全瓜蒌30g，杵头糠15g，沙参12g，茯苓15g，丹参15g，制天南星20g，海藻30g，昆布15g，生薏苡仁、熟薏苡仁各30g。

化热伤津吐黄黏痰者，加玄参、麦冬、前胡，以清热生津、润燥化痰；呕恶甚者，加旋覆花、代赭石，以降逆止呕；胸痛甚者，加延胡索、五灵脂，以化瘀止痛。此外旋覆代赭汤、四七汤、温胆汤、导痰汤临床亦比较常用。痰气交阻之噎膈，其主要病机是痰气互阻于胸膈、食管，故治宜理气化痰。药用郁金15g，砂仁壳10g，香附15g，川贝母10g，姜半夏12g，荷叶蒂10g。

（2）气滞血瘀

临床表现：吞咽梗阻，胸膈疼痛，食不能下，腹胀，甚则滴水难下，进食即吐，大便坚硬如羊屎；或吐下如赤豆汁，或便血，面色灰暗，形体羸瘦，肌肤甲错，舌质紫暗少津或舌面有瘀点瘀斑，舌下脉络粗暗，脉细涩。

方药：桃仁红花煎加减。丹参30g，桃仁15g，红花10g，制香附15g，元胡15g，青皮9g，川芎15g，急性子20g，菝葜20g，威灵仙15g，白花蛇舌草30g，八月札30g。

若大便坚硬如羊屎者，可用滋血润肠丸以逐瘀通便。若痰热内阻，可吞服六神丸，以清热化痰、解毒消肿。若服药即吐，难于下咽，可选服玉枢丹，以开膈降逆，再服煎药。若滴水不入，亦可由肛门给药。

（3）阴津亏乏

临床表现：吞咽梗涩，饮水可下，食物难进，形体消瘦，肌肤枯燥，口干咽燥，欲饮冷水，五心烦热，或潮热盗汗，性情急躁，大便干结，舌红而干，或有裂纹，少苔，脉弦细而数。

方药：生地黄12g，生山药30g，生姜汁6g，梨汁12g，藕汁10g，生薏苡仁30～60g，天冬15g，枸杞子15g，山海螺30g，白花蛇舌草30g，女贞子30g。

阴津亏乏之噎膈常挟燥热实证，对燥热实证兼证的治疗，宜润降，忌用苦寒攻下，以防津亏更甚。

（4）气虚阳微

临床表现：久噎不已，吞咽受阻，饮食不下，面色㿠白，精神疲惫，形寒气短，泛吐涎沫，面浮足肿，腹胀，舌质淡胖，苔薄白，脉细弱或沉细。

方药：西洋参10g（另炖），焦白术15g，干姜10g，炙甘草6g，茯苓15g，姜半夏10g，砂仁10g，丹参20g，炙黄芪30g，制附片10g，补骨脂15g，猪苓30g，莪术30g，白花蛇舌草30g。

若气血两亏，形体羸瘦，用八珍汤，以补益气血。

三、食管病的中西整合医学研究

（一）癔球症

癔球症（globus hystericus）是功能性食管疾病的一种，国外文献报道，该疾病发生率可达

46%，女性多见。中国古代医书中无此病名，根据临床特点归属于"梅核气"范畴，梅核气又有"梅核风""梅核""膈气""回食丹"等病名。

1.病因病机　中医认为此病病机为忧思愁虑，情志失畅，气机郁结，津液不得输布，凝结成痰，聚结于咽喉发为梅核气，以咽中似梅核梗阻，咯之不出，咽之不下为主要特点。邹华等认为，气滞和痰阻均可诱发血脉瘀阻，病程日久者舌质多有瘀暗之象，故不可忽视"血瘀"病机，在疏肝健脾、化痰散结的基础上，应佐以少量活血化瘀之品。尚福林认为，梅核气亦有阳虚寒凝所致者，素体中焦虚寒，中阳不足，胃蓄寒湿之邪致胃失通降，湿浊之气久聚成痰，上逆于咽而成。

2.中医药治疗

（1）中医基础方：多数医家治疗本病主要围绕痰、气、痰气互结几个方面辨证论治，化痰、理气、散结是治疗本病的重点所在。王清运用半夏厚朴汤合柴胡疏肝散治疗梅核气患者46例，总有效率为87.0%，能够有效改善患者咽喉部不适及情绪状态。赵成春等用五虎梅花饮（五味子、虎杖、乌梅、金银花、百合各等份）治疗76例梅核气患者，取得较好效果。周改兰等则从血瘀入手，以血府逐瘀汤加味治疗梅核气也取得较好疗效，患者咽喉部不适感较治疗前明显减轻。

（2）中医辨证论治：胡捷将本病分为4型。①肝郁：治以疏肝理气、开郁降逆，方选柴胡疏肝散合温胆汤加减；②痰结：治以清热化痰、肃降肺气，方选半夏厚朴汤加味；③脾虚：治以健脾扶中升提法，方选补中益气汤加味；④血瘀：治以理气行滞、活血化瘀，方选桃红四物汤加味。

张春刚把本病分为4型治疗。①肺气不利：方用泻白散加味；②胃气不降：方用旋覆代赭汤；③肝气郁结：方用半夏厚朴汤加味；④肾阴不足：方用知柏地黄汤。

金慧鸣等辨证治疗本病78例，分为以下五型治疗。①肝郁痰结型：方用半夏厚朴汤加减；②肝郁气滞型：方用四逆散加减；③肝胃不和型：方用旋覆代赭汤加减；④气滞血瘀型：治宜疏肝理气、活血化瘀，方用血府逐瘀汤加减；⑤心脾两虚型：方用归脾汤加减。

（3）针灸治疗：杨晨光等运用郑魁山的家传秘方郑氏顺气降逆方治疗22例梅核气痰气郁结型患者，选用天突、膻中、冲门、内关、丰隆、公孙、太冲等穴位组方，施以传统青龙摆尾手法，治疗总有效率为100%。王浩等运用七神针治疗67例抑郁症患者，充分利用经外奇穴与特定穴相结合，施以补泻兼施的针刺手法，局部取穴与远端取穴相结合的配伍方法，治疗2个疗程后，总有效率为91.1%，明显缓解了患者的抑郁情绪。赖小燕等运用针罐结合的方法治疗梅核气，取"统一身之阳"的督脉及足太阳膀胱经的背部腧穴，振奋阳气，配以四肢腧穴以调节中焦脾胃，疏通全身气机，隔日1次，每周3次，3周后，患者睡眠好转，咽中异物感较治疗前明显减轻。

（4）中医外治法：王英波等则采用中药敷贴疗法治疗梅核气105例与对照组105例雾化治疗比较发现，治疗组总有效率为84.76%，对照组总有效率为65.71%，治疗组疗效明显优于对照组。焦蕾等选用疏肝理气、散结解郁的中药调和成膏贴敷于膻中、大椎、天枢等穴，进行穴位治疗30例梅核气肝郁气滞型患者，总有效率达86.67%，患者咽部不适症状明显较治疗前减轻。

3.结语　癔球症因咽喉异物感时时存在，使患者的生活质量下降，但不会影响生命安全。目前，中医关于癔球症缺乏高质量的大数据研究证据，且辨证论治缺乏规范化标准，需要在以后的研究工作中不断完善和规范中医辨证论治理论。

（二）胃食管反流病

随着经济水平的上升和居民饮食结构的变化，我国胃食管反流病发病率及其复发率呈逐年升高趋势。中医药学者对胃食管反流病的认识也逐渐加深。

1.中医对其病名、病机、病位认识　在中医古籍中，并无胃食管反流病相关记载，根据本病的临床表现，可将其归属"吞酸""嘈杂""胃痛"等范畴。2017年张声生等在《胃食管反流病中医诊疗专家共识意见》中，根据胃食管反流病临床表现，将其归属"吐酸""呕苦""嘈杂""食管瘅"等范畴。

2.胃食管反流病的病机病位　刘菊等收集分析胃食管反流病患者脾胃虚弱评分及胃食管反流

病问卷评分（GerdQ），结果表明两者呈明显正相关，脾胃虚弱程度越高，临床表现越严重，GerdQ评分越高，所以也有专家认为脾胃虚弱是胃食管反流病的基本病机。李秀娟认为胃气上逆的原因可归为虚实两种，实证可由肝郁气滞导致横犯胃；肝失疏泄，胆汁分泌异常导致胆胃不和；饮食不规律或饮食偏好肥甘厚味，湿热气滞导致胃气上逆。虚证多由久病体虚或脾胃亏虚导致的脾气上升无力，或胃阴不足导致的胃降乏力，最终导致升降失衡，胃气上逆。所以病位主要在食管和脾胃，与肝胆脾关系密切。

3. 胃食管反流病的中医药治疗

（1）辨证论治：《胃食管反流病中医诊疗专家共识意见》（2017年）将胃食管反流病分为6个证型。①肝胃郁热型：选用柴胡疏肝散合左金丸，以疏肝泄热，和胃降逆；②胆热犯胃型：选用小柴胡汤合温胆汤，以清化胆热，降气和胃；③气郁痰阻型：选用半夏厚朴汤，以开郁化痰，降气和胃；④瘀血阻络型：选用血府逐瘀汤，以活血化瘀，行气止痛；⑤中虚气逆型：选用旋覆代赭汤合六君子汤，以疏肝理气，健脾和胃；⑥脾胃湿热型：选用黄连汤，以清化湿热，健脾和胃。其中肝胃郁热型最为常见。

朱莹等提出胃食管反流病湿热证三期分治的理论，根据叶天士所说的"湿热非苦辛寒不解"，疾病早期和中期均采用辛开苦降的治疗原则，早期使用开结散痞汤以清利湿；中期使用小陷胸汤合当归芍药散以调和肝脾，养血柔肝而不碍脾胃，淡渗利湿而不伤阴血；后期以健运脾胃为主，选用香砂六君子汤治疗促进脾胃功能恢复。黄适将胃食管反流病分为以下证型：①阳明少阳合病；②阳明太阴合病；③厥阴病；④少阴太阴合病。分别选用大柴胡汤、半夏泻心汤、柴胡桂枝干姜汤、真武汤为主方治疗，用六经辨证治疗胃食管反流病，拓展了新的治疗思路。

（2）基础方加减：丁宗富等以旋复代赭汤合逍遥散治疗肝郁脾虚型胃食管反流病，其结果显示中药组能明显缓解临床症状，修复食管黏膜，有效率显著高于西药对照组。曹静等应用化肝煎联合兰索拉唑治疗难治性胃食管反流病，结果表明中西药联合应用组较西药组中医证候积分、GerdQ积分均明显降低。刘凤斌认为"脾虚气逆"贯穿本病始终，本病病位主要在食管和胃，与肝脾关系密切，病机多伴气逆，故自创开郁降逆方治疗，以其健脾、理气、清热、祛湿和开郁之功。

（3）针灸治疗：试验研究显示，针灸可通过调节人体神经-内分泌-免疫网，起到抑制食管一过性松弛、增加食管廓清能力、促进胃肠动力、降低内脏高敏感度等作用，从而达到治疗胃食管反流病的疗效。谢胜等予以背俞指针疗法治疗胃食管反流病患者，结果表明在降低24小时食管酸反流总时间百分率、酸反流次数、最长反流时间方面有明显疗效，且停止治疗6个月后的远期疗效明显高于西药组。

（4）基础研究：李吉彦等以益气消痞汤提高SD大鼠血清胃动素（MTL）和胃泌素（GAS）水平，提示提高血清中MTL和GAS可以增加食管下括约肌压力，以达到治疗酸性反流性食管炎模型大鼠的作用。程艳梅等予以疏肝和胃方合PPI治疗NERD大鼠，2周后结果证明疏肝和胃方能明显降低SP、CGRP的表达。李少海予以胃食管反流病胃电节律失常模型大鼠和单纯性酸反流食管炎模型大鼠疏肝和胃颗粒治疗胃肠动力障碍和酸反流，结果表明肝和胃颗粒可以促进胃排空和肠蠕动，降低食管下括约肌一氧化氮和一氧化氮合酶含量，提高血清GAS、MTL水平，进而抑制食管下括约肌及食管远端平滑肌松弛，增加食管下括约肌压力，防止酸反流，起到治疗胃食管反流的作用。

4. 小结　综上所述，胃食管反流病复发率高，患病率逐年升高，现代医学治疗胃食管反流病，尤其是食管动力异常、非酸反流方面具有一定的局限性。中医药在治疗胃食管反流病方面具有以下特点和优势：难治性胃食管反流病的治疗难点主要在于改善食管动力及控制气体与胆汁等非酸反流。对于胃食管动力障碍，中医学认为是由脾胃虚弱、升降失调所致，可通过健脾和胃之法使脾胃升降协调，改善脾胃功能，从而促进食管和胃动力。对于非酸反流，中医学认为，胃食管反流病的反流症状主要是由气机升降失调、胃气上逆所致，若肝失调达，肝胆疏泄失常，则胆汁上逆，出现胆汁反流。因此，可通过和胃降气来抑制胃气上逆。中药复方治疗疾病具有多靶点、多角度、多机制的作用优势。由于胃食管反流病的发病涉及胃内容物反流、食管动力障碍、食管廓清功能下降、心理精神因素等多个方面，中药复方制剂及外治疗法可以相应地针对酸性或非酸反流，同时促进胃动力、调节精神心理状态。一方面，中药多靶点的作用可有效减少不良反应；另一方面，中医疗法与PPI联用可缩短疗程，降低了长期服用PPI导致不良反应的风险。缓解焦虑抑郁状态、改善生活质量等方面效果突出，形成了中医药治疗胃食管反流病的独特优势，值得在今后的临床与科研实践中进一步继承与发扬。

（三）食管癌

食管癌是临床较为常见的恶性肿瘤之一，病因至今未明，现代医学认为慢性刺激，如反流性食管炎、食管憩室等，可致食管黏膜炎症，进而导致上皮增生，久而癌变。手术及放化疗是现代医学治疗本病的主要干预方式。中医古籍文献中并无"食管癌"之名，根据其症状及体征，当归属"噎膈"范畴。

食管癌临床上多采用手术、放疗、化疗、靶向、免疫及中医药治疗，可单独或联合应用。多项研究和实践证明，在手术及放化疗期间辨症服用中药，不仅可以减轻以上治疗对患者的伤害，有效减轻患者胃食管反流、胃肠功能紊乱、慢性腹泻等术后反应，同时还能明显增强治疗效果。

1. 临床研究　严影等通过分组观察36例食管癌或贲门癌术后反流性食管炎患者，发现运用旋覆代赭汤加减而成的上消合剂配合西药治疗的观察组与单用西药治疗的对照组总有效率有明显差异（$P < 0.05$）。赖群等通过对食管恶性肿瘤术后的患者经鼻十二指肠营养管施用中药大黄、枳实，以缓解手术创伤引起的急性炎性反应；一方面可促进胃肠功能恢复，另一方面也有助于肠内营养的顺利使用。对于围术期的胃肠功能恢复，中医外治法也可以取得很好的疗效。刘惊涛等的临床研究发现通过中医外治法（如中药穴位贴敷、中药足浴、莱菔子烫熨腹部等），能有效促进食管癌术后患者肠蠕动的恢复，预防术后腹胀的发生，改善食管癌术后胃肠功能。刘浩等通过观察升阳益胃汤加减治疗食管癌术后慢性腹泻的临床疗效，发现予以升阳益胃汤加减治疗的治疗组用药后胃泌素明显下降，自觉症状明显改善（$P < 0.05$），故认为升阳益胃汤加减治疗食管癌术后慢性腹泻疗效明显，并可减轻腹泻症状及伴随症状。

2. 实验研究　中医药能够诱导食管癌细胞凋亡，抑制细胞增殖，如冬凌草甲素固体脂质纳米粒可以通过影响Wnt/β-catenin信号通路，进而抑制Eca-109细胞的增殖，并促进其凋亡进程；通膈汤（北沙参、姜半夏、急性子、丹参、升麻、茯苓、川贝母等）的含药血清对Eca-109细胞的增殖有抑制作用，并诱导细胞凋亡，降低细胞的黏附与侵袭能力。

中医药可以抑制食管癌生长，提高生存质量，调节机体免疫。健脾和胃法及代表方六君子汤可以下调CD34、JAK2、STAT3及STAT3通路相关蛋白因子的表达，从而达到抑制EC9706裸鼠移植瘤及EC9706细胞的增殖效果。六君子汤提取物还可以提高4NQO诱导的食管癌模型小鼠的生存质量，防治食管损伤，保护脏器组织，并调节免疫失衡及抑制状况。启膈散可影响STAT3通路，进而减弱食管癌细胞的培养基上清对免疫细胞树突状细胞成长的影响。

中医药可以增加放化疗药物的敏感度，提高疗效。如启膈散的含药血清与化疗药顺铂联合使用时，可以增强化疗药对低氧环境下食管癌EC9706细胞的抑制作用，能够提高细胞中磷酸酶和张力蛋白类似物（PTEN）mRNA及程序死亡蛋白4（PDCD4）的表达，降低miR-21的表达。启膈散与顺铂联合使用可以增强EC9706细胞对顺铂的敏感度，达到增强疗效的作用。郑玉玲等的研究显示，地黄食管通口服液（熟地黄、山药、山萸肉、泽泻、牡丹皮、冬凌草等）可以促使食管癌模型大鼠食管癌组织上皮钙黏蛋白表达，与放疗联合使用可以提高对食管癌的疗效。

中医药对食管癌起到的治疗效果主要表现在对手术、放化疗的增效减毒作用，诱导食管癌细胞的凋亡，调控相关蛋白及癌相关基因，调节免疫功能，减缓或阻断癌前病变进程等。

（来要良　肖海娟）

参考文献

陈旻湖，杨云生，唐承薇，2019. 消化病学. 北京：人民卫生出版社.

樊代明，2016. 整合医学：理论与实践. 北京：世界图书出版公司.

樊代明，2021. 整合医学：理论与实践 7. 北京：世界图书出版公司.

樊代明，2021. 整合肿瘤学·基础卷. 北京：世界图书出版公司.

樊代明，2021. 整合肿瘤学·临床卷. 北京：科学出版社.

赫捷，2016. 食管癌微创外科手术教程 北京：人民卫生出版社.

李振华，李郑生，2012. 中医脾胃病学. 2版. 北京：科学出版社. 156-160.

刘惊涛，邓强，2018. 中医外治法对食管癌术后患者胃肠功能恢复的效果观察. 医学信息，31(11)：145-147.

吴孟超，吴在德，2020. 黄家驷外科学. 8版. 北京：人民卫生出版社，1891-1916.

吴肇汉，秦新裕，丁强，2017. 实用外科学. 4版. 北京：人民卫生出版社，1496-1503.

叶鑫，赵彦，游宾，等，2018.《食管癌根治术胸部淋巴结清扫中国专家共识(2017版)》解读. 中华胃肠外科杂志，21(9)：976-982.

张欢，李秀娟，2018. 中医辨证治疗胃食管反流病的临床体会. 系统医学，3(1)：181-183.

郑民华，臧潞，马君俊，等，2019. Siewert Ⅱ型食管胃结合部腺癌腔镜手术治疗中国专家共识(2019版). 中国实用外科杂志，39(11)：1129-1135.

郑日昌，江光荣，伍新春，2016. 当代心理咨询与治疗体系. 北京：高等教育出版社.

中国抗癌协会肿瘤营养专业委员会，中华医学会肠外肠内营养学分会，中国医师协会放射肿瘤治疗医师分会营养与支持治疗学组，2020. 食管癌患者营养治疗指南. 中国肿瘤临床，47(1)：1-6, 中插1- 中插4.

中国医师协会放射肿瘤治疗医师分会，中华医学会放射肿瘤治疗学分会，中国抗癌协会肿瘤放射治疗专业委员会，2020. 中国食管癌放射治疗指南. 国际肿瘤学杂志，47(11)：641-655.

中国医师协会消化医师分会胃食管反流病专业委员会，中华医学会消化内镜学分会食管疾病协作组，2021. 2020年中国胃食管反流病内镜治疗专家共识. 中华消化内镜杂志，38(1)：1-12.

中华医学会消化内镜学分会超级微创协作组，中国医师协会内镜医师分会，北京医学会消化内镜学分会，2021. 中国贲门失弛缓症诊治专家共识(2020, 北京). 中华消化内镜杂志，38(4)：256-275.

周金池，窦维佳，魏延，等，2021. 中国胃食管反流病患者焦虑抑郁患病率的Meta分析. 中国全科医学，24(5)：608-613.

Agarwal S, Alshelleh M, Scott J, et al, 2021. Comparative outcomes of radiofrequency and cryoballoon ablation in dysplastic Barrett's esophagus: a propensity score-matched cohort study. Gastrointest Endosc, 95(3): 422-431.e2.

Ajani JA, D'Amico TA, Bentrem DJ, et al, 2019. Esophageal and esophagogastric junction cancers, version 2.2019, NCCN clinical practice guidelines in oncology. J Natl Compr Canc Netw, 17(7): 855-883.

Arends J, Bachmann P, Baracos V, et al, 2017. ESPEN guidelines on nutrition in cancer patients. Clin Nutr, 36(1): 1-48.

Bristol Myers Squibb,2020.CheckMate -649, a Phase 3 Trial Evaluating Opdivo (nivolumab) Plus Chemotherapy vs. Chemotherapy, Meets Primary Endpoints Demonstrating Superior Overall Survival and Progression-Free Survival in First-Line Treatment of Gastric and Esophageal Cancers.(2020-8-11).https://www.businesswire.com/news/home/20200811005245/en/CheckMate--649-Phase-3-Trial-Evaluating-Opdivo.

de van der Schueren MAE, Laviano A, Blanchard H, et al, 2018. Systematic review and meta-analysis of the evidence for oral nutritional intervention on nutritional and clinical outcomes during chemo(radio)therapy: current evidence and guidance for design of future trials. Aan Oncol, 29(5): 1141-1153.

Doi T, Piha-Paul SA, Jalal SI, et al, 2018. Safety and antitumor activity of the anti-programmed death-1 antibody pembrolizumab in patients with advanced esophageal carcinoma. J Clin Oncol, 36(1): 61-67.

Dugalic P, Djuranovic S, Pavlovic-Markovic A, et al, 2020. Proton pump inhibitors and radiofrequency ablation for treatment of Barrett's esophagus. Mini Rev Med Chem, 20(11): 975-987.

Gomez-Aldana A, Jaramillo-Santos M, Delgado A, et al, 2019. Eosinophilic esophagitis: current concepts in diagnosis and treatment. World J Gastroenterol, 25(32): 4598-4613.

Hall PS, Swinson D, Cairns DA, et al, 2021. Efficacy of reduced-intensity chemotherapy with oxaliplatin and capecitabine on quality of life and cancer control among older and frail patients with advanced gastroesophageal cancer: the GO2 phase 3 randomized clinical trial. JAMA Oncol, 7(6): 869-877.

He Y, Li D, Shan B, et al, 2019. Incidence and mortality of esophagus cancer in China, 2008-2012. Chin J Cancer Res, 31(3): 426-434.

Healy LA, Ryan A, Doyle SL, et al, 2017. Does prolonged enteral feeding with supplemental omega-3 fatty acids impact on recovery post-esophagectomy: results of a randomized double-blind Trial. Ann Surg, 266(5): 720-728.

Huang J, Xu B, Mo H, et al, 2018. Safety, activity, and biomarkers of SHR-1210, an Anti-PD-1 antibody, for patients with advanced esophageal carcinoma. Clin Cancer Res, 24(6): 1296-1304.

Janjigian YY, Bendell J, Calvo E, et al, 2018. CheckMate-032 study: efficacy and safety of nivolumab and nivolumab plus ipilimumab in patients with metastatic esophagogastric cancer. J Clin Oncol, 36(28): 2836-2844.

Kanekiyo S, Takeda S, Iida M, et al, 2019. Efficacy of perioperative immunonutrition in esophageal cancer patients undergoing esophagectomy. Nutrition, 59: 96-102.

KENILWORTH, N.J.—(BUSINESS WIRE)—Merck,2019.FDA Approves New Monotherapy Indication for Merck's KEYTRUDA® (pembrolizumab).(2019-7-31).https://www.businesswire.com/news/home/20190731005305/en/.

Kojima T, Shah MA, Muro K, et al, 2020. Randomized phase III KEYNOTE-181 study of pembrolizumab versus chemotherapy in advanced esophageal cancer. J Clin Oncol, 38(35): 4138-4148.

Li W, Chen P, Zhang N, et al, 2019. Endostatin and oxaliplatin-based chemoradiotherapy for inoperable esophageal squamous cell carcinoma: results of a phase II study. Oncologist, 24(4): e136-e461.

Lyu J, Li T, Xie C, et al, 2019. Enteral nutrition in esophageal cancer patients treated with radiotherapy: a Chinese expert consensus 2018.

Future Oncol, 15(5): 517-531.

Meindl-Beinker NM, Betge J, Gutting T, et al, 2019. A multicenter open-label phase II trial to evaluate nivolumab and ipilimumab for 2nd line therapy in elderly patients with advanced esophageal squamous cell cancer (RAMONA). BMC Cancer, 19(1): 231.

Minashi K, Nihei K, Mizusawa J, et al, 2019. Efficacy of endoscopic resection and selective chemoradiotherapy for stage I esophageal squamous cell carcinoma. Gastroenterology, 157(2): 382-390.e3.

Mudge LA, Watson DI, Smithers BM, et al, 2018. Multicentre factorial randomized clinical trial of perioperative immunonutrition versus standard nutrition for patients undergoing surgical resection of oesophageal cancer. Br J Surg, 105(10): 1262-1272.

Noordman BJ, Spaander MCW, Valkema R, et al, 2018. Detection of residual disease after neoadjuvant chemoradiotherapy for oesophageal cancer (preSANO): a prospective multicentre, diagnostic cohort study. Lancet Oncol, 19(7): 965-974.

Routman DM, Garant A, Lester SC, et al, 2019. A comparison of grade 4 lymphopenia with proton versus photon radiation therapy for esophageal cancer. Adv Radiat Oncol, 4(1): 63-69.

Sandhu DS, Fass R, 2018. Current trends in the management of gastroesophageal reflux disease. Gut Liver, 12(1): 7-16.

Siersema PD, 2019. How to approach a patient with refractory or recurrent benign esophageal stricture. Gastroenterology, 156(1): 7-10.

Smith I, Kahaleh M, 2018. An update on current management strategies for achalasia and future perspectives. J Clin Gastroenterol, 52(4): 277-286.

Sowa P, Samarasena JB, 2020. Nonablativeradiofrequency treatment for gastroesophageal reflux disease(STRETTA). Gastrointest Endosc Clin N Am, 30(2): 253-265.

Wang ML, Ke ZY, Fan FF, et al, 2020. Perioperative immunonutrition in esophageal cancer patients undergoing esophagectomy: the first meta-analysis of randomized clinical trials. Dis Esophagus, 33(4): doz111.

Zaninotto G, Leusink A, Markar SR, 2019. Management of achalasia in 2019. Curr Opin Gastroenterol, 35(4): 356-362.

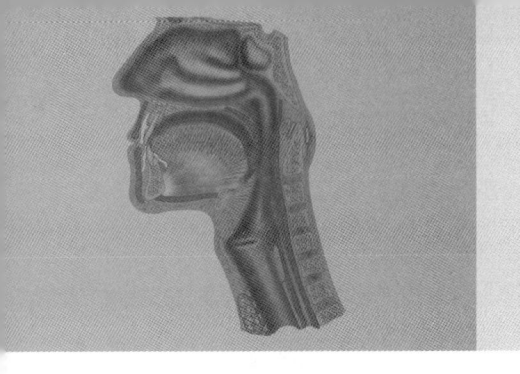

第18章　从整合医学看食管病的基础与临床研究

整合医学是将医学与其他临床学科、基础研究、预防、人文等加以整合，并根据社会、环境、心理的现实，以人体全身状况为根本，进行修正、调整，使之成为更加适合人体健康和疾病治疗的新的医学体系。整合医学是医学发展历程中从专科化向整体化发展的新阶段，其目标是实现个体化治疗和精准治疗。在这个"大数据""互联网+""移动医疗""精准医疗"等新兴理念不断涌现的时代，只有把整合医学思维贯彻应用到食管疾病诊疗中，把最先进的知识理论和临床最有效的实践经验加以有机整合，才能从根本上提升医疗水平。

食管疾病的临床研究围绕着两个中心：生存时间和生活质量。

一、临床实践中，要利用整合医学思维，确立个体化治疗方案

一位食管疾病患者面临多种治疗模式，每一种治疗技术都有其独特的作用和疗效。患者入院后，需要利用整合医学思维注重多学科的交叉协作，打破学科壁垒，将内科、外科、专科、放射科、病理科等专家组织在一起，以患者为中心制订最优化的诊疗方案。通过整合诊疗，不仅能整合医疗资源，为患者提供最佳的个体化诊疗，还可以促进医院相关专业的协同发展。

二、对于需要手术的食管疾病患者，术中需要利用整合医学思维，确立合理化手术方式

例如，对于食管癌患者而言，能否根治性切除肿瘤是影响食管癌预后的重要因素。对中上段进展期食管癌患者，食管癌淋巴结三野清扫术（食管大部切除加颈、胸、腹三野淋巴结清扫）是主流术式，既能够切除足够长度的食管，又能充分清扫颈、胸、腹淋巴结。但是，淋巴结三野清扫术的创伤大，手术时间长，吻合口瘘等并发症的发生率较高。随着整合医学的发展，医者对肿瘤发生、发展、浸润和转移机制认识不断深入，食管癌的手术观念更趋向于微创治疗和精准治疗，注重缩小手术范围、保存器官功能和提高生存质量。手术过程中，外科医师要有整体观念，不能单纯以切除病灶和清扫淋巴结为目标。例如，术中清扫喉返神经旁淋巴结是技术难点，一旦损伤神经，会导致声音嘶哑甚至失语等严重并发症。如果术中整合淋巴结示踪技术，就能有针对性地清扫淋巴结，减少因为不必要的淋巴结清扫造成的副损伤。同样一种癌，个体不一样，即使采取相同的治疗手段，结局可能不一样。术中还要有个体化观念，不能对于食管癌患者采取千篇一律的手术方式。例如，如果术中发现肿瘤和周围组织粘连紧密，就可以整合放疗技术，在切除肿瘤

后及时施行术中小剂量放疗。

三、要利用整合医学思维，实现快速临床康复

整合医学的重要理念是把人体看作一个有机的整体，不能把患者看成器官，在治疗的过程中应遵循"看患者"而非"看疾病"的原则。我们把整合医学思维和快速康复外科理念应用到食管癌围术期管理中，针对患者不同的心理状态和心理需求给予必要的指导，鼓励患者消除顾虑，早期下床活动，从而促进消化道功能加快恢复，尽早恢复进食。术后疼痛是人体对组织损伤和修复过程的一种复杂的生理、心理反应，是困扰外科手术患者的一个突出问题。术后疼痛易造成患者不愿咳嗽排痰，从而发生肺部感染等并发症。因此，减少术后疼痛是术后快速康复的关键。有必要组建一个包括外科医师、麻醉医师、手术室、家属和社会工作者的整合医学快速康复团队，定期分析讨论癌痛的疑难病例，同时进行癌痛规范化治疗最新进展的培训。例如，对于食管癌术后患者，要注重采用多学科协作治疗，以镇痛药物治疗为主，并根据患者的具体情况结合抗肿瘤治疗（放疗、化疗、分子靶向治疗等）和非药物治疗（心理治疗、神经阻滞、神经毁损）等，有效提高癌痛控制率，加速患者的术后康复。临床实践证明，把整合医学和快速康复紧密结合起来，可明显促进患者康复、缩短住院时间、降低并发症、减少住院费用，显著降低医疗成本，提高医疗卫生资源利用率，具有较高的经济效益和社会效益。

四、始终贯彻整合医学思维，提升患者长期生活质量

进展期食管癌术后的患者，大部分还需要接受化疗、放疗和中医中药等整合治疗。一般来讲，术后第1年，每3个月随访复查一次；术后第2、3年，每6个月复查一次；术后3年后，每1年复查一次。古希腊医学先驱希波克拉底曾说过，关心患者比关心疾病更重要。在随访复查过程中，需要将对患者的关爱和人性的尊重融入诊疗过程中，实现专业化、规范化、合理化及亲情化的诊疗活动。如果要不断提高术后患者的生存时间和生活质量，就必须依靠医学知识与技术的不断整合。在随访治疗过程中，要注重采取整合医学治疗模式：根据患者的身心状况、肿瘤分期，结合细胞分子生物学的改变，有计划地应用现有的多学科各种有效治疗手段以最适当的费用取得最好的治疗效果，同时最大可能地改善患者的生活质量。

五、加强基础和临床的联系，在整合医学理念上突出多中心临床研究引导的原始创新

积极开展多中心临床研究，为食管疾病的治疗寻找新思路、新方案、新靶点，促进基础研究成果向临床应用转化。我国有着丰富的临床病例资源，多个临床机构在临床研究中的团队协作可以促使这些资源被最大限度地利用，研究人群的多样性可极大地克服研究的偏倚和系统误差，从而提高临床研究的可靠性和客观性。开展多中心临床研究，需要注重整合大数据与云计算等技术，将物理上分散的各医院临床中心融合成逻辑上统一的临床大数据，在此基础上构建多中心临床大数据应用平台。

六、注重中西医结合和医工结合，努力实现天人合一和机人合一

中医在当今抗疫时期发挥了巨大的作用；中西医结合是目前的时代潮流。人工智能也在迅猛发展，利用人工智能可以筛选治疗方案，还可以根据基因检测情况预测有效药物，甚至设计敏感药物。当前，对于食管疾病的治疗主要依托指南采用多学科治疗模式；将来的治疗应该是依据个体采用个体化整合治疗模式。对于未来的个体化整合治疗模式，预测会出现智慧医疗生态系统，包括修复系统、再生系统甚至重生系统；系统会根据患者的伤情特点和基因实时变化特点实时制备出敏感的药物，真正实现"机人合一"的个体化治疗。

整合食管病学是一种既深奥又实用性强的学科，需要不断积累、不断提高、不断地付诸实践检验。整合食管病学的发展是一个从理论到实践，回到理论再实践，永不停息的过程。需要我们采取如下各种办法来推动和完成这个过程。

（一）举办整合食管病学的学术会议

积极推广和普及整合食管病学的理念，不断交流整合食管病学的学术成果，不断交流实施的经验和做法。开始时可以试办某一专题或某一疾病的整合食管病学研讨会，如以食管癌的综合防治策略为主题，邀请相关基础医学、临床医学和预防医学的学者参加会议，从多角度讨论理论发现、诊疗方法和预防策略，形成相应的共识和指南，并逐渐地修正或完善这些共识和指南。

（二）成立整合食管病学的学术组织

发现从事整合食管病学的优秀人才，吸收从事基础医学、临床医学和预防医学的专家参加，并组成相关整合食管病学学术组织，以此推动整合医学的发展。

（三）编撰整合医学专业杂志，编写出版整合食管病学专著

创办中华整合医学杂志及相关分册如整合食管病学杂志等，不断报道整合医学的成果。

（四）成立整合医学研究所

开展整合医学的专门研究，除用循证医学研究的方法开展整合医学的深入研究外，最主要的是应用信息网络分析技术来开展研究。通过信息整合的方式实现各领域最先进医学知识之间的最佳整合及各专科最有效临床经验之间的最佳整合，继之实现这两个最佳整合的再整合，从而构建医学知识的新体系，引发医学发展的新飞跃。这也可称为数字医学或信息医学，其中包括建立整合医学基础与临床研究平台；建立居民健康档案；重点提供疾病预防信息、临床诊疗决策支持、疾病治疗转归分析；药物交互作用和临床指南的综合知识；患者特定信息的知识整合；临床决策需要的知识工具与领域专家的沟通机制；评价和预测疗效的方法学；整合后的患者健康信息（从出生到当前电子健康档案或电子病历）；独立的诊疗指导软件（如预防、诊断、健康的风险评估、治疗方案、临床检测、临床用药与操作、提高患者信任度）；建设信息化环境，包括居民健康档案、患者病情监测（局域网、物联网、互联网）、家庭健康档案、家庭健康信息系统、家庭护理信息系统、院前急救信息系统、急诊信息系统、长期护理信息系统、转诊信息系统、医院信息系统（门诊工作站、病房工作站、入院管理系统、医嘱系统、ICU监护系统、手术管理系统）及电子病历等。

（五）成立整合食管病学专门门诊和病房

目前，我国某些大医院开展的"院中院"模式的建设，就是整合医学的一个有益尝试。"院中院"模式将相关的科室进行整合，建立多学科协作的共同体，集中力量，专病施治，提高诊治水平。建立"预防医学与健康维护门诊"，或称"防病门诊"，该门诊与临床门诊连为一体，将预防保健科和体检中心等临床行为统一起来，改变以往单一预防接种或者健康查体的形式。整合预防医学和临床医学各自的优势，为社会提供更全面的健康教育，开展健康体检，建立健康档案，实现一条龙服务。

（六）开设整合医学教学课程

加速医学教育模式转变，逐渐打破目前分系统、分专科教学法，从一开始就以整体概念学习局部知识。目前倡导的全科医师培养有利于向整合医学发展。在整合医学教学实践中，应在医学生进入各科室学习之前就开设整合医学课程，以促使医学生向临床整合医学医师的过渡。还要在制度上进行保证，如为刚参加工作的新医师实施整合医学教育，同时进行3～4年不定科培训，使之成为具有综合分析问题和解决问题能力的医师。同时，定期对高年资医师进行整合医学知识进展讲座，使每一位医师都能用整合医学的知识和本领诊治患者。

（七）开展整合医学的继续教育工作

由国家和各省（自治区、直辖市）卫生部门

组织，或由中华医学会等学术组织机构牵头，委托有关高等医科院校实施。第一，对全国三级甲等医院的医务人员进行整合医学的培训或轮训，然后逐步向基层拓展；第二，在职业医师考试中，更多地引入和强调整合医学的内容，用考试的指挥棒督促广大医师自主学习和实践整合医学的知识；第三，在高等医科院校、研究生教学或在职教师的培训中开设整合医学的必修课程，并逐步纠正课程门类过多、分化越来越细的现象。

总之，整合医学是医学发展的必然方向和必由之路。通过优化整合医疗资源和相关学科资源，彼此促进，协同发展，有助于最大可能地提高患者疗效，同时最大可能地降低并发症的发生。我们在治疗食管疾病患者过程中，需要始终贯彻整合医学思维，身心并重、医护并重、中西医并重、防治并重，这样做下去，坚持数年，必有好处，前景光明。

（洪 流　丰 帆　谢奇斌　陈俊峰）

参考文献

樊代明, 2016. 整合医学：理论与实践. 北京：世界图书出版公司.

樊代明, 2021. 整合医学：理论与实践 7. 北京：世界图书出版公司.

樊代明, 2021. 整合肿瘤学·基础卷. 北京：世界图书出版公司.

樊代明, 2021. 整合肿瘤学·临床卷. 北京：科学出版社.

Baiu I, Backhus L, 2020. Esophageal cancer surgery. JAMA, 324(15): 1580.

Druel V, Gimenez L, Paricaud K, et al, 2020. Improving communication between the general practitioner and the oncologist: a key role in coordinating care for patients suffering from cancer. BMC Cancer, 20(1): 495.

Faigel DO, 2019. The role of endoscopic ultrasound in esophageal cancer. Gastroenterol Hepatol (N Y), 15(10): 519-521.

Guinan EM, Dowds J, Donohoe C, et al, 2017. The physiotherapist and the esophageal cancer patient: from prehabilitation to rehabilitation. Dis Esophagus, 30(1): 1-12.

Ishihara R, Goda K, Oyama T, 2019. Endoscopic diagnosis and treatment of esophageal adenocarcinoma: introduction of Japan Esophageal Society classification of Barrett's esophagus. J Gastroenterol, 54(1): 1-9.

Iyer RB, Silverman PM, Tamm EP, et al, 2003. Diagnosis, staging, and follow-up of esophageal cancer. AJR Am J Roentgenol, 181(3): 785-793.

Kim SH, Hong SJ, 2021. Current status of image-enhanced endoscopy for early identification of esophageal neoplasms. Clin Endosc, 54(4): 464-476.

Lightdale CJ, Kulkarni KG, 2005. Role of endoscopic ultrasonography in the staging and follow-up of esophageal cancer. J Clin Oncol, 23(20): 4483-4489.

Liu MA, Hsu WT, Johnstone C, et al, 2021. Interpreting the clinical utility of early interdisciplinary supportive care for untreated metastatic esophageal cancer. J Clin Oncol, 39(22): 2518.

Markman ES, Moore DA, McMahon CE, 2018. Integrated behavioral medicine in cancer care: utilizing a training program model to provide psychological services in an urban cancer center. Curr Oncol Rep, 20(4): 31.

McTiernan A, Friedenreich CM, Katzmarzyk PT, et al, 2019. Physical activity in cancer prevention and survival: a systematic review. Med Sci Sports Exerc, 51(6): 1252-1261.

Qiu MJ, Yang SL, Wang MM, et al, 2020. Prognostic evaluation of esophageal cancer patients with stages I-III. Aging (Albany NY), 12(14): 14736-14753.

Sakaeda T, Yamamori M, Kuwahara A, et al, 2009. Pharmacokinetics and pharmacogenomics in esophageal cancer chemoradiotherapy. Adv Drug Deliv Rev, 61(5): 388-401.

Spataro J, Zfass AM, Schubert M, et al, 2019. Early esophageal cancer: a gastroenterologist's disease. Dig Dis Sci, 64(11): 3048-3058.

Stahl M, Oliveira J, 2009. Esophageal cancer: ESMO clinical recommendations for diagnosis, treatment and follow-up. Ann Oncol, 20 Suppl 4: 32-33.

Vaughan TL, Onstad L, Dai JY, 2019. Interactive decision support for esophageal adenocarcinoma screening and surveillance. BMC Gastroenterol, 19(1): 109.

Verschuur EM, Steyerberg EW, Tilanus HW, et al, 2009. Nurse-led follow-up of patients after oesophageal or gastric cardia cancer surgery: a randomised trial. Br J Cancer, 100(1): 70-76.

Watanabe M, Otake R, Kozuki R, et al, 2020. Recent progress in multidisciplinary treatment for patients with esophageal cancer. Surg Today, 50(1): 12-20.

Wu X, Zhang H, Sui Z, et al, 2021. The biological role of the CXCL12/CXCR4 axis in esophageal squamous cell carcinoma. Cancer Biol Med, 18(2): 401-410.

Yang H, Hu B, 2021. Recent advances in early esophageal cancer: diagnosis and treatment based on endoscopy. Postgrad Med, 133(6): 665-673.

Yu J, Hu W, Yao N, et al, 2021. Development and validation of a nomogram to predict overall survival of T1 esophageal squamous cell carcinoma patients with lymph node metastasis. Transl Oncol, 14(8): 101127.

Yuan B, Liu L, Huang H, et al, 2019. Comparison of the short-term and long-term outcomes of surgical treatment versus endoscopic treatment for early esophageal squamous cell neoplasia larger than 2cm: a retrospective study. Surg Endosc, 33(7): 2304-2312.

Zhang JH, Wu MS, Wang YF, et al, 2019. Medicine in future and advantages of integrated Chinese and western medicine. Chin J Integr Med, 25(2): 87-90.